U0207247

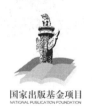

国家出版基金项目
NATIONAL PUBLICATION FOUNDATION

「十三五」国家重点图书出版规划项目

中医古籍名家点评丛书

总主编◎吴少祯

清·林珮琴◎撰

王东坡◎点评

# 类证治裁

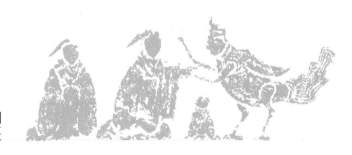

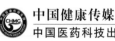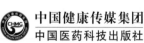中国健康传媒集团

中国医药科技出版社

**图书在版编目（CIP）数据**

类证治裁／（清）林珮琴撰；王东坡点评 . —北京：中国医药科技出版社，
2021. 8

（中医古籍名家点评丛书）

ISBN 978 - 7 - 5214 - 2634 - 2

Ⅰ. ①类… Ⅱ. ①林… ②王… Ⅲ. ①中医临床 - 中国 - 清代 ②医案 - 中国 - 清
代 Ⅳ. ①R24

中国版本图书馆 CIP 数据核字（2021）第 142273 号

| | |
|---|---|
| **美术编辑** | 陈君杞 |
| **版式设计** | 南博文化 |

出版　**中国健康传媒集团** | 中国医药科技出版社

地址　北京市海淀区文慧园北路甲 22 号

邮编　100082

电话　发行：010 - 62227427　邮购：010 - 62236938

网址　www. cmstp. com

规格　710 × 1000mm $^1/_{16}$

印张　40

字数　574 千字

版次　2021 年 8 月第 1 版

印次　2021 年 8 月第 1 次印刷

印刷　三河市万龙印装有限公司

经销　全国各地新华书店

书号　ISBN 978 - 7 - 5214 - 2634 - 2

定价　109. 00 元

获取新书信息、投稿、
为图书纠错，请扫码
联系我们。

# 《中医古籍名家点评丛书》
## 编委会

# 出版者的话

中医药是中国优秀传统文化的重要组成部分之一。中医药古籍中蕴藏着历代名家的思维智慧与实践经验。温故而知新，熟读精研中医古籍是当代中医继承、创新的基石。新中国成立以来，中医界对古籍整理工作十分重视，因此在经典、重点中医古籍的校勘注释，常用、实用中医古籍的遴选、整理等方面，成果斐然。这些工作在帮助读者精选版本、校准文字、读懂原文方面发挥了良好的作用。

习总书记指示，要"切实把中医药这一祖先留给我们的宝贵财富继承好、发展好、利用好"，从而对弘扬中医药学、更进一步继承利用好中医药古籍提出了更高的要求。为此我们策划组织了《中医古籍名家点评丛书》，试图在前人整理工作的基础上，通过名家点评的方式，更进一步凸显中医古代要籍的学术精华，为现代中医药的发展提供借鉴。

本丛书遴选历代名医名著百余种，分批出版。所收医药书多为传世、实用，且在校勘整理方面已比较成熟的中医古籍。其中包括常用经典著作、历代各科名著，以及古今临证、案头常备的中医读物。本丛书致力于将现有相关的最新研究成果集于一体，使之具备版本精良、校勘细致、内容实用、点评精深的特点。

参与点评的学者，多为对所点评古籍研究有素的专家。他们学验俱丰，或精于临床，或文献功底深厚，均熟谙该古籍所涉学术领域的整体状况，又对其书内容精要揣摩日久，多有心得。本丛书的"点评"，并非单一的内容提要、词语注释、串讲阐发，而是抓住书中的主旨精论、蕴含深义、疑惑谬误之处，予以点拨评议，或考证比勘，溯源寻流。由于点评学者各有专擅，因此点评的形式风格也或有不同。但其共同之点是有益于读者掌握、鉴识所论医籍或名家的学术精华，领会临床运用关键点，解疑破惑，举一反三，启迪后人，不断创新。

　　我们对中医药古籍点评工作还在不断探索之中，本丛书可能会有诸多不足之处，亟盼中医各科专家及广大读者给予批评指正。

中国医药科技出版社

2017年8月

# ❁ | 余序

作为毕生研读整理、编纂古今中医临床文献的一员，前不久，我有幸看到张同君编审和全国诸多相关教授专家们合作编撰《中医古籍名家点评丛书》的部分样稿。感到他们在总体设计、精选医籍、订正校注，特别是名家点评等方面卓有建树，并能将这些名著和近现代相关研究成果予以提示说明，使古籍的整理探索深研，呈现了崭新的面貌。我认为这部丛书不但能让读者系统、全面地传承优秀文化，而且有利于加强对丛书所选名著学验主旨的认识。

在我国优秀、靓丽的文化中，岐黄医学的软实力十分强劲。特别是名著中的学术经验，是体现"医道"最关键的文字表述。

《礼记·中庸》说："道也者，不可须臾离也。"清代徽州名儒程瑶田说："文存则道存，道存则教存。"这部丛书在很大程度上，使医道和医教获得较为集中的"文存"。丛书的多位编集者在精选名著的基础上，着重"点评"，让读者认识到中医药学是我国优秀传统文化中的瑰宝，有利于读者在系统、全面的传承中，予以创新、发展。

清代名医程芝田在《医约》中曾说："百艺之中，惟医最难。"特别是在一万多种古籍中选取精品，有一定难度。但清代造诣精深的名医尤在泾在《医学读书记》中告诫读者说："盖未有不师古而有济于今者，亦未有言之无文而能行之远者。"这套丛书的"师古济今"十分昭著。中国医药科技出版社重视此编的刊行，使读者如获宝璐，今将上述感言以为序。

中国中医科学院
余瀛鳌
2017年8月

# 目录 | Contents

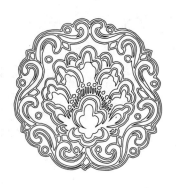

# 全书点评 | ⊕

　　《类证治裁》为清末儒医林珮琴于 1839 年撰成，至 1851 年始得付梓。全书共 8 卷，设卷首《内景综要》，简明扼要地论述了脏腑、经络的生理功能和形体结构，成为全书的理论基础。第 1～7 卷主要载内科杂病和五官科疾病，第 8 卷主要载妇科和外科疾病。共列病证 105 条，每一病证皆概要地论述了病因病机、证候辨治、脉候、方药，多有医案附其后，间附自己的临证心得。由于本书被誉为理论结合实践的佳作，深受读者喜欢。初刊之后，清代咸丰、同治、光绪年间共重刊 6 次。民国四年（1915）上海千顷堂书局出版石印本。1949 后有多种排印本问世。本书以李德新整理，由人民卫生出版社出版的《类证治裁》为蓝本。

## 一、成书背景

　　林珮琴（1772—1839），字云和，号羲桐，江苏丹阳人，原本业儒，学有根柢，壮年中举，声著墨艺。因祖父手录方书，并对他说"后日习此，可以救世"，从而对医学产生兴趣，乃熟读经典，旁及各家，而精于岐黄。林氏 17 岁时因父亲、祖父相继去世，家计窘甚，设馆于邻村，从事教学工作，白天授课，晚上读书，油尽为止。于 20 岁考取秀才，36 岁中举，38 岁进京应试未能考取进士，对仕途失去兴趣。林氏45岁次子、母亲相继去世，55岁长子、女儿去世，深受打击。因叹世俗之医"学殖荒芜，心思肤浅，空疏不学，偏驳失中，法同射履，甚则治温疫以伤寒法，治血枯以通瘀法，与夫喜行温补，罔顾留邪，动辄攻消，不知扶正，轻者重，重者死矣"。因而思矫而正之，于是开始写作《类证治裁》，因染热病后患咳喘，深感时间紧迫，在去世前三年，更是专心写作，未曾下楼，最后于床褥间自制书序及凡例，命林芝本录之，自谓如春蚕到死丝方尽也。林氏虽不以医为业，确精于医，也有大量的临床实践，书中医案都是从所治病人手中收回的处方实录，为后世留下了宝贵财富。

## 二、主要学术思想

林珮琴祖述经典，旁及诸家，抉其精英，灼有定见，博观取约，临证之时别有主裁而能顿起沉疴。其学术思想概要如下：

### 1. 发皇古义，择善而从

林珮琴强调"不先窥《内经》奥旨，则皆无本之学也"。故对《素问》《灵枢》《难经》等"深求之，以通其变；精思之，以会其微"，进行了深入研究。在《类证治裁·内景综要》中，全面地论述了脏腑、经络、营卫气血、精神津液、五官九窍、四海、七门、筋骨皮毛等人体形态结构和生理功能，提要钩玄，一目了然。对每一病证均宗经立论，引经据典，融会贯通，深入浅出。用经旨以释病机，为辨证论治奠定理论依据。如喘症论治，谓："经云：邪入六腑则身热，不得卧，上为喘呼。又云：不得卧，卧则喘，水气客之，此举之实也。经曰：秋脉不及……则令人喘，呼吸少气。又曰：劳则喘息汗出，此明喘之虚也。"以此作为喘分虚实之理，继之，用简练的语言将其概括为"实喘者，气长而有余；虚喘者，息促而不足。实喘者，胸满气粗，客邪于肺，上焦气壅，治在疏利……虚喘者，呼长吸短，肾不纳气，孤阳无根，治宜摄固……"可谓根柢经旨，发挥精义之至。

林氏综揽百家，博采众长，撷精汲华，务求实用。如卷三《呕吐论治》谓："呕吐证，胃气升降使然也，而多由肝逆冲胃致之。《灵枢》谓足厥阴所生病者，胸满呕逆是也。夫胃司纳食，主乎通降，其上逆而呕吐者，乃肝邪犯胃或胃虚肝乘，故治呕吐，必泄肝安胃。用药主苦降辛通，佐以酸泄。"随之，《集诸名家呕吐哕治法》详列前人辨证用药经验，尤推东垣、洁古之说，以启迪后学。

### 2. 谨守病机，揆度奇恒

治病之道，所重在本，或本于阴，或本于阳。澄其源而流自清，灌其根而枝乃茂。林氏善于审察病机，抓住疾病的本质，以简洁的语言揭示病变之本和辨证施治之纲要。如虚损劳瘵论治，根据《内经》《难经》和《金匮要略》的论述，以阴阳为纲而辨析脏腑阴虚阳虚之别，纲举目张，丝丝入扣。强调虚损劳瘵之治"必辨其阳虚阴虚"。经曰："阳虚生外寒，阴虚生内热。""凡怯寒少气，自汗喘乏，食减无味，呕胀飧泄，皆阳虚之证也。此脾肺亏损，由忧思郁结，营卫失和，惟四君、保元、养营、归脾诸汤宜之。若怔忡盗汗，咳血吐衄，淋遗崩漏，经闭骨蒸，皆阴虚也。此心肝肾亏损，由君相火炎，精髓枯竭，惟补心、三才、六味、大造、固本诸汤宜之。"上阐经训，下启法门，言简意赅，临证运用，得心应手。

### 3. 辨证识证，脉证合参

审察内外，四诊合参，辨证正确，施治无瘥。林氏尤重脉证，强调脉证合参，正确辨证，是正确施治的关键。"司命之难也在识证，识证之难也在辨证。识其为阴为阳，为虚为实，为六淫，为七情，而不同揣合也；辨其在经在络，在腑在脏，在营卫，在筋骨，而非关臆度也。"认为只有辨识无误，才能药到病除。书中对内、外、妇、儿诸病证，均根据其不同的病因和脉证而详细识辨。如泄泻论治，谓：

"泄泻者，胃中水谷不分，并入大肠，多因脾湿不运，《内经》所谓湿多成五泄也。一曰飧泄，完谷不化，脉弦肠鸣，湿兼风也。平胃散加羌、独、升、柴。经云：春伤于风，夏生飧泄。二曰溏泄，肠垢污积，脉数溺涩，湿兼热也，清六丸、大分清饮或胃苓汤加黄连。经云：暴迫下注，皆属于热。三曰鹜泄，大便澄清如鸭屎，脉迟溺白，湿兼寒也，治以治中汤、附子理中汤加肉豆蔻。经云：诸病水液，澄澈清冷，皆属于寒。四曰濡泄，身重肠鸣，所下多水，脉缓，腹不痛，湿自甚也，治以四苓散加苍术、胃苓汤加草果。经云：湿甚则濡泄。五曰滑泄，洞下不禁，脉微气脱，显兼虚也，治以四柱、六柱饮或四君子汤加升、柴。经云：清气在下，则生飧泄。""凡泄皆兼湿，初宜分理中焦，渗利下焦，久则升举，必滑脱不禁，然后以涩药固之。"

此外，还以脉候判断泄泻的预后。"胃脉虚则泻，脉滑，按之虚，必下利。肾脉微小则洞泄，肺脉微甚则泄。泄泻脉洪大者逆，泄而脱血脉实者，难治。泄泻脉缓，时小结者生，浮大数者死。泻脉多沉，沉迟寒促，沉数火热，沉虚滑脱。暑湿缓弱，多在夏月"。

《类证治裁》论述所在病证，均将"脉候"与"论治"并列，脉证合参，尤在辨证，足可窥其重视的程度。

### 4. 酌用古方，推陈出新

林氏在《类证治裁》中，宗经立论，发皇古义而论辨证之理；酌用古方，寓以别裁而示施治之法。强调"平时灼有定见，临证不设成心，诊毕矣审用何法，法合矣选用何方，权衡乎禀之厚薄，病之深浅，治之标本，药之沉浮，及一切正治从治，上取下取，或上病取下，下病取上，或从阴引阳，从阳引阴，必先岁气，无伐天和。乃知一者拘，多歧者泛，师心者愎，随俗者庸。至于体贴病情，曲折都尽，刀圭所授，立起沉疴，善矣。若犹未也，一法未合，虽古法宜裁；一方未纯，虽古方宜裁；必吻合而后已"。师古而不泥古，创新精神，跃然纸上。每一病证所附医案，足以窥其勤于学术，慎于用术，推陈出新之心。如痰饮脉案中："侄脉沉弦为停饮，由脾阳不运，水湿留胃，故食后清稀宿水倾吐而出。按仲景论饮邪，当以温药和之。《金匮要略》治痰饮胸胁支满，苓桂术甘汤主之。今仿其法而更其制，以茯苓泄水，桂枝通阳，白术燥湿，甘草和中，加砂仁、半夏、枳壳、苏子运脾以降浊。研末服，姜汤下，积饮遂除。"

## 三、学习要点

《类证治裁》法于经典，示于临证，垂于后学，理论联系实际，理法方药熔为一炉，突出中医学术之魂。在历代临床医籍中独树一帜，影响深远，是一部具有较高实用价值的临证参考书籍，素有"教科书"之美誉。根据本书的性质和特点，在学习中应注意以下几个方面。

### 1. 总体把握，抓住重点

学习之始，应认真阅读序言，尤以林氏自序为要，以此为入门的向导；应用粗读之法而通读全书，从总体上把握本书的主要内容、学术思想和写作特点。就内容而言，本书的重点有二：其一，为内科杂病；其二，每一病证的辨证论治。重点内容应精读而细思。做到一般与重点、粗读与精读相结合。"读书有三到，谓心到，眼到，口到"。（朱熹《训学斋规》）

### 2. 参酌古今，洞彻心法

宗经立论，旁及百家，源流条贯，发皇古义为本书的写作特点。如脾胃论治，宗《内经》"胃为水谷之海""脾为胃行其津液""六腑者传化而不藏"之理，历述仲景"急下存阴，其治在胃"；李东垣"大升阳气，其治在脾"；叶天士谓："脾宜升则健，胃宜降则和。太阴湿土，得阳始运；阳明阳土，得阴始安，以脾喜刚燥，胃喜柔润也。"从而概括出"大抵脾脏以守为补，胃腑以通为补，脾宜升运，胃宜通降"之心得。对每一病证的学术思想，均应从源而流，参照原著，深求精思，由博返约，洞察作者之心裁，以融会贯通，心领神会。

### 3. 知常达变，去粗取精

读书宜博闻、精思，切忌不求甚解。《类证治裁》中重在归纳、总结前人经验，并根据病人证候，为保证理、法、方、药的统一性而加以治裁。既言其常，而及其变，这是我们阅读此书的要点，就是要学会知常达变。对于具有代表性的精辟论述，均应反复诵读，加以思考。掌握书中精辟论点，每一证候的引经据典、阐述医理部分，应当精读、熟记。熟悉各证候的辨证层次，比如辨咳嗽，先分外感、内伤，外感分风、寒、暑、湿、燥、火，内伤分五脏、六腑之咳；再辨四季之咳，分春、夏、秋、冬咳，一日之咳，分早晨、上午、午后、黄昏、夜半之咳；又辨新、久、虚、实，有痰、无痰，痰之易出、难出等等。细分缕析，应当了然心中。至于某些辨证、治法之中，由于历史的局限性，亦有不妥及糟粕之处，应当加以去除。比如有毒药物汞、砷之剂，以及秽物尿、便之类药的应用，皆不可盲从。

### 4. 勤于临床，传承创新

读经典，做临床，是中医成才的不二法门。理论源于实践又指导实践，运用中医理论指导临床尤为重要。学习《类证治裁》应将其辨证论治的学术思想和处方遣药的经验用于医疗实践之中，并通过研读每一病证的验案，理解林氏理论，联系实际，勇于实践，不断创新，并在实践中验证理论与经验的正确性。面对中医学在新时代所遇到的新问题，通过每一个中医人的努力，创造出中医药学全面传承与不断创新的全新局面。

王东坡

2020 年 2 月

# 桂序

医之为道，必其人有中和仁智之德，而又洞乎阴阳之理，性命之源，寒暑异宜，南北异禀之故。沉潜焉以察其微，反复焉以穷其变，而后能消疵疠，益虚羸，以平造物之憾，此治病之道，昔人所以谓通于治国欤。丹阳林君云和与余同举戊辰乡试，订交于京师，既而别去，不相问者三十余载。丁未冬君之子芝本，携君所辑方书曰《类证治裁》者，乞序于余，始知君之亡，亦且八载矣。君直外方内，治学有根柢，己巳礼闱报罢，退而学医，活人甚多，术既益精。而病世之业医者，空疏不学，或又拘于成法，以蹈偏驳失中之弊，于是汇辑古方，别裁至当，祈与人人共明之。呜乎！其用心若此，可不谓中和仁智之君子乎？余固瞢于医，于养身济世之术，未之有得，春官十上，幸获通籍，而衰态遽侵，今兹待罪吴趋，当时同榜中如顾耕石诸君，均先朝露，无可与语。回首今昔，益信穷达一致，劳劳于仕宦，而以隳其所业，曾不若君之穷居著述，犹得就一艺以自名，此则序君书，而不能无慨于中也。至于是书之蕴，足以抉阴阳而托性命，后之读者，当自得之，且已详于君所为序，故不赘述云。

**道光岁次丁未十月知江苏苏州府事年愚弟桂超万拜撰**

【点评】桂氏与林珮琴为同乡好友，对作者从为人到著作的评价颇为中肯，其对林氏的著述用心交代的尤为清楚，即针对当时医者"空疏不学，或又拘于成法"之弊，而"汇辑古方，别裁至当"，作为留给后人的财富。对比他自己劳于仕宦，自然产生无尽感慨！

# 吉序 ⊙

先祖大银台渭厓公，于乾隆间奉命总阅《四库全书》，获见神农以来医家言著录于文渊阁者，九十六部一千八百十有三卷，附存其目者，九十四部六百八十一卷。尝语颖曰：旧史医家多置之简末，今《四库全书》子部分十四家，儒家第一，兵家第二，法家第三，农家第四，医家第五。医虽一技，民命攸关，其特升诸他艺术上有以也。渭厓公博涉于阴阳术数，六壬声律之书，手录甚伙，独医类无手定本，家传唯先大夫澹松公批订叶氏《临证指南》。手泽犹新，顾颖卒未能读也。林羲桐先生嘉庆戊辰举乡魁，墨艺脍炙人口，尤精岐黄家言，贯串于《灵枢》《素问》《难经》诸书，以意为变化而不泥于古，著作之暇，以济时为心，士大夫皆礼敬之。余久耳其名，丙戌余服阕，入都谒部，先生公车北上，相晤于都门，获闻绪论，盛德君子，一望皆知。辛亥春，嗣君筠石茂才，将刊先生所著《类证治裁》书，而以序嘱余。书凡八卷，外科附焉，别类分门，前列论，方次之，殆与《沈氏尊生》书体例略相近，然详略轻重之际，妙于剪裁，开卷了然，言弥简而法弥备，使夫颖悟之士既得所范围，中材而下亦得循途以赴，学人固当分别以观矣。昔人论《难经本义》，谓滑寿以文士而精于医，故所著较诸家所得为多。予于先生亦云：筠石嗣其先业，揆度其恒，无不立效，叩其所学，盖得于是书成法者多，顾不肯私为家传，而公诸同好，其能体先生济时之心者矣。先生所著有《来燕草堂四书文》五百余篇，《来燕草堂古文》二卷，《骈体文》二卷，《高卧楼古今体诗》二卷,《百鸟诗》一卷,《诗余》一卷,皆余所服膺者。筠石倘能次第开雕以昭先泽,是又余之厚望也夫。

**咸丰元年岁次辛亥孟夏之月赐进士出身诰授奉直大夫**
**四川会理州知州同里愚弟吉钟颖顿首拜撰时年八十有五**

【点评】吉钟颖与林珮琴同乡,其祖父吉梦熊,号渭厓,乾隆十七年进士,殿试二甲第二名,1784年诏与"千叟宴",补内阁侍读学士,是继纪晓岚之后总阅《四库全书》者。吉钟颖为清乾隆甲寅(1794)恩科顺天举人,嘉庆十年(1805)乙丑科会试登彭浚榜进士(3甲56名),钦点即用知县,为官清廉,颇得民心。吉氏服膺于林珮琴的才学与人品,并曾于北京与林珮琴有过短暂交往,认为林氏著作体例与《沈氏尊生书》略相近,而特点在于"妙于剪裁,开卷了然,言弥简而法弥备",并将作者比之于元代医家滑寿,为"文士而精于医"的较高评价。序中所论林氏尚有多部著作,不失为考证作者生平的重要文献资料。

# 林序 ⊛

先伯父羲桐先生，以制举之学，著声艺林，垂六十年，学者览其遗文，望洋而叹。意谓先生毕生之精力，殆竭于此，而弗暇以他及。而不知自其少壮喜读方书，五色奇咳，术随年进。洎乎手订《治裁》书，壹志殚心，与老病相终始，固自有不朽之业，而如是乎身心以之者在也。今夫方伎之事，浸久失传，则益肆为鄙诞，以相煽惑，独医学以切于民生日用，理近而事常，得以相缘于勿替。自仲景著方，后贤缵而衍之，汤液之功，遂加于针石，未可谓所传之不永矣。然而玉版真言，灵兰秘典，儒者弗问，医亦舍旃，证若茧丝，法同射覆，所施失当，视他方伎，为祸尤烈，则岂非不学之咎哉。然且果于自信，率其谬误，出应人急，吁可悲矣！先生熟精《灵》《素》之言，因遂博观仲景以下诸名家书，既已穷极源流，然犹深自韬晦，游迹所至，有主宾数年无识其能医者。里居日久，数察奇恒，声誉所归，丐请至莫可却，则慨然以生人自任，羸童贫叟，匍匐偕臻，靡不乐效其术。乃至富家大族，介其所亲，延缘造请，辄十不一二应。曰：彼岂借仆生之者。其不屑于应酬如此。是书稿凡数易，尝语植本曰：著书贵适于用，吾年老，且用吾术生人固不尽，吾书成，庶救时之心与无终极耳。又曰：近世名家著述，其号为集大成者，卷帙繁富，学人恒惮于诵习，又或主辨析名理治法，弗取其备，中材之士，亦无由就一人一证而悟其全。吾书务言简意赅，使人开卷了然而已。呜乎！此殆即先生晚年刊落浮华，粹然有用之言乎。植本愚懵无识，于先生著述精意，不能有所阐发，第就先生勤于学术，而慎于用术之实，以及当时辟咡之言涉是书者著于篇，俾读者有所据以考焉。先生生时，子芝本方习科举，先生未尝授以医。及卒，而求医者谓当有异闻，仍踵相接，不得已，循是书成法以应求者，而所投辄验。所以勉勉于是刻者，又岂徒存先人手泽之意云尔哉。

**时咸丰元年岁次辛亥端阳前二日侄植本谨撰**

【点评】林植本为作者侄儿，对其生平及家事交代详实，并对其为人及医德做了记述，即："丐请至莫可却，则慨然以生人自任，羸童贫叟，匍匐偕臻，靡不乐效其术。乃至富家大族，介其所亲，延缘造请，辄十不一二应。"体现了作者"直外方内"的个性特点。至于著作，从其与作者往日交谈中，表明了编著本书的出发点在于实用，并以林芝本从医之事，佐证了该书的实用性。

# 重锓本蒋序 ◉

同治间，余守润州后，又承乏江宁。林生崧廙至署来谒，盖余守润州时所取士也。出其先祖羲桐先生医书一册，乞序于余。书固有余先师芎畦吉君原序，先生与余师素号神交。知先生以经济之学，郁不得志，沉潜泛览于古来之医集，抉其精英，以为是书，卓然必传于后无疑也。余疏于艺术医学一道，概未有知；而劳劳仕官，捧檄东西，窃以牧民之道，其通于医术者，为生告之。当乱离之后，民生凋敝，培植之政，犹医之急补元气也。奸民猾吏，非种必锄，犹医之涤瑕荡秽不遗余力也。政治之施行，必求其利害之所在，犹医之分经分络，不得妄施药石也。其他正治从治之法，君臣佐使之宜，虚实损益之故，调和血气，燮理阴阳，良医之于病，亦犹良吏之于民，昔人所以谓治病之道通于治国也。使先生当日幸获通籍，出经济之学以治民，当有更传无穷者。乃先生以大用之才，为绪余之见，阅是书者，咸谓先生惜不知士生一世，只求有益夫生民，治病治民，其揆一也。今先生之医术，传先生之经济，不因是深人想象欤。既为生告之，遂书之以为序。

**同治十三年知江宁府知府事天门鹤庄蒋启勋拜序**

【点评】本序为经过太平天国动乱后，林珮琴之孙为重刊本书而请蒋氏作序。蒋氏为林珮琴同乡吉钟颖弟子，作为当时以治乱为首要任务的地方官员，从治国与治病相通之理，介绍本书内涵，似有相通之处。而蒋氏所谓"奸民猾吏，非种必锄"的观点，难免让人产生该人为酷吏之感。

# 谢序 ◉

　　昔人有言，不为良相，便为良医。医盖所以寄死生而托性命者也，夫岂可漫言为哉。必于天地化育之机，参赞焉而不悖；阴阳往复之理，洞彻焉而靡遗。而又于《灵枢》《素问》《内经》《难经》诸书，及夫张仲景诸大家名言，深求之，以通其变；精思之，以会其微；博观约取，触类旁通。平时先具灼见，临症别有主裁，而后能沉疴顿起，痼疾潜消，登斯世于仁寿之场，泯造物以不平之憾，此医之为道，类非肤浅者所能窥其奥旨欤。咸丰丙辰年间，余避乱浙垣，获《类证治裁》一书，取而阅之，反复而详辨之，见其理明辞晰，言简意赅，论证施治，无不根柢圣经，发挥精义。首列别类分门，次及附方医案，条贯详明，丝分缕析，令人开卷了然。盖取法于古，而不泥乎古，自有得心应手之妙。予于医道，自揣未能，窃叹世之业医者，大都师心自用，随意揣摩，甚且高自位置，不轻示人。每见穷乡僻壤之所，藜藿单寒之家，有恙沾体，无力求医，听其不药自愈。讵知药弗瞑眩，厥疾弗瘳？始则抱病缠绵，终乃酿成莫救，良可慨也。于是欲将此书广为传布，奈原版未获，印刷无从，爰不惜工赀重付剞劂。俾购是书者，得病寻方，因方治病，其于养生济世之术，不无小补云。

**时同治丁卯六年孟夏月崇仁谢希昉旭初氏识**

【点评】谢氏是作序者中唯一懂医者，因避战乱偶获本书，读后深感其"理明辞晰，言简意赅"，为了让更多的人受益，而"不惜工赀重付剞劂"，特作序记。可见《类证治裁》一书深受后人推崇，据考证自咸丰元年(1851)刊行之后，又有多种版本，同治七年(1868)崇仁谢氏刻本为其中之一。

# 自序 ⊕

  司命之难也在识证，识证之难也在辨证，识其为阴为阳，为虚为实，为六淫，为七情，而不同揣合也。辨其在经在络，在腑在脏，在营卫，在筋骨，而非关臆度也。顾脉理易淆，洞垣谁属，赖古作家别类分门，条列治要，且于一症，错综疑似，缕析丝分，参合脉象，详哉言之，仰见心裁独出矣。然不先窥《内经》奥旨，则皆无本之学也。遂古圣人，尽己性，尽人性，参赞元化，仁寿斯民，其心法备载《灵》《素》各八十一篇。自越人祖述心法，垂为《难经》；嗣后长沙论《伤寒》，分究六经；河间治温热，专主三焦；东垣倡益气补中；丹溪创滋阴降火，济偏补缺。要皆上阐经训，下启法门，卓然自成大家。由有明迄今，诸名家亦无不根柢圣经，发挥心得，以著于篇。学者研经，旁及诸家，泛览沉酣，深造自得，久之源流条贯，自然胸有主裁。第学不博无以通其变，思不精无以烛其微；惟博也故腕妙于应，而生面别开；惟精也故悟彻于元，而重关直辟。平时灼有定见，临证不设成心，诊毕矣审用何法，法合矣选用何方，权衡乎禀之厚薄，病之浅深，治之标本，药之浮沉，及一切正治从治，上取下取，或上病取下，下病取上，或从阴引阳，从阳引阴，必先岁气，无伐天和。乃知执一者拘，多歧者泛，师心者愎，随俗者庸。至于体贴病情，曲折都尽，刀圭所授，立起沉疴，善矣！若犹未也，一法未合，虽古法宜裁；一方未纯，虽古方宜裁；必吻合而后已。此其难，殆又在识证辨证后乎。乃观近日悬壶家，大率学殖荒芜，心思肤浅，甚则治温疫以伤寒法，治血枯以通瘀法，与夫喜行温补，罔顾留邪，动辄攻消，不知扶正，轻者重，重者死矣。予思矫而正之，己巳计偕后，归而就馆，笔墨少闲，爰始搜辑。丙戌后，又苦南北奔驰，今老矣，分编讨究，惧有遗珠，除《伤寒》全帙无容赘衍外，余多宗经立论，酌古用方，更欲略辑疡科，兼及幼科，而老病浸寻，来日苦短，缺略之憾，统俟续成。且生平本不业医，间有治案，附于症后，非云程式也，聊存梗概，以寓别裁之微意云尔。编名《治裁》，愿与有志医学人共裁之。

### 道光十九年岁次己亥端午日丹阳林珮琴自题

【点评】林氏自序是我们开启本书门径的一把钥匙。其中详细介绍了写作本书的重点内容与切入点。从开篇即提出中医临床之难点在于辨证，而辨证的关键在于熟悉医理，即辨清病性，病因，病位，而不是臆度。从错综疑似的症状中分辨不同证候的细微差异，然后才能对病证有准确的认识。辨证识证的根本还在于熟读经典，旁及各家。强调"不先窥《内经》奥旨，则皆无本之学也"；"学不博无以通其变，思不精无以烛其微"。同时，注重理、法、方、药的一致性。"一法未合，虽古法宜裁；一方未纯，虽古方宜裁；必吻合而后已"。这些都是我们临床治病取得疗效的前提。从自序中看出，林氏重视辨证，并不依赖脉象，脉象是辨证的参考，这一点可以说是他临证经验。不依赖于脉，不是不切脉，而是注重脉证合参，从实际上来看是比较客观的。序中还批评了"近日悬壶家，大率学殖荒芜，心思肤浅，甚则治温疫以伤寒法，治血枯以通瘀法，与夫喜行温补，罔顾留邪，动辄攻消，不知扶正，轻者重，重者死矣"。这对于业医者，皆可谓是谆谆教诲，自当引以为戒！

# 皇清例授文林郎先考羲桐府君传略

府君讳珮琴，字云和，号羲桐，先祖翠岩公次子。幼谨愿，不好戏弄，尝自塾中归，有忤之者，怒而色赤。翠岩公见之，教曰：君子所以学，为能变化气质，汝坐不解此语耳。府君志之，终身不敢忘。乾隆戊申，翠岩公以曾祖父母命，视叔祖养三公于武都，府君作忆亲诗转忆翠岩公之念曾祖父母也，有"秦关雪尽增春水，汉塞天低望白云"之句，公归见之为泪下。方公之归，晓行抵邛上，策骡过霜桥，蹶而溺，沉浮乱流中，挈骡尾得出，时冬月衣履沾濡，行数里始抵逆旅，由是感寒呕哕。其明年曾祖志开公病膈噎，公设神位空室中，伏地祈祷，常至夜分，及秋反得热疾，竟先志开公卒。越数月志开公亦卒，家计窘甚。府君与叔父纫秋公、季父钓磻公、从叔西珍公，从张斐园先生学。而修脯无所出，府君虑厪叔祖升儒公忧，乃携钓磻叔父馆于邻村，纫秋叔亦馆村塾，为西珍叔父课读。伯父辑五公助升儒公经理家政，俄而伯父亦以瘵卒，所得馆谷丝粟，悉归升儒公。胡希吕学院岁试，府君以第二名入县庠，诸叔父亦相继游庠。嘉庆戊辰恩科乡试，府君中式经魁，人谓吾祖孝行食报之始云。府君湛深经术，为文苦心融炼，务去陈言，每属稿成，弗惬辄弃去更草，如是数四不厌。为生徒点窜课作，亦一字不苟。或病其典重，谓于场屋风气非宜。笑应曰：讵有是耶。性沉潜书史，一寓目辄已默识，所屋室躬自洒涤，几席无纤尘，独坐晏如，足迹罕履城市。己巳礼闱报罢旋归，先有讹传中途被盗劫者，祖母邹太孺人大忧，因是终祖母之身，不与会试。丙子八月祖母卒，先兄舫湘先一月殇。道光甲申，先兄伟堂暨先姊三姑相继殁，府君尝自言，独居循省，万念都尽。丙戌岁亲友谓府君当预挑选，迫促登程，行至固安渡桑干，值大风雪，太息作"客路吟"，谓此生不宜再慕虚名渡河而北也。盖自己巳至丙戌，始再入都，然已大非府君意矣。初志开公尝以手录方书，付府君曰：后日习此，可以救世。府君读之有省，因遂博观《灵》《素》以下诸名家书，穷日课生徒举业，灯下披阅方书，以油尽为率。凡数十年，以疾就者皆急之，起奇疾甚多。其有证非不治，卒迁延至死者，虽年久仍恨之。以语儿辈，因叹世俗之多误治也，思有以正之。丙戌自都中归，始令就医者还所服方，择其要者，著为医案，前列证论，题曰《类证治裁》。丙申夏患热疾几殆，冬月复病咳喘，精神大衰，惟眼独明，于未病先作小行楷，无须眼镜，喜曰此天助我成此书也，为之愈恐不及。己亥春咳喘益剧，自知不起，而深以《治裁》书未成为憾。实则所撰凡三十万言，分八卷，列证一百一十有奇，内科可称大备。床褥间自制书序及凡例，命芝本录之，自谓如春蚕到死丝方尽也。呜呼伤哉！府君孝爱仁慈，笃于骨肉之谊，而闵凶夭折，所以处之。独难扩乎同仁之情，而澹泊贞廉所以取。于世至约，隐居怀道，以著述自娱，行谊文章，卓然可师表后进。不肖芝本，学行无似，邀志铭以光泉埌，大惧先业遂就湮没，谨撰次其略，俟后世君子乐阐幽德者采焉。府君所著《四书文》及《诗》《古文》《诗余》十余卷，《类证治裁》八卷，均皆手订。府君生于乾隆壬辰十月初六日，卒于道光己亥六月十六日，享寿六十有八，配吾母薛氏，生不肖三人，长伟堂，次舫湘，先府君卒，次即芝本，女一字眭，亦早卒。孙五人，崧庆、崧屏、崧福、崧庚、崧廙，皆业儒。男芝本泣血谨述。

**赐同进士出身知江苏苏州府事年愚弟桂超万顿首拜填讳**

【点评】此传文为林珮琴好友桂超万受珮琴之子林芝本之邀为其所作传记。内容为林芝本口述，桂超万著录。详细介绍了林珮琴的生平事迹，从中看出其历经艰难，一生坎坷。早年亲人相继去世，家境困难，为减轻家庭负担，17岁便在邻村开馆教书，同时勤奋学习，20岁考中秀才，36岁中举，37岁进京会试，当时官场腐败，未能得中。因怕母亲担忧，在其母去世前再未进京。其间林氏中年又有三名子女相继去世，对他打击很大，以至"独居循省，万念都尽"。由于早年祖父手抄方书，告之"日后习此，可以救世"，并由此而研读经典，兼学各家，"穷日课生徒举业，灯下披阅方书，以油尽为率"，其医学功底绝非一日而成。林氏注重医德，"凡数十年，以疾就者皆急之，起奇疾甚多。其有证非不治，卒迁延至死者，虽年久仍恨之"，可见其对患者的拳拳之心。林珮琴于1836年（丙申）夏于出诊中感受传染病（见书中：热症论治·自治案），冬季以后开始咳喘，至1839年（己亥）春咳喘加重，"自知不起，而深以《治裁》书未成为憾"。为著《类证治裁》而三年未曾下楼，直至卧床不起，仍作序及凡例，令林芝本抄录，"自谓如春蚕到死丝方尽也"，林氏著书可谓呕心沥血，是后辈学习之榜样。

# 凡例

——医籍浩如烟海，求其搜罗赅备，分析详明，莫如《准绳》一书。兹编务期简括，俾观者豁目爽心，故径途各出。

——仲景《伤寒》，宜参各家辨论，兹但取《医学心悟》数条，不能备载。

——春温夏热两症，多伏气伤寒，邪从肾出，此即经所云：冬伤于寒，春必病温，冬不藏精，春必病温者也。与口鼻吸入之邪，伏于募原，浅深异治，学人当分别观之。

——时疫症张景岳既失之温补，吴又可又但主急下。《张氏医通》揭明地气郁蒸一义，最宜参究。

——香岩叶先生所传《临症指南》，案随诊立，不暇修饰。然如脾脏胃腑，历来混治，先生独因经旨，喜燥喜凉，悟出脏主守、腑主通二义。论东垣补中益气治在脾，仲景急下存阴治在胃，何等超妙！即如不食一症，粗工但知燥脾，愈燥愈结，先生独议养胃阴，遵治辄验，此类皆素所服膺。

——肝风眩晕，与类中风相近，原可并为一门，兹依《指南》例，另为拈出，意在醒目。

——目、喉、乳俱系专科，病症治法繁琐，不能备辑，兹但撮其要。

——各症宗经立论，酌古用方，列纲分目，皆层层推勘而出。但方中品味，未能一一商订，皆垂暮精神不能周浃之故，阅者谅之。

——论中于精要处用"。",提纲处用"、",俾阅者得其意旨,一目了然。

——方名重复者,则不注药味,但书见某卷某症。至于方名同而药味不同者,则仍载原方。

——外科另属一门,今附论数篇,列于卷末,俾阅者略知要领。

【点评】凡例为说明本书内容、体例的文字,是作者病重卧床时所述。从中可见其"务期简括"的主旨,而在内容上对于温热病的论述,赞同伏邪致病理论,温疫治疗主张采用《张氏医通》的治疗方法,对内科杂病论治推崇叶天《临证指南医案》中的脾胃分治及养胃阴理论,编著内容全书以内科杂病为主,兼论临床各科。从凡例中可以看出,林珮琴学宗经典,兼通各家,私淑叶天士的学术背景。

# 卷之首

## 内景综要

自天以气煦，地以形妪，生其间者，阳化气而阴成形，喉以通天和，咽以纳地产。<sub>喉前咽后。</sub>受谷者浊，受气者清，清者注肺，浊者走胃，浊则为卫，清则为营，营阴卫阳，营行脉中，卫行脉外，阴阳相贯，如环无端。中气①出上焦，营气出中焦，卫气出下焦，皆水谷之精悍，<sub>水谷之精气为营，水谷之悍气为卫。</sub>流布于脏腑者也。脏有五，心藏神，肺藏魄，肝藏魂，脾藏意，肾藏志也；腑有六，胆无出入，胃受水谷，大小肠主津液，膀胱、三焦司气化也。五脏藏精不泻，满而不能实，故以守为补焉；六腑传化不藏，实而不能满，故以通为补焉。肺右降，肝左升，脾阴运，胃阳纳，膀胱司开，肾司阖，胃喜凉，肠喜热，胆喜温，心恶热，肺恶寒，肝恶风，肾恶燥，脾恶湿，知五脏之苦欲，而补泻殊。<sub>肝苦急，心苦缓，脾苦湿，肺苦气上逆，肾苦燥。肝欲散，心欲，脾欲缓，肺欲收，肾欲坚。</sub>审六腑之入出，而清浊别，由脏阴腑阳之不一其性也。五脏外加心包络，<sub>即膻中。</sub>代心行令，与三焦相配，则十二脏腑具焉。其十二经之隶于各脏腑者，行有顺逆。手之三阴，<sub>手太阴肺，手少阴心，手厥阴心包。</sub>从脏走手；手之三阳，<sub>手太阳小肠，手少阳三焦，手阳明大肠。</sub>从手走头；足之三阳，<sub>足太阳膀胱，足少阳胆，足阳明胃。</sub>从头走足；足之三阴，<sub>足太阴脾，足少阴肾，足厥阴肝。</sub>从足走腹。太阳与少阴为

---

① 中气：按文义应作"宗气"。《类经》十八卷《八十三不卧多卧》注："糟粕之道，出于下焦；津液之道，出于中焦；宗气之道，出于上焦。"

表里，少阳与厥阴为表里，阳明与太阴为表里，皆一脏一腑相配也。诸阳经会头面于上，诸阴经至胸颈而还，惟厥阴肝经上入颃，连目系，上额，与督脉会于巅。其行身之后者，足太阳经也，主表。病主头痛脊强。行身之前者，足阳明经也，主表主里。病主身热目痛。行身之侧者，足少阳经也，主半表半里。病主胁痛耳聋，寒热往来。足厥阴为阴中之阳，病主烦满囊缩。足少阴为阴中之阴，病主舌干口燥。足太阴为阴中之至阴，病主腹满嗌干，皆主里。若夫奇经八脉，阴维由内踝而上，主身之里；阳维由外踝而上，主身之表，所以纲维周身之营卫也。阴维为病苦心痛，阳维为病苦寒热。阴跷起跟中，循内踝上行，主一身左右之阴；阳跷起跟中，循外踝上行，主一身左右之阳，所以统阴阳而行跷捷也。阴跷病阴急而足直，阳跷病阳急而狂奔。督起会阴，循背而行身之后，所以督率诸阳。督病脊强折厥。任起会阴，循腹而行身之前，所以担任诸阴。任病男疝女瘕。冲亦起会阴，夹脐而上行胸中，当诸气之冲要。盖一源而三歧，冲病逆气里急。带起季肋，横束于腰，为诸脉之总约。带病腹胀腰痛。八者无表里配合，故谓之奇经，经脉蓄溢，则注奇脉，犹沟渠雨溢，旁流湖泽也。既有经脉，复有络，络凡十五，十二经各有一络，又阳跷阴跷二络，及脾之大络，凡十五。盖直行为经，横支为络，络之别为孙络，凡三百六十五，初病在络，久病入经。所以行气血，通阴阳，以荣于身者也。且夫气主煦，血主濡，太阳膀胱经常多血少气，少阴肾经常少血多气，阳明胃经常多血多气，太阴脾经常多血少气，少阳胆经常少血多气，厥阴肝经常多血少气，其盈亏有如此者。气血所周，子时注胆，丑时注肝，寅时注肺，卯时注大肠，辰时注胃，巳时注脾，午时注心，未时注小肠，申时注膀胱，酉时注肾，戌时注心包，亥时注三焦，其迭更有如此者。血随气运，春气在经脉，夏气在孙络，长夏在肌肉，秋气在皮肤，冬气在骨髓，其深浅有如此者。海有四，冲为血海，膻中为气海，脑为髓海，胃为水谷海。门有七，唇为飞门，齿为户门，会厌为吸门，胃上口为贲门，下口为幽门，小肠下口为阑门，大肠下为魄门，即肛门。窍有九，肺窍于鼻，脾窍于口，心窍于舌，肝窍于目，肾窍于耳，亦窍二阴。脊二十一椎，肺六叶，<sub>两耳</sub>，附脊第三椎，为华盖。心七孔，附脊第五椎，如莲蕊，外有包络，中通肺脾肝肾，心下有膈膜，周遮浊气。肝七叶，<sub>左三右四</sub>，附脊第九椎，胆三寸，居肝叶下，为清净府。脾象刀镰，与胃连膜，胃当脊十一椎，分上中下脘以达肠，为太仓。肾两枚，附脊十四椎，下中间命门真阳，为生身根蒂。小肠连胃下口，前附脐，后近脊左回叠十六曲，以泌别清浊。大肠属小肠下口，当脐右叠十六曲，达广肠，抵直肠，传浊出后阴。膀胱无上口，当脊第十九椎，化气渗水，以出前阴。细思交肠一症，知膀胱亦有上口而常闭，得三焦气化，水渗胕中而为溺耳。三焦相火，游行诸经，周身上下。上焦如雾，在胃上脘，主出阳气；中焦如沤，当胃中脘，蒸化精微；下焦如渎，当脐下，济泌别汁，此十二脏腑之象形部位，宜按图而审指者也。验于内，则诸气皆属于肺，诸血皆统于脾，诸脉皆属于心，诸筋皆隶于肝，诸髓皆司于肾，诸脏皆禀气于胃。验乎外，则肺主皮毛，脾主肌肉，肝主爪甲，胃主四肢，肾主五液，<sub>心为汗，肺为涕，肝为泪，脾为涎，肾为唾</sub>。心主舌色。一身所宝，惟精气神。神生于气，气生于精，精化气，气化神，故精者身之本，气者神之主，形者神之宅也。<sub>精者，神倚之如鱼得水，气依之如雾复渊，故阴精所奉其人寿。</sub>言乎形则头者阳之会，囟者髓之门，发者脑之华，庭者眉之宇，瞳者肾之精，明堂者色之应，口角者地之仓，龈者胃之络，齿者骨之余，会厌者音声之户，廉泉者津之道，舌者心之苗，咽者脉之聚，<sub>脾、胃、心、肾、肝、小肠脉循咽挟咽</sub>。脉者营之居，玄府者汗之孔，胸中者阳气之郭，离宫者神之舍，募原者五脏之空，膈肓者上下之蔽，气街者经之隧，神阙者脐之宫，背者经之俞，<sub>十二经俞穴</sub>。脊者身之柱，膂者脊之辅，腋者肩之谷，肘者肢之节，臂者身之使，<sub>肩下臂上，内为臑，外为臂，节次为肘，肘下为臂，臂下为腕</sub>。关者腕骨之中，寸者关之前，尺者关之后，合谷者骨之歧，<sub>大、次指陷中虎口穴</sub>。劳宫者掌之心。腰者精之府，命门者生之根，肾者胃之关，季胁者胆之部，宗筋者茎之系，睾丸者肾之外候，胞宫者任之内维。<sub>任主胞胎</sub>。尻者节之骶，节者骨之枢，股者髀之续，膝者筋之总，腘者膝之曲，腨者足之肚，踝者骨之突，跗者足之面，腨者足之跟，涌泉者足之心，此按部定名所可胪指者也。

【点评】内景指的是人体内脏组织器官的图像。"内景综要"主要是介绍人体脏腑、经络、气血、津液、组织、穴位的内容。放在卷首，统领全书，意在强调人体内景是疾病辨治的基础。纵观全书可以看出，林氏临证尤为重视脏腑、气血、津液、经络辨证，这也是本书的重要特色之一。

## 中风论治

风为百病之长，故六淫先之，以其善行数变，受之者轻为感冒，重则为伤，最重则为中，然有真中、类中，中血脉经络腑脏之辨。西北高寒风劲，真气虚者，猝为所中，是名真中，经所谓中六腑五脏之俞也。真中者，风邪在表，身痛拘急，宜汗，小续命汤，或疏风散。风邪在经，口眼歪斜，偏枯疼痛，大秦艽汤，或愈风汤。风邪入里，多滞九窍，唇缓便秘，口不能言，耳聋鼻塞目瞀，痰涎昏冒，宜下，三化汤，或麻仁丸。东南卑湿酿热，真阴亏者，风自内生，虚阳上冒，亦致昏仆，是为类中，实与外风无涉，经所谓阳之气以天地之疾风名之也。类中者，痰多壅塞，捣萝卜子，以温汤和饮吐之。脾虚呕痰者，六君子汤、异功散。肾虚水泛为痰者，六味丸，或八味丸汤服。中气虚者，补中汤。阴虚者，补阴煎。夫以地分真、类，谓真中者西北为剧，类中者东南为多，未可胶柱以谈也。善乎！石顽张氏之说曰：尝诊西北中风者，验其喑痱遗尿，讵非下元之惫，当从事地黄、三生等饮乎？僻不遂，讵非血脉之废，而从事建中、十全等汤乎？东南类中，岂无六经形症见于外，便溺阻隔见于内，当从事续命、三化等汤乎？是真通论矣。其中血脉，则口眼㖞僻。中络，则肌肤不仁。中经，则脊重不伸。中腑，则肢节废，便溺阻。中脏，则舌喑吐沫。《金匮》分析既明，至《千金》引岐伯论中风，大法有四：一偏枯，半身不遂也；二风痱，四肢不收也；三风懿，奄忽不知人，舌强不能言也；四风痹，诸痹类风状也。迄乎河间主火，谓心火暴盛，肾水虚衰。东垣主气，谓猝中乃本气自病。丹溪主痰，谓湿生痰，痰生热，热生风。总之，气虚则火动痰升，其症似风非风，皆辨明类中之由，与真中症异。专宜养气血，兼清痰火，大忌风燥之剂。凡虚风外中，轻则麻痹不仁；羌活愈风汤。重则瘫痪不用，大秦艽汤。其痰火内生，轻则舌强难语；涤痰汤。重则痰壅神昏。至宝丹。既辨其中络、中经、中腑、中脏，及中经络，兼中腑脏，并审其兼虚兼实，兼寒兼热兼痰，而入手先分闭症脱症，如牙关紧闭，两手握固，是为闭症。苏合香丸，三生饮开之。如口开脾绝，手撒心绝，眼合肝绝，遗尿肾绝，鼻鼾肺绝，以及吐沫、直视、摇头、面赤如妆，汗出如珠，皆为脱症。大剂理中汤灌之。兼灸脐下。凡初中，先用通关散吹鼻，有嚏可治，无嚏多死。

[口噤]足阳明之经上夹口，风寒乘虚袭入，则挛急口噤，先用乌梅肉、冰片、生南星为末擦牙，其噤可开。宜竹沥、姜汁调苏合香丸灌之，再用巴豆油纸卷皂角末，烧烟熏入鼻中，人事自省。

[痰壅]宜吐之，稀涎散加橘红，或姜盐汤灌之。以鹅翎探吐，或三圣散加蝎吐之。后用星香散、二陈汤、涤痰汤、导痰汤。挟虚，加参、芪、竹沥。挟寒，加桂、附、姜汁。脾虚呕痰，六君子汤，异功散。中气虚，理中汤，温胃饮。

[口眼㖞僻]因血液衰涸，不能荣润筋脉。《灵枢》云：足阳明筋病，颊筋有寒则急，引颊移口，有热则筋弛，纵缓不胜收，故僻。又云：足阳明、手太阳筋急，则口目为僻。宜润燥以熄风。大秦艽汤、或十全大补汤尤妥。

[半身不遂]因气血不至，故痛痒不知。经曰：营虚则不仁，卫虚则不用，营卫俱虚，则不仁且不用。自丹溪以左枯属血虚，用四物汤。右枯属气虚，用四君子。气血两虚而挟痰，用二陈汤，加钩藤、竹沥、姜汁。宗其治者多不效，何也？治偏枯，宜从阴引阳，从阳引阴，从右引左，从左引右，使气血灌注，周流不息，莫如养血温经。补中汤少加附子，下七味地黄丸。以附子能行参、芪之力，而阳和自转，肉桂能通血脉，而筋节自荣。挟痰者，八珍、十全等汤加南星、半夏、姜汁。营卫俱虚者，黄芪五物汤，膝胫软，加牛膝、虎骨，节软，加木瓜、当归。

[四肢不收]诸阳经皆取于手足，循行身体，如邪气客于肌肤，随其虚处停滞，与气血相搏，故肢不举，脉缓大有力，土太过也，当泻其湿。胃苓汤。脉细小无力，土不足也，当补其气。补中汤。瘦人血枯

筋急，木旺风淫者，<sub>四物汤加钩藤、秦艽、防风、木瓜。</sub>肥人色白多痰者，<sub>六君子汤加秦艽、天麻、竹沥、姜汁。</sub>

[角弓反张]邪入经络，则腰背反折，挛急如角弓状。<sub>小续命汤。</sub>如先受风，复感寒，无汗恶寒为刚痉；先受风，复感湿，恶风有汗为柔痉。刚痉<sub>续命汤去附子，</sub>柔痉<sub>续命汤去麻黄。</sub>

[瘛疭]因肝经风火搏于经络，则手足抽搐，或伸或缩，而动不止，由血虚不能荣筋，而燥气乘之，宜滋肝肾，灌输筋脉，使水火熄，则风木自平。<sub>大秦艽汤，或十补汤加减。</sub>

[猝倒无知]凡类中病出于脏，精去则气去，所以眩晕猝倒，气去则神去，所以昏愦无知，阴阳脱离，精气不交，须参附大剂，峻补其阳。继以地黄丸，加杞子、当归，或十补丸，填补真阴。若心火盛，肾水衰，致猝倒神昏，肢掣口喎，宜<sub>地黄饮子去桂、附、巴戟，</sub>峻补其阴。继以<sub>生脉散，</sub>滋其化源。

[舌强不语]舌为心、脾、肝、肾四经所系，邪中其经，则痰涎闭其脉道，舌机不掉，因痰迷心窍者，清心火，<sub>涤痰汤。</sub>因湿痰者，清脾热，<sub>六君子汤加枳实、竹茹。</sub>因风热者，清肝火，<sub>凉膈散加减。</sub>肾虚内夺为喑痱，<sub>地黄饮子。</sub>舌强口角流涎，脾不能摄者，<sub>六君子汤加竹沥、姜汁。</sub>惊痰堵塞，舌本强硬者，<sub>正舌散加薄荷。</sub>舌麻语謇者，<sub>省风汤加沉香。</sub>唇缓舌强者，<sub>解语汤。</sub>肥人舌本强，作湿痰治，瘦人作心火治，不可纯补，恐堵塞经络中痰火。<sub>通用加味转舌膏。</sub>外取龟尿少许，点舌神效。<sub>置龟于新荷叶上，以猪鬃戳其鼻，尿立出。</sub>有饮食照常，但失音不语者，名曰哑风。宜<sub>小续命汤去附子，加石膏、菖蒲。</sub>

[遗尿]系肾气亏极，用<sub>参、芪、术、附、益智、五味。</sub>以保元阳之脱。火虚者，<sub>地黄饮子。</sub>水虚者，<sub>六味丸。</sub>

[眩晕]凡虚阳上巅，得痰升则眩晕，经所谓上虚则眩也，宜培其中气。<sub>五福饮或大补元煎，加甘菊炭、牡蛎、白芍、天麻。</sub>此猝倒所由来也。

[麻木不仁]遍体顽麻，无汗气实。<sub>乌药顺气散。</sub>十指及面麻木，乃气虚风袭。<sub>补中汤去术、归、陈，加白芍、五味子。</sub>麻木体软，搔起白屑，乃

脾血不荣。补中汤去柴胡，加地黄、白芍、芝麻。

真中风，虽风从外中，亦由内虚召风，其挛急偏枯，口㖞舌强，二便不爽，由风挟痰火壅塞，致营卫脉络失和。先用通关，继则养血顺气，佐以消痰清火，大秦艽汤，或愈风汤。宣通经隧。风闭，用桂枝、羌活。寒凝，用姜、附、桂心。热痞，用栀、芩、石膏。湿滞，用苍、朴、五苓。血瘀，用桃仁、牛膝。气滞，用木香、枳壳、青、陈。痰阻，用星、夏、浮石、牛黄。类中风本非外风，猝仆昏厥，无㖞斜偏废等症，是宜辨也。故叶氏谓内风乃身中阳气变化，肝为风脏，因血液衰耗，水不涵木，肝阳偏亢，内风时起，宜滋阴熄风，濡养营络。以熟地、首乌、杞子、当归、牛膝、胡麻、石斛、五味子、甘菊、牡蛎。补阴潜阳，如虎潜、固本、复脉之类。阴阳并损，无阳则阴无以化，宜温柔濡润。如沙苑子、苁蓉、杞子、人参、阿胶、当归。通补，如地黄饮子、还少丹之类。风木过动，中土受戕，致不寐不食，卫疏汗泄，饮食变痰。如六君子汤、玉屏风散、茯苓饮、酸枣仁汤之类。风阳上升，痰火阻窍，神识不清，至宝丹。芳香宣窍，或辛凉之品，如菊叶、菖蒲、山栀、羚羊角、天麻、丹皮、钩藤。清上痰火。若阴阳失交，真气欲绝，用参附汤回阳，佐以摄阴，如五味、龙骨、牡蛎。此其治也。自士材以类中症，条分火中、虚中、湿中、寒中、暑中、气中、食中、恶中，而《金鉴》因之。火中，即河间所谓瘫痪，多由火盛水衰，心神昏冒，筋骨不用也。心火盛，凉膈散。肾水衰，六味汤。虚中，即东垣所谓猝中昏愦，皆属气虚。烦劳气陷，补中汤。房劳精脱，生脉补精汤。湿中，即丹溪所谓东南湿土生痰，痰热生风，因而昏冒。内中湿者，醇酒厚味，生冷过节，渗湿汤；外中湿者，阴雨雾露，坐卧湿地，除湿汤。寒中，体强口噤。脐腹冷痛，姜附汤；身寒无汗，附子麻黄汤。暑中，面垢晕倒，须分阴阳。得之受暑纳凉，寒外暑内，香薷饮、二香汤；得之赤日长途，中外皆热，昏仆不醒，蒜汁合水灌之，继以辰砂益元散。气实者，苍术白虎汤；气虚者，人参白虎汤。气中，气逆痰潮，牙关紧急，极似中风，但中风身温，中气身冷，中风脉浮应人迎，中气脉沉应气口。苏合香丸灌之。俟醒，以八味顺气散加香附。因怒气逆，忽然昏噤，木香调气饮。有痰，星香散。食中，醉饱后或感寒，或恼怒，胃气不行，忽然厥逆，误作中风、中气治，必死。姜盐汤探吐。感寒者，藿香正气散。气滞者，八味顺气散。恶中，飞尸鬼击，卒厥客忤，肢冷口噤，苏合香丸灌之。俟少苏，服调气平胃散。

## 中风脉候

浮迟者吉，坚大急疾者凶。浮大为风，浮迟为寒，浮滑为痰，浮数有力为火，浮弦有力为气。沉涩而数为血凝，寸关虚滑而大，为真气散。尺脉浮而无力，为肾气不足；尺脉洪弦而数，为肾气大亏。类中风脉，迟缓可生，急数弦大者死；举之搏大，按之绝无，为孤阳无依者死。口开眼闭，手撒遗尿，鼻鼾吐沫直视，昏沉不醒，发直摇头上窜，面赤头重，山根青黑，皆不治。

## 附方

[中风]**小续命汤** 麻黄 人参 黄芩 芍药 甘草 川芎 杏仁 防己 官桂 防风 附子 姜

[表邪]**疏风散** 麻黄三两 杏仁 益智仁各一两 升麻一钱 每服五钱。

[经邪]**大秦艽汤** 茯苓 白术 甘草 生地 白芍 归身 川芎 羌活 独活 秦艽 石膏 白芷 防风 细辛 黄芩 姜

[通治]**愈风散** 大秦艽汤加 人参 黄芪 桂心 厚朴 柴胡 枳壳 杜仲 防己 知母 半夏 薄荷 蔓荆 甘菊 前胡 苍术 麻黄 枸杞 地骨皮

[府实]**三化汤** 大黄 枳实 厚朴 羌活

[中脏]**麻仁丸** 大黄 枳实 厚朴 芍药 麻仁 杏仁 蜜丸。

[脾虚]**六君子汤** 人参 白术 茯苓各二钱 甘草一钱 姜三片 枣二枚 名四君子汤，此加陈皮、半夏。

[呕痰]**异功散** 六君子汤除去半夏。

[肾虚]六味地黄丸　熟地黄<sub>酒蒸晒八两</sub>　萸肉　山药<sub>各四两</sub>　茯苓
丹皮　泽泻<sub>各三两</sub>　蜜丸。

[阳虚]八味地黄丸　六味地黄丸加桂心一两，名七味地黄丸，
此再加附子一两。

[中虚]补中益气汤　黄芪<sub>钱半</sub>　人参　甘草<sub>各一钱</sub>　白术　陈皮
当归<sub>各五分</sub>　升麻　柴胡<sub>各三分</sub>　姜　枣

[滋肾]补阴煎　熟地　黄柏　知母　龟板　白芍　当归　牛膝
虎胫骨　锁阳　广皮

[除痰]涤痰汤　人参　南星　半夏　枳实　茯苓　橘红　菖蒲
竹茹　甘草　姜

[宣窍]至宝丹　乌犀角　朱砂　雄黄　玳瑁　琥珀<sub>各研一两</sub>　麝
香　龙脑<sub>各研一钱</sub>　金银箔<sub>各十五片</sub>　牛黄<sub>研半两</sub>　安息香<sub>一两</sub>　将安息香
熬膏，和诸药末，分作百丸，蜡护。

[辟邪]苏合香丸　苏合香　安息香<sub>各二两</sub>　薰陆香　龙脑　丁香
麝香<sub>各研一两</sub>　青木香　白术　沉香　香附　乌犀角<sub>各研一两</sub>　加炼白蜜
和，分作五十丸，另以朱砂一两，水飞为衣，蜡护。原方又有檀香、
荜茇、诃黎勒。

[闭症]三生饮　生南星　生川乌　生附子　木香　人参　姜

[脱症]理中汤　白术<sub>土炒二两</sub>　人参　炮姜　炙草<sub>各一两</sub>　每服四
钱。加附子，名附子理中汤。

[取嚏]通关散　南星　皂角　细辛　薄荷　生半夏　为末，吹
鼻。又南星　冰片　乌梅肉　擦牙开噤，名开关散。

[吐涎]稀涎散　刚子仁<sub>六粒，劈开</sub>　牙皂角<sub>三钱</sub>　矾<sub>一两</sub>　将矾化
开，入二味搅匀，待矾枯，研末，用三分吹喉。

[吐痰]三圣散　防风　藜芦　甜瓜蒂

[吐痰]瓜蒂散　甜瓜蒂　赤小豆　全蝎　又名全蝎散。

[痰滞]星香散　南星<sub>四钱</sub>　木香<sub>五分</sub>

[化痰]二陈汤　半夏<sub>二钱</sub>　陈皮　茯苓<sub>各一钱</sub>　甘草<sub>五分</sub>　加姜煎。

[胶痰]**导痰汤**　二陈汤再加胆南星、枳实。

[温中]**温胃饮**　人参　白术　炮姜　扁豆　当归　陈皮　炙草

[补气]**十全大补汤**　当归　生地各三钱　芍药二钱　川芎钱半　名四物汤，合四君子汤，名八珍汤。再加黄芪，肉桂，名十全大补汤。

[营卫]**黄芪五物汤**　黄芪　白芍　桂枝　姜　枣

[泻湿]**胃苓汤**　苍术　厚朴　陈皮　甘草　名平胃散。白术　泽泻　猪苓　茯苓　名四苓散，合二方，名胃苓汤。

[补阴]**地黄饮子**　熟地　桂心　附子　苁蓉　巴戟　远志　萸肉　石斛　麦冬　五味　薄荷　菖蒲　茯苓

[泻火]**凉膈散**　大黄　芒硝　连翘　山栀　甘草　黄芩　薄荷　蜜　去硝黄，加桔梗、竹叶，名加减凉膈散。

[舌强]**正舌散**　蝎尾醋泡炒三钱　茯苓姜汁拌晒一两　为末，每服二钱，温酒下，并擦牙龈。

[痰热]**省风汤**　防风　生南星各二钱　生半夏　黄芩　甘草各一钱　加姜煎。

[不语]**解语汤**　防风　天麻　附子　枣仁各钱半　羚羊角　官桂　羌活各八分　炙草五分　竹沥半杯

[言謇]**加味转舌膏**　连翘　远志　薄荷　柿霜　菖蒲　栀子　防风　桔梗　黄芩　炙草　犀角　大黄　元明粉　川芎　蜜丸。

[补气]**五福饮**　人参　熟地　当归　白术　炙草

[培中]**大补元煎**　人参　熟地　山药　杞子　萸肉　当归　炙草　杜仲　阳虚加姜、附，气虚加芪、术。

[中络]**乌药顺气散**　麻黄　枳壳　桔梗　乌药　僵蚕　白芷　陈皮　干姜　川芎　甘草

[补阴]**虎潜丸**　黄柏　知母　熟地　龟板　虎胫骨　锁阳　当归　牛膝　白芍　陈皮　羯羊肉　捣丸。

[补元]**固本丸**　人参二两　天冬　麦冬　生地　熟地各四两　蜜丸。

[润燥]复脉汤　炙草四两　生姜　桂枝　人参　阿胶各二两　生地一斤　麦冬　麻仁各八两　大枣十二枚　水酒各半煎。一名炙甘草汤。

[通补]还少丹　熟地二两　山药　牛膝　杞子各两半　萸肉　茯苓　杜仲　远志　五味　楮实　茴香　巴戟　苁蓉各一两　石菖蒲五钱　加枣肉蜜丸，盐汤下。

[表虚]玉屏风散　黄芪　防风各一两　白术二两

[扶脾]外台茯苓饮　茯苓　人参　白术　枳实　橘皮　生姜

[补脾]酸枣仁汤　枣仁　甘草　知母　茯苓　川芎

[精虚]生脉补精汤　人参　麦冬　五味　熟地　当归　鹿茸

[内湿]渗湿汤　即胃苓汤加　香附　川芎　砂仁　黄连

[外湿]除湿汤　羌活　藁本　升麻　柴胡　防风　苍术

[身寒]附子麻黄汤　附子　麻黄　甘草

[驱暑]香薷饮　香薷　厚朴　扁豆　黄连　除扁豆，名黄连香薷饮。除黄连，名三物香薷饮，加苓、草，名五物香薷饮。

[阴暑]二香汤　香薷饮合藿香正气散，名二香汤。

[除热]苍术白虎汤　石膏一斤　知母六两　甘草二两　粳米六合名白虎汤，此加苍术，或加人参。

[调气]八味顺气散　人参　茯苓　白术　甘草　乌药　白芷青皮　陈皮

[暴怒]木香调气饮　木香　藿香　砂仁　蔻仁　炙草　丁香檀香

[中暑]藿香正气散　藿香　紫苏　白芷　腹皮　茯苓各三两　白术　陈皮　半夏　厚朴　桔梗各二两　甘草一两　加姜枣煎，每服五钱。

[恶中]调气平胃散　木香　檀香　砂仁　蔻仁　厚朴　陈皮苍术　藿香　甘草

## 中风脉案

**杨** 冬月办公，夜半猝倒榻下，不省人事，身热痰壅，口㖞舌强，四肢不收，脉左虚涩，右浮滑。先用姜汁热挑与之，痰顿豁。暂用疏风化痰药宣通经隧，神识渐清，右体稍能转侧，但左体不遂，语言模糊。症属真阴素虚，以河间地黄饮子，去桂、附、巴戟，加杞子、牛膝俱酒蒸、木瓜、何首乌。数十服，诸症渐退，稍能步履，惟左手不遂。前方加桂枝、姜黄数剂，左腋时时微汗，不一月，左手如常。

**按**：此症乃风自火出，火自阴亏，水不涵木，肝风内煽，痰火上乘，堵塞清窍，是以猝倒无知也。口㖞者，胃脉挟口环唇，寒则筋急，热则筋弛，或左急右缓，或右急左缓。《张氏医通》曰：左寒右热则左急而右缓，右寒左热则右急而左缓；盖左中寒则逼热于右，右中寒则逼热于左，阳气不得宣通故也。舌强者，舌本心苗，肾脉系舌本，心火盛，肾水衰，故舌强。肝主筋，胃主四肢，肝胃血虚，则筋不荣而成痿软也。左脉涩则水亏，右脉滑则痰盛，此偏枯之象已具，但非暂进豁痰，则经隧不开，汤液难下。用地黄饮子减去阳药，正以五志过极而生火，法当滋阴而风火自熄。河间谓中风瘫痪，非肝木之风，亦非外中于风，乃心火暴盛，肾水虚衰，不能制之，而热气怫郁，心神昏冒，猝倒无知也，亦有因五志过极而猝中者，皆非热甚，俗云风者，言末而忘其本也。制地黄饮子，原主补肾之真阴。但阴虚有二，有阴中之水虚，有阴中之火虚，火虚者桂、附、巴戟可全用，水虚者非所宜也。

**族某** 左体麻木，胫骨刺痛，腰膝痿软，能饮多痰，脉左大右濡，此阴虚生热而挟湿痰也。用薛氏六味地黄丸作汤剂，君茯苓，加生术、薏仁、牛膝、黄柏俱酒炒。十数服诸症悉退，步履如初。丹溪以麻为气虚，木为湿痰败血，其胫骨刺痛者，肾虚挟火也，腰膝痿软，肾将惫矣。法当戒饮，以六味汤滋化源，而君茯苓，佐术、薏，引用牛膝、黄柏以泄湿热，利腰膝，不犯先哲类中禁用风燥之例。

**李** 右体不遂，艰于行步，已为三年痼疾，辞以难治。询所苦，曰：大便甚难，但得爽利为幸耳。诊其脉，右三部全伏，左三部洪大无伦。因思右枯既久，腑阳必衰，大肠曲折至右畔，传送自迟，宜从风秘法，以辛通濡润，如搜风顺气丸。但命火衰微，右体冰冷，先用崔氏桂附八味丸作煎剂，二服便爽，右肢运动稍活，后于八味丸加苁蓉、当归，蜜丸服。效。

**孙** 高年上盛下虚，头眩肢麻，耳鸣舌强，值少阳司令，肝风内震，脉象浮洪，消谷善饥，便溏汗泄，皆液虚风动之咎。交夏火旺，遂口喎言謇，此风火袭络，类中显然，最防倾仆痰涌。又午刻火升，头汗身热，其由来则本阴不交阳，无攻风劫痰之理。治以水涵木，兼摄虚阳。熟地五钱、五味子五分、麦冬钱半、茯神三钱、牡蛎醋煅研三钱、甘菊炒钱半、鲜石斛三钱、白芍二钱、川贝母钱半、丹皮一钱、阿胶水化二钱。三服诸症悉退，脉渐平，惟夜卧少安帖，此肝虚而魂失静镇也。原剂中加龙骨煅七分，接服无间。另订膏方，即用前味加洋参、黄肉、莲实、桑枝取嫩者，熬膏收贮，窖退火气，每服五钱。能加意调摄，可望回春。

【点评】将中风分为真中、类中两类。其中，真气虚，而受风邪所中，为真中风。真中风又有在表、入里之不同。真阴亏，风自内生，虚阳上冒，与外风无关，为类中风。对以地域分真中、类中提出了不同观点，认为"未可胶柱以谈也"。至于治疗半身不遂，指出朱丹溪"左枯属血虚，用四物汤，右枯属气虚，用四君子汤"的治法临床多不效，确有一定道理。并提出以"从阴引阳，从阳引阴……使气血灌注，周流不息，莫若养血温经，补中汤少加附子，下七味地黄丸"。即养血顺气、滋水涵木的思路，确有可取之处。关于中风诸症，提出各种具体治法用方，以及中风分类和鉴别诊断，多有参考价值。

# 伤风论治

风者天之阳。经云：虚邪贼风，阳先受之。风邪伤卫，故腠理疏者，善病风。其症恶风有汗，脉浮头痛鼻塞声重，咳嗽痰多，或憎寒发热，惟其人卫气有疏密，感冒有浅深，故见症有轻重，治法不宜表散太过，不宜补益太早，须察虚实，审轻重，辨寒热，顺时令。经云：风淫所胜，平以辛凉，佐以苦甘。凡体实者，春夏治以辛凉，秋冬治以辛温，解其肌表，风从汗散。体虚者，固其卫气，兼解风邪，恐专行发散，汗多亡阳也。如初起风兼寒，宜辛温发表，郁久成热，又宜辛凉疏解，忌初用寒凉，致外邪不得疏散，郁热不得发越，重伤肺气也。如体虚感风，微觉寒热，<sub>参归桂枝汤加陈皮</sub>。风伤肺卫，寒热头痛，咳嗽脘闷，<sub>豉桔汤</sub>。风伤营卫，头痛，咳则闪烁筋掣，<sub>当归建中汤</sub>。太阳伤风，发热自汗恶风，<sub>桂枝汤</sub>。伤风头痛，鼻塞声重，<sub>川芎茶调散</sub>。伤风兼寒，咳嗽发热，<sub>柴陈煎</sub>。风温伤肺，身痛脘痹，<sub>栀豉汤加象贝、杏仁、郁金、枳壳、桑叶、栝蒌</sub>。暑风上受，痰热喘嗽，<sub>竹叶石膏汤加桔、杏、蒌、草、陈皮、滑石</sub>。感风兼湿，头目如蒙，痰稠胸闷，<sub>通草、豆豉、厚朴、滑石、桔梗、杏仁、栝蒌</sub>。火伤风，火郁燥嗽咽痛，<sub>甘桔汤加薄荷、元参、黄芩、前胡、花粉</sub>。热伤风，咳而咽痛，鼻塞吐痰，<sub>消风散加减</sub>。风邪外闭，肢节烦痛，里有郁热，<sub>羌活散加减</sub>。时行感冒，寒热往来，伤风无汗，<sub>参苏饮、人参败毒散、神术散</sub>。

总之，伤风须察其六淫兼症，且经疏解后，若仍恶风自汗，但当调卫和营，<sub>八珍汤</sub>。或表虚，易感受风邪，必固实腠理，<sub>玉屏风散</sub>。斯为善后之防矣。

## 伤风脉候

脉浮为伤风，浮而紧者兼寒，浮而缓者兼湿，浮而洪者兼火，浮而滑者多痰。浮而有力为表实，无力为表虚。

## 附方

[体虚]**参归桂枝汤** 桂枝 芍药 甘草 生姜 大枣 名桂枝汤，此加人参、当归。

[伤卫]**豉桔汤** 豆豉 桔梗 滑石 厚朴 苏梗 连翘 杏仁 甘草

[营卫]**当归建中汤** 桂枝 芍药 甘草 饴糖 生姜 大枣 名小建中汤，此加当归。

[疏散]**川芎茶调散** 薄荷 川芎 羌活 甘草 荆芥 白芷 防风 细辛 为末。每服二钱，茶调下。

[兼寒]**柴陈煎** 柴胡 黄芩 制半夏 茯苓 陈皮 甘草 姜 枣

[风温]**栀豉汤** 豆豉 山栀

[暑风]**竹叶石膏汤** 竹叶二把 石膏一斤 人参三两 炙草一两 麦冬一升 半夏 粳米各半升 加姜煎。

[兼火]**甘桔汤** 甘草 桔梗

[痰热]**消风散** 苍术 麻黄 荆芥 白芷 甘草 陈皮 葱白 姜

[热郁]**羌活散** 羌活 麻黄 防风 细辛 川芎 甘菊 枳壳 蔓荆 前胡 茯苓 甘草 石膏 黄芩

[感冒]**参苏饮** 人参 苏叶 葛根 半夏 前胡 桔梗 枳壳 陈皮 茯苓 甘草 木香 姜 枣

[时行]**人参败毒散** 枳壳 茯苓 人参 川芎 独活 羌活 前胡 柴胡 甘草 桔梗

[时行]**神术散** 苍术 防风 甘草 生姜 葱白 局方加川芎 细辛 白芷 羌活 藁本

[和卫]八珍汤　见前中风大补汤下。
[表虚]玉屏风散　见前中风。


## 伤风脉案

某　风伤卫阳，咳，频嚏多涕，怯风，头目重眩，宜辛以散之。用防风、苏叶、杏仁、川芎、桔梗、甘菊、姜，微汗而愈。

某　冬春喜浴，腠疏感风。以玉屏风散固之。

某　风温伤肺，咳而眩。用轻凉肃上，丹皮、杏仁、桑叶、山栀、贝母、枇杷叶。再服效。

【点评】林氏认为，风为阳邪，易伤肺卫，然而人体卫气有疏密，感邪有深浅，辨证的重点在虚实寒热及兼夹。治法强调"不宜表散太过，不宜补益过早"及"忌初用寒凉"的观点，比较符合临床实际。其中，用方首选桂枝汤加减，是深得仲景调和营卫之深意者。如太阳伤风用桂枝汤，体虚感风用桂枝汤加参、归，风伤营卫用小建中汤加当归。林氏临证法宗经典、兼通各家的特点在本篇尤为鲜明，除用仲景方化裁外，又有《太平惠民和剂局方》之参苏饮、川芎茶调散、人参败毒散，《景岳全书》之柴陈煎，以及张元素之九味羌活汤、玉屏风散、八珍汤等化裁之法，可见其深厚的知识底蕴。


## 伤寒治要

自霜降后，天冷冱寒，感之即病者，伤寒也。脉浮紧为伤寒，脉浮缓为伤风，感寒不即病者，春为温，夏为热。一日太阳受之，尺寸俱浮，以其脉上连风府，故头项痛，腰脊强。二日阳明受之，尺寸俱长，以其脉挟鼻络于目，故身热目痛，鼻干，不得卧。三日少阳受之，尺寸俱弦，以其脉循胁，络于耳，故胁痛而耳聋。此三阳受病，未入腑，可汗而已。若不解，四日太阴受之，尺寸俱沉细，以其脉布胃中络于嗌，故腹满而嗌干。五日少阴受之，尺寸俱沉，以其脉络于肺系舌本，故口燥舌干而渴。六日厥阴受之，尺寸俱微缓，以其脉循阴器络于肝，故烦满而囊缩。此三阴受病，已入腑，可下而已。<small>三阴经有汗下温三法，不但可下而已也。腑谓胃腑。</small>其两感于寒者，一日太阳与少阴俱病，有头痛项强，而又口干烦渴也。二日阳明与太阴俱病，有身热谵语，而又腹满不欲食也。三日少阳与厥阴俱病，有胁痛耳聋，而又囊缩厥逆也。此阴阳表里俱病，欲汗之则有里症，欲下之则有表症，故《内经》、仲景皆云必死。<small>洁古大羌活汤主之。</small>伤寒有传经，有直中。传经者，由太阳传阳明，由阳明传少阳，由少阳传太阴，由太阴传少阴，由少阴传厥阴，此为循经传。太阳传少阳，为越经传。太阳传太阴，为误下传。太阳传少阴，为表里传。太阳传厥阴，为首尾传。太阳传本腑<small>膀胱</small>，为传本。阳明有不传少阳而径入本腑者，<small>胃腑。</small>少阳有不传三阴而径入胃腑者。有传一二经而止者，有始终止在一经者，<small>当随症施治，不必拘日数。</small>其直中者，则不出阳经传入而径中三阴者也。夫传经之邪，在表为寒，入里则化热，不比直中之邪，但寒无热，为急宜温也。先明传经直中，庶寒热之剂，不致混投。而表里寒热，尤所宜辨。太阳为表之表，阳明为表之里，少阳居表里之间，为半表半里，太阴、少阴、厥阴俱为里。凡伤寒自阳经传入阴经者，为热邪，不由阳经传入而直入阴经者，谓之中寒，则为寒邪。钟龄程氏条而析之，附录于此。

伤寒症，有表寒，有里寒，有表热，有里热，有表里皆热，有表里皆寒，有表寒里热，有表热里寒。何谓表寒，伤寒初客太阳，头痛发热而恶寒者，名曰外感，经所谓体若燔炭，汗出而散是也。阳明解肌，少阳和解，其理一也，何谓里寒，凡伤寒不由阳经传入，而直入阴经者，手足厥冷，脉微细，下利清谷，名曰中寒，仲景所谓急温之，宜四逆汤是也。何谓表热，凡伤于寒，则为病热，表邪壅遏，不得外泄，或荣弱卫强，自汗不解，宜桂芍和荣，柴葛解肌是也。何谓里热，凡伤寒渐次传里，与春温夏热症，热邪内发，皆为里热。其在太阴则津液少，少阴则咽干口燥，厥阴则消渴。仲景所谓急下之，而用大柴胡、三承气者是也。何谓表里皆热，如伤寒阳明症，传于本腑，外而肌肉，内而胃腑，热气熏蒸，口渴谵语，此散漫之热邪未结聚，治用白虎汤，外透肌肤，内清腑脏，俾表里两解，不比邪热结实，专在肠胃，可下而愈也。正伤寒有此，温热症更多有此。何谓表里皆寒，凡伤寒表受寒邪，更兼直中于里，此为两感寒症，仲景用麻黄附子细辛汤是也。何谓表寒里热，如两感热症，一日太阳与少阴同病，二日阳明与太阴同病，三日少阳与厥阴同病，三阳为寒，三阴已成热症，岂非表寒而里热乎。亦有火郁在内，更加外感于寒，亦为表寒里热之候，又有火亢已极，反兼水化，内热闭结而外有恶寒之状者，表似寒而里实热，误投热剂，下咽即败矣。何谓表热里寒，如人本体虚寒，而外感温热之邪，此为标热本寒，清剂不宜太过，更有阴寒在下，逼其无根失守之火，发扬于上，肌肤大热，欲坐卧泥水中，表似热而里实寒，误投寒剂，入胃即危矣。伤寒变症不一，总不外表里寒热，其表里寒热之变，总不外此八言，以为纲领。

## 经腑论

程氏曰：经者径也，行于皮之内，肉之中者也。腑者器也，所以盛水谷者也。伤寒诸书，以经为腑，以腑为经，混同立言，惑人滋甚，今特辨之。夫邪之在三阳也，有太阳之经，有阳明之经，有少阳之经，凡三阳在经之邪，未入腑者，可汗而已。邪之在三阴也，有太阴之经，有少阴之经，有厥阴之经，凡三阴之邪，已入腑者，可下而已。所谓入腑之腑，指阳明胃腑而言也。三阳三阴之邪，一入胃腑，则无复传矣。胃者土也，万物归土之义也。《伤寒论》云：有太阳阳明，有正阳阳明，有少阳阳明，此阳明即胃腑，非阳明之经也。假令邪在太阳，不传阳明经，而径入胃腑，曰太阳阳明。邪在阳明经，不传少阳，而自入本腑，曰正阳阳明。邪在少阳经，不传三阴，而径入胃腑，曰少阳阳明。凡三阳之邪，已入胃腑，俱下之勿疑矣。虽然三阳入腑，人所共知，三阴入腑，鲜或能识。夫三阳之经，去腑尚远，三阴之经，与腑为近。然既曰经，则犹在径路之间，未尝归并于一处也。《伤寒论》云：太阴病，脉浮者，可发汗，宜桂枝汤。少阴中风，脉阳微阴浮者，为欲愈。厥阴中风，脉微浮为欲愈，不浮为未愈。俱言邪在于经，故有还表向汗之时。若既入腑，则无外出之路，惟有通其大便，令邪从内出也，此大、小承气，调胃承气所由设也。然则以白虎汤治腑病，何谓也？以三阳之邪，初入胃腑，表里皆热，邪未结聚，热势散漫，而无胃实不大便之症，故用白虎汤，内清胃腑，外透肌肤，令表里两解。若邪已结聚，在太阴之实痛，少阴之咽干口燥，下利清水，心下硬，厥阴之烦满囊缩，白虎不中与也，惟急下之而已。此无他，经腑明，则施治不致舛错矣。然则太阳之邪，自入本腑，何谓也？太阳之腑，膀胱也，膀胱主盛溺，太阳病盛，则移邪于腑，而为口渴溺赤，外现太阳病，而兼有此症者，名曰太阳传本，当五苓散，以桂枝解外邪，以猪苓、泽泻利小便而愈也。或问阳邪入阴，复有还表向汗之时，其信然乎？予曰：古人之言，岂欺我哉！夫经者径也，犹径路然。三阳之邪，既有路以达三阴，三阴之邪，即有路以返三阳，此循环之至理，非若邪入胃腑，更无外出之路也。尝见病患体质素厚，有传经尽而自愈者，皆由汗解也。《伤寒论》云：其不再传，不加异气者，七日太阳病衰，头痛稍愈。八日阳明病衰，身热稍歇。九日少阳病衰，耳聋微闻。十日太阴病衰，腹减思食。十一日少阴病衰，渴止，舌干，已而嚏也。十二日厥阴病衰，囊纵，少腹微下，大气已去，病患精神爽慧也。由是观之，岂非经尽而愈，还表向汗之明验乎。或曰：阴不得有汗，今太阴脉浮，用桂枝汤，然则三阴亦可汗解乎？桂枝汤将为太阴正药乎？曰：不然，读仲景书，当会而通之。夫邪已入里，而复发其表，是增其热矣，故曰，阴不得有汗。邪虽入里，而复返乎表，是邪外出矣，故曰，还阳而向汗。夫桂枝汤，太阳伤风药也，今太阴用桂枝汤者，由太阳伤风，为医误下而传入太阴者也。太阴脉当沉，今反浮，是症在太阴，脉在太阳，太阳之邪，未尽入于阴，太阴之邪，大有还阳向汗之势，故用桂枝汤以彻散之，令其从太阳来者，仍自太阳出也。推而论之，若从太阳伤寒来，得伤寒脉，则桂枝可易麻黄，仲景麻黄石膏汤之意可推也。若从阳明来，得阳明脉，则桂枝可易葛根，仲景葛根黄连黄芩汤之意可推也。若从少阳来，得少阳脉，则桂枝可易柴胡，是以大柴胡汤，为少阳传入太阴之的方也。然必腹中实痛，乃为脾邪干胃，甫用大黄下之，否则只于本方加芍药以和之而已。《伤寒论》云：本太阳症，为医误下，传入太阴而腹痛者，桂枝汤加芍药，大实痛者桂枝汤加大黄，亦此意也。太阴如此，少阴、厥阴何独不然。仲景少阴篇内，以四逆散治阳厥，方用柴胡、黄芩、甘草、枳实，岂少阴亦用柴胡散之欤？诚以热邪传里，游行于少阴经络之间，尚未结聚成实，内陷于胃腑中，则用黄芩、甘草以清传经之热邪，用枳实以导胃中之宿滞，使邪气不得乘机而内合，以作胃实不大便之症。更用柴胡疏通三阳之路，俾其从此来者，仍从此出，不必扰动中宫，而病势已解，此仲景用药之微权也。愚遇阳邪入阴，犹未结实之症，仿古人三黄解毒之意，而加以石膏，以守阳明之中路，加柴胡者，亦望其返之故道，而还阳向汗也。大抵伤寒治法，急于解表，而缓于攻里，非惟三阳之邪，务从表散，即三阴未结之邪，且冀其还阳而之表，必俟邪气结实，乃用承气汤攻下之。且戒曰：欲行大承气，先与小承气，腹中转矢气者，方与大承气；若不转失气，慎未可再攻，兢兢然不苟下也有如此。仲景又曰：病发于阳而反下之，热入因作结胸；病发于阴而下之，因作痞。热入者，言入胃也。三阴下早，虽不至成结胸，而已不免为痞气矣。噫！经腑之间，其可不辨哉。

## 伤寒脉案

**王** 正月伤寒，头痛项强，烦热无汗，脉浮紧。虽立春后气候尚寒，非麻黄汤，腠理不开，一啜汗透而愈。

**冷** 初春伤寒失表，五六日后太阳症犹在，头痛身痛烦热，脉洪。医但用杏、枳、桔、陈，热遂甚，耳聋，谵语，自利。予谓表症未除，原不宜拘日数，况邪不透表，势必循经传里，宜表里分解，用栀豉汤合芎苏饮。盖以栀、豉除烦，芎、苏达表，柴胡达半表半里，茯苓渗湿，加黄芩、麦冬清热，日再服，汗透热除。

**族某** 冬季伤寒，发热头痛，拘急无汗，呕吐自利，脉右紧左浮。用葛根加半夏汤，再服症退。

**堂侄** 伤寒发热头重，渴饮胁满，脉微紧，此阳明而兼少阳症也。用局方柴胡升麻汤去黄芩、石膏，二服汗出愈。

**李氏** 寒热烦渴，耳聋，胸满肿痛，或疑为外症，用攻毒药。予曰：此伤寒少阳症，若外症安得耳聋。仿陶节庵法，小柴胡汤去参、枣，加枳、桔、蒌、陈，诸症自愈。陶氏曰：表邪传至胸中，未入府，故为半表半里，只须小柴胡汤加枳、桔，或对小陷胸汤，一服豁然。王海藏亦谓小陷胸为少阳药，以其能涤膈上结热也。

**族侄** 伤寒身热浃旬，脉沉微，吐蛔足厥，少腹满而渴，邪传厥阴，仿仲景乌梅丸加减。乌梅二枚、川椒炒，十四粒、赤苓三钱、赤芍、杏仁炒，各二钱、当归、山栀、枳壳炒，各一钱、生姜三片。一服脉浮微汗而解。《伤寒论》云：厥阴病，脉微浮为欲愈。以建中汤调理而平。

【点评】林氏对伤寒的认识主张冬季感寒，感而即病者为伤寒，感寒不即病者，春为温病，夏为热病。体现了林氏对广义伤寒与狭义伤寒的认识，即温病、热病皆为伤寒，只是感而未发，伏邪为患。其对伤寒日主一经，即一日太阳、二日阳明、三日少阳、四日太阴、五日少阴、六日厥阴以及传经的论述，主要是从经络辨证，指出当"随证施治，不必拘日数"亦是历代医家之共识。伤寒辨证林氏引用程钟龄《医学心悟》之辨分"表里寒热"以及"经腑论"原文，表明其对程氏观点的认同，即主张伤寒辨证重在分清表寒、里寒、表热、里热、表里皆热、表里皆寒、表寒里热、表热里寒。伤寒治法林氏主张三阳病，未入腑，可汗而已；三阴病，已入腑，可下而已，亦可汗、温，而入腑之"腑"即为"胃腑"。

## 温症论治　　春温　风温　湿温　冬温　温毒附

温为春气，其病温者，因时令温暖，腠理开泄，或引动伏邪，或乍感异气，当春而发，为春温。其因冬月伤寒，至春变为温病者，伏邪所发，非寒毒藏于肌肤，亦非伤寒过经不解之谓。王叔和、云岐子之说，吴又可、柯韵伯已辩之。乃由冬藏不密，肾阴素亏，虚阳为寒令所遏，仍陷入阴中，至春则里气大泄，木火内燃，始见必壮热烦冤，口干舌燥，经所谓：冬不藏精，春必病温也。故其发热而渴，不恶寒，脉数盛，右倍于左。温病脉多在肌肉之分，不甚浮，右倍于左者，热郁在内也。大异伤寒浮紧之脉。若左脉盛或浮，必重感风寒，否则非温症，是非时暴寒耳。此热邪自内达外，最忌发汗。温热病无寒在表，若误与表散，必至躁热冈乱，以至于死。宜辛凉以解表热，葱白香豉汤。苦寒以泄里热，黄芩汤。里气一通，自然作汗，若舌干便秘，凉膈散。或协热下利，葛根黄连黄芩汤。咽痛，桔梗汤。心烦，黄连阿胶汤。此伏邪自内发，无表症也。其不由伤寒伏邪，第从口鼻吸入而病温者，异气所感，邪由上受，首先犯肺，手太阴。逆传心包，手厥阴。或留三焦。手少阳。叶香岩谓温由吸受，乃手经为病，非如伤寒足六经主治。且伤寒多变症，温热久在一经不移，以此为辨。夫肺主气，温邪伤肺，胸满气窒者，宜辛凉轻剂，杏仁、桔梗、栝蒌、栀皮、枳壳、连翘。挟风，加薄荷、牛蒡。挟湿，加芦根、滑石。或透湿于热外，或渗湿于热下，俾风湿不与热相搏，则不贻风温湿温之患。如辛凉散风，甘淡驱湿，热势不解，则入心营，而血液受劫，咽燥舌黑，烦渴不寐，或见斑疹者，宜清解营热，犀角、生地、麦冬、石斛、竹叶、元参、沙参、青蒿。兼透斑，牛蒡、山栀、连翘、银花、丹皮、赤芍。斑出热不解者，胃津亡也，主以甘寒。重则玉女煎，轻则梨皮、蔗浆之类。若邪入心包，神昏谵语，目瞑而内闭者，宜芳香逐秽，宣神明之窍，驱热痰之结。牛黄丸、至宝丹。盖热气蒸灼，弥漫无形，若药味重浊，直走肠胃，全无病膈矣。若气病不传血分，而邪留三焦，宜分消其上下之势。如杏仁、厚朴、茯苓等，或温胆汤。因其仍在气分，犹可冀其战汗解，或转疟也。若三焦不得从外解，必致里结肠胃，宜用下法。承气汤加元明粉。若脘痞胸痛，泻心汤、小陷胸汤。若腹胀满或痛，邪已入里，必验其舌，或灰黄，或老黄，或中有断纹，皆当下之。承气汤加槟榔、青皮、枳实之属。其病温复感风者，为风温，必阳脉浮滑，阴脉濡弱。风属阳，温化热，两阳熏灼，先伤上焦，上焦近肺，肺气既阻，致头胀脘痞，身热汗出，宜微苦以清降，微辛以宣通。杏仁、香豉、郁金、栝蒌、橘红、山栀、薄荷、牛蒡。忌辛散劫津。葳蕤汤去麻黄、羌活、木香。若风温误汗，身灼热者，脉阴阳俱浮，自汗身重，多眠鼻鼾，语言难出，危症也。急用蔗浆、麦冬、白芍、生地、炙草、玉竹、阿胶之属。误下误火熏亦危。其病温而湿胜者，为湿温，身热头重，胸满呕恶，足胫冷。苍术白虎汤，或滑石、芦根、苡米、茯苓、半夏。其冬行春令，袭温气而成病者，为冬温。盖本秋燥之余气，故发热咳嗽，喉肿咽干，痰结，甚则见血。与伤风之痰，一咳即上者不同。其脉虚缓，或虚大无力。亦有先病冬温，更加暴寒，寒郁热邪，则壮热头痛，自汗喘咳，阳旦汤加桔梗、茯苓。切忌风药升举其邪，致咳愈剧，热愈甚，遂变风温灼热以死。亦忌辛散，致咽喉不利，痰唾脓血。加减葱白香豉汤调之。若兼风寒外袭，葱豉汤加羌活、紫苏。寒邪盛，汗不出而烦扰者，葱豉汤加少许麻黄、石膏。若冬温误汗，致发斑毒者，升麻葛根汤加犀角、元参。如昏愦谵妄者，大便泻，手足冷，不治。其病温更遇时毒者，为温毒，脉浮沉俱盛，烦闷呕咳，甚则狂言下利而发斑。凡烦闷躁热，起卧不安，皆发斑候也。伤寒温疫诸症，失于宣解，邪蕴胃腑，发出肌表。热毒内攻，陷入营分，乃发斑毒，黄连解毒汤。斑不透者，犀角大青汤。凡红赤为胃热，人参化斑汤。紫为胃伤，犀角地黄汤。黑为胃烂，不治。鲜红起发者吉，紫色成片者重，黑色者凶，青色者不治。由失表者求之汗，由失下者取乎攻。火盛清之，毒盛化之，营气不足，助其虚而和之托之。其轻者则有疹痧，细碎如粟，主治不外肺胃二经，宜辛凉或甘寒淡渗等法，皆温症中所宜细审者。

[春温]温热病，不可作伤寒正治，而用大汗大下，初病憎寒发热头痛，葱豉汤，得汗则解。温邪化热伤肺，上焦气阻，用辛凉轻剂，栀、豉、芩、翘、杏、桔、花粉、郁金之属。呕吐，黄芩汤加半夏、生姜。湿邪内搏，热迫下泄稀水，枳壳、赤苓、芦根、苡米、滑石之属。脘中痞痛，宜从开泄，宣通气滞，杏、蔻、橘、半、姜、桔之属。上焦气热烁津，凉膈散。散其无形之热，勿用血药滋腻。热伤胃津，石膏、竹叶、生地、麦冬。其热邪专在气分，必得战汗，或大渴索饮，饮后热达腠开，邪从汗解，但脉象和缓，虽肤冷非脱症。战汗后，脉急疾，躁扰不卧，肤冷汗出，乃为气脱之候。更有邪胜正虚，经一再战汗而愈者。叶氏《温热论》云：肺主气属卫，心主血属营，临症者，卫之后方言气，营之后方言血。邪在卫汗之，辛凉开肺，便是汗剂。到气方可清气，入营犹可透热转气，如犀角、元参、羚羊角之类。入血乃恐耗血动血，直须凉血散血。如生地、丹皮、阿胶、赤芍之类。否则前后不循缓急之法，动手便错，且湿邪为害，面色白者，须顾其阳气，湿胜则阳微也。虽湿邪化热后，法应清凉，然到十分之六七，不可过用寒凉，恐成功反弃，何也？湿热一去，阳亦衰微也。面色苍者，须顾其津液，清凉到十分之六七，往往热减身寒，不可遽谓虚寒而投补剂，恐炉焰虽熄，灰中有火也。凡温热病，救阴易，通阳难。救阴不在血，而在津与汗；通阳不在温，而在利小便，较杂症自不同也。如三焦不得从外解，则热结于腑，必舌灰黄，或老黄，乃下之。小承气汤加减。伤寒热邪在里，下之猛；此多湿邪内搏，下之轻。伤寒大便溏，为邪已尽；湿温病大便溏，为邪未尽。至大便硬，慎不可再攻，以屎燥为无湿也。若舌苔黄不厚而带滑者，热未伤津，犹可清热透表。若苔薄而干者，津伤

也。宜禁苦寒，以甘寒轻剂治，若热传营，舌色必绛，深红色。其绛色中兼黄白色者，气分之邪未尽，泄卫透营，两和可也。纯绛鲜泽者，胞络受病也。宜犀角、鲜生地、连翘、郁金、石菖蒲等。舌色绛而黏腻，似苔非苔，湿热熏蒸为痰，将闭心胞也，急加芳香逐之，醒头兰、藿香、郁金、菖蒲，以开其闭，恐昏厥为痉也。平昔心虚有痰，外热一陷，里络就闭，非郁金、菖蒲所能开，须牛黄丸、至宝丹。舌绛而干燥者，火邪劫营，凉血清火为要。舌绛而有碎点黄白者，当生疳也；大红点者，热毒乘心也，用黄连、金汁。色绛而不鲜，干枯而痿者，此肾阴涸，急以阿胶、鸡子黄、地黄、天冬等救之，缓则不及矣。舌独中心绛干者，胃热而心营受烁也，清胃方中加入清心之品，否则延及舌尖，为火盛津干也。舌尖绛独干，此心火上炎，用导赤散利其腑。苔白而薄，外感风寒也，当疏散之。白而干薄，肺津伤也，用麦冬、花露、芦根汁，轻清之品。白苔绛底者，湿遏热伏也，当先泄湿透热，防其就干也，再从里透于外，则变润矣。舌生芒刺，上焦热极也，以绢蘸薄荷汁揩之，即退者轻，旋生者险。舌苔不燥，自觉闷极者，脾湿盛也。舌苔黏腻，吐出浊沫者，口必甜味，此为脾瘅。乃湿热与谷气相搏。用醒头草，即佩兰。芳香辛散以逐之，即退。若苔如碱，胃中宿滞，挟秽浊郁伏，当急急开泄，否则闭结中焦，不能从募原达出矣。舌黑而滑者，水来克火，为阴症，宜温之。若见短缩，为肾气竭，欲救之，如人参、五味子。勉希万一。舌黑而干者，津枯火炽，急泻火补水。舌淡红无色，或干而色不荣，胃津伤，气不化液也，炙甘草汤。勿用寒凉。舌色紫而暗，扪之湿，乃热传营血，或素有瘀伤宿血在胸膈，为热所搏，宜加散血之品，琥珀、丹参、桃仁、丹皮之属。不尔，瘀血与热结，阻遏正气，遂变如狂发狂症。舌胀大不能出口者，脾湿胃热，郁极化风而毒延口也，用大黄磨汁，入当用剂内，舌胀自消。其舌白如粉滑，四边色紫绛者，温疫病初入募原，未归胃腑，急急透解，莫待传陷而为险恶症。妇人病温有娠者，保胎为要，古法用四物汤加减。护胎法，用伏龙肝研细，调涂脐下三寸，干即易之。热极，用井底泥涂，或青布浸冷盖腹。产后慎用苦寒，察其邪可从上中解者，从症用之，勿犯下焦，恐血去多，邪易内陷也。至经水适来适断，热陷血室，与瘀血结，少腹必满痛，<sub></sub>小柴胡汤去参、枣，加丹皮、延胡、桃仁、归尾、楂肉。挟寒，加桂心。气滞加香附、陈皮、枳壳。若谵语如狂，血结者，身必重，宜去瘀通络。若延久上逆心包，胸痛不可按，是血结胸也。海蛤散加桃仁。

[风温] 温症感风，寸口脉大，肺受热烁，宜辛凉清上，杏、贝、栀、蒌、花粉、沙参、桑叶之属。身痛脘痹，肺气不舒，栀、豉、杏、蒌、郁金、橘红之属。头胀咳嗽，懊憹痞满，芩、蒌、栀、豉、枳、桔、桑叶、郁金、贝母之属。热灼劫阴，烦躁，麦冬、白芍、蔗浆、生地、阿胶之属。余参春温治法。

[湿温] 伤于湿，又中暑，暑挟湿邪，郁蒸为热，其脉寸濡而弱，尺小而急，身痛头重，妄言自汗，两胫逆冷，湿遏阳气。忌发汗。汗之名重暍，必死。苍术白虎汤。胸满，香薷饮加半夏、苍术。头胀耳聋，邪与气混也，正气散去腹皮、白术、姜、枣，加连翘、银花、牛蒡子。小便不利，大便反快，五苓散合白虎汤或天水散。

[冬温] 冬气温暖，感而即发，身热头痛，不恶寒，面肿咳嗽，咽痛下利，阳旦汤加减。忌风药升举，初感头痛身热，葱豉汤。咽痛，甘桔汤。风寒外袭，葱豉汤加羌活、苏叶。余参春温治法。

[温毒] 病温更遇时毒，面赤斑如锦纹，咽痛烦躁，黄连解毒汤。自汗而渴，胃热发斑者，人参化斑汤。斑已透，热不退者，犀角大青汤去黄芩、升麻，加生地、人参、柴胡。误用热药，邪毒深陷，发为狂乱，面赤眼红，舌黑鼻煤，下利脉洪数者，消斑青黛饮。忌下药，惟便秘躁渴，可微下之，大柴胡汤。凡斑疹初见胸背两胁，点大为斑，粒小为疹。斑属血多，疹属气多。或阳症误用热药，或当下不下，或下后不解，皆能致之。不可发汗，重令开泄，更增斑烂。斑紫点小，心胞热也。点大而紫，胃中热也。斑黑而光亮，热毒盛也。黑而晦者死，若黑而晕脚红者，火内伏，用清凉发散，间有转红成可救者。凡斑疹，皆邪气外透，发出宜神情清爽，为外解里和，如斑疹出而昏者，正不胜邪，或胃津内涸。有白泡如水晶者，

湿邪郁于卫分，汗不彻故也。当理气分之邪，若毒壅，<small>消毒犀角饮，大青四物汤。</small>

## 温症脉候

温病脉，多在肉分，不甚浮，右脉倍于左，热气怫郁在里故也。刘复真曰：寒病传经，故脉日变；温热不传经，故不变。寒病浮洪有力易治，芤细无力难治，无脉不治。温热不然，温有一二部无脉者，有三四部无脉者，被火所逼而伏，非绝无也，于病无妨。照经用辛寒，火散脉起，病愈矣。盖温病发在二三经，始终在此，更不递传他经，其一二经或洪数，他经弱且伏，依经调之，伏者起，洪者平，自愈。

## 附方

[凉解]**葱豉汤** 葱白 豆豉 解表热。又栀豉汤吐虚烦。栀子豆豉

[彻热]**黄芩汤** 黄芩 芍药 甘草 大枣

[泻火]**凉膈散** 见前中风。

[热利]**葛根黄连黄芩汤** 葛根 黄连 黄芩 甘草

[咽痛]**甘桔汤** 甘草 桔梗

[除烦]**黄连阿胶汤** 黄连 黄芩 芍药 阿胶 鸡蛋黄

[生液]**玉女煎** 生石膏 熟地 麦冬 知母 牛膝

[清心]**牛黄清心丸** 黄连 黄芩 山栀 郁金 辰砂 西牛黄 此万氏牛黄清心丸，与医宗方别出。

[宣窍]**至宝丹** 见前中风。

[痰热]**温胆汤** 半夏 陈皮 茯苓 甘草 名二陈汤，加竹茹、枳实，名温胆汤。

[攻里]**承气汤** 大黄 枳实 芒硝 厚朴 名大承气汤，去芒

硝，名小承气汤。

[消痞]**泻心汤**　汤名有五，若半夏　黄连　黄芩　人参　甘草　干姜　大枣　名半夏泻心汤，去热开痞。

[散结]**小陷胸汤**　黄连　半夏　栝蒌

[风温]**葳蕤汤**　葛根　白芷　麻黄　羌活　杏仁　甘草　葳蕤　川芎　石膏　木香

[湿温]**苍术白虎汤**　见前中风。

[冬温]**阳旦汤**　麻黄　桂枝　杏仁　甘草　名麻黄汤，加黄芩，名阳旦汤。

[发斑]**升麻葛根汤**　升麻　葛根　白芍　甘草　加紫草茸。

[斑毒]**黄连解毒汤**　黄连　黄芩　黄柏　山栀　毒盛加大青。

[透斑]**犀角大青汤**　大青　犀角　栀子　香豉

[胃热]**人参化斑汤**　即白虎汤加人参。

[胃伤]**犀角地黄汤**　犀角　生地　赤芍　丹皮

[利府]**导赤散**　生地　木通　甘草梢　竹叶

[滋液]**炙甘草汤**　见前中风。

[保胎]**四物汤**　见前中风。

[热陷]**小柴胡汤**　柴胡　半夏　人参　甘草　黄芩　姜　枣

[结胸]**海蛤散**　海蛤　滑石　甘草　芒硝　每服二钱，鸡子汤调下。

[湿温]**香薷饮**　见前中风。

[湿温]**正气散**　见前中风。

[利湿]**五苓散**　猪苓　茯苓　白术　泽泻　桂

[泻湿]**天水散**　即六一散。滑石六两　甘草一两　灯心汤调下，加辰砂少许。名益元散。

[温毒]**消斑青黛饮**　人参　石膏　知母　甘草　青黛　黄连　犀角　元参　山栀　生地　柴胡　苦酒煎。

[便秘]**大柴胡汤**　柴胡　半夏　黄芩　芍药　枳实　大黄

姜　枣

**[毒壅]消毒犀角饮**　犀角　牛蒡子*炒研*　荆芥穗　防风　甘草

咽痛，加桔梗、薄荷。

**[斑毒]大青四物汤**　大青*钱半*　阿胶　甘草*各一钱*　豆豉*百粒*

## 温症脉案

**房师午园张公**，高年上盛下虚，案牍劳神，冬春不寐，感温呛咳，晕仆，两寸脉洪大，由平昔阳不交阴，内风上冒，兼引温邪，表里煽动，症见眩仆，喉痛声哑，舌如煤熏。夫心为君主，义不受邪，因春温伤肺，逆传心包，神明俱为震动，且素饵桂附，致炎阳独亢，营液内劫。此怔忡无寐根由，师言昔病足痹，徽医用祛风药兼桂附得效，近三年矣。愚谓风药多燥，况桂附乎，以脉症参时令，宜辛凉轻剂，于熄风润燥中，佐以滋阴安神。不过一剂，当夜自能成寐，再剂呛嗽除，悸眩止矣。初剂：鲜生地*三钱*、沙参、麦冬、淡竹叶、栝蒌仁、甘菊*炒*、山栀、茯神*各二钱*、贝母、甜杏仁*炒研，各钱半*、枣仁*八分*、蔗汁*一杯，诸品清轻凉润，能除上焦弥漫之邪、兼入空窍熄风火，除悸眩，清音平嗽，若重浊便无效*。再剂：前方加天冬、玉竹、百合，减蒌仁、六七服诸症平，舌色复故。后用膏方：三才膏加五味、核桃、牛膝、茯神、枣仁、柏子仁、白芍、玉竹、杞子熬膏，白蜜收，白汤化服*诸品能交心肾，安神志，利腰膝，兼使金水相涵，阴阳和平，自无上盛下虚之患矣*。

**韦氏**　邪由鼻吸，伏于募原，发则头晕痛，口渴饮，热烦呕闷，溺痛带下，邪踞上中焦，主以葱豉汤散邪，佐以清泄胆火。豆豉、葱白、山栀、羚羊角、嫩桑叶、薄荷、银花、花粉、滑石。二服汗出热解。*此乍发，散邪得解者。*

**族某**　温邪内郁，头眩热渴，手心似烙，舌苔淡黄，寸脉浮大而数，是邪留上焦，宜整肃太阴气分。用黄芩*酒炒*、川贝母、杏仁、山栀、栝蒌仁、麦冬、嫩桑叶、荷叶边，煎汤，一啜眩渴稍定。原方去芩、栀、加鲜石斛、元参、花粉、蔗汁*冲*，二服愈。*此温邪上受，治从气分*

得解者。

**族某** 邪从口入，呕渴恶热，舌腻脘痞，温从湿化，宜与开泄中上，豆豉、蒌霜、通草、半夏、薏苡、赤苓、竹茹、枳壳、郁金汁冲、芦根煎汤，一啜汗津津而愈。同时李某症同，但溺涩痛。前方加灯心、车前穗，亦一剂愈。此湿滞中上焦，治从透渗得解者。

**某** 脉浮大，右数，有汗热炽，渴眩谵烦，温邪挟风热，将陷营分。用薄荷、牛蒡、羚羊角、栀皮、丹皮、连翘、嫩桑叶，日再服。夜半汗透身凉。此清少阳胆热得解者。

**吴** 邪入膻中，舌缩唇裂，目瞑神迷，沉昏不醒者七昼夜。脉沉数，此邪深将成内闭矣。勉用鲜佩兰、菖蒲、连翘、银花以解秽通闭，鲜生地、麦冬、梨蔗汁以生津，黄芩、知母、元参、石斛以彻热，兼下牛黄丸，二服神识渐清，因尿管热痛，去佩兰、菖蒲、黄芩，加甘草梢、车前穗以利腑热而愈。此清理心包热闭得解者。

**朱** 风木司天，温邪内炽，脉数，头眩嗽血，由木火并炎，上迫窍络，舌鲜绛，邪已入营。用鲜生地、羚羊角、元参、连翘、山栀、蒌霜、贝母、丹皮、鲜藕，三四服脉静身凉。此清营热得解者。

**蒋** 劳力伤阴，感温，呛咳不寐，鼻衄痰红，下利血沫，脉虚大不数。误用柴葛升散，劫液动风。法以甘酸平润调之。阿胶水化、麦冬、炙草、潞参、茯神、白芍、枣仁、五味、生地、红枣，二服神安血止，即饮糜粥。原方去胶加甜杏仁、山药，再剂而痊。此邪伤血络，用调补得愈者。

**族子** 温邪郁而化热，头晕口干，舌燥唇血，右脉大，左模糊，有汗不解，胸腹闷，溺混浊。热邪蒸湿，治宜上下分消。淡豉、蒌霜、羚羊角、丹皮、麦冬、山栀、赤苓、滑石、嫩桑叶、金银花露，二服热轻渴减，晕止舌润。但宵分谵语，溺管涩痛，齿燥，液虚热劫，鲜石斛、芦根、黑豆皮、花粉、天冬、元参、蔗汁，二服疹现稀红，肺卫之邪已从外泄。仍用轻清透发，连翘、牛蒡、鲜生地、丹皮、赤芍、沙参、竹叶，疹色淡。忽又烦躁不寐，舌心灰燥而尖绛，邪入心营，恐其蒸痰蔽窍，急清营热兼豁痰。犀角尖磨汁、生地、鲜藕、元参、丹皮、竹茹、贝母、菖蒲，再服汗透而解。此湿热俱盛，兼治肺卫心营得解者。

**侄孙** 温邪化热，头眩痰嗽，用辛凉清上。豆豉、杏仁、贝母各钱半、薄荷、山栀、花粉各一钱、滑石、赤苓各三钱，加灯心、桑叶。二服热退，用甘凉调理胃阴得安。此清降痰热，治从肺胃得解者。

**族某** 温邪逆入心包，神识忽明忽昧，舌干，津润全无，谵狂不近衣被。欲扫热痰熏灼，急用芳香解秽。犀角尖八分、鲜生地一两、元参、麦冬各五钱、连翘、山栀、郁金各二钱、梨、蔗汁各一杯冲，再加至宝丹一丸，日再服。诸症立退。此大剂救液开闭得解者。

**某** 壮热目赤，烦冤不寐，痧疹遍体。急用救液养阴，舌转黑而燥，呃逆昏厥。服大剂犀角大黄汤加至宝丹，不应，仍用大剂犀角地黄汤，日三四服，加紫雪三分。呃止厥回身凉而愈。此大剂凉心泻火得解者。

**马氏** 有年，温邪夹滞，湿阻脘闷，舌缩渴饮，泻污水甚多。此热结旁流也。用大承气汤，直至所下皆黑硬，然后湿滞乃尽，脘痞乃宽，舌干乃润。此攻荡湿滞得解者。

**潘** 伏邪内发，兼旬未解，谵聋肉脱，自利纯血，唇缩舌强，脉沉数。邪陷血分，症已濒险。急用犀角地黄汤加阿胶、元参、山栀、鲜藕、黑豆皮、竹叶心。四剂谵聋渐清，利血止，思糜粥矣。此伏邪治从血分得解者。

**陈姓儿** 周岁感温，邪热内闭，舌绛津干。用麦冬、连翘、栀心、菖蒲、竹茹、加紫雪二分，汗解而愈。此直泻心包邪热得解者。

**李** 寒热微汗，口渴呛嗽，脉浮洪。乃春温犯肺。用辛凉轻剂，为手太阴治法。山栀、淡豉、桔梗、花粉、杏仁、象贝、桑皮蜜炙、薄荷、蔗汁冲。二服嗽减。去栀、豉、桔、粉，加栝蒌、橘红、前胡服愈。此邪干肺，从卫分得解者。

**何** 气粗目赤，舌绛疹红，神机不发，脉洪数，宵烦无寐，邪已入营。急宜清透，若再消导劫津，必至液涸成痉。犀角汁、鲜生地、天冬、麦冬、元参、赤芍、丹皮、连翘、藕汁、菖蒲。日三服，汗澈热退，神识亦清，但右脉长大，胃火犹燔。用石膏、白芍、黄芩、知母、甘草。大便数次，脉较平，寐中手指微搐，乃液虚风动，欲成痉也。用阿胶<sub>水化</sub>、生地、钩藤、当归、白芍、石斛、枣仁。数剂症平。此营虚用滋液熄风得愈者。

**王** 夏至前骤喝，邪从吸入踞募原，热渴引饮，中脘格拒，热蒸湿腾，呕闷午烦，舌腻白，脉数溺浑，是湿胜也。治先渗湿于热，下则热势孤矣。用藿梗、佩兰以逐秽，通草、滑石、芦根以驱湿，栝蒌、贝母以涤痰，羚羊角、山栀、丹皮以清胆火，鲜生地、连翘、麦冬以泻心火。日再服，汗出溺清，呕闷除，热渴减。然脉仍疾数，两寸大，时烦不寐，是欲发疹也；明晨疹出，舌苔转黄，是热胜也。治在透热于湿外，则湿不升矣。原方去藿、兰、通草、滑石、芦根、羚羊等，加黄芩、梨汁以清肺，牛蒡、银花、连翘、赤芍以透疹，青蒿、石斛、知母、沙参以退热生津。二三服汗彻脉匀，舌黄退，日用大麦仁粥热啜，阴复全瘳。此分利湿热，清凉疹毒得解者。

## 风温脉案

**王氏** 七旬有三，风温伤肺，头晕目瞑，舌缩无津，身痛肢厥，口干不饮，昏昧鼻鼾，语言难出，寸脉大。症属痰热阻窍。先清气分热邪。杏仁、象贝、花粉、羚羊角、沙参、嫩桑叶、竹茹、山栀。一服症减肢和，但舌心黑而尖绛，乃心胃火燔，惧其入营劫液。用鲜生地、犀角汁、元参、丹皮、麦冬、阿胶<sub>煨化</sub>、蔗汁。三服舌润神苏，身凉脉静，但大便未通，不嗜粥饮，乃灼热伤阴，津液未复，继与调养胃阴，兼佐醒脾，旬日霍然。

## 冬温脉案

**汤** 高年冬温犯肺，医用伤寒发表，致燥渴热烦。又进柴葛解肌，呛咳痰多，竟夜无寐。夫伤寒传足经，温邪犯手经，原不同治，况温邪忌汗，表散即是劫津，诊脉虚数，目赤舌绛，温已化热，再令液涸，必延昏痉。宜甘润生津，苦辛降气，麦冬、杏仁、栝蒌、山栀、知母、贝母、桑皮、橘红。二服热减嗽定。因小溲赤涩，去桑皮，加沙参、赤苓、木通、百合煎汤。再经调理而康。

**李** 冬温表热传里，唇燥舌干，渴饮呕沫，大便迫泻稀水无度，脉濡缓。乃湿甚生热。饮以鲜芦根汤，随用黄芩、栝蒌、通草、赤苓、车前子、猪苓、半夏曲。数服呕渴自利悉定。去猪苓、夏曲，加滑石、灯心，渗利湿热而愈。

**景氏** 冬温挟虚，灼热咳嗽，因误治邪陷营分，便血甚多，阴液内涸，舌黑齿焦，神机不发，脉左虚数，右浮疾，耳聋目瞑，颧红，遗溺失禁，此阴欲竭而孤阳浮也。急救液以存阴。用生地、犀角汁、五味子、阿胶、沙参、麦冬、石斛、鸡子黄。三服能呻吟转侧，第脉虚全不受按。去犀角，加洋参、茯神、枣仁、白芍。再服舌润神清，不饥不食，此上脘热痰结也，再加川贝、蒌霜，嗣因肺虚，气不化液。用复脉汤去姜、桂、麻仁，加归、芍，浊痰降，大便得行，脉匀有神而纳谷颇少，此脾阳困而未苏也。改用潞参。茯神、炙草、白术、谷芽、归、芍、莲。枣而食进。

**耿** 深秋阴疟，冬初重感异气，寒热呕闷，医谓伤寒，发表不应。即用承气，更加苍、朴，头晕壮热，烦渴下利。更医，亦谓伤寒漏底，症属不治。延至目闭语谵，唇泡齿黑，舌干焦而缩。伊芳祖系予隔邑从姑丈，年八十矣。来曰：三子仅存此一线，今病至危奈何？诊脉右虚数，左弦数。予谓此温邪耳，病在上焦，只宜轻剂疏解气分，硝黄苦寒直降，与无形弥漫热邪何干。苍、朴温燥，劫津助灼，今液涸神昏，邪入心包。急速生津清热，扫涤心包痰阻，庶望转机。犀角五分磨汁、鲜菖蒲三钱捣汁冲服、山栀、连翘各八分、鲜生地、鲜石斛各五钱、沙参、蒌霜、麦冬、贝母各二钱、竹茹三钱。一服舌润神苏热减。因小水短赤，原方加元参二钱、灯心、车前各五分。再服热退索食，颐下肿痛，是名遗毒。由感症初失于疏理，仍须清解主治。用豆豉、桔梗、花粉、竹叶、牛蒡、贝母、翘、陈、归、草。数服而消。

袁　阴疟数年，既伤生冷，更感异气；始则寒热咳喘，继则谵烦不寐，上则唇燥舌灰鼻煤，中则咳呕胸胁牵痛，下则遗溺自利污溏，脉弦大数。医不识何症，漫言阴虚垂绝，举家哀恳。勉疏蛤粉、熟地补剂。予谓此温邪化燥，三焦皆受，岂堪涩腻壅邪，治以疏泄则愈，安得此脉便死耶！因思邪从上受，取之上。用薄荷、山栀、桑皮、杏仁、蒌仁、贝母、橘红、石斛、梨皮、赤苓、灯心。明晨嗽烦悉定，胸胁痛平，舌苔浮润矣。越三日，因心事怅触，午寒晡热，气粗语谵，脉弦大而浮，舌心干，唇齿燥。予谓脉易得汗，但须救液以清心胃燔灼。先用生地、天冬、麦冬、犀角、花粉、石斛、莲子心等。再诊胃脉大，舌心无润，用石膏、知母、竹叶、生白芍、二冬等，脉候乃平，汗出热退七八。逾日舌尖再见干绛，印堂发出红斑，仍属心阳炽盛。随用生地、鲜藕、阿胶另化、菖蒲、元参、丹参、天冬，防其热陷心营。二服舌尖润，红斑较淡。后用生地、阿胶、生鳖甲、丹皮、白芍、青蒿等，汗彻身凉，调理而平。

【点评】林氏对温病的认识，主张伏邪致病说，认为温病为冬月伤寒，邪伏所发。若不由伤寒伏邪，从口鼻吸入而病者，为异气所感。温病辨治多采用卫气营血及三焦辨证为纲领，尤其注重辨舌及斑、疹。治用辛凉、甘寒及苦寒之法。并分为春温、风温、湿温、冬温、温毒五类辨治。从所治医案看多用辛凉、甘寒为主，慎用风药温燥之品，实为其当代温病学家之共识。书中关于阳旦汤及证治有误，阳旦汤为古代经方，后世多有争议，但多以桂枝汤为阳旦汤，或以桂枝汤加黄芩为阳旦汤，未见有麻黄汤加黄芩谓阳旦汤者，或为林氏之发明，用治冬温之方。据敦煌出土的古医书卷子本《辅行诀》所载，阳旦汤有大阳旦汤、小阳旦汤、正阳旦汤。小阳旦汤即桂枝汤，大阳旦汤即小阳旦汤加参芪，正阳旦汤为小阳旦汤加饴糖，此说或较为准确。

## 热症论治

夏至前发为温症，夏至后发为热症。二症有因冬时伏寒，有因当时乍感，其冬月伤寒，至春夏变为温热者，邪有浅深，则发有迟速。柯韵伯曰：凡病伤寒而成者，根实种于郁火，其人肾阳有余，好行淫欲，外伤于寒。虚阳陷入阴中，冬不遽发，寒日少而蓄热浅，则阳火应春气而病温，寒日多而郁热深，则阳火应夏气而病暑。沈芊绿曰：春温有不尽由伏寒，由现感春时之邪而病亦名温者，夏热有不尽由伏寒，由现感夏时之邪而病亦名热者。皆自内达外，无表症。若有表症，必重感外邪。温病以黄芩汤为主方，因春温之发，当少阳司令也。热病以白虎汤为主方，因夏热之发，当阳明司令也。且热甚于温，必以白虎汤重为整肃，以其时方炎暑，其症不恶寒，反恶热，自汗而渴，脉洪大。故以石膏之辛寒，清胃腑蕴蓄之热，以知母之苦寒，净少阳伏邪之源，以甘草、粳米之甘平，保肺胃之气，而热可除也。若舌上苔滑者，尚有表邪，栀子豉汤主之。若渴欲饮水，口干舌燥者，热在里，必耗津，人参白虎汤主之。如恶热烦渴腹满，舌黄燥，或干黑者，宜下，凉膈散、承气汤。热兼暑湿者，凉膈散合天水散。小便不利者，竹叶石膏汤。其感夏令之邪，当时即发者，邪由口鼻吸入，治在手经，不当用足经方。其法与前乍感温症条同参。

附方俱见温症

## 热症脉案

佺　夏至后伏气自里而发，热渴心烦，头汗气促，舌灰疹现，厥逆谵语，脉濡数。夫濡为湿，数为热，里邪蒸湿则为头汗；湿邪郁热则为渴烦；邪壅肺窍则为气促，为红疹；干心包则为谵语，为舌灰；其手足厥逆，乃热深厥深。误用风药升举助邪，遂致晕厥无寐躁扰，宜清营中伏邪。犀角汁、羚羊角、丹皮、鲜生地、鲜藕、元参、茯苓、赤芍。日再服，汗透脉和，诸症悉退，调理得平。

**族女** 热症，脉缓而濡，湿甚于热，头晕目瞑，唇瘄齿燥，胸腹满痛，湿蒸为热，小溲赤涩。三焦皆邪势弥漫，况疹现肢厥，急须透解，勿使热酿湿痰，蒙蔽膻中，致成内闭危症。所用枳、朴，堕损胎元，柴、葛乃伤寒足经药，与三焦无涉，医不中，焉望获效。通草、豆豉、羚羊角、蒌霜、麦冬、连翘、牛蒡、山栀、赤苓、灯心、鲜芦根。二服热势退，手足和，去通草、香豉、羚羊、连翘、蒡、栀，加鲜生地、鲜石斛、沙参、象贝、黄芩，以防热邪内陷，兼以护胎。数服汗解而愈。

**幼孙** 晡热头晕，汗渴烦躁，脉洪数。用大剂白虎汤加羚羊角，一啜汗透而愈。

**侄** 少阴伏邪内发，壮热烦冤，头目如蒙，耳聋，舌尖绛，唇紫口干，手心如烙，脉浮洪溢指外，右尤甚，交巳午刻症重。初用辛凉以泄卫热，如薄荷露、甘菊、竹叶、杏仁、栀皮、豆豉之属，头目略清，微汗不彻，脘痞痰沫。用疏利以渗痰湿，如枳壳、大贝、蒌霜、通草、芦根、灯心之属，痰稀溺爽，而臂膊红疹隐现，胸背全无。再加清透之品，如赤芍、丹皮、连翘、牛蒡、青蒿、麦冬之属，疹虽淡而舌心灰腻，舌尖红晕，必心胃火燔。用导赤散加石膏，午前服，向晚防其邪入心营。用透营救液法，如犀角尖磨汁、鲜生地、鲜石斛、元参、花粉、丹皮、沙参之属。舌色未退，转益干燥，脉洪长，防其入腑。急用凉膈散，芒硝改元明粉、去甘草、大枣。得便二次，里结乍通，热势较退，而神迷昏寐，脉数谵语，乃热心包，虑其蒸痰内闭。用犀角汁下至宝丹及牛黄清心丸，以宣窍驱热，数脉减。再用清镇神明，佐豁痰通络。如血珀、石决明、茯神、羚羊角、象贝、杏仁、竹茹、夜交藤、通草之属，神识稍清，脉仍浮大，巳午为甚，额颡疹现，喜其邪从外解。再与清透，用茅根、梨、藕汁服。明早浮脉稍敛，灰舌转润，决其阳极于午，必俟夏至阴生阳退，乃冀转机，且舌尖晕痕未消，溺后色变混浊。用黄连、人中黄、山栀、赤芍、麦冬之属，加六一散冲服，微汗脉平，身始凉解。乃用燕窝汤及粥饮调理，渐次培养胃阴得安。此症乃热兼疫邪。

余　于丙夏，因诊视时邪染恙，寒热，脉浮大。服栀豉葱白汤，胸背汗，三日后热甚，渴烦少寐，舌苔黄变黑。服犀角、羚羊角、竹叶、芦根、藕、蔗诸汁，热稍平。逾夕，复壮热谵语神昏，服至宝丹分半，鲜菖蒲根汁下，神稍清。又用前各汁，加洋参、鲜生地、象贝、龟板、青蒿、连翘、滑石，清营滋液，专驱痰热，兼泻三焦，舌黑颇淡，但汗出微凉，汗收仍热，脉数气粗，烦扰竟夕。又服至宝丹分半，神未定，直视气促。再服前丹二分半昏睡。进洋参汤，汗出热退，但舌心干，用石膏煎清胃，加梨、藕汁，稍津润。逾日，目赤，舌再灰黑，神再烦扰。改服牛黄清心丸二分，橘红汤下，得寐。专服洋参、藕、蔗汁、麦冬、橘红汤，寐熟，热轻。再啜洋参汤，汗出凉解。越五宿，欲大便，以蜜煎导，当夜感寒复热，舌苔如粉，吐痰欲呕，此为复感。用半夏曲、杏仁、茯苓、紫苏、薄荷、佩兰叶加姜。热未退，口燥脉数，烦扰不寐。再服牛黄清心丸五分、犀角磨汁冲服。逾日大汗如雨，乃凉，然已兼旬外矣。此案芝本日记，附志之，见热邪之劫烁津液甚炽也。忆是夏坐卧楼窗，吸受暑喝，更加传染，病中苦热，见曦炎出，如膏自焚。口占七绝，日十余首，有"自笑吴牛喘明月，檐稍怕见石榴红"之句。左氏谓明淫心疾，良不予欺。

【点评】夏至前为温病，夏至后为热病。热病之因有两种：一是冬时伏寒，二是当时乍感。热病皆自内而外，无表证。温病主方为黄芩汤，因春季为少阳司令；热病主方为白虎汤，因夏季为阳明司令。从书中热病论治的内容看较为简单，其实在本书所论热病中包含有疫病部分。从所附病案看，热病的临床辨治颇为复杂，尤其是其自治病案则显得非常凶险。作者因夏日感受暑热，又加之诊病时被传染，出现热病，以至气促神昏，后用至宝丹、牛黄清心九、西洋参汤及随证治法，十余日方愈。最后感叹"左氏谓明淫心疾，良不予欺"，是指《左传·昭公元年》中说："晦淫惑疾，明淫心疾。""明"是古代所称阴、阳、风、雨、晦、明六邪之一。"明淫心疾"是指思虑烦多，操劳成疾。表明作者认为，热病虽是外邪入侵，也与患者身体的内在因素有关。林氏当时因著述书籍等各种操劳，造成了体质衰弱。林氏的这次夏季所患热病，记载详细即先感暑热，复被传染疫邪，当时的症状是壮热、神昏、咳喘、咯血，虽经自治而愈，后至冬季复发咳喘，其后三年即 1839 年 6 月而逝于咳喘病。

## 暑症论治　冒暑　伤暑　中暑　中暍　夹暑　暑风　暑厥　暑瘵　疰夏 湿温　暑泻　暑疡　伏暑附

　　暑为阳邪，感之者从口鼻吸入，先阻上焦气分，则为头胀脘闷，渐至面垢舌苔，烦渴自汗。热则气泄。或呕恶腹痛，泄泻肢冷，倦怠少神，经所谓热伤气也。仲景言伤暑脉虚。夫肺主气，夏火铄金，则肺伤而气虚，心主血，暑先入心，则烦汗而脉虚，此《千金》生脉散，所以重保肺而清心也。经云：因于暑，汗烦则喘渴，静则多言。盖暑内扰于营则汗，上迫于肺则喘，内干于心则言多，知暑邪始伤肺，继传心包也。节斋曰：夏至后病热为暑，相火行令，人感之，自口齿入，伤心包络经。烦渴而热，头痛自汗，甚者火热制金，不能平木，搐搦不省人事，名曰暑风。张兼善曰：清邪中上，浊邪中下，其风寒湿，皆地之气系浊邪。所以俱中足经。惟暑乃天之气，系清邪，所以中手少阴心经。暑本属火，而兼风寒湿燥，其传变为疟痢霍乱，而条其浅深同异变症，则有冒，有伤，有中，有中暍、暑风、暑厥、暑瘵、湿温之不同，其感而不即病者，至秋时为伏暑。其候寒热苦闷，午后为甚，日暮更剧，得汗则减。治不合法，热炽则伤阴化燥，湿滞则伤阳化浊，以致神昏内闭，脘痞肢厥，斯危候矣。叶香岩宗河间三焦立法，在上以辛凉清解，如竹叶、连翘、杏仁、薄荷、栀皮、郁金、沙参、鲜荷叶。在中以辛苦宣通，如半夏泻心汤之属。在下以温行寒性，质重开下，如桂苓甘露饮之属。此治三焦之大旨也，更宜细审邪在气分营分，治气分有寒温之别。寒则宗白虎汤及天水散；温则从二陈汤及正气散。理营有清补之宜，清则犀角地黄汤，加入心之品；补则如三才汤、人参固本丸、复脉汤。又如湿热沉混，宜苍术石膏汤。气血两燔，宜玉女煎。宣闭逐秽，宜至宝丹、牛黄丸、紫雪等。扶虚养正，如参附汤及两仪膏。随其变幻，审其阴阳而治要得矣。

[冒暑]腹痛水泻，系胃与大肠受之，香薷饮。恶心者，胃口有痰饮也。香薷饮下消暑丸。此暑病之轻者。

[伤暑]由静而得之，阴症也。伤暑，则暑邪伤及肉分。纳凉广厦，起居不时，恶寒肢厥，面垢烦躁，汗出，脉虚细，清暑益气汤。或过袭阴凉，恶寒头痛，肢体拘急，肤热无汗，脉弦紧，消暑十全散。或外感暑邪，内伤生冷，腹痛吐利，正气散、六和汤。身热烦渴，小便不利，乃湿盛而气不施化。益元散。烦热头痛燥渴，乃湿蒸而热耗津液，麦冬汤。此暑病之稍重者。

[中暑]由动而得之，阳症也。中暑，则暑邪伤及脏腑。夏日远行，阳气内伏，热舍于肾，水不胜火，烦渴喘促，猝然昏晕，用蒜捣汁，和童便灌下。待苏醒后，随症用药。麦冬汤，或人参白虎汤。忌用香薷辛温之品。香薷饮，可治伤暑，不可治中暑。此暑病之尤重者。

[中暍]行旅农夫，日中劳役，忽头痛壮热，汗泄，肌肉如火，大渴引饮，无气以动，乃热伤元气。益元散、白虎汤、或清暑益气汤。若吐泻脉沉微，不宜用凉药。六和汤、大顺散。脉虚身热，得之伤暑；脉盛身热，得之中暍；此暑与暍微有辨也。

[内伤夹暑]暑月房劳，兼膏粱水果杂进，致阳气不得伸越，脉沉细，或弦紧。面垢无汗恶寒，四肢厥逆拘急，霍乱呕吐，冷香饮子。或吐利兼作，脉微欲绝，急宜浆水散温之。又有暑痿症，暑月膏粱之人，阳事顿痿，不可全用热药，亦不可全用凉药。黄连解毒汤合生脉散。

[暑风]因病暑忽手足搐搦，昏迷不醒，脉浮虚急，先以温水化苏合香丸灌之。俟醒再用药，黄连香薷饮加羌活大效。此因痰火鼓风，蒙蔽心包。若呕吐，前药加陈皮、藿香。小便不利，加茯苓、猪苓、泽泻、滑石。痰多，加石菖蒲、姜汁。口渴，去半夏、加花粉。泻利，加白术。转筋，加木瓜。腹满身重，难

以转侧，口不仁面垢，谵语遗尿，此热兼暍也。白虎汤。

[暑厥]中暑手足逆冷，二香散，或人参羌活散合香薷饮。有热深厥亦深，烦躁昏冒，便秘溺赤，脉沉滑而数者，大小承气汤加减。有湿热沉混者，苍术白虎汤加滑石。若寒厥脉微者，理中汤，四逆汤加减。

[暑瘵]暑热劫阴，咳血吐血。六味汤加阿胶、麦冬、丹皮，或杏仁、西瓜翠衣、竹叶、鲜石斛。

[疰夏]夏月患头痛足软，食少体羸，倦怠嗜卧，五心烦热，多属元气不足。补中汤去升麻，加半夏、白芍、薏米、五味子、沙参。肺胃阴虚，生脉散，或加玉竹、杞子、扁豆、石斛等，甘润之品。

[湿温]其人伤湿，因而中暑，两胫逆冷，胸满头重，妄言多汗，脉阳濡而弱，阴小而急，切不可汗，汗之必死。苍术白虎汤。又有冷水澡浴，致暑湿相搏，一身尽痛，自汗发热，五苓散加羌活。若冒暑作劳，乘汗冷浴，身痹如针刺，间有赤肿处，或发水泡者，六和汤加苍术、荆、防。

[暑泻]暑伤肠胃，或挟食挟湿，烦渴溺赤，腹痛，阵泻如水，桂苓甘露饮加减。久泻者，玉龙丸。暑伤心脾，呕泻浮肿，霍乱转筋，六和汤。暑热引饮过多、致水暑交并，上吐下泻，解暑三白散。伤暑吐泻，兼烦乱，香朴饮子。脾胃停积冷湿，致成吐泻，大顺散。若暑盛伤于外，阴冷伤于内，内外受迫，连理汤、桂苓丸、缩脾饮。

[暑疡]暑月头顶赤肿，咽喉肿痛，或腿足焮肿长至数寸，不堪步履，日夜发热，败毒散。热解，肿自消。暑疮发泡，由湿热入经腠。黄连解毒汤、香薷饮。

[伏暑]秋发为伏暑，初由口鼻吸受，继而内结募原，至伏邪为新凉引动，头痛脘闷，渐至唇燥齿干，烈焰内燔，阴津消灼。内热烦冤，忽然鼻冷气窒。夫暑秽，熏蒸则为黏涎，遏郁则为厥冷，得汗则凉。然有一厥而热，便得汗解者。有再厥三厥四厥而热，但头汗出者。有四末不和，身温而躁扰益甚者。盖邪伏募原之里，热内结，外反不热，仲景所谓热深厥亦深也。若用苦寒直降，竟走肠胃，与膈上结邪无干，宜山栀、石膏、天冬、淡竹叶、枳壳、栝蒌、郁金汁等味。若初但气分

阻痹，手太阴肺。宜治上焦，宜杏仁、贝母、薄荷、薏米、滑石、通草、半夏、橘皮、厚朴等味。若由气分延及血分，神呆舌缩，鼻煤唇血，邪已逆走膻中，包络心主。既入营络，神识渐昏，内闭外脱，危期至速。急宜石菖蒲、犀角尖磨汁、连翘、元参、鲜生地、金银花露等。或芳香逐秽宣窍，如藿香、佩兰、郁金、牛黄丸、至宝丹、紫雪等。若热痰黏腻，用竹沥、贝母、橘红、栝蒌、花粉、沙参、甘草、蔗梨汁。俱可选用。最忌脉象涩数，正虚邪陷，手足厥逆，神昏液涸。若溺短自利，潮热不解，中下焦均受，或参用六一散、四苓散。然总以清理上中焦为要。

治暑暍，汗液大泄，中气先伤，虽有膈满潮热，最忌攻下，以无形之热，不能随药攻散也。虽有头额重痛，最忌发汗，以表药皆能升举，痰食浊气支撑膈上也。

许学士治湿温病，胸项多汗，两足逆冷，谵语，其脉关前濡，关后数，此先受暑，后受湿，暑湿相搏，濡弱见于阳部，湿气搏暑也。小急见于阴部，暑气蒸湿也。许氏以关前为阳，关后为阴。纪氏以浮为阳，沉为阴。是名湿温。先以白虎人参汤。次用白虎加苍术汤。头痛渐退，足渐温，汗渐止，三日愈。

孙兆治湿温病，遍身皆润，两足冷，腹满，不省人事，脉小弱而急。以五苓散合白虎汤，十余剂少苏，更与清燥汤调理而安。凡阴病厥冷，胫臂皆冷，今胫冷臂不冷，故知非下厥上行，是阳微寒厥，而合用祛热药也。

张石顽曰：中暍用白虎汤，热伤气之治也，用人参白虎汤，兼伤无形之气也。中暑用生脉散，暑伤无形之气也。用清暑益气汤，暑伤于气，兼挟风热，乘虚伤其经也。伤暑用十味香薷饮，风热湿合而伤形气也。偏于表，则变香薷饮为消暑十全；偏于里，则变香薷饮为六和汤。此夏月鼎峙三法。其用消暑丸者，上盛之湿泛滥而为痞满也。用益元散者，下盛之热，阻滞而为溺涩也。用大顺散者，水果伤于脾也。用冷香饮子者，冷食内伤于胃也。用来复丹者，阴气固结于下也。用五苓散者，阳气遏绝于内也。

## 暑症脉候

暑脉虚而微弱，或虚大而散，或隐伏。仲景以弦细芤迟为伤暑。皆虚类也。《活人书》曰：中暑与热病相似，但热病脉盛，中暑脉虚，以此辨之。

## 附方

[开痞]**半夏泻心汤**　见前温。

[清热]**桂苓甘露饮**　肉桂　茯苓　猪苓　白术　泽泻　名五苓散。　加石膏、滑石、寒水石，名桂苓甘露饮。

[中暍]**白虎汤**　见前中风。

[泻暑]**天水散**　见前温。

[除痰]**二陈汤**　见前中风。

[调中]**藿香正气散**　见前中风。

[凉血]**犀角地黄汤**　见前温。

[滋阴]**三才汤**　天冬　地黄　人参　名三才汤。再加麦冬、生地黄，蜜丸。名人参固本丸。

[滋液]**复脉汤**　见前中风。

[湿热]**苍术石膏汤**　即苍术白虎汤，见前中风。

[生津]**玉女煎**　见前温。

[宣窍]**至宝丹**　见前中风。

[清心]**牛黄丸**　见前温。

[开闭]**紫雪丹**　黄金十两，或真金叶，煮取汁一斗，去金。入石膏、寒水石、磁石、滑石各五两，以四味捣入前汁，煮五升，去渣。入乌犀角镑、羚羊角镑、木香、沉香研各五钱，元参、升麻各一两六钱，甘草八钱，丁香捣一钱，以八味入前汁，煮取一升六合，去

渣。入芒硝、焰硝各二两，入前汁中，微火煎，以柳木槌搅不住手，候熬至七合半，倾入盆中，半日欲凝，入朱砂研细水飞五钱，麝香当门子研一钱二分，搅匀，候结成霜紫色，铅罐收贮，每服一分至二分，冷水或薄荷汤下。能治一切实火闭结，狂越躁乱，口舌生疮。

[回阳]**参附汤**　人参　附子

[补润]**两仪膏**　人参　熟地　熬膏，白蜜收。

[除湿]**四苓散**　白术　茯苓　猪苓　泽泻　加桂，名五苓散。

[冒暑]**香薷饮**　见前中风。

[涤饮]**消暑丸**　半夏　茯苓　甘草　姜汁糊丸。

[伤暑脉虚]**清暑益气汤**　黄芪　人参　白术　苍术　神曲　青皮　陈皮　甘草　麦冬　五味子　当归　黄柏　泽泻　升麻　葛根　姜　枣

[袭寒]**消暑十全饮**　香薷一钱半　扁豆　厚朴　苏　术　赤茯　藿香　木香　檀香各一钱　甘草五分

[食伤]**六合汤**　香薷　厚朴　扁豆　甘草　赤茯　藿香　砂仁　木瓜　人参　半夏　杏仁　姜　枣

[清燥]**麦冬汤**　石膏　知母　茯苓　白芍　山栀　竹茹　麦冬　白术　扁豆　人参　陈皮　乌梅　莲子　甘草

[夹暑]**大顺散**　干姜　杏仁　官桂　甘草

[内伤]**冷香饮子**　生附子　草果　橘红　甘草各一钱　姜五片　水煎冷服。

[温里]**浆水散**　肉桂　附子　干姜　甘草各五钱　良姜　半夏各二钱五分　浆水即淡醋，调药末，每服一钱。

[暑瘵]**黄连解毒汤**　见前温。

[保肺]**生脉散**　人参　麦冬　五味子

[暑厥]**二香散**　香附　香薷各二钱　苏叶　苍术　陈皮各一钱　厚朴　扁豆　甘草各五分　木瓜二片　葱　姜

[暑风]**人参羌活散**　二活　二胡　参　苓　芎　草　枳壳　桔

梗各六分　天麻　地骨　薄荷各三分

[胃实]**大小承气汤**　见前温。

[寒厥]**理中汤**　见前中风。

[回阳]**四逆汤**　生附子　干姜　甘草　葱　冷服。

[暑瘵]**六味汤**　见前中风。

[气虚]**补中益气汤**　见前中风。

[久泻]**玉龙丸**　硫黄　硝石　滑石　明矾　水丸。

[暑泻]**解暑三白散**　茯苓　白术　泽泻各二钱　姜三片　灯心二
十茎

[泻烦]**香朴饮**　香薷　厚朴　扁豆　甘草　赤茯　泽泻　陈皮
木瓜　半夏　人参　乌梅　苏叶　姜　枣

[理中]**连理汤**　理中汤加茯苓、黄连。

[止泻]**桂苓丸**　肉桂　茯苓　蜜丸。

[祛暑]**缩脾饮**　砂仁钱半　草果　乌梅　香薷　甘草各一钱　葛根
扁豆各七分　姜五片

[湿温]**清燥汤**　人参　黄芪　白术　茯苓　甘草　当归　麦冬
五味子　生地　升麻　猪苓　神曲　柴胡　苍术　黄柏　泽泻　黄连
陈皮


## 暑脉案

吴　脉虚伤暑，得汗身凉，头眩神疲，懒言不食，溺少而痛，生
脉散合六一散主之。潞参五钱、麦冬三钱、五味五分、赤苓二钱、滑石、
甘草各六分、荷叶一张、灯心三分、玉竹钱半。二服效。

族某　感暑头晕，微热额汗，左胁痞硬，汤饮格拒不下，脉濡
涩，此中焦气阻湿聚。用香薷饮加减，香薷、厚朴、杏仁、枳壳、栝
蒌、橘白、半夏姜制、薄荷梗。二服痞硬除，热眩减。去朴、枳、蒌、
夏，加栀子、丹皮、苓、薏米、灯心，再剂而瘳。

厉氏　暑热伤气，劳倦食少，烦满口干，下部骨蒸，足心如烙，

仿清暑益气汤加减。潞参、麦冬、五味、陈皮、神曲、当归、生地、沙参、地骨皮，数服效。

李　暑症，用伤寒六经治法，致壮热烦冤，头目重胀，喉梗气窒，呼吸不利，舌白不饥。夫暑喝所伤，必脉虚少气，自汗面垢，纵有兼症，大异伤寒浮紧脉象，岂堪例治。迨失治而症加重，本症尚自显然。何者？暑入心，故烦冤；暑挟湿，故重胀；暑犯肺，故气窒不利。叶氏所谓暑由鼻吸，必伤上焦气分，每引经义云：自上受者治其上，法宜辛凉微苦，廓清上焦气分，自愈。黄芩<sub>酒炒八分</sub>、黑山栀、橘白、郁金<sub>磨汁。各一钱</sub>、栝蒌仁<sub>麸炒</sub>、赤苓<sub>各二钱</sub>、薄荷梗<sub>八分</sub>、沙参、薏仁<sub>各三钱</sub>、新荷梗<sub>五钱</sub>。二服头清咽爽，烦热大减。去黄芩、郁金，加麦冬、鲜藕，渴热退而思食矣。

族某　有年，力农中暍，恶热无汗，腹痛自利，唇干肌槁，舌焦而燥，脉小数，乃热烁肌消，阳津阴液俱涸也。经曰：热淫于内，治以咸寒，佐以苦甘。用花粉、麦冬，沙参、黄芩<sub>酒炒</sub>、枳壳、白芍、丹皮、鲜石斛、甘草，三服舌润利稀，腹不痛，身热减。去沙参、黄芩、枳壳，加青蒿、知母<sub>酒炒</sub>、滑石、赤苓、生地、车前子、灯心。数服热退利止，呃逆间作，少寐，此胃虚有痰。用淡竹茹、杏仁、潞参、茯神、当归、白芍、柿蒂、橘红、枣仁，二服呃止熟寐，又调补乃平。

族某　禀赋素弱，中年暑热伤气，神倦嗜卧，食少肢麻，闻腥欲呕，脉右虚左促。按东垣论长夏湿热损伤元气，肢倦神少，足痿软，早晚发寒厥，日午热如火，乃阴阳气血俱不足也。此症虽未至甚，然热伤元气，久则水不胜火，发为骨痿。先服清暑益气汤，苍术改生白术，去泽泻、升麻、干葛，加归、芍、半夏、石斛、茯神。后服生脉散，又服大补元煎，加橘络、桑枝膏，丸服而安。

张　暑热作劳，汗泄面垢，初起吐蛔，厥阴受病，已非浅恙。消导表散，延至谵妄神昏，舌心灰而尖绛，齿燥鼻煤，津液告涸，脉虚细涩数，邪陷营络。治者徒知下焦火亢，用黄柏、知母，苦寒直降，与心包袭入暑邪全不相涉。更医，用羚羊角、陈海蛇，泄胆热而降肺火。究竟治不中病，使热邪漫布，神明渐昏。昔人治邪入心包，每用芳香宣窍逐秽，如至宝丹之类。若得痰热净扫，如清风卷雾，神识稍开，方不至内闭外脱。然症险难挽，姑据理论治而已。犀角尖磨汁冲、连翘心、赤芍、丹皮、佩兰叶、琥珀、石菖蒲捣汁冲、鲜荷梗煎服。明晨颇觉神气清爽，更酌加梨皮、灯心、麦冬、银花。煎送至宝丹，乃穷乡一时竟同返魂香，无觅处矣。

王　脉不鼓指，渴不多饮，舌尖绛，身热语谵，肢冷溺浑赤，伏暑晚发，热深厥深之象。川连酒制三分、元参、连翘、山栀、麦冬各钱半、石斛、梨肉、赤苓各二钱、灯心、滑石各四分。一服而手足温，谵语息。去川连加生地，再服再汗而解。

幼儿　伏暑秋发，头痛壮热，燥渴引饮，自汗，手足心如烙，脉洪而疾，溺赤而浊。由素禀阴虚，伏邪内烁，仲景所谓阴气先伤，阳气独发，不寒瘭热，令人肌肉消烁者也。宜甘寒生津，以解热烦。用生地、知母、麦冬、石斛、丹皮、花粉、甘草、鲜芦根、鲜荷梗，一服汗彻身凉。越日再发，觉热气由腹背上蒸，顷刻如焚，一日夜渴饮唇干。前方去丹皮、荷梗，加石膏，一服热退。越日又发，一日两夜汗出热不解。去石膏，加鲜地黄、绿豆皮、车前穗，又服又退。越二日，夜分又发热，势较轻，原方再加通草、滑石、青蒿，半夜热退，调理而安。暑必挟湿，此症历四五发，于清暑中必兼利湿，方得热退凉解。按暑湿伤人，随发者浅，迟至秋后为伏气，晚发者深，其候脉色必滞，口舌必腻，或微寒，或单热，头重脘痞，渴烦溺浊，午则甚，暮尤剧。一次汗则邪一次散，比伤寒势较缓，比疟疾发无时，秋来此症最多，名曰伏暑晚发，不似风寒之邪，一汗辄解。温热之症，投凉即安。以暑湿为熏蒸黏腻之邪，故难骤却耳。

汤氏　灼热无汗，下泻后重，舌干少润，脉缓大，乃湿热交蒸。用六一散加薄荷、青蒿、麦冬、藿香、赤苓、石斛、绿豆皮、车前穗、灯心。一啜热退，去首四味，加猪苓、枳壳，泻止。

【点评】暑为阳邪，多从口鼻侵入人体，先伤心、肺。暑本属火，因感邪深浅不同，及兼风寒湿燥，而有冒暑、中暑、中暍、暑风、暑厥、暑瘵、湿温等证。若感而不发，至秋则发为伏暑，可见其论证详细。论治大法宗三焦分治，在上以辛凉清解，在中以辛苦宣通，在下则以温行寒性，质重开下之法。其外，又分在营、在气，湿热沉混，气血两燔等证，采取随其变幻，审其阴阳而治。另外，关于中暑与中暍的鉴别，提出"脉虚身热，得之伤暑；脉盛身热，得之中暍"，可谓言简意赅。本篇在医案中列举了误治案一则，即张某，暑热作劳，经误用消导表散，延至谵妄神昏，又用苦寒直降，最后又泄胆热而降肺火，治不中病，使神明渐昏，林氏对此深为遗憾。主张用芳香宣窍逐秽，如至宝丹之类，虽为据理论治，实属正治之法。

# 湿症论治 <small>风湿 湿热 寒湿 暑湿 中湿附</small>

湿为阴邪，乃重浊有质，不比暑热弥漫无形，其自外受者，雾露泥水，由地气之上蒸，经所谓地之湿气感则害人皮肉筋脉也。自内生者，水谷生冷，由脾阳之不运，经所谓诸湿肿满，皆属于脾也。湿蒸于上，则头胀如蒙，经所谓因于湿，首如裹也。湿感于下，则跗肿攻注，经所谓伤于湿者，下先受之也。在经络则痹痿重着，经所谓湿热不攘，大筋𦆲短，小筋弛长，𦆲短为拘，弛长为痿也。在脏腑，则呕恶肿胀，小水赤涩，经所谓湿胜则濡泻也。又或在肌表，则恶寒自汗；在肉分，则麻木浮肿；其身重如山，不利转侧；腰膝肿，筋骨痛；小溲秘，大便溏。则有湿兼风者，有湿兼热者，有湿兼寒者，有湿兼暑者，有中湿而口舌强，昏不知人，类中风者。<small>不得误作中风症治。</small>在表在上，宜微汗；在里在下，宜渗泄；中虚，宜实脾；挟风而外感者，宜解肌；挟寒而在半表半里者，宜温散；挟暑热而滞于三焦者，宜清利分消；其湿热蒸痰，内闭昏厥者，宜宣窍逐秽，此治湿之要也。

[**湿阻上焦**]头胀脘闷，不饥溺涩，宜开肺气，通膀胱。桔梗、通草、滑石、半夏、栝蒌、厚朴、杏仁、蔻仁、薏米、茯苓、香豉、淡竹叶等。

[**湿滞中焦**]肠胃属腑，湿久生热，传送既钝，大便不爽，宜主温通，佐淡渗，如枳壳、砂仁壳、橘白、草果、藿香、半夏曲、大腹皮、猪苓、泽泻之类。脾阳不运，湿郁腹膨，用术、朴、姜、半之类，以温运之。以苓、泽、腹皮、滑石之类，以渗泄之。兼寒，实脾饮。兼风，胜湿汤。

[**湿痰阻窍**]湿郁蒸痰，神呆语謇。宜主开郁，佐辛香。郁金、石菖蒲、厚朴、半夏、佩兰、金银花、茯神、栝蒌、枳壳之类。神昏内闭，邪入心包，宜芳香宣窍。佩兰、银花露、犀角、连翘心等送至宝丹。

[**湿流关节**]体酸骨痛，不利屈伸，独活寄生汤，羌活胜湿汤。其夹风者，必加烦热，流走拘急。防风汤。夹寒者，必加挛痛浮肿。五积散加减。风寒湿合则成痹。详痹。

[**风湿**]一身尽痛，属风湿相搏。除湿羌活汤。肢体烦痛，头重鼻塞，或泻利，或下清血，为风木之邪，内干湿土，神术汤。脉浮身重，汗出恶风，防己黄芪汤。仲景论风湿之脉，浮虚而涩。

[**湿热**]脉滑数，溺赤涩，引饮自汗，属湿热。宜主清火，佐分利，清热渗湿汤，或小分清饮。湿盛身痛，溺涩体重，发渴，五苓散加羌活。身黄如橘色，溺涩腹微满，茵陈蒿汤。身黄溺涩而渴，五苓散加茵陈。烦热溺涩而渴，桂苓甘露饮。湿热相搏，清热渗湿汤。肩背沉重，肢节烦痛，或遍身痛，脚膝肿痛，属外因湿热，当归拈痛饮。湿热之内因，则水肿小便不利，五苓散、神芎丸之类。分轻重之泄，后用实脾之剂调理。六君子汤，异功散。阴虚多火，兼走精者，湿袭精窍也，虎潜丸，或加白术、牡蛎。有气如火，从脚下起入腹，属湿郁成热，二妙丸加牛膝、防己。叔和《脉经》云：湿热之脉滑疾。

[**寒湿**]脉不滑数，溺清便利，身痛无汗，关节不利，牵掣作痛，属寒湿，宜温利，七味渗湿汤、五苓散。脉虚者宜温补，理中汤加茯苓、薏米。四肢浮肿，不利屈伸，大便多溏，除湿汤。或升阳除湿汤。腰痛身重，小

便不利，肾着汤。如寒热之气中于外，此与内生之湿不同，宜温而兼散，五积散，或加味五苓散。叔和《脉经》云：脉大而浮，虚而涩，皆寒湿。

[**暑湿**] 溽暑酿湿，呕吐泻利，六和汤。先伤于湿，因而中暑，两胫逆冷，胸满头重，妄言多汗，脉阳弱阴急，病名湿温，切不可汗。苍术白虎汤。仲景论中暑之脉，弦细芤迟，若兼湿，则虚濡，或虚涩。

[**中湿**] 关节重痛，浮肿喘满腹胀，昏闷不知人，脉必沉缓或沉微，属中湿。除湿汤。有破伤处，因澡浴湿入疮口，昏迷沉重，身强直，口噤，状类中湿，名破伤湿。白术酒，或用牡蛎粉二钱，甘草汤调服。仍取粉敷疮口。叔和《脉经》云：脉沉而缓，沉而细，皆中湿。

沈氏云：湿在上，宜防风，风能燥湿也；湿在中，宜苍术，土干燥湿也；湿在下，宜利溺，开沟利湿也。湿在周身，宜乌药、羌活。湿在两臂，宜桑条、威灵仙。湿在两股，宜牛膝、防风、萆薢。分部位治之。其伤湿由肾虚者，腰冷如坐水中，肾着汤。由脾虚者，腹满吐酸，苓姜术桂汤。体气虚弱者，身重便溏，清燥汤。酒湿者，呕泻发热，葛花解酲汤。坐卧湿地，当风凉，足膝拘挛者，独活寄生汤。年老衰惫，妇人肾虚血竭，致腰脚痛者，独活寄生汤。脾胃不和，伏湿水泻者，加味平胃散。脾湿泄泻者，胃苓汤、苍术丸。

湿家治法，大概宜发微汗，利小便，使上下分消。仲景谓湿家忌汗，以身本有汗，易至亡阳，故湿温症误发其汗，名曰重暍，所宜深戒。然久冒风凉，以水灌汗，遏郁生阳，又不得不微汗之。不可大发汗，大发汗则湿去热留，防其变症。东垣谓治湿不利小便，非其治也。然真阳素虚之人，汗出，小便滴沥，正泉竭而阳欲亡之候。若以为湿热而大利之，真阳无水，顷刻脱离而死矣。不宜过利，第去其六七，即改用理脾之剂，否则亏其肾水。罗氏曰：春夏之交，病如伤寒，其人汗自出，肢体重痛，转侧难，小便不利，此名风湿。因时令阴雨，或坐卧卑湿，或引饮过多，宜利小便，五苓散。湿去则愈。切忌汗下，误则不救。医不识症，误作伤风治之，发汗死，下之亦死。丹溪曰：湿本土气，火热能生湿土，故夏热则万物润，秋凉则万物燥也。夫热郁生湿，湿生痰，用二陈汤加酒黄芩、羌活、防风，去风行湿。以风能胜湿也。又曰：湿甚而热，治以苦温，佐以甘辛。<sub>平胃散主之。</sub>湿在上，宜微汗而解，不欲汗多。<sub>忌麻黄葛根等，宜防己黄芪汤。</sub>湿在中下，宜利小便，<sub>五苓散主之。</sub>此淡渗治湿也。

## 湿症脉候

伤湿之脉细濡，湿热之脉缓大。浮缓湿在表，沉缓湿在里。<sub>湿脉沉细，与痉脉相似，而症不同，湿则身痛，痉则身不痛。</sub>弦缓为风湿相搏，身痛脉沉为中湿，脉浮为风湿，虚涩为寒湿，湿流关节，一身尽痛。脉沉而细，为中湿，为湿痹。湿温脉阳濡而弱，阴小而急。

## 附方

[寒湿]**实脾饮** 白术 茯苓 甘草 厚朴 大腹子 草蔻 木香 木瓜 附子 炮姜 枣

[风湿]**胜湿汤** 羌活 防风 苍术 甘草 黄连 黄柏 猪苓 泽泻

[宣窍]**至宝丹** 见前中风。

[经络]**独活寄生汤** 独活 桑寄生 熟地 人参 茯苓 牛膝 杜仲 秦艽 白芍 当归 细辛 防风 甘草

[风湿]**羌活胜湿汤** 羌活 独活<sub>各一钱</sub> 川芎 藁本 防风 甘草<sub>各五分</sub> 蔓荆子<sub>三分</sub>

[夹风]**防风汤** 防风 葛根 羌活 秦艽 桂枝 甘草 当归 杏仁 黄芩 赤苓 姜 酒煎。

[夹寒]**加减五积散** 苓 夏 陈 草 麻黄 白芷 川芎 当归 干姜 桔梗 赤芍 苍术 厚朴

[外因]**除湿羌活汤** 见前中风。

[风湿]**神术散** 见前伤风。

[恶风]**防己黄芪汤** 防己 白术 黄芪 甘草 姜 枣

[湿热]**清热渗湿汤** 黄柏 黄连 茯苓 泽泻 苍术 白术 甘草

[湿滞]**小分清饮** 茯苓 泽泻 猪苓 薏仁 枳壳 厚朴

[内因]**五苓散** 见前温。

[发黄]**茵陈蒿汤** 茵陈 大黄 栀子

[热渴]**桂苓甘露饮** 见前暑。

[外因]**当归拈痛散** 二术 二苓 人参 羌活 葛根 升麻 当归 知母 苦参 防风 茵陈

[导水]**神芎丸** 黄连 黄芩 川芎 大黄 薄荷 滑石 牵牛 水丸。

[理脾]**六君子汤** 见前中风。

[化痰]**异功散** 见前中风。

[阴虚]**虎潜丸** 见前中风。

[湿火]**二妙丸** 黄柏 苍术

[温利]**七味渗湿汤** 苍术 白术 茯苓 炮姜 丁香 橘红 炙草

[温补]**理中汤** 见前中风。

[寒湿]**除湿汤** 六君子汤加藿香、苍术、大腹皮。

[寒泻]**升阳除湿汤** 升麻 柴胡 神曲 泽泻 猪苓 苍术 陈皮 甘草 麦芽 益智 半夏

[肾虚]**肾着汤** 炮姜 茯苓 白术 甘草 如溺赤便溏，加苍术、陈皮、丁香。

[温散]**加味五苓散** 五苓散加羌活。

[暑湿]**六和汤** 见前暑。

[湿温]**苍术白虎汤** 见前中风。

[伤湿]**白术酒** 白术一两 酒三盏 煎一盏。

[腹满]**苓姜术桂汤** 苓 姜 术 桂

[体虚]**清燥汤** 见前暑。

[酒湿]**葛花解醒汤** 葛花　砂仁　蔻仁　木香　青皮　陈皮　人参　白术　茯苓　神曲　干姜　猪苓　泽泻

[除湿]**平胃散** 见前中风。

[脾湿]**胃苓汤** 见前中风。

[止泻]**苍术丸** 茯苓　苍术　厚朴　白芍　炙草　川椒　茴香　破故纸　糯米粥丸。

[湿痰]**二陈汤** 见前中风。

## 湿脉案

潘　溽暑蒸湿，水谷聚湿，致胸脘烦闷，呃逆吐哕，口甜燥，手心热，头汗，舌白不饥，便溏溺少。由湿邪弥漫膈间，郁蒸成热，所服汤饮，尽变浊瘀上泛，脉息三五不调。治宜辛以通壅，苦以降逆。佩兰、香薷、白豆蔻、公丁香、柿蒂、郁金、半夏曲、枳壳、杏仁俱炒。按：口甜经名"脾瘅"，用兰草除陈，遵经立治。一服脾瘅已除，诸症俱减，改用清轻淡渗。淡竹茹、通草、滑石、石斛、蒌霜、象贝、赤苓、藿梗、灯心。二服呕止呃稀，乃胃虚客气上逆。用一味大麦仁汤，脘舒呃止，汗彻知饥思食。治用调补胃阴。太子参、麦冬、沙参、扁豆炒、茯神、枣仁、薏仁、小麦、南枣，数服进食如常。

潘　六旬以上，感冒春温，治者用伤寒法，杂进桂枝、柴、葛，兼旬不解，延至湿热酿痰，舌腻口甜，溺少赤痛，不思伤寒递传足经，温邪专伤手经，桂柴等温升，已属误治。更医见其里迫欲下，竟用桂心、焦术，尤为可骇，无怪唇干舌灰矣。夫病者自言，不恶寒而但热，身重难移，则春温化湿了然，况脉来气口濡大，湿甚生热，脉候可按，更兼口味作甜，经名脾瘅，黏痰稠腻，气窒不利，皆湿热混处上中焦显象。其欲泻者，亦湿邪下注，得小水分利，自不至下迫耳。治法透热泄湿，数剂可安。香豉、杏仁、贝母各二钱、佩兰、前胡、栀皮、竹茹各钱半、赤苓三钱、滑石五分、蔗汁半杯、灯心一钱。一服微汗，烦热退，下迫除，去香豉、佩兰，加通草、栝蒌、沙参各一钱。日再服，痰较滑利，舌灰渐脱，可知温邪本湿热内搏，用辛凉透热，甘淡驱湿，口甜身重俱除，惟小溲混浊，犹是湿邪未净，此轻清泄热渗湿，为一定治法。花粉、鲜生地、麦冬各二钱、赤苓、薏仁各三钱、栀皮、川贝、木通各八分、灯心五分、加鲜芦根。日再服，溺清，粥饮渐加，转侧如常矣。继进调补胃阴法：玉竹、钗斛、潞参各二钱、麦冬一钱、薏仁生二钱、熟二钱、小麦、湘莲各三钱、甜杏仁钱半、蔗汁冲服。此甘润以养胃阴，兼用火肉汁吹去油面饮之，待肠腑一充，大便得解，则脘腑爽矣。

俚　据述去秋濒海潮溢，淹没民居，凡受水湿者，足跗肿溃。今愬迁其地，更冒时邪，身痛头晕呕哕，乃湿阻气分。治者误汗劫液，继用消导，遂致热渴脘闷，呃逆自利，不思湿家忌汗，消导更劫胃津，再用丁香、参、甘以止呃，温补焉能利湿。夫时邪本湿土郁蒸所发，感受不时，热腾湿滞，先宜疏解，再行渗利，俾气机升降如常。豆豉、枳壳、栀皮、蒌皮、半夏制、藿梗、通草、茯苓、猪苓、荷叶煎汤。一服诸症俱减，时有呕渴，乃中焦水谷之气不运。用半夏、橘白、茯苓、杏仁、薏米、花粉、砂仁，再服得安。

族某　客路感邪，风热上壅，呕渴头重痛，脉浮濡，此热蒸湿伏也。治先宣解表分，则风热不与湿搏。用薄荷、牛蒡、桔梗、山栀、甘菊、桑叶、赤苓、姜皮，汗解身凉。因食荸荠，重发热下利烦闷，乃温邪未尽，生冷引动湿浊。用胃苓汤去二术，加枳壳、灯心，芦根。煎服愈。

俚　头蒙如裹，胸闷便艰，腑气失降，以湿郁论治。通草、白蔻壳、枳壳、蒌霜、川芎、山栀、杏仁、半夏、淡竹叶、冬桑叶。三服愈。

俚　络热蒸痰，腮紧口甜，脉沉濡，左寸差大，此风热郁于胆络，兼脾有湿痰壅热而为脾瘅也。钩藤、丝瓜络、桔梗、连翘、象贝、薄荷、佩兰、橘红、郁金。三服而愈。

**族弟** 嗜酒蕴湿，又醉渴饮冷，寒热挟旬，口干舌腻，呕恶胸闷，跗冷便泻，脉濡数，湿甚于热，医混称温疟。屡用芩、膏、生地，湿愈搏结。宜轻透湿于热外，毋令互相煽炽，病可立除。通草、枳壳、半夏、赤苓、车前、石斛、薏仁、麦冬、灯心、花粉、芦根。日再服，汗彻热退，泻止足和。但微嗽。去枳壳、车前、芦根，加杏仁、象贝，更适。粥饮既进，脾阳未醒，间或腹痛。用广皮、砂仁、茯苓、薏仁、半夏曲、生白术、枳子。又数剂痊愈。

【点评】关于湿证之辨证提出：从性质上讲"湿为阴邪，乃重浊有质"。从病因上讲："湿自外受者，由地气上蒸"，"自内生者，为脾阳不运"，以及兼风、热、寒、暑等不同。从症状上看："湿蒸于上，则头胀如蒙"；"湿感于下，则跗肿攻注"。从病位上看：有在经络、在脏腑、在肌表、在肉分。其治疗根据病位、病性而定，如"在表在上，宜微汗；在里在下，宜渗泄；中虚宜实脾"等等，其分证论治更是内容丰富，提出分部位治湿专药，以及治湿大法"宜发微汗，利小便，使上下分消"，又"不可大汗""不可过利"等，皆为中肯之言。书中提出"中湿而口喝舌强，昏不知人，类中风者，不得误作中风症治"，这里的说法应当是指不宜用平肝息风，滋阴潜阳法治，而应当用宣窍逐秽法治疗。

## 燥症论治

燥为阳明秋金之化，金燥则水源竭，而灌溉不周，兼以风生燥，火化燥，《原病式》所谓诸涩枯涸，干劲皴揭，皆属于燥也。燥有外因，有内因。因于外者，天气肃而燥胜，或风热致伤气分，则津液不腾，宜甘润以滋肺胃，佐以气味辛通；因乎内者，精血夺而燥生，或服饵偏助阳火，则化源日涸，宜柔腻以养肾肝，尤资血肉填补。叶氏以上燥治气，下燥治血二语括之，最为简当。今析言之，燥在上，必乘肺，为燥嗽。喻氏清燥救肺汤加减。肺中有火，为干咳。申先生琼玉膏主之。外内合邪，千金麦门冬汤。肺痿咳唾，心中温温液液者，仲景炙甘草汤。燥在中，必伤脾胃之阴，为热壅，食不下，金匮麦门冬汤。胃脘有死血，干燥枯槁，食下痛，胃翻便秘，丹溪韭汁牛乳饮。胃热善消水谷，丹溪消渴方。燥在下，必乘大肠，为大便燥结，其气秘，浊阴不降者，东垣通幽汤、润燥汤、玉函麻仁丸。风秘血燥，东垣润肠丸加郁李仁、防风。津枯秘结，丹溪润燥生津汤加麻仁，或蜜煎导。血枯膈噎，便结如栗，生料六味丸去山萸，加首乌、当归，或加肉苁蓉、桃仁捣。水煎服。兼食人乳酥蜜。此燥在脏腑者也。若燥在血脉，多见风症，宜滋燥养营汤治外，大补地黄汤治内。血虚外燥，皮肤皲揭，筋急爪枯，滋燥养营汤。诸痿由于肺热，热亢则液耗，百骸无所荣养，故手足痿弱，不能自收持，反似痹湿之症，养阴药中，加黄柏以坚之，如虎潜丸之类，切忌用风药。又妇人脏燥，肺脏也。悲伤欲泣，仲景甘麦大枣汤以生肺津。凡诸燥症，多火灼真阴，血液衰少，故其脉皆细微而涩也。通治滋燥饮、生血润肤饮。

## 燥症脉候

燥症脉微细涩小，间有虚大急数浮芤，重按无不细涩而微者。《入门》曰：伤燥脉涩。

## 附方

[燥嗽] **清燥救肺汤**　霜桑叶三钱　杏仁七分　麦冬一钱二分　石膏二钱半　人参七分　阿胶八分　胡麻　甘草各一钱　枇杷叶一张

[干咳] **琼玉膏**　地黄四斤　茯苓十二两　人参六两　白蜜二斤

[合邪] **千金麦门冬汤**　麦冬二钱　桔梗　桑皮　半夏　生地　紫菀　竹茹　麻黄各七分　炙草五分　五味子十粒　姜一片

[肺痿] **炙甘草汤**　见前中风。

[伤阴]**金匮麦门冬汤** 麦冬 半夏 人参 甘草 粳米 大枣

[胃槁]**韭汁牛乳饮** 韭汁 牛乳 有痰加姜汁。血膈，去牛乳，加陈酒。

[胃热]**消渴方** 黄连 花粉 生地汁 藕汁 牛乳

[气秘]**通幽汤** 当归 升麻 桃仁 红花 甘草 生地 熟地 或加槟榔末。

[阳结]**润燥汤** 大黄 归尾 桃仁 麻仁 升麻 红花 生地 熟地

[脾约]**麻仁丸** 厚朴 芍药 枳实<small>各二钱</small> 大黄<small>四钱</small> 麻仁 杏仁<small>各一钱五分</small> 炼蜜为丸。

[风秘]**润肠丸** 麻仁 桃仁 羌活 当归 大黄 皂角 秦艽 蜜丸。加郁李仁、防风，名润燥丸。

[津桔]**润燥生津汤** 当归 白芍 熟地 天冬 麦冬 栝蒌 桃仁 红花

[便燥]**蜜煎导** 白蜜 熬，捻如枣核，纳谷道中。

[滋阴]**六味丸** 见前中风。

[血燥]**滋燥养营汤** 当归 生地 熟地 白芍 甘草 黄芩 秦艽 防风

[血燥]**大补地黄汤** 二地 山药 山萸 杞子 白芍 当归 元参 知母 黄柏 苁蓉 蜜

[痿弱]**虎潜丸** 见前中风。

[脏燥]**甘麦大枣汤** 甘草 小麦 大枣

[通治]**滋燥饮** 秦艽 花粉 白芍 生地 天冬 麦冬 蜜或加人乳、牛乳、梨汁、蔗汁亦可。

[通治]**生血润肤饮** 生地 熟地<small>各二钱</small> 天冬<small>钱半</small> 麦冬 当归 黄芪<small>各一钱</small> 黄芩 桃仁 栝蒌<small>各五分</small> 红花<small>一分</small> 五味子<small>九粒</small>

## 燥脉案

**徐** 老年上盛下虚，呛咳上气，声哑嗌干，咳则起坐，卧不安枕，溺黄便硬。此由温邪化燥、渐传入腑，脉虚涩，两寸俱大。治仍清上。用生地、麦冬、竹叶、沙参、贝母、玉竹、山栀、甘草、枇杷膏，数服遂平。

**朱邑尊** 疟瘵复感秋燥，虚阳上冒，则为头眩耳鸣，津不上供，则为舌干咽燥。加以公事劳心，渴饮脘闷不饥，左寸关脉大于右，是秋令亢阳致病。后液涸，最忌燥药劫津。用钗斛、丹皮、沙参、麦冬、鲜生地、栝蒌霜、洋参、茯神，二剂霍然。

**王女** 秋感风燥，头晕热烦，咳连胸胁震痛，吸气有音。治宜清肃上焦，勿令气痹。豆豉、杏仁、贝母、橘红、蒌皮、桑皮蜜炙、桔梗、嫩桑叶，枇杷膏和服。三剂而平。

**董氏** 经闭忽通，下损佳兆。近逢秋燥，寒热渴烦，脉数唇干，嗽多寐少，症由阴液不足，肺脾感燥而成，治在滋养营液。用局方甘露饮：生熟地黄、麦冬、石斛、甘草、茯神、枇杷叶，加五味、杞子、甜杏仁、梨肉。四服症退，数脉顿改。但着左卧则咳而胁痛，去五味、梨肉，加桑皮蜜炙、白芍。四服更适，饮食亦加，调理渐愈。

**岳** 老年因怒失血，渴烦羸瘦，延秋燥气加临，舌紫黑，干薄无津，溺涩痛，右尺偏旺。肺肾液涸，心胃火燔，恐延痉厥。用犀角地黄汤加麦冬、石斛、鲜藕。再服舌润苔浮，但呃逆颔动，肉瞤筋惕，乃风火成痉。急宜滋液熄风，复脉汤去姜、桂、麻仁，加竹茹、钩藤乃定。

**汤氏** 衰年食少病羸，胃阴虚弱，冬感风燥，疮疥搔痒，时或寒热谵烦，口渴舌焦，额汗冰指，脉左虚大，右疾数。此阴阳交损，兼风燥劫津，治先甘润除烦。鲜地黄、玉竹、沙参、石斛各二钱、麦冬、当归各钱半、黄芪八分、霜桑叶二钱、蔗汁半杯冲服。热退舌润。随用潞参、黄芪、茯神、枣仁、当归、白芍、玉竹、莲、枣。平补阴阳，症愈。

【点评】燥邪为秋季主气，外因气候干燥、或风热伤津；内因精血亏损、或药食过热耗伤阴精。提出燥邪在上，必乘肺，为燥咳；在中，必伤脾胃之阴，为热壅，食不下；在下，必乘大肠，为大便燥结。病位上又有在脏腑、在血脉的不同。治疗赞同叶天士"上燥治气，下燥治血"的说法，加以分别论治，可谓言简意明。将痉证、脏燥归于燥邪致病类，治痉主张用虎潜丸类，忌用风药，并提出滋燥饮(《杂病源流犀烛》)、生血润肤饮(《医学正传》)为燥证通治方，也是符合临床实际的。

# 火症论治

风寒暑湿燥皆外因，惟火多属内因，经言壮火食气，少火生气。注谓火在丹田之下为少火，少火则生气，是为真火；火离丹田而上为壮火，壮火则食气，是为邪火。然有实火、虚火、湿火、郁火、阴火、五脏六腑火、游行不归经之火。治实火上焦热，清心汤、加减凉膈散。中焦积热，渴燥便秘，凉膈散。三焦火盛，狂躁吐衄，黄连解毒汤。阳明潮热，白虎汤。下焦火，溺血淋闭，立效散。一切血分火热丹毒，四顺清凉饮。治虚火，饮食劳倦，内生虚热，此伤脾阳也，补中益气汤。思虑房劳，血虚火亢，此伤肾阴也，六味地黄汤。肾阴虚极，火升躁渴，舌刺脉洪，此虚阳无附也。急用八味丸料煎服。产后阴伤发热，口渴面红，为无根之火，独参汤。治湿火，湿甚生热，肿胀溺闭，胃苓汤。治郁火，肌表热，五心烦，如火燎，及胃虚食冷，遏抑脾阳，升阳散火汤。手心热如烙，脉沉数，火郁汤。下部骨蒸，属血虚，五蒸丸、四物汤。血中伏火，加味四物汤。风劳骨蒸，秦艽鳖甲散。治阴火，气从脐下起，大补阴丸、坎离既济丸。气从足下起入腹，为虚极难治，七味地黄丸，外以附子末津调敷涌泉穴。

治五脏火，气郁火起于肺，泻白散、清金丸。大怒火起于肝，加味逍遥饮加青皮、胆草。醉饱火起于脾，泻黄散加白芍、枳壳。怵惕思虑火起于心，导赤散、清心莲子饮。房欲火起于肾，八味丸。治六腑火，胃火牙疼颐肿，清胃散。胆火眩晕口苦，羚羊角、丹皮、山栀、桑叶、连翘、龙胆草。大肠火便秘不通，通幽汤加槐米。小肠火癃闭淋沥，八正散加减。膀胱火腹痛溺涩，大补丸。三焦火肢热体倦，上焦山栀、中焦连翘、下焦地骨皮。心包火怔忡不安，麦冬、丹皮、犀角、连翘、菖蒲、灯心。其游行之火，或宜散宜清宜降，各随微甚而调之。诸病属火者多，《内经》病机属火五条，其曰诸热瞀瘛，皆属于火。谓邪热伤神，则昏乱，亢阳伤血，则抽掣。治以清心养肝。地、冬、连、芍之属。曰诸禁鼓栗，如丧神守，皆属于火。谓热极反寒，治以透热安神。栀、连、朱砂之属。曰诸逆冲上，皆属于火。谓龙相上升，治以镇逆潜阳。青铅、牡蛎之属。丹溪云：病患言冷气自下而上，非真冷也，上升之气，自肝而出，中挟龙相火，自下而上，其热为甚。自觉冷者，火极似水，积热之甚也，阳亢阴微，故见此症。曰诸躁狂越，皆属于火，谓重阳便秘，治以清镇通降。牛黄、石膏、硝、黄之属。曰诸病胕肿，酸痛惊骇，皆属于火。谓热郁神扰，一治以升阳，升麻、薏仁、当归、香附之属。一治以敛镇。枣仁、茯神、龙骨之属。此其概也。丹溪云：治火症不可骤用寒凉，须兼温散，火甚，用甘凉以缓之，生甘草兼泻兼缓。火盛癫狂，人壮气实者，可用正治，冰水之类饮之。虚者，用生姜汤。若投冰水，立死。或补阴，令火自降，地黄、白芍之属。其劳倦内伤为气虚，火起于脾。宜甘平温养以退之，参、芪、甘、苓之属。经言劳者温之，损者温之是也。如阴虚躁烦，唾痰如涌，面目俱赤，口渴便秘，外极似火，脉亦洪大，然按之不鼓指，此肾阴虚而阳浮越，非火也，乃假热症，用承气白虎汤立毙。当峻补真阴。七味丸料，重加肉桂。水煎冷服，诸症必退。翌日畏寒足冷，真候自现，乃峻补其阳，八味丸料煎服。此脉症变常，不可以常法治也。又产后及大失血后，阴伤发热，切忌凉剂，即以四物汤滋阴，亦属不宜，须独参汤补气，方见阳生阴长之妙。此宜辨阳虚阴虚，阳虚者，面必赤，无根之火戴于上也。果属阳盛，火郁于内，面必不赤，其口渴者，肾液干，引水自救耳。且口虽渴，舌必滑润，脉虽数，尺必无力，惟过服凉药，脉反有力而鼓指。戴复庵曰：服凉药而脉反数，此火郁也，宜升宜补，切忌寒凉，犯之必死。

经曰：一水不能胜二火，二火，君火、相火也。心为君火，心主藏神属阳。在天为太阳之火；相火附于肝肾，代君行令属阴。在天为龙雷之火。心火过亢，可以寒凉正治。如黄连、生地黄之属。如天上太阳火，人感之而伤热中，亦可以凉水苦寒解。若龙蟠于海，雷伏于地，木水中之焰也。秋后则蛰，随阳而升，得雨益炽，此不可以水灭矣。人身命门相火，龙火也，少阳相火，雷火也。龙雷相附，命火衰，右尺脉弱，治须益火之源，桂附八味丸。与火同气，据其窟宅而招之。肾水虚，左尺脉弱，须壮水之主，六味丸。与火相配，滋其真阴以潜之，或肾阴弱，相火强，须从其性而伏之，滋肾丸。肾水亏，龙火升，须从其类而引之，七味丸。火起脐下，冲脉上冲而喘，都气丸、黑锡丹。补而镇之，不可以水折也。经曰：一水不能胜五火。五火者五志之火，临于五位，即相火之煽而妄动者也。相火易动，五志激之，变幻莫测，煎灼真阴，阴虚则病，阴绝则死，故东垣谓火为元气之贼。古云：神静则心火自降，欲断则肾水自升，有以夫。凡治五志之火起于五位者：肺火，以黄芩清肺饮加豆豉、杏仁、枇杷叶降之，以人参平肺散调之；心火，以泻心汤泄之，以补心丹养之；脾火，以泻黄散发之，以补中益气汤升之；肝火，以左金丸平之，以龙荟丸折之；肾火，治法见上。虚火以人参竹叶汤清之，以保元汤补之；虚火盛而狂乱，以生姜汤从治之；实火，以三黄汤泻之；痰火，以淡竹茹汤涤之；郁火，以发郁汤散之。一切壮火狂阳，痰壅心包，内外热炽，以紫雪平之。积热烦躁，咽肿口疮，以碧雪主之。好饵丹石，药毒发渴壮热，千金朴硝煎主之。

东垣曰：黄连泻心火，黄芩泻肺火，柴胡泻肝火，黄连佐之。知母泻肾火，木通泻小肠火，黄芩泻大肠火，羚羊角泻胆火，龙胆草佐之。滑石泻膀胱火，麦冬、丹皮泻心包火，连翘、山栀泻三焦火，地骨皮佐之。石膏、大黄泻胃火。

## 火症脉候

火脉洪数，虚则浮。《脉经》 火性燔烈，抑之则空，故火盛脉浮取洪大，中按软阔，重按空豁。洪盛满指，为实火；数大无力，为虚火。恶寒战栗，脉小匿者，为火郁。弦细而数，按之益坚，为少火气衰，而见肝肾真脉，非火使然，乃虚劳剧候。或更虚大疾数，为壮火食气，耗竭真阴，虚阳飞越之象。久病得此，百不一生，惟元气暴脱，犹可峻补以敛固之，脉洪而重按益实者，有形之湿热，与火无预。《张氏医通》

## 附方

[上焦火]**清心汤** 甘草一钱七分 连翘 山栀 薄荷 黄连 黄芩 大黄各七分 朴硝五分 竹叶七片 白蜜一匙

[中焦火]**加减凉膈散** 凉膈散见前中风，此加桔梗、竹叶，减大黄、芒硝。

[三焦火]**黄连解毒汤** 见前温。

[阳明火]**白虎汤** 见前中风。

[下焦火]**立效散** 瞿麦四钱 山栀二钱 甘草一钱 姜一片 灯心五条

[血分]**四顺清凉饮** 蒸大黄 赤芍 归身 炙草各一钱二分 薄荷十叶

[伤脾]**补中益气汤** 见前中风。

[伤肾]**六味地黄丸** 七味八味俱见前中风。

[湿火]**胃苓汤** 见前中风。

[郁火]**升阳散火汤** 升麻 葛根 羌活 独活 人参 白芍各一钱 柴胡 甘草各七分 防风五分 炙草一钱 加姜、枣。

[郁火]**火郁汤** 羌活 升麻 白芍 人参 葛根 银柴胡 甘

草各一钱　防风五分　葱三条　一方无人参。

　　[骨蒸]**五蒸丸**　青蒿童便浸　地骨皮　生地　石膏各一两　当归七钱　胡黄连五钱醋制鳖甲一片　蜜丸。

　　[血热]**加味四物汤**　地　芍　归　芎　加丹皮　山栀　柴胡各一钱

　　[风劳]**秦艽鳖甲散**　芪　桂　苓　草　地　芍　艽　胡　鳖甲　天冬　地骨皮　桑皮　紫菀　知母　半夏　人参　姜

　　[阴火]**大补阴丸**　黄柏　知母各盐酒炒四两　熟地　龟板酒炒。各六两　猪脊髓蒸熟　蜜丸。

　　[阴火]**坎离既济丸**　生地　熟地　山萸　牛膝　天冬　麦冬各四两　白芍　五味　山药　龟板各三两　当归　知母　黄柏各二两　川芎一两　蜜丸，盐汤下。

　　[肺火]**泻白散**　桑皮　地骨皮各一钱　甘草五分　粳米百粒　此泻肺经气分之火。

　　[肺火]**清金丸**　黄芩炒研　水丸。　此泻肺经血分之火。

　　[肝火]**加味逍遥散**　归　芍　苓　术　胡各一钱　甘草五分　姜　薄荷少许　名逍遥散，此加丹皮、栀子。

　　[脾火]**泻黄散**　防风四两　藿香七钱　山栀一两　石膏五钱　甘草二两　蜜酒调服。

　　[心火]**导赤散**　见前温。

　　[心火]**清心莲子饮**　莲子二钱　人参　茯苓　黄芪各一钱　黄芩　麦冬　车前　地骨皮　甘草各七分

　　[胃火]**清胃散**　生地　丹皮　黄连　当归　升麻　一方加石膏。

　　[大肠]**通幽汤**　见前燥。

　　[小肠]**八正散**　车前子　木通　瞿麦　萹蓄　滑石　甘草梢　山栀　大黄　灯心

　　[膀胱]**大补丸**　黄柏盐酒炒研　米粥和丸。血虚，四物汤下。气虚，四君汤下。气血虚，八珍汤下。

　　[相火]**滋肾丸**　黄柏二两　知母一两俱酒炒　肉桂一钱　蜜丸。

[火喘]**都气丸**　即六味丸加五味子三两。

[气冲]**黑锡丹**　黑铅　硫黄各二两　将锡熔化，入硫黄，候结成片，倾地上出火毒，研至无声为度。

[降肺]**黄芩清肺饮**　黄芩　山栀　或加盐、豉。

[调肺]**人参平肺散**　人参　青皮　天冬各四分　茯苓七分　陈皮五分　地骨皮　炙草各五分　桑皮一钱　五味子十一粒　加姜煎。

[泻心]**泻心汤**　黄连一味煎。

[养心]**天王补心丹**　生地四两　人参　元参　丹参　茯神　桔梗　远志各五钱　天冬　麦冬　枣仁　柏子仁　五味子　当归各一两　蜜丸弹子大，朱砂为衣。

[平肝]**左金丸**　黄连六两姜汁炒　吴茱萸盐水泡一两　水丸。

[泻肝]**龙荟丸**　当归　龙胆草　山栀炒　黄连　黄柏　黄芩各炒一两　大黄　青黛　芦荟各五钱　木香二钱　麝香五分　蜜丸。

[虚火]**人参竹叶汤**　石膏　麦冬各二钱　半夏一钱　炙草　人参各五分　竹叶七片　粳米一撮

[补虚]**保元汤**　人参　黄芪　白术各一钱　炙草六分　陈皮五分

[实火]**三黄汤**　黄连　黄芩　大黄

[痰火]**淡竹茹汤**　麦冬　小麦各二钱　半夏钱半　茯苓　人参各一钱　甘草五分　竹茹钱二分　姜　枣

[郁火]**发郁汤**　升麻　葛根　羌活　柴胡　细辛　香附　葱白

[火炽]**紫雪**　见前暑。

[积热]**碧雪**　寒水石　芒硝　朴硝　焰硝　马牙硝　石膏　青黛　甘草　各等分。先将甘草煎汤，去渣，入前药再煎。用柳木槌搅不住手，入青黛和匀，倾入砂盆内，候冷结成霜，研末。每用少许，含化津咽。如喉闭，用鹅管吹入喉中，神效。

[丹毒]**千金朴硝煎**　朴硝一斤　芒硝八两　石膏二两　寒水石四两先将二硝入汤中搅令消化，以纸封一宿，取清，纳铜器中，另捣二石碎如豆粒，以绢袋盛之，入汁中，以微火煎至沫起，以箸投之，着箸

如雪凝白，即倾泻盆中，待凝，取出日干。如积热成闷不已者，以方寸匕，白蜜一合，和冷水五合，搅和令消，顿服。日二次，热定即止。

## 火脉案

**胡**　时毒误药成淋，咳嗽声哑，脉细模糊，思面色苍赤，体质属火，时毒谬用补托，溺道不清，淋久肾虚火炎金燥，致呛嗽失音，遂成重症。今夏初巳火主令，嗜寐健忘恍惚，心神溃散。焉能摄肾。速用滋阴泻火，冀秋深气肃，得金水相涵，火毒平，音渐复。元参、生地、麦冬、贝母、丹皮、龟甲、茯神、远志、土茯苓、淡竹叶，井华水煎。廿服淋愈音响。加熟地、阿胶、甜杏仁、枣仁。蜜丸服，症平。

【点评】本篇汇集了历代相关火证论治方药之大全，根据火证病机共选主治方剂达43首。以《内经》中有关"火"的论点为线索，认为"火多属内因"。首先从"壮火"立论，凡"火离丹田而上为壮火，壮火则食气，是为邪火。"分别从实火、虚火、湿火、郁火、阴火、五脏六腑火、游行不归经之火，总结前人用方经验，并提出自己见解，如治湿火选胃苓汤等，尤有新意。其次从《内经》病机十九条中属火证之五条，提出辨证用药及治法与禁忌。最后从《内经》中关于"一水不能胜二火""一水不能胜五火"，即君火、相火、五志之火分别立论选方，并阐述了李东垣治火证的用药经验。可见火证论治，由源及流，举一反三，使人心中了然。火证治法方药众多，其医案举例仅有一则，从治案看林氏治火确有心得，患者病证复杂而危重，而用药从滋阴降火立法，用药则举重若轻，仅十数味药，二十余服，而立起沉疴。

# 疫症论治 大头瘟 捻颈瘟 瓜瓤瘟 杨梅瘟 疙瘩瘟 绞肠瘟 软脚瘟附

疫为时行疠气，有大疫，有常疫，大疫沿门阖境，多发于兵荒之后，不数见。常疫则一隅数家，一家数人。症多相似，春夏秋三时皆有之，而夏秋为甚。其疠邪之来，皆从湿土郁蒸而发，触之成病，其后更相传染，必由口鼻吸受，流入募原。募原乃阳明胃络，在夹脊前肠胃后，去表不远，附近于胃，为表里之分界。从鼻吸入，故头额晕胀，背微恶寒。从口吸入，故呕恶满闷，脐痛下利，足膝逆冷，邪出募原，故壮热。有汗不解，必俟表气入内，精气达外，大发战汗，然后脉静身凉，亦有自汗而解者，但以出表为顺，陷里为逆。从表解者，战汗自汗发斑；从里陷者，胸腹痞痛，便秘，热结旁流，协热下利，呕恶谵语，舌黄黑刺。疫证脉不沉不浮而数，然必右盛于左，以湿土之邪，多犯阳明胃经也。募原亦附胃。阳明居太阳之里，少阳之外，为三阳经之中道。伤寒之邪，自表传里，温热之邪，自里达表。疫疠之邪，自阳明中道，随表里虚实而发，不循经传也。邪伏中道，必表里分解，然不能一发便尽。故有得汗热除，二三日复热如前者；有得下里和，二三日复见表症者；有表和复见里症者；有表里偏胜者；有表里分传者，吴氏《温疫论》谓疫有九传，综其变也。总由伏邪既溃，传变不一，故屡夺屡发也。疫症治法，外解如香豉、葱白、连翘、薄荷之属，内清如山栀、芩、连、人中黄、滑石之属，下夺如芒硝、大黄之属。且疫为秽浊之邪，若熏蒸热痰，蒙蔽心包，则神识渐昏，必用芳香宣逐，清血络以防结闭。如犀角、菖蒲、银花、郁金、佩兰之属。烦渴多汗，用石膏、知母。斑发咽痛，用犀角、牛蒡、生地。衄血下血，用山栀、犀角、丹皮。发热自利，用葛根、芩、连。胸膈痞满，用栝蒌、枳、桔。呕吐呃逆，用藿香、竹茹。邪混三焦，热结血分，宜大制咸苦，用元参、金银花露、金汁之属。而人中黄、香豉尤为时疫之专药，香豉、黑豆所盦，得湿热之气，酿成败秽之质，能引内邪从巨阳蒸汗而解。人中黄、甘草所制，渍以滓秽，专解肠腑恶毒，从下而泄，得同气相求之妙，以其总解温热时内联外热毒也。盖疫为燥热毒疠，从无辛温发散之例，一切风燥辛热，皆不可犯。至于大疫，又宜斟酌司天岁气方向，不拘一辙也。其发于外者，有大头、捻颈、瓜瓤、杨梅、疙瘩、绞肠、软脚等症，亦条列治法，备查用焉。此症宜与温热同参。

## 伤寒时疫辨

吴又可曰：伤寒必有感冒之因，然后头疼身痛，发热恶寒；时疫原无感冒之因，忽觉凛凛，以后但恶热，不恶寒。伤寒不传染，时疫多传染；伤寒邪从毛窍入，时疫邪从口鼻入；伤寒感而即发，时疫感久乃发。伤寒投剂，一汗而解；时疫发散，有汗不解；伤寒汗解在前，时疫汗解在后；伤寒投剂，可使立汗；时疫俟其内溃，乃得自汗战汗。疫邪始匿募原，根深蒂固，发时与营卫交并，客邪经由之处，营卫无不受伤，故曰溃。然不溃则不能传，不传则邪不出，邪不出则疾不瘳。伤寒发斑则病笃，时疫发斑则病衰；伤寒感邪在经，以经传经；时疫感邪在内，内溢于经，经不自传；伤寒感发甚暴，时疫却淹缠加重；伤寒必先发表，时疫必先疏利；种种不同。所同者，伤寒时疫皆能传胃，故同用承气汤导邪以出也。然疫症下后，多有未能顿解者，由于表里分传，一半向外传，邪留肌肉；一半向里传，邪留胃腑；留胃故里气结，表气因而不通，于是肌肉之邪，不能即达肌表。下后里气通，表气亦顺，向郁肌肉，乃或斑或汗，脱然而愈。伤寒下后无是矣。

[疫症]初起三日，葱豉汤加童便热服，汗之。不汗，少顷更服，以汗出热除为度。三服不解而脉浮，尚属表症，用白虎汤。见里症，用承气汤、解毒汤。表里不分，用凉膈散、双解散加减。汗下后，复见表症，再与白虎汤。复见里症，更与承气汤。表里热结，用三黄石膏汤、栀豉汤汗之。有汗下三四次而热退者，有热退后，忽复壮热，用再汗再下而愈者。若脉症皆虚，用清热解毒汤、人中黄丸调之。非如伤寒，有下早变症之虑，亦非温热不可频下之比，总当以热除邪尽为度。惟下元虚者，非六味

生料补其真阴，不能化其余热。纂《张氏医通》初发邪伏募原，营卫交阻，凛寒发热，甚则厥逆，迨阳郁而通，厥回而中外皆热，不可发汗，宜透其邪，用达原饮。轻者舌苔白而薄，脉不数，可从汗解。重者舌苔如粉，舌根先黄，延及中央，邪渐入胃，须下之，达原饮加大黄。若脉长洪而数，大汗而渴，此邪适离募原，欲表未表也，白虎汤。舌黄兼里症，邪已入胃，大小承气汤。凡舌苔白，邪在募原，不可下；苔黄，邪在胃，宜下；黑而芒刺，急下；目赤咽干，气喷如火，扬手掷足，脉沉数，下之，俱承气汤。凡失下，循衣摸床，撮空肉惕，目不了了，邪热愈甚，元气将脱者，宜陶氏黄龙汤。既下，急用生脉散加归、芍。痰滞胸膈，瓜贝养荣汤。斑不透，仍热，举斑汤。屡汗而液枯，人参白虎汤。表症多，里症少，达原饮加大黄、枳实。里症多，表症少，大柴胡汤。燥结便秘，热结旁流，日久失下，自利黑水。协热下利，潮热便作泄泻。俱承气汤。疫兼痢者危，槟榔顺气汤。热结下焦，小便不利，导赤散。热瘀发黄，茵陈蒿汤。血蓄膀胱，夜热谵语，桃仁承气汤。妇人病疫，经水适来，邪入血海，热随血下自愈。小柴胡汤加赤芍、丹皮、生地黄。如结胸状者，血因邪结也，宜刺期门穴。经水适断，血室乍空，邪乘虚入，难治。柴胡养荣汤。新产亡血，柴胡养荣汤。孕妇病疫，随症施治，以安胎保胎为主，亦有宜用承气汤者，用之，反得母子俱全，慎勿生疑掣肘也。纂吴氏《温疫论》

[**大头瘟**]湿热伤巅，肿大如斗，赤瘤无头，或结核有根，令人多汗气蒸。天行疠气，染之多死，乃邪热客于心肺，上攻头面而为肿也。初则憎寒壮热，体重，头面痛，目不能开，上喘，咽喉不利。甚则堵塞不能饮食，舌干口燥，恍惚不安，不速治，十死八九。人中黄丸、普济消毒饮子。便硬，加酒大黄一二钱，缓服，或沈氏头瘟汤。若溃脓，必染人。若发于面部，赤肿痛，属阳明，普济消毒饮子加石膏。发于耳前后，额角旁，红肿，属少阳，普济消毒饮子加柴胡、天花粉。发于脑顶后，并耳后赤热肿痛，属太阳，荆防败毒散去人参，加芩、连。

[**捻颈瘟**]喉痹失音，项大腹胀如虾蟆状，亦名虾蟆瘟。荆防败毒散。

[瓜瓤瘟]胸高肋起，呕血如汁。生犀饮，便结加大黄，渴加花粉，虚加盐水炒人参。表热去苍术，加桂枝、黄连。便脓血，倍黄土，加黄柏。便滑，以人中黄代金汁。

[杨梅瘟]遍身紫块，忽然发出霉疮，清热解毒汤，下人中黄丸，并宜刺块出血。

[疙瘩瘟]发块如瘤，遍身流走，旦发夕死。急用三棱针刺入委中三分，出血。服人中黄散。

[绞肠瘟]肠鸣干呕，水泄不通，类绞肠痧。急宜探吐，服双解散。

[软脚瘟]便清泄白，足肿难移。此即湿温症，宜苍术白虎汤。

## 附方

[初起]葱豉汤　葱白　豆豉

[表症]白虎汤　见前中风。白虎汤辛凉发散，清肃肌表，气分药也。

[里症]承气汤　见前温。

[解毒]解毒汤　见前温。

[表里]凉膈散　见前中风。

[表里]双解散　荆　防　芩　栀　归　芍　桔　草　麻黄　薄荷　川芎　连翘　石膏　滑石　白术

[热结]三黄石膏汤　芩　连　柏　栀　名黄连解毒汤，此加石膏、豆豉、麻黄。

[虚烦]栀豉汤　栀子　豆豉

[清热]清热解毒汤　白虎汤去粳米，加人参　羌活　升麻　葛根　白芍　黄芩　黄连　生地黄

[夹虚]人中黄丸　大黄三两　人中黄　苍术　桔梗　滑石各二两人参　芩　连各一两防风五钱　香附一两五钱

[透邪]达原饮　黄芩钱半　炙草　白芍　厚朴　草果各一钱　知母槟榔各二钱　姜七片　枣一枚　达原饮除邪破结，溃散募原之伏疫也。

[失下]**黄龙汤**  大承气汤加参  草  归  桔  姜  枣

[生津]**生脉散**  见前暑。

[痰滞]**栝贝养荣汤**  知母  花粉  贝母  栝蒌  橘红  白芍
当归  苏子  姜

[透斑]**举斑汤**  白芍  当归各一钱  升麻五分  白芷  柴胡各七分
甲片二钱  姜

[表里]**大柴胡汤**  见前温。

[疫痢]**槟榔顺气汤**  槟榔  芍药  枳实  厚朴  大黄  姜

[溺涩]**导赤散**  见前温。

[发黄]**茵陈蒿汤**  见前湿。

[血蓄]**桃仁承气汤**  大黄  芒硝  桃仁  桂枝  甘草

[和解]**小柴胡汤**  见前温症。

[清血]**柴胡养营汤**  柴胡  黄芩  陈皮  甘草  当归  白芍
生地  知母  花粉

[大头]**普济消毒饮**  芩  连  陈  草  胡  桔  元参  连翘
升麻  薄荷  板兰根  马勃  鼠粘子

[大头]**头瘟汤**  川芎一钱  荆  防  桔各钱半  柴胡七分  黄芩
归尾各二钱

[风热]**荆防败毒散**  败毒散见前伤风，此再加荆芥、防风。

[瓜瓢]**生犀饮**  黄土二钱  犀角二钱  黄连  苍术各一钱  金汁半杯
茶叶一撮

[疙瘩]**人中黄散**  辰砂  雄黄各钱半  人中黄一两  为末。薄荷桔
梗汤下二钱。

## 疫脉案

**本**  疫邪传胃，舌黄，脉洪数，汗渴。白虎汤，一服热退。明午
复烦，恐散漫之邪虽去，已成里结也。用苦辛寒方：人中黄、元明

粉、黄芩、知母、枳壳、槟榔。三服脉症俱平。用蜜煎导粪下而解。

**冷** 高年染疫，脉右大于左，由邪从口鼻吸受，客于夹脊，溢自募原，见症头痛，胸中怫郁，务彻其邪，使速离募原。仿达原饮，用黄芩、知母、花粉、厚朴、枳壳、赤芍、豆豉，汗出热退，间日前症仍作，恶热，更加谵妄。诊时扬手掷足，揭去衣被，卧不安席，此欲战汗也。顷之，臂胫冷，身振战，逾一炊时，肢温汗透，脉静身凉。

**白** 甲戌春大疫，初病渴烦，五日后液复神苏。毗陵医按伤寒论治，拘定日数，谓邪入阳明之腑。予言疫邪始伏募原，继乃表里分传，不比风寒自表传里，治法必分彻表里之热，方不逆入心包，变现痉厥。今邪有转机，再与透解营热，则不虞内陷矣。乃用鲜生地、石斛、丹皮、知母、麦冬、竹茹、甘蔗、参须。一剂神识清，洪脉退，加青蒿、地骨皮。汗津津而热退。

**冷** 时邪伤肺，逆传膻中，由卫入营，酿毒发疹，密入云片，竟至神昏遗溺，是邪方张，而阴气已亏也。用沙参、麦冬以保肺阴，牛蒡、连翘以泄疹毒，生地、五味以固肾气，丹皮、鲜藕引入血分，菖蒲、郁金开心窍，降热痰。二服疹消，加减症平。

**张氏** 疫症投补，壮热烦冤，齿焦唇血，舌芒刺，昏谵，循衣撮空，颔颤手战，脉小数，此热邪深陷，液涸风生，已显痉象。速用生地六钱、鲜斛、天冬各四钱、赤芍、元参各三钱、连翘、栀子、知母各一钱、鲜藕二两，石菖蒲汁冲服。唇舌稍润，躁扰渐平。三服神识清爽，调理得痊。

**赵氏** 疫疠用五积散，烦渴，昏谵不寐，舌缩唇黑。又误进麻黄汤，肢搐鼻衄，脉数无度。窃谓五积散治伤寒恶寒，方中姜、桂、苍、朴皆热燥，疫症本不恶寒，服此营液愈涸，邪焰益炽，是抱薪救焚，再服麻桂，强汗劫津，更伤表气，与内陷热邪风马不及，势必痉厥衄红矣。勉用鲜生地、石斛各五钱、天冬、麦冬各二钱、山栀、知母、赤芍、连翘各钱半、犀角磨汁七分、蔗汁一杯冲服，即安睡，醒而神苏。

**王氏** 初春感疫，寒热不时，头胀面肿，此鼻吸疠邪，袭入窍络，目闭项痛，失治则结核溃脓，急须解散。仿普济消毒饮，升麻、柴胡、桔梗、薄荷、陈皮、连翘、甘草，加山栀、荆芥、冬桑叶。三服而消。

**韦姬** 病疫兼旬，烦渴脉数，舌黑神迷，症成内闭，用犀角尖、元参、牛黄、鲜生地、连翘、麦冬、石菖蒲、银花露。二服热减神清。

**曹氏** 病起头晕欲呕，是秽邪从口鼻吸入，壮热肢冷，昏谵多寐，邪已熏灼心包，神明蒙蔽，急宜开解，勿令窍闭。羚羊角八分、人中黄一钱、豆豉二钱、栀心、连翘心各钱半、薄荷一钱、竹叶心五钱、菖蒲根汁五匙。一服神苏，汗出而解。

**何氏** 暑疫汗烦，疹出目暝，舌焦脉洪长，症已传胃。仿石顽以秽攻秽，人中黄、豆豉、石膏、犀角汁、银花露、知母、山栀。症退。

**贡氏妹** 时疫秋发，传染必深，初起寒热，耳后结核，头眩胫冷，疹出便泻，宜从少阳透热泄湿，表里分解。医虑其体素阴虚，早投阿胶、熟地、鸡子黄滋腻，致壅气分之邪，脉来沉数，热势深陷，必难汗解，姑用清里彻热法：黄芩、羚羊角、人中黄、栀皮、连翘、滑石、通草、灯心。日再服，头汗剂颈，热犹蒸湿，思欲清扫弥漫，虽核消疹退，泻止胫温，而舌心已干，邪劫胃液，随用鲜地黄、石斛、麦冬、沙参、花粉、白芦根。舌已强，光燥无津，脉更促数，用透营滋液，犀角尖磨汁、鲜地黄、藕汁、天冬、西瓜翠衣、芦根、淡竹叶、栀心、知母。舌犹干黑而缩，目暝多睡，三焦受邪，幸前药沁透心包，膻中不为热痰蒸蔽，然机窍不灵，仍用昨犀角方，加水甜梨肉二服，即以梨片安舌上，咀其凉润，越宿，舌津黑蜕，汗出热解。

**张氏** 据述病经旬余，仍头晕脘闷，热烦汗潮，今夏延境疫，皆湿土郁蒸致病，节交处暑，炎未除，必是时气晚发，胆火上冒，湿热交搏，灼及心营，神呆液涸，撮空齿噤，热极生风，遂成痉厥。速宜透邪救液，遥拟一方：生地、犀角、羚羊角、元参、赤芍、鲜梨、麦冬、蒌仁、连翘、芦根。三服症平。

肖　体微热而虚烦，不渴不寐，是疫症已退，脉虚大按之如无，此禁谷而胃虚也。经云：胃不和则卧不安，得胃阴一复，烦热自除。用潞参、玉竹、白芍、归身、麦冬、茯神、枣仁、石斛、半夏曲、甘草、香稻叶。数服全瘳。

眭女　口鼻吸入疠邪，头晕脘痞，烦热面红，适值经行，连小腹亦胀闷，脉右小数，左模糊，乃湿热与气血混并，治宜上下分解。栀皮、嫩桑叶、枳壳、栝蒌霜、郁金、杏仁、薄荷、人参、丹皮、赤芍、桃仁。日二服。头晕腹胀已减，但热烦，中脘微痛，犹是热蒸湿痰阻气，且烦出于肺，防其变现斑疹。用宣通法：枳壳、栝蒌霜、白蔻壳、大贝母、杏仁、丹皮、赤芍、牛蒡子、连翘、灯心。二服汗出未彻，红疹稀疏，邪已外透，渴不多饮，而溺赤便溏，胸仍不宽，脉仍小数，湿热尚炽。法用辛凉透热于表，甘淡渗湿于里。薄荷、豆豉、通草、牛蒡子、杏仁、贝母、栝蒌、枳壳、赤苓、滑石、车前子、灯心。数服诸症渐平，但口燥饥不思食，乃病后胃津未复，法宜凉润调养胃阴。麦冬、石斛、玉竹、白芍、沙参、薏仁、茯神、蔗汁。数服而瘳。

眭女　热渴脘闷，舌苔里黄尖赤，头痛未解，手心如烙，湿邪搏热，偃蹇上中焦，速速透解，毋俾出入募原，酿成陷里重症。枯芩<sub>酒炒</sub>、豆豉、枳壳、蒌霜、栀皮、薄荷、杏仁、荷叶边，二服汗出热减，去豆豉、荷叶边，加连翘、牛蒡子、丹皮。预防入营发疹，忽咳而衄，此蕴热迫血，直犯清道，为疫毒将解之兆，用黑山栀、鲜生地、杏仁、大贝母、花粉、沙参、芦根、蔗汁。数服愈。

族某　疫后感暑，舌光薄而干，渴饮肢厥，脉右缓左微，便溏谵谵，仍理三焦在里湿热。元参、麦冬、花粉、石斛、赤苓、车前、薏米、知母。二服肢和舌润，去元参、车前、知母，加沙参、玉竹、大麦仁。数服而安。

侄　热渴呕眩而烦，舌苔黄腻，牙垢唇燥，疫邪作热，由募原分布上中焦，阅所服方，未能透邪，势必表里分传，宜急急宣解为要。淡豆豉、人中黄、黄芩、枳壳、栀皮、连翘、半夏、牛蒡子、嫩桑叶。二服烦眩呕渴俱止，舌苔黄腻亦消，脉来虚大，数象较退，邪留气分，不难透解。原方去人中黄、枳壳、连翘、半夏、桑叶，加薄荷、青蒿、麦冬、赤苓、蔗汁。一服微汗，未彻，两寸脉仍大，舌心灰尖绛，火邪劫营。用透热救阴，鲜生地、花粉、石斛、麦冬、知母、元参、丹皮、赤芍、蔗汁。一服汗至胸项而还，邪犹未彻，舌心黑燥边绛干，心胃火燔，清营热以透表。犀角尖汁、鲜生地、丹皮、花粉、元参、滑石、麦冬、苏梗、灯心、蔗汁、甘草。一服汗周热解。

贡　据述时疫脉数，热渴晕闷，误用苍芷劫液，柴葛升阳，遂至躁烦谵妄，舌黑齿焦，循衣撮空，此邪热入营，将变昏痉，为棘手重症。遥拟透营宣窍救液法，用犀角磨汁五分、鲜生地五钱、干生地三钱、山栀、连翘、赤芍各二钱、鲜石菖蒲四钱、鲜藕、西瓜翠衣各二两。二服神清舌润，去犀角、鲜生地、菖蒲、西瓜翠衣，加茯苓二钱、灯心八分、六一散六分，冲服。彻热渗湿而平。

潘　疫热挟胆火上升，头痛如裂，旬日外出热减，渴烦震眩不解，脉虚面垢，此疫邪兼暑也。用羚羊角、天麻、嫩桑叶、薄荷、香薷、山栀、麦冬、花粉、石斛、灯心。日二服，诸症悉平。惟液涸口燥，不思纳食，宜调肺胃之阴。麦冬、沙参、玉竹、白芍、生地、扁豆。一服而思食米味，得服平，为过二三日可以痊愈。

【点评】疫证专指具有传染性的一类疾病，正是作者所处时代的高发病，根据其传染强度分为大疫、常疫。从疫证的病因特征、传播途径、传变规律、症状表现等方面，提出伤寒与疫证的不同。在其当代即温病学说已经形成的时期，这些理论已成为多数医家之共识。书中多引用《温疫论》《张氏医通》等相关内容，比如邪伏募原、疫有九传以及温疫治法、方药等，反映了当时温病学说思想传播情况。疫证病案举例较多，也反映了当时传染病多发的实际情况。尤为可贵的是有一位贡姓患者案，系家人代诊（据述）症状、体征，遥拟透营宣窍救液法，二服则神清舌润，体现林氏高超的医术。需要注意的是，书中有关"金汁""人中黄"之类的药物，现已不用，读者不可不知。

# 虚损论治

经言：精气夺则虚。凡营虚卫虚，上损下损，不外精与气而已。精气内夺，则积虚成损，积损成劳，甚而为瘵，乃精与气虚惫之极也。《素问》论五劳，谓久视伤血，久卧伤气，久坐伤肉，久立伤骨，久行伤筋。《金匮》论五劳，谓肺劳损气，心劳损神，脾劳损食，肝劳损血，肾劳损精。越人谓自上损下者，一损肺，劳嗽。二损心，盗汗。三损胃，食减。四损肝，郁怒。五损肾，淋漏。过胃则不治。自下损上者，一损肾，遗浊经闭。二损肝，胁痛。三损脾，胀泻。四损心，惊悸不寐。五损肺，喘咳。过脾则不治。诚以脾胃为精与气生化之源也，故治虚劳，以能食为主。考《难经》治法，损其肺者益其气，保元汤。损其心者调其营卫，八珍汤。损其脾者调其饮食，适其寒温，四君子汤。损其肝者缓其中，牛膝丸。损其肾者益其精，金刚丸、煨肾丸。此固治损之要矣，尤必辨其阳虚阴虚。经曰：阳虚生外寒，阴虚生内热。凡怯寒少气，自汗喘乏，食减无味，呕胀飧泄，皆阳虚症也。此脾肺亏损，由忧思郁结，营卫失和，惟四君、保元、养营、归脾诸汤宜之。若怔忡盗汗，咳血吐衄，淋遗崩漏，经闭骨蒸，皆阴虚症也。此心肝肾亏损，由君相火炎，精髓枯竭，惟补心、三才、六味、大造、固本诸汤宜之。又若肾中真阳虚者，右尺必弱。宜甘温益火之品，补阳以配阴，八味丸。或景岳右归饮、右归丸。所谓益火之源，以消阴翳也。肾中真阴虚者，左尺细数。宜纯甘补水之品，滋阴以配阳，六味丸加杞子、鱼鳔。或景岳左归饮，左归丸。所谓壮水之主，以镇阳光也。阳虚不复，久则吸短偏卧，脉弱阳痿；宜参、术、归、芪、杞子、山药、胡桃、龙眼、莲、枣、沙苑子、骨脂、人乳、鹿茸、鹿胶、羊肉、羊肾、海参。阴虚不复，久则咽疮音哑，色悴肌羸，宜麦、味、杏、贝、熟地、首乌、苁蓉、燕窝、乌鸡、阿胶、淡菜、秋石、河车、猪羊髓、龟胶、白蜜。而劳瘵成矣。由是火炎于上，为嗽血，宜五汁膏。为潮热，宜清骨散。火动于下，为遗浊，宜龙齿丸。为泄泻，宜三白广生汤，而治疗难矣。夫水为万物之元，孙真人所以云补脾不若补肾。土为万物之母，许学士所以云补肾不若补脾。然喜燥者脾，喜凉者肾。欲补肾，易伤脾。欲补脾，易伤肾。不知土为金母，金为水母。劳瘵至阳虚泄泻，宜温以补脾，然补脾须不碍肺。劳瘵至阴虚嗽热，宜润以滋肾，然滋肾须不妨脾。补脾佐以五味、杞子。滋肾佐以莲实、砂仁。不得偏用辛温以助火，桂附之属。亦不得偏用苦寒以戕胃。知柏之属。且虚劳以受补为可治，不受补为不治。如人参之甘温，则大热可除，乃阳生阴长之理，所谓血脱者益，而葛可久治劳十方，用参术者七也。故曰：土旺而金生，勿拘拘于保肺；水壮而火熄，勿汲汲于清心。

夫五劳者，劳伤五脏，乃虚损之源。而六极七伤，又虚损之流极，劳瘵之深根也。如皮毛枯槁，为肺劳，人参黄芪散。血脉不荣，为心劳，大五补丸。食少肌瘦，为脾劳，橘皮煎。血虚筋缓，为肝劳，黑丸。腹肿足弱，为肾劳。肾气丸。六极者，数转筋，指甲痛，为筋极，滋补营养丸、酒煮木瓜粥。牙痛踵痛，不耐久立，为骨极，茸珠丸。面色无华，头发坠落，为血极，补营汤。肤如虫行，体肉干黑，为肉极，参苓丸。肌无膏泽，目无精光，羸瘦肌痒，搔则成疮，为精极，巴戟丸。胸胁逆满，吸短难言，为气极。益气丸。七伤者，一阴寒，二阴痿，三里急，四精漏，五精少，六精滑，七窍数。并宜锁阳丹，九龙丹。

凡虚损症，多起于脾胃。劳瘵症，多起于肾经。虚损潮热，多起于内伤。劳瘵阴虚火动，多起于伤风似疟。虚损蒸蒸发热，按至皮肤间甚热，不能食，不觉瘦，脉豁大，重按无力。劳瘵骨蒸，按之皮肤不热，按之筋骨乃热，能食而瘦，脉弦数。虚损转潮热泄泻，脉短数者，不治。劳瘵转阴虚火动，喉痛脉细数死。虚症颊赤或唇红，阴虚逼阳于上也。音暗，肾气竭也。咳而喘急，肺虚气不归肾也。喉干咽痛，真水涸，虚火炎也。不眠恍惚，血不养心，神不能藏也。时多烦躁，阳中无阴，柔不济刚也。饮食不甘，肌肉渐消，脾元败也。盗汗不止，有火则阴不能摄，无火则阳不能固也。骨痛如折，肾主骨，真阴竭也。筋急酸痛，水亏木燥，肝失养也。足心如烙，虚火烁阴，涌泉涸也。

## 虚损劳瘵脉候

脉大为劳，脉虚亦为劳。大而无力为阳虚，数而无力为阴虚。沉迟小为脱气，大而芤为脱血，细微而小为气血俱虚。寸弱而软为上虚，尺弱而涩为下虚。两关沉细为胃虚，弦为中虚。凡细数弱涩弦，皆劳伤脉，但渐缓则有生意，若弦甚者病必进，数甚者病必危。

## 附方

[益气]**保元汤** 见一卷火。

[缓肝]**牛膝丸** 牛膝 萆薢 杜仲 防风 苁蓉 桂心 蒺藜 菟丝饼

[益精]**金刚丸** 萆薢 杜仲 苁蓉 菟丝饼 猪腰子<sub>酒煮</sub>为丸。

[益精]**煨肾丸** 牛膝 萆薢 杜仲 防风 苁蓉 桂心 故纸 胡卢巴 菟丝饼 猪腰子<sub>酒煮</sub>蜜丸。

[补阳]**右归饮** 人参 白术 山药 杞子 杜仲 萸肉 炙草 炮姜 附子 肉桂 熟地

[补阳]**右归丸** 前饮去术、草、杞子。加鹿胶、菟丝饼。蜜丸。

[补阴]**左归饮** 熟地 山药 杞子 炙草 茯苓 山萸

[补阴]**左归丸** 前饮去茯苓、炙草，加牛膝、菟丝饼、鹿胶、龟胶，蜜丸。

[咳血]**五汁膏** 天冬 麦冬 生地 薄荷 贝母 丹皮 阿胶 茯苓 犀角 羚羊角 人乳汁 梨汁 藕汁 蔗汁 萝卜汁蜜熬。

[潮热]**清骨散** 秦艽 鳖甲 知母 青蒿 地骨皮 银柴胡

[遗浊]**龙齿丸** 人参 茯神 远志 龙齿 菖蒲 知母 黄柏

[泄泻]**三白广生汤** 苓 术 陈 草 芍 贝 地骨皮 枣仁 山药 丹皮 芡实 莲子 乌梅

[肺劳]**人参黄芪汤** 鳖甲钱半 天冬一钱 秦艽 生地 柴胡 地骨皮各七分 桑皮 半夏 知母 紫菀 黄芪 赤芍 甘草各五分 人参 茯苓 桔梗各三分

[心劳]**大五补丸** 麦冬 天冬 人参 熟地 益智子 枸杞子 菖蒲 远志 地骨皮 茯苓

[脾劳]**橘皮煎** 橘皮五两 甘草三两三钱 当归 草薢 苁蓉 吴萸 厚朴 肉桂 巴戟 石斛 附子 牛膝 鹿茸 杜仲 菟丝子 干姜各一两 酒半升，沙锅内入橘皮煎，再入诸药末为丸。

[肝劳]**黑丸** 当归 鹿茸各一两 乌梅肉为丸，酒下。

[肾劳]**肾气丸** 八味丸见一卷中风，此再加牛膝、车前。

[筋极]**滋补养营丸** 远志 白芍 黄芪 白术各两半 熟地 人参 五味 芎 归 山药各二两 陈皮八钱 茯苓七钱 生地五钱 山萸四钱 蜜丸。

[筋极]**酒煮木瓜粥** 大木瓜 水酒煮烂，研膏，裹转筋处，冷即易之，三五度可瘥。

[骨极]**茸珠丸** 鹿茸 鹿角胶 鹿角霜 熟地 当归各两半 苁蓉 枣仁 柏子仁 黄芪 各七钱附子 阳起石各二钱 酒糊丸。

[血极]**补营汤** 参 苓 陈 草 归 芍 二地 栀子 麦冬 枣仁 乌梅

[肉极]**参苓丸** 参 苓 菖蒲 远志 牛膝 地骨皮 蜜丸。

[精极]**巴戟丸** 五味 巴戟 苁蓉 菟丝 覆盆 益智 牡蛎 龙骨 人参 白术 熟地 骨碎补 茴香 蜜丸。

[气极]益气丸　人参　麦冬　陈皮　桔梗　炙草　五味　蜜丸。

[七伤]锁阳丹　桑螵蛸三两　龙骨　茯苓各一两　糊丸。

[七伤]九龙丹　金樱子　杞子　莲须　熟地　芡实　茯苓　当归　山楂　酒糊丸。

## 虚损脉案

**杨**　弱冠成损，嗽血喘促，身热汗泄，食减便溏，脉弱数。此上损及中，补土生金，自不易定法。四君子汤加熟地砂仁末炒、山药、茯神、五味、白芍、莲子、小麦煎汤，数服血止，喘热亦定。然一阳初生，必交节不至加重，乃得转危为安。

**胡氏女**　寒热咳嗽，经断食少，肌削口干无寐，脉虚数，损象已具。经云：二阳之病发心脾，有不得隐曲，在女子为不月，二阳足阳明胃也。胃虚则受谷少而血无由生，故症见心脾。心主血，脾统血，情志不遂，日为忧思烦扰以耗竭之，故月水枯也，宜滋化源。仿立斋先生法，朝用归脾汤加柏子仁，夕用都气丸加杞子、白芍、枣仁、贝母。两月诸症悉退，后经自通而病霍然。

**狄氏**　月闭劳热，医用通经之品，喘嗽气促，怔忡自汗。又用寒凉退热，食减肌削，乍寒乍热，诊其脉弱数而促，此下损及中也。急用潞参、茯神、黄芪、炙草、白芍、当归、五味、枣仁、银柴胡，四剂诸症渐减，加山药、熟地炭、莲、枣。补心脾兼调肺肾，热嗽悉除，能进食矣。逾月后，忽腰腹痛，下胎形三寸许，儿头已半损烂。予深自咎临诊未审其母舌青黑与否，然计其经闭后已六阅月，乃知胞宫血涸，胎形不长，干热累月，必反枯癟深隐。通经破血药数十剂不能令堕，俟气血通调，瘀腐之膈膜者，乃去而不复留也。况血枯经闭，漫与三棱、莪术、牛膝、桃仁，不速之毙乎，志此为榨干汁者鉴。

**李**　肩挑伤力，咳嗽胸痛，其损在肺。用黄芪、潞参、茯神、百合、贝母、杏仁、当归、白芍、甘草、红枣，二服即应。此从安肺汤加减，经所谓损其肺者益其气也。

**睦** 肝肾阴虚，损久不复，冬至后痰咳粉红，嗽声子夜特甚。想虚阳失藏，龙火不伏，交子时阳气一动，炎灼上凌，浸至娇脏受戕，身热喘促。近又食减无味，午后颊红，时觉懔懔憎寒，是阴伤及阳，非萸地酸腻可效。必用甘药培元，佐以介属潜阳，冀其封固蛰藏，至立春前后，地气上腾，症不加重为幸。潞参、山药、百合、甘草、五味、白芍、牡蛎、淡菜、阿胶，数服渐平。

**堂弟** 呛嗽气急，脉弦数，适逢秋令，予谓此火刑金象也，当滋化源。以自知医，杂用梨膏止嗽，予谓非法。入冬寒热间作，厥气冲逆，灰痰带红，良由阳亢阴亏，龙雷并扰，冬藏不密。今近立春，地气上升，内气应之，喘嗽势必加重，拟方阿胶烊化、山药炒，各二钱。洋参、熟地炒、茯神、藕节三钱、川贝母炒研，一钱、甜杏仁炒研，钱半、枣仁炒研，八分、五味五分。数服颇效。又五更服燕窝汤，晚服秋石汤，降虚火而喘定。

**堂弟** 肺主出气，肾主纳气。今肾少摄纳，时交惊蛰，阳气大升，两关尺通滑兼弦，气由冲脉逆冲而上，子夜阳动，喘嗽汗泄，必起坐不能安卧，皆真元不纳之咎。屡用参芪保固，肺脾既属不济，即用知柏，名为滋肾，岂能骤安。仿叶氏镇摄法，青铅三钱、牡蛎煅研，钱半、茯神三钱、五味八分、炮姜四分。远志炒炭，钱半、故纸盐水炒，一钱。三服气平喘止，饮食大进，弦脉顿减，后用峻补膏方得痊。

**王** 劳力伤精，右尺偏旺，是火水未济之象，日晡寒热，嗽血神疲，大宜小心调摄，否则火燃金燥，吐红嗽喘，行将日甚矣。五味三分、熟地、山药、茯苓、杞子、丹皮各二钱、潞参三钱、白芍、川贝各一钱半、远志钱八分、莲子十粒。十数服诸症俱平。

**妹** 积年羸怯，经当断不断，热从腿膝上蒸。今岁厥阴风木司天，又值温候，地气湿蒸，连朝寒热烦渴，寤不成寐，悸咳善惊，总由阴亏心火燔灼，兼乘木火司令，气泄不主内守，阳维奇脉，不振纲维。越人云：阳维为病苦寒热。今藩卫欲空，足寒骨热，所固然已。先培元气，退寒热，待津液上潮，冀烦渴渐平。用潞参、茯神、麦冬、白芍、丹皮、龟板、熟地、柏子仁、红枣、蔗汁。三服寒热大减，烦渴渐止，但觉寒起足胫。原方去麦冬、龟板，加首乌、杞子、牛膝炒炭，壮其奇脉，二服不寒但热，原方又去首乌、杞子、柏子仁，加莲子、龙眼肉。数十服遂安。

贡　弱冠未室，劳力伤阳，寒热痰红，咳则气促呕沫，头眩食减，色悴肌羸，半载不复，脉来虚数，右部尤少神，乃肺气受伤，脾元亦惫。理阳兼泄浊为宜。用六君子汤加山药、莲子、南枣、淡姜煎服。四剂寒热止，浊逆平，去半夏，加贝母、茯神、五味，嗽稀而食进，数脉较减，又加薏米、芡实、黄芪、归、芍，煎丸兼服而瘳。后因自服地黄滋腻丸剂，食减便溏，饵牛肚，泻痢不止，又迫于完姻，虚嗽声哑，午余寒热，旦夕利数行，脉益虚数。思食减脾损，痢久肾伤，阴阳告残，乃求挽救，用药颇难，且终罔济，姑与扶肺脾以摄肾。潞参、茯苓、炙草、白芍、山药、益智、诃子、五味、莲、枣，数服甚平。但气下陷则痢，迫体憷寒，手足口热，寐必口干，此阳虚生寒，阴虚生热，而津不上潮也。朝用补中汤去柴、归，加益智、茯神，晚用熟地炭、五味、枣仁、白芍、贝母、薏米、麦冬俱炒，蔗汁冲服。寒热轻，痢如故，与桃花汤加参、苓、五味、乌梅。温摄下焦，痢仍不减，由肠液滑泄已久，气虚不受温摄，而喉痛声嘶，咳吐白沫，因春分节后气温升泄故也。转方仍用参、苓、莲、药补脾，五味、白芍敛肺，沙参、桔梗清咽，熟地炭、钗斛育阴，诃子、牡蛎醋淬，涩下。

谢氏　崩带后蒸热，头晕齿痛，食后嗳腐痞恶，不时便泻。始由冲任经伤，阴虚生火，医用青铅镇摄，虚火愈炎，中气愈陷，反使发际汗多如水，下部泄气如风，不知症缘阴亏，肝阳失制，上则为眩晕，下则为蒸泻，中则为风翔浪掀，食入漾漾欲呕。治宜和阳熄风，佐以运脾，否则补虚添胀，滋肾碍脾，势必食减肌削，延成下损及中之咎。杞子炭、甘菊炭、牡蛎粉、白芍、山栀、神曲俱炒、半夏青盐炒、茯神、丹皮、嫩桑叶、浮小麦煎汤。三服诸症渐平。原方去栀、曲，加鳖甲、山药、熟地炭，蒸热渐愈。

**族弟** 嗜饮伤中，湿热内蕴，咳嗽潮热，腹痛呕泻，脉沉小数，左尤涩。不戒饮则成酒劳。生术、茯苓、薏米、橘红、茴香、制半夏、枳子、砂仁、湘莲炒。数服诸症稍定，乃用葛花解醒汤去青皮、干姜，加制半夏，数十服痊愈。

**沈** 少年羸怯，晡热呛嗽，头眩食减，频呕苦酸浊沫，大便忽溏忽秘，脉弦数，右尺搏指。由相火太强，疏泄失司，痰浊不降，必梦泄足心如烙。先驱湿热以熄龙雷，黄柏酒炒、六分、半夏青盐制、钱半、茯苓、薏米各三钱、吴萸盐汤泡、五分、远志、山栀、泽泻各八分、橘红一钱。六服痰火降，遗泄止，去吴萸、山栀，加生白术钱半、五味三分、牡蛎粉二钱，诸症俱减，调理得平。

**服侄** 诵读神疲，晡寒宵热，汗嗽食减，脉虚，右尺弦大，此为童损。由心脾肺兼及肾阴，仿立斋先生治法，朝用补中益气汤去升麻，加茯苓、枣仁、小麦；晚用六味汤去山萸，加白芍、鳖甲、五味。十数剂寒热止而精神复。

【点评】虚损是因精气耗损而成，有五劳、六极、七伤之说。"五劳"既有《素问》之五劳所伤，即"久视伤血，久卧伤气，久坐伤肉，久立伤骨，久行伤筋"；又有《金匮要略》之五脏劳损，即"肺劳损气，心劳损神，脾劳损食，肝劳损血，肾劳损精"；以及《难经》之五劳病证，即"自上而下者，一损肺，劳嗽。二损心，盗汗。三损胃，食减。四损肝，郁怒。五损肾，淋漏"；又有五劳主症，即"皮毛枯槁，为肺劳；血脉不荣，为心劳；食少肌瘦，为脾劳；血虚筋缓，为肝劳；腹肿足弱，为肾劳"。"六极"是指筋极、骨极、血极、肉极、精极、气极。"七伤"是指，一阴寒，二阴痿，三里急，四精漏，五精少，六精滑，七溺数。以上所述既总结了虚劳的内涵及其各种表现，又阐述了虚劳的不同机理，表明虚劳即五脏及其所主五体之虚之劳。虚劳的治疗要点在于肺脾肾，"肺为五脏之天，脾为百骸之母，肾为性命之根。"至于选方用药，书中所述方药甚多，贵在随证治之。

## 劳瘵论治

凡男子之劳，起于伤精，女子之劳，由于经闭，小儿之劳，得于母胎，无不始于阴虚生热。然其源流，宜条列施治焉。有杂病久不愈，因积损成劳者，宜调营养卫汤。有思虑太过，郁损心脾而成劳者，宜归脾汤。有房劳伤肾，遗淋痿弱而成劳者，宜鹿胎丸。有饥饱伤脾而成劳者，宜补中汤加柴胡、山药。有积劳疲瘦，嗜卧寒热而成劳者，宜十四味建中汤。有负重致伤而成劳者，宜补中汤。有伤暑咯血而成劳者，清暑益气汤加减。有纵酒伤脾而成劳者，宜葛花解酲汤。有童年禀赋怯弱，骨蒸黄瘦而成劳者，宜麦煎散。有妇女经闭，由血热血枯而成劳者，宜逍遥散、补血养阴丸。有情窦初开，积想在心，真阴煎耗而成劳者。宜清离滋坎丸。其为劳热也，有气虚热，必兼少气自汗，体倦心烦，八珍汤加减。有血虚热，必兼燥渴，睡卧不安，圣愈汤、参人中白丸。有往来潮热，必兼膝软骨节痛，参苓建中汤。有骨蒸热，必兼肌瘦颊红，鳖甲丸、河车丸、二仙胶。有五心热，必兼体痛口干，逍遥散参生脉散。有遍体热，必兼神困肌削，十四味建中汤。有病久结痰注络，腹胁常热，惟头面手足于寅卯时乍凉。六君子汤加姜汁、竹沥。其为劳嗽也，或由阴伤阳浮，金燥喉痒致嗽，宜甘润养肺，清安膏。或由肾水虚涸，火烁肺金致嗽，宜壮水滋液，六味丸加麦、味，或噙化丸。或由脾土先虚，不能制水，水泛为痰致嗽，立效方加陈皮、白术。或由元阳下亏，痰涎喘促，虚寒致嗽。六味回阳饮、理中汤、八味丸。至劳嗽失音，会厌伤也。猪脂和白蜜膏。肺痿吐脓，形肉脱也。太平丸，白凤膏。劳嗽兼喘，肾不纳气也。都气丸加参、芪、牛膝、蛤蚧或杏仁膏。其见为血症也，嗽血出于肺，忧悲所致也。宜二冬、二母、白及、百合、桔梗、阿胶、或润肺膏。痰血出于脾，思虑所致也。宜苓、芪、地、斛、丹、陈、甘草，或酸枣仁汤。吐血出于心，惊恐所致也。宜丹参、山药、茯神、当归、地黄、麦冬、或养心汤。血成块出于肝，恚怒所致也。宜柴、芍、丹、栀、生地、枣仁、沉香，或柴胡疏肝散。咯血出于肾，房欲所致也。宜地、膝、丹、苓、远志、童便、阿胶、或坎离既济丹。呕血出于胃，中气失调，火迫络伤也。宜犀角地黄汤。凡积劳失血，久病吐血，并宜独参汤。若夫尸疰瘵症，由瘵久生虫，食人脏腑，其症蒸热呛嗽，胸闷背痛，或面色㿠白，两颊时红，亦有面色不衰，肌肉不损，名桃花疰。宜紫金锭，苏合香丸。又有尸鬼作祟，其症沉沉默默，不知所苦，累月经时，羸顿至死，同气连枝，多遭传染，名传尸劳。当补虚以复其元，养营汤、八味丸。杀虫以绝其根。十疰丸、桃奴丸。凡诊视者，不宜空腹，宜饱食，或佩安息香及麝香，则虫鬼不敢侵也。


## 附方

[久劳]调营养胃汤　参　术　陈　苓　归　芍　麦　五味　二地　黄芪　山药　远志　山萸　鸭血蜜煎。

[郁劳]归脾汤　人参　焦术　茯神　枣仁　龙眼各二钱　炙芪钱半　当归　远志各一钱　木香　甘草各五分　姜　枣　水煎。

[房劳]鹿胎丸　鹿胎煮　熟地八两用人乳粉、山药各一两拌蒸　菟丝子十两，酒煮　杞子八两，乳浸　制首乌六两，乳浸晒　人参四两　金石斛六两，酒炒　巴戟五两，酒炒　黄芪　五两，酥炙　黄蒿膏丸。

[补中]补中益气汤　见一卷中风。

[积劳]十四味建中汤　参　桂　附　术　草　归　芍　芎　地苓　夏　麦冬　苁蓉　姜　枣

[暑劳]清暑益气汤　见一卷暑。

[酒劳]葛花解醒汤　见一卷湿。

[童劳]麦煎散　赤苓　归　术　地　草　柴胡　鳖甲　小麦

石膏　常山　干膝　大黄　末四味慎用。

[女劳]**逍遥散**　见一卷火。

[女劳]**补血养阴丸**　归　芍　丹　地　麦　味　牛膝　杞子
青蒿　鳖甲　川断　茯苓　益母膏丸。

[情劳]**清离滋坎丸**　六味丸料，加二冬　生地　当归　白芍
知母　黄柏　白术　甘草　吐血加山药、莲子，咳加枇杷叶、贝母、
栝蒌，痰加橘红，热加骨皮，嗽加五味，怔忡加远志、枣仁，遗精加
龙骨、牡蛎，咽疮加甘草、桔梗，痰喘加苏子，久咳加阿胶、五味、
紫菀、麦冬。

[虚热]**八珍汤**　见一卷中风。

[虚热]**圣愈汤**　参　芎　归　二地

[血热]**人中白丸**　归　芍　二地　人中白　白术　鳖甲　青蒿
羚羊角　阿胶　百部膏丸。

[潮热]**参苓建中汤**　参　苓　归　芍　陈　草　桂枝　半夏
麦冬　前胡　细辛

[骨蒸]**鳖甲散**　柴胡　鳖甲　知母　秦艽　当归　乌梅　青蒿
地骨皮　早晚服。

[骨蒸]**河车丸**　紫河车　人中白　秋石　五味　人参　阿胶
人乳　地骨　鳖甲　银柴胡　以百部、青蒿、童便、陈酒熬膏为丸。

[骨蒸]**二仙胶**　鹿胶　龟胶　人参　杞子

[口干]**生脉散**　见一卷暑。

[健脾]**六君子汤**　见一卷中风。

[嗽血]**清安膏**　麦冬　生地各十两　橘红三两　桔梗　甘草　贝母
各二两　龙眼　苡仁各八两　薄荷五钱

[滋液]**六味丸**　见一卷中风。

[劳嗽]**噙化丸**　玉露霜　柿霜　贝母　百合　茯苓　海石　秋
石　甘草　薄荷　硼砂少许　蜜丸。

[嗽痰]**立效方**　蒌　杏　桔　贝　五味子　款冬　天冬　葱白

川椒<sub>每岁一粒</sub>　共为末，纳猪肺中，荷叶包蒸，五更服。

［阳虚］**六味回阳饮**　参　附　姜<sub>各二钱</sub>　熟地<sub>五钱</sub>　当归<sub>三钱</sub>　草<sub>一钱</sub>　汗加黄芪，泄加白术、乌梅。

［阳虚］**理中汤**　见一卷中风。

［虚寒］**八味丸**　见一卷中风。

［肺痿］**太平丸**　二冬　二母　二地　杏　桔　归　款冬　阿胶　蒲黄　薄荷　京墨　麝　蜜丸。

［肺痿］**白凤膏**　白鸭<sub>一只</sub>　元枣<sub>二升</sub>　参苓平胃散<sub>一升</sub>　陈酒<sub>一瓶</sub>　将鸭顶血滴酒内饮，再去鸭毛及肚杂，拭净，将枣去核，每枣纳参苓平胃末，入鸭腹，麻线扎定，砂锅内煨，将酒三次添入，以干为度，共捣为丸。煎人参汤下。

［嗽喘］**都气丸**　六味丸加五味子。

［劳嗽］**润肺膏**　羊肺　杏仁　肺霜　蛤粉<sub>各一两</sub>　真酥<sub>一两</sub>　此与白凤膏，葛可久方也。

［脾血］**酸枣仁汤**　见一卷中风。

［心血］**养心汤**　归　二茯　川芎　半夏<sub>各一两</sub>　柏子仁　枣仁　远志　五味　人参　桂心<sub>各五钱</sub>　炙草<sub>一钱</sub>　为散，煎服五钱。

［肝血］**柴胡疏肝汤**　香附　柴胡　陈皮　芎　芍　枳　草

［肾血］**坎离既济丹**　二地　二冬　二茯　归　芍　参　五味　黄　杞　苁蓉　黄柏　远志　枣仁　丹蜜丸。

［胃血］**犀角地黄汤**　见一卷温。

［杀虫］**紫金锭**　慈菇　五倍　大戟　辰砂　雄黄　麝香

［杀虫］**苏合香丸**　见一卷中风。

［补虚］**养营汤**　参　苓　术　草　地　芍　归　味　志　陈　桂　姜　枣　水煎。

［鬼疰］**十疰丸**　雄黄　巴霜<sub>各一两</sub>　人参　细辛　附子　麦冬　皂角　桔梗　川椒　甘草<sub>各五钱</sub>　蜜丸。

［杀虫］**桃奴丸**　桃奴<sub>七个另研</sub>　玳瑁<sub>镑细一两</sub>　安息香<sub>一两</sub>　同熬成

膏。另以辰砂 犀角各五钱 琥珀 雄黄各三钱 麝香 冰片 牛黄各二钱 桃仁十四个 共研细，和膏为丸芡子大，封固阴干，每次一丸，参汤下。

## 劳瘵脉案

**刘氏** 阴疟延久暂愈，临蓐后将息失宜，肤粟骨战，寒热沉绵，阴阳二维不司统束护卫。用理阳摄阴法：鹿角霜、补骨脂、当归各一钱、潞参、杞子、远志各二钱、茯神三钱、生白术八分、炙草六分、小麦半合、红枣五枚。十服诸症渐减。但右脉沉小，左寸虚。原方去鹿角、杞子、骨脂，加补心脾之药，用山药、枣仁、莲子、白芍俱炒。数服饮食进，寒热除。继由变生反目，气逆咳嗽，失音面晦，是脏真日漓，神采内夺也，切忌清肺理嗽。速用五味、山药、茯神、潞参、杞子、核桃肉、诃子皮、莲、枣。数十服嗽止音复，后加调补获痊。

**印氏** 脉细涩，营卫素亏，秋冬背寒胫冷，经事愆期，从未孕育，乃冲、任、督经虚，宿恙延为劳怯重症。近日咳嗽，唾痰多，在夜半及清晨为剧。想脾聚宿痰，寤时为呼吸引动，因呛咳不已，先服平嗽煎剂，再订膏方，专理奇脉。川贝、甜杏仁、蒌皮俱炒研、茯苓、前胡、橘红、白术、炙草、潞参、桑皮蜜炙、姜枣煎。三服嗽定，去蒌皮、前胡，加莲子、山药、五味、杞子俱炒，再服数剂。俟嗽愈，服膏方：骨脂、杞子、沙苑、归身、杜仲、菟丝饼、核桃肉、芡实炒、牛膝酒蒸、首乌制、茯神、玉竹同熬，用鹿角胶加倍收胶。日服五钱，宿恙渐瘳。

【点评】劳瘵是由瘵虫所致，但与虚劳密切相关。由于历史原因古人对于劳瘵与虚劳的鉴别并不明确。所以，在虚劳篇论及劳瘵，劳瘵篇论及虚劳。虚劳者易染瘵虫，劳瘵则易致虚劳。然而无论是虚劳或是劳瘵，治疗总以辨证论治为原则，其中所述各种证候治法是历代医家所总结的经典治法方药值得学习，比如白凤膏、润肺膏等药食调理，以及各种理虚之法，确有可取之处。由于受其所处时代限制，林氏对劳瘵病证的认识及其治法似有欠妥，如"瘵久生虫""尸鬼作祟""女子之劳，由于经闭"之说。其方药应用如紫金锭、十疰丸、桃奴丸等杀虫之效并不可信，而其中辰砂、大戟、雄黄、巴霜等药的毒副作用尤当注意，不可盲从。

# 咳嗽论治

肺为华盖，职司整肃，自气逆而为咳，痰动而为嗽，其症之寒热虚实，外因内因，宜审辨也。肺寒嗽必痰稀面白，畏风多涕，当温肺固卫，款冬、紫菀之属，加入玉屏风散。肺热嗽必痰稠面红，身热喘满，当降火清痰，黄芩、花粉、海石、栝蒌、玉竹之属，加入清肺饮。肺虚嗽必气逆汗出，颜白飧泄，当补脾敛肺，六君子汤加山药、五味子之属，肺实嗽必顿咳抱首，面赤反食，当利膈化痰，泻白散加杏、蒌、姜、橘之属。外因者，六淫之邪，自表侵肺，治用辛散，则肺清而嗽止；内因者，五损之病，自下及上，治在甘润，则肺清而嗽安。治外因嗽，感风者辛平解之，桂枝、防风之属。感寒者辛温散之，紫苏、姜、杏之属。感暑者辛凉除之，香薷、薄荷、竹叶之属。感湿者苦降淡渗之，厚朴、通草、薏仁之属。感燥者甘凉清润之，玉竹、花粉、百合之属。感火者甘寒苦辛涤之，麦冬、石膏、桔梗、山栀、象贝之属。湿热痰火阻气，清降辛泄之，茯苓、沙参、杏仁、前胡、桑皮之属。治内因嗽，肝胆气升犯肺者，泄木降逆，钩藤、栀子、枳壳、丹皮、陈皮之属。土虚不生金者，胃用甘凉，参、麦、山药、扁豆之属。脾用甘温，四君、姜、枣之属。肾阴虚火炎金燥者，熟地、五味、人乳、燕窝、阿胶、胡桃之属。滋液填精。肾阳虚水泛为痰者，益智、沉香、沙苑子、肾气丸之属。纳气归肾。劳心动火者，归脾汤去木香，加麦冬、五味，熬膏蜜收服。润养心血。久嗽不已，人参蛤蚧散、嚼化丸、劫嗽丸。

经云：五脏六腑皆令人咳，非独肺也。肺咳则喘息有音，千金五味子汤去续断、地黄、赤小豆，加麦冬、玉竹、细辛。心咳则心痛喉中如梗，凉膈散去硝黄，加黄连、竹叶。肝咳则胁痛，枳壳煮散去芎、防，加肉桂、橘红、苏子。脾咳则右肤下腋下胁痛引肩背，六君子汤加枳壳、桔梗。肾咳则腰背引痛，都气丸加参、麦。胃咳则呕甚，长虫出，异功散加川椒、乌梅。胆咳则呕胆汁，小柴胡汤。大肠咳则遗矢，赤石脂禹余粮汤。小肠咳则失气，芍药甘草汤。膀胱咳则遗溺，茯苓甘草汤。三焦咳腹满不欲食饮，七气汤加黄连、枳实。夫五脏久咳，乃移六腑，脾咳不已则胃受，肝咳不已则胆受，心咳不已则小肠受，肺咳不已则大肠受，肾咳不已则膀胱受，六腑久咳不已则三焦受。然终不离乎肺脾肾也。盖肺为贮痰之器，脾为生痰之源，而肾与肺实母子之脏。因痰致咳者，痰为重，主治在脾；因咳动痰者，咳为重，主治在肺；无痰干咳者，阴虚为重，主治在肾。景岳谓虚劳干咳，乃肺肾不交，气不生精，精不化气，当分有火无火治之。如脏平无火，止因肺虚，补气自能生精，宜五福饮之类；如脏气微寒，非辛不润，补阳自可生阴，宜理阴煎，或六君汤。如内热有火，须保真阴，壮水自能制火，宜一阴煎或贝母丸。切忌消痰开郁，使气愈耗，水愈涸也。其脾肺亏损，致咳嗽喘促，畏寒呕泻，及脉见细弱，症见虚寒，咳久不已者，均勿清嗽，但补元气，嗽自止。六味回阳饮，或理中汤、劫劳散、八味地黄丸。

以四时论之，春季咳木气升也，治宜兼降，前胡、杏仁、海浮石、栝蒌仁之属。夏季咳火气炎也，治宜兼凉，沙参、花粉、麦冬、知母、元参之属。秋季咳燥气乘金也，治宜清润，玉竹、贝母、杏仁、阿胶、百合、枇杷膏之属。冬季咳风寒侵肺也，治宜温散，苏叶、川芎、桂枝、麻黄之属。以一日计之，清晨嗽为气动宿痰，二陈汤加贝母、枳壳、桑白皮、枇杷叶、橘红，上午嗽属胃火，石膏、川斛之属，午后嗽属阴虚，四物、六味等汤，黄昏嗽属火浮于肺，当敛而降之，五味子、五倍子之属，夜半嗽为阳火升动，宜滋阴潜阳，六味丸加牡蛎、淡菜之属。肺本娇脏，畏热畏寒，火刑金烁，故咳，无痰有声。水冷金寒，故嗽，无声有痰。当分新久虚实治之。感风暴嗽，鼻流清涕，桂枝汤加葱豉。感寒暴嗽，肩背怯冷，华盖散。兼感风寒暴嗽，鼻塞声重，莒苏饮。咳逆倚息不得卧，小青龙汤。风温化燥呛咳，金匮麦门冬汤去半夏，加玉竹、沙参、杏仁、贝母。火热嗽，喉哑痰稠，加减凉膈散。感湿致嗽，面目浮肿，豆豉、杏仁、通草、滑石、半夏、茯苓、大贝之属。一咳痰即出，脾湿胜也，二陈汤加术、薏、防己。连咳痰不出，肺燥甚也，桔梗汤去桑皮、防己，加玉竹。客邪伤肺，久嗽不止，安嗽化痰汤。久嗽中气虚，营卫兼损，归芪建中汤。肉伤嗽，脉虚气乏，补中益气汤去升柴，加麦、味。脾虚食减久嗽，归芪异功散加白芍、南枣。胃虚呕逆作咳，大半夏汤加砂仁、茯苓、橘红、煨姜。肺胃虚寒，咳沫吐食，温肺汤。寒饮停胃，攻肺致咳，半夏温肺汤。上气呛咳胁痛，肝木乘肺也，七气汤加白芍、金橘。思虑劳神干嗽，心火刑金也，生脉散加茯神、贝母、熟地、枣仁、龙眼肉。肾虚肺燥喘咳，都气丸加麦冬。喘嗽痰多，怯冷，生料肾气丸煎服。肺虚喘嗽吐血，门冬清肺饮。咳痰见血，脉虚数，六味丸料煎加阿胶、秋石。

[嗽]伤风嗽，恶风自汗脉浮，加味桂枝汤。伤寒嗽，恶寒无汗，脉紧，加味麻黄汤。风寒嗽，痰多气逆，六安煎。寒包热，热郁肺俞，遇秋冬寒凉辄发咳，寸脉坚，声音窒，但解其寒而热自散，麻杏石甘汤，或金沸草散。热包寒，先伤风寒，痰嗽未止，更伤炎热，呛咳声嘶，宜两解其邪，葳蕤汤加减。风热咳，风郁化热，宜辛凉散解，薄荷、桔梗、杏仁、苏梗、桑皮之属。风温嗽，风温上侵，头胀咽痛，呛咳失音，宜清轻凉解，桑叶、象贝、连翘、薄荷、杏仁、沙参、桔、甘之属。温邪嗽，春冬温邪犯肺，呛咳气窒喉痛，治同风温。如热郁者，加山栀、豆豉、郁金、甘蔗、蔗霜、川贝母。暑嗽，暑热蒸嗽，及暑风袭入肺卫，寸脉大，喉痒口渴，俱宜微辛微凉，竹叶、蔗皮、杏仁、石膏、薄荷、香薷。暑兼湿，咳而痰稠，气阻溺涩，宜苦降淡渗，厚朴、黄芩、苏子、苡仁、滑石、通草、花粉、西瓜翠衣，或益元散。燥嗽，秋燥嗽渴，气促，宜甘润，玉竹、沙参、麦冬、梨、蜜、杏仁、蔗汁之属，或复脉汤去姜、桂。火嗽，火逆上气，咽喉不利，金匮麦门冬去半夏，加沙参、栝蒌、桔梗。火热乘肺，咳唾有血，千金麦门冬汤去麻黄、姜。

[喘嗽]咳而上气，苏子膏。喘咳发热自汗，安肺汤。咳逆上气，喉中有水鸡声响，射干麻黄汤。肺胀喘咳，鼻扇肩抬，越婢加半夏汤。咳而喘

急，咽燥如有塞，唾血者，杏仁膏。肺虚久嗽作喘，补肺阿胶散。喘促脉沉数，五味子汤。

[**劳嗽**]虚劳干咳，琼玉膏，或金水六君煎。脾肺伤损，劳嗽，憎寒壮热，团参饮子。心肾虚，发热盗汗，劳嗽无痰，劫劳散。咳而无痰者，人参同蜜煎桃肉细嚼，或二味煎服，名观音应妙散。脾肺虚寒，怯冷痰嗽，加味理中汤。肾阴虚，脉细数，下午寒热，干咳颊红，晨服异功散，夜服六味丸。肾阳虚，脉微弱，水泛为痰，七味地黄丸。肺劳久嗽，饥则胸中大痛，视上唇有白点如粞者，此虫啮其肺，百部膏加乌梅、槟榔。下其虫自愈。经年嗽，药不瘥，余无他症者，与劳嗽异。一味百部膏。有暴嗽，诸药不效，服生料鹿茸丸即愈。乃肾虚也，不可以暴嗽而疑遽补之非。

[**哑嗽**]气促满闷失音，通声煎。肺实痰壅，宜杏、桔、蒌、橘、贝、枳、竹叶之属。肺虚喉燥，宜生脉散加玉竹、款冬花、蜜。外感包热者，细辛、半夏、蜜、姜辛散之。内伤火刑金者，六味汤合生脉散。顿咳至声不出者，痰郁火邪，桔梗汤加贝母、枇杷叶。久嗽失音，杏仁膏。

[**肺胀**]上气喘胀，脉浮大，越婢加半夏汤。肺胀咳喘，脉浮，心下有水气，小青龙加石膏汤。肺胀咳左右一偏不得卧，动则喘急息重，此痰挟血瘀。宜当归、丹皮、赤芍，桃仁、枳壳、桔梗、半夏、甘草、竹沥、姜汁。如外邪去后，宜半夏、海石、香附、栝蒌仁、甘草为末，姜汁蜜调噙之。

[**嗽吐**]咳呕并作，为肺胃俱病，先安胃气，二陈汤加芦根、姜汁、枇杷叶，虚者六君子汤加桔梗。咳吐，痰食俱出，二陈汤加枳、术、杏仁、细辛。食积痰嗽，二陈汤加栝蒌、山楂、莱菔子、枳实、曲柏。


## 咳嗽脉候

咳嗽脉，浮为风，紧为寒，洪数为热，濡细为湿。寸关涩难，而尺内弦紧，为房劳阴虚。右关濡大，为饮食伤脾。左关数弦，为疲极肝伤。迟涩肺寒，洪滑痰多，弦涩血少。脉出鱼际，为逆气喘急。肺脉微急，咳而唾血，脉或沉或浮，声不嘶者可治；脉来洪数，形瘦面赤，肾气衰而声哑者难疗。亦有肺络痰壅声哑者，不在此例。暴嗽不得卧为肺胀，可治；久嗽左不能卧，为肝伤；右不能卧，为肺损，皆难治。久嗽脉弱者生，实大数者死。咳嗽形羸，脉形坚大者死，沉紧伏匿者死；浮直者可治，浮软者易治，咳而脉虚，必苦胃，以有支饮在胸中也。

## 附方

[固卫]**玉屏风散**　见一卷中风。

[清痰]**清肺饮**　杏　贝　苓各一钱　桔　草　五味　陈各五分　姜三片

[火嗽]**清肺饮**　二母　杏　桔　薄荷　赤茯　天冬　甘草各七分前胡　桑皮　枳壳各一钱

[补脾]**六君子汤**　见一卷中风。

[泻肺]**泻白散**　见一卷火。

[补阳]**肾气丸**　八味丸加牛膝、车前。

[养血]**归脾汤**　见本卷劳瘵。

[久嗽]**人参蛤蚧散**　人参五钱　蛤蚧酥炙一对　杏仁　甘草各五钱二母　茯苓　桑皮各三两　茶服。

[久嗽]**噙化丸**　熟地　阿胶　五味　贝母　款冬　杏仁　人参甘草　蜜丸。

[久嗽]**劫嗽丸**　诃子　百药煎　荆芥　蜜丸。

[肺咳]**千金五味子汤**　五味　桔梗　紫菀　炙草　续断各一钱竹茹三钱　赤小豆一撮　生地　桑皮各五钱

[心咳]**凉膈散**　见一卷中风。

[肝咳]**枳壳煮散**　枳壳　桔梗　甘草　细辛　葛根　肉桂　橘红　苏子　姜　枣

[肾咳]**都气丸**　见一卷火。

[胃咳]**异功散**　见一卷中风。

[胆咳]小柴胡汤　见一卷温。

[大肠咳]赤石脂禹余粮汤　赤石脂　禹余粮各二两研　水煎。

[小肠咳]芍药甘草汤　白芍　甘草四钱　水煎。

[膀胱咳]茯苓甘草汤　茯苓二钱　炙草一钱　桂枝二钱半　姜五大片水煎。

[三焦咳]七气汤　半夏五钱　厚朴三钱　茯苓四钱　紫苏二钱　姜枣　水煎，名三因四七汤。

[补气]五福饮　见一卷中风。

[补阳]理阴煎　熟地三钱　当归　炮姜各二钱　炙草　肉桂各一钱

[壮水]一阴煎　熟地三钱　生地　白芍　麦冬　丹参各二钱　牛膝钱半　甘草一钱

[壮水]贝母丸　二母　二冬　二地　归　芍　甘草

[补阳]六味回阳饮　见本卷劳瘵。

[补阳]理中汤　参　姜　术　草　加陈、苓、辛、夏、五味、枣，名加味理中汤。

[治损]劫劳散　归　芍各钱半　熟地二钱　参　甘草　五味　阿胶各一钱　半夏二分

[壮阳]八味丸　见一卷中风。

[消痰]二陈汤　见一卷中风，加苏、杏、桔，名加味理中汤。

[补血]四物汤　地　芍　归　芎　或加阿胶。

[风嗽]桂枝汤　桂　芍　草　姜　枣

[散寒]华盖散　麻黄　苏子　桑皮　杏仁　赤茯　橘红各一钱　甘草五分　姜　枣

[疏风]芎苏饮　参　苏　夏　苓　陈　草　枳　桔　芎　柴　木香　葛根　姜　枣

[行水]小青龙汤　麻　桂　辛　芍　姜　草　夏

[润燥]金匮麦门冬汤　见一卷燥。

[降火]加减凉膈散　翘　栀　芩　草　荷　桔　竹叶

[疏肺]桔梗汤　杏　蒌　枳　桔　归　草　贝　苡仁　桑皮　防己　百合　姜

[止咳]安嗽化痰汤　杏　葛　枳　桔　半夏　橘红　桑皮　炙草　茯苓　紫苏　前胡　麻黄

[营卫]归芪建中汤　桂　芍　草　枣　饴糖　名小建中汤，此加归、芪。

[补中]补中益气汤　见一卷中风。

[扶脾]归芪异功散　即异功散加归、芪。

[调胃]大半夏汤　半夏　人参　白蜜

[温肺]温肺汤　白芍桂汁炒　半夏　姜　五味　辛　枳　肉桂　姜　枣

[清肺]生脉散　见一卷暑。

[风嗽]加味桂枝汤　即桂枝汤加　防风　杏仁　前胡　细辛

[寒嗽]加味麻黄汤　麻　桂　杏　草　名麻黄汤，此加半夏、橘红、苏叶、姜、枣。

[豁痰]六安煎　陈皮钱半　半夏　茯苓各二钱　炙草　杏仁各一钱　白芥子五分

[寒包热]麻杏石甘汤　麻　杏　石　草

[散风]金沸草散　旋覆花即金沸草　前胡　细辛各一钱　荆芥钱半　赤茯六分　半夏五分　炙草三分　姜　枣

[热包寒]葳蕤汤　见一卷温。

[利湿]益元散　见一卷温。

[润燥]复脉汤　见一卷中风。

[清热]千金麦门冬汤　见一卷燥。

[定喘]苏子膏　苏子　杏仁　生地　姜汁　白蜜收膏。

[保肺]安胃汤　参　苓　术　草　归　芍　芎　麦　五味　桑皮各一钱　阿胶钱半　姜三片

[上气]射干麻黄汤　射干三钱　麻黄　五味各一钱　细辛八分　紫

菀　款冬各三钱　半夏二钱　姜　枣

　　[肺胀]**越婢加半夏汤**　麻　石　姜　草　枣　名越婢汤，此加半夏。

　　[喘咳]**杏仁膏**　杏仁　阿胶　苏子各二两　真酥三两　姜汁一合白蜜五合收膏。

　　[久咳]**补肺阿胶散**　人参　阿胶各一两三钱　茯苓　马兜铃　糯米各五钱　杏仁二十粒　炙草四钱　为末，每服三钱。

　　[喘促]**五味子汤**　参　杏　麦　味　陈　姜　枣

　　[干咳]**琼玉膏**　见一卷燥。

　　[劳嗽]**金水六君煎**　熟地三钱　当归　半夏　茯苓各二钱　陈皮钱半　炙草一钱

　　[脾肺]**团参饮子**　人参　紫菀　阿胶　百合　细辛　款冬　杏仁　天冬　半夏　五味　桑叶　甘草

　　[无痰]**观音应梦散**　人参　白蜜　核桃肉　或煎服。

　　[水泛]**七味地黄丸**　见一卷中风。

　　[杀虫]**百部膏**　百部一味熬。

　　[补阳]**鹿茸丸**　鹿茸　牛膝　五味各二两　石斛　巴戟　附子　川楝　山药　肉桂　杜仲　泽泻各一两　沉香五钱　酒糊丸。

　　[哑嗽]**通声煎**　杏仁　五味　木通　菖蒲　人参　桂心　款冬　细辛　竹茹　真酥　姜汁　白蜜　枣肉

　　[火郁]**桔梗汤**　桔梗　栀子　黄芩　前胡　贝母　知母　香附　薄荷


## 咳嗽脉案

**杨氏**　秋间呛嗽，子午刻尤甚，咳则倾吐，晡后热渴面赤，经期错乱。此肺受燥邪，不司肃降为标；金受火克，不能生水为本。急则治标，先于润剂兼佐咸降。用杏仁、蒌仁、苏子、半夏、丹皮、麦冬、百合。三服咳吐已止，能纳食而虚火已退。后用燕窝清补肺气，再用六味丸料，加白芍、五味、淡菜熬膏，蜜收服愈。

**张氏** 产后感风咳嗽，用辛散轻剂不效。改用阿胶、五味、当归、潞参、茯苓、甘草、甜杏仁<sub>炒研</sub>，一啜而安。可知橘、桔、芎、苏，虚体慎用。

**族某** 干咳无痰，卧觉气自丹田冲逆而上，则连咳不已，必起坐稍定，是气海失纳矣。诊脉右尺偏大，肾阳易旺，寐后肺气不敢下交于肾，延久即喘之萌，速固其根蒂为要。三才固本丸服效。按肺主气而气根于丹田<sub>肾部</sub>，故肺肾为子母之脏，必水能制火，而后火不刑金也。二冬清肺热，二地益肾水，人参补元气，气者水之母也。

**毛** 衰年久嗽，自秋入冬，憎寒食减，口不知味，脉虚少力，为脾肺俱伤，中气不足之候。宜扶脾阳以生肺金，潞参、茯神、炙草、山药、黄芪、炮姜、五味、红枣、湖莲。数服渐愈。

**洪** 冬季干咳，夜半特甚。医用杏、蒌、橘、姜、桑皮等药，气促不止。诊其脉两尺洪而大，此阳失潜藏，金畏火炎象也。六味汤去萸、丹，加五味、百合、白芍，渐愈。此症若专治肺，延久不痊，必成上损，须壮水以制龙火之亢逆，而嗽自平。

**钟** 中年肝肾阴虚，尺脉偏旺，夜热咳嗽。医药数月，或以咳为肺有蓄水，或以嗽为外感寒邪，浸至头晕眩口干，下元乏力，近又憎寒减食，面色萎悴，足心如烙。据脉论症，必由梦泄伤精，渐成劳嗽无疑。今懔懔怯寒，食不甘味，毋使阴伤及阳，延及下损及中之咎。六味汤熟地炒用，加参、五味、贝、莲。七服热减嗽轻。又照六味汤去萸、泻，加石斛、麦冬、贝母、五味、潞参、莲子。煎服数剂，接服丸方，用前药加鱼鳔、淡菜等，蜜丸而愈。

**毛** 久嗽夜甚，晨吐宿痰酸沫，脉右虚濡，左浮长。已似木气贯膈犯肺，乃因臂痛，服桂枝、川乌等药酒。肺为娇脏，不受燥烈，呛咳益加，喘急上气，此为治病添病。当主以辛润，佐以酸收，经所谓肺苦气上逆，以酸补以辛泻也。清肺饮去桔梗，加白芍、苏子、桑皮蜜炙。数服痰咳稀，喘亦定，但纳谷少。用培土生金法，去桑皮、五味，加山药、苡米俱炒、潞参、茯神、莲子、炙草、南枣、粳米煎汤，数服而食进。

**王姓儿** 秋凉感风，夜热，顿咳连声，卧则起坐，立即曲腰，喘促吐沫，汗出痰响。由风邪侵入肺俞，又为新凉所束，痰气交阻。法宜辛散邪，苦降逆。用桔梗、紫苏、杏仁、前胡、橘红、淡姜，热嗽减。一外科以为症感秋燥，用生地、五味、白芍、贝母等药。予曰风邪贮肺，可酸敛乎？痰涩阻气，可腻润乎？即单用姜汁一杯，温服可也。频以匙挑与而愈。

**李** 春温痰火壅肺，宵咳上气，卧不着枕，心神恍惚，脉浮洪，舌绛口干溺赤。治宜整肃太阴，兼佐除烦。杏仁、蒌仁、桔梗、贝母、豆豉、山栀、连翘、枇杷叶、蔗汁。二服嗽稀得寐，因远客劳神，心营耗损，参用养营安神。生地、百合、枣仁、杏仁、茯神、贝母、沙参、甘草。二服心神安，胃阴亦复，可冀加餐，嗣因内人语言怅触，气郁生涎，改用温胆汤而痊。

**巫氏女甥** 年十四，干咳脉数，颊红，夜热无汗，此虚阳升动，肺金受烁，若不滋化源，阴日涸，损根伏矣。据述天癸未至，白带频下，始信真元不固。乃以潞参、山药、茯神扶脾元，白芍、丹皮泻阴火，甜杏仁、百合止咳，五味、诃子敛肺，炙草、红枣和中调营，一服嗽轻。加熟地、石斛而蒸热退。即用前药去百合、诃子、石斛，加芡实、莲子，蜜丸。常服效。

**糜** 六旬，素患失血，今冬温夹虚，痰嗽气阻，咳则胁痛汗出，热烦口干，脉歇止。医用消散，痰嗽益剧。更医乃用炒术、半夏、朴、柴等味。余曰：术、夏守而燥，朴、柴温而升，此症所忌，况质本阴亏，温易化燥，宜辛润以利肺气则安。用杏仁、栝蒌、贝母、桑皮蜜炙、橘皮、钗斛、前胡、赤苓。一服安寐，嗽去八九，胁痛顿减，脉亦和。乃用燕窝汤煎潞参、茯神、杏仁、贝母、山药、栝蒌、桑皮。再服更适，转侧如意矣。

**服侄** 劳倦内伤嗽，用桔、苏、旋覆等剂，病加。诊脉小数。右尺稍大，乃阴虚致嗽，忌服表散。以五味、甜杏仁、白芍、贝母、潞参、杞子、茯苓、莲、枣，二服嗽减。又三服，加熟地、山药等，尺脉乃敛。

**郦** 冬阳不潜，龙焰上扰灼肺，呛嗽带红，剧在宵分。少年气促，脉虚数，憻寒夜热，损怯已成。想诵读阳升，寐中必有遗泄，心肾不交，精关失固，且口不甘味，食减于前，下损及脾，无清嗽治痰之理。燕窝清补，希冀嗽止痰消，恐初春气已交，憻寒必憎，安望嗽减。益脾肺，交心肾，调理如法，寒热可止，呛嗽可平。潞参、山药、茯神、生黄芪皮、桑皮<small>蜜炙</small>、甜杏仁、五味、枇杷叶、莲子、枣仁、阿胶、龙骨，数服嗽减寒止，痰血若失。去枇杷叶、龙骨、阿胶，加炒熟地、丹皮，热渐退。嗣用潞参、熟地、山药、茯神、远志、黄芪<small>蜜炙</small>、龙骨、白芍、枣仁、五味、龙眼肉熬膏。二料痊愈。

**【点评】**临床中咳嗽证型较为复杂，因林氏自患咳喘，深受困扰，辨证尤为详细，用方竟达69首。咳为肺病，宜从肺辨：先分肺寒、肺热、肺虚、肺实咳证。其次从内因、外因辨，内因归于劳损，以及五脏生克；外因由于风、寒、暑、湿、燥、火致咳。咳非独肺，若从脏腑辨：有心、肝、脾、肺、肾、胃、胆、大肠、小肠、膀胱、三焦咳，脏咳不已，传之于腑；而五脏六腑咳终不离乎肺、脾、肾。咳嗽发于四时，若从季节辨：四时之咳各有主气，春咳木气升，夏咳火气炎，秋咳燥乘金，冬咳寒侵肺。咳以日计又有不同，晨咳气动痰，上午咳属胃火，下午咳属阴虚，黄昏咳属浮火，夜半咳属肾虚。如此等等，可见咳嗽之辨纷繁复杂，而又有内在联系，书中对此条分缕析，丝丝入扣，可见林氏之用心。虽说书中所论精详，亦有未尝述及之处，如程国彭之止嗽散，喻昌所创清燥救肺汤，以及桑菊饮、桑杏汤、杏苏散等皆为治咳良方，读者可从临床中多加体验。

# 肺痿肺痈论治

肺痿者津枯叶悴，因热在上焦，咳久伤肺，始则寒热自汗，口吐浊沫，或吐红丝脓血，脉数而虚者是也。肺痈者，咽干吐脓，因风热客肺，蕴毒成痈，始则恶寒毛耸，喉间燥咳，胸前隐痛，痰脓腥臭，按右胁必痛，著左卧则喘，脉滑数有力者是也。肺痿伤在无形之气，气伤者调其元。肺痈毒结有形之血，血结者排其毒，此治法之概也。分而论之，肺痿由津液枯燥，至肺管日窒，咳声不扬，动即气喘，治在补气血，生津液，佐以止嗽消痰，宜人参、玉竹、五味、阿胶、白芍、麦冬、当归、熟地、紫菀、川贝、杏仁等。其肺劳成痿，虚热咳血者，人参固本丸，不时噙化。肺虚喘急自汗者，安肺汤。往来寒热，自汗烦渴者，紫菀散加银柴胡、姜用蜜制。咳脓血，发热盗汗者，劫劳散。涎唾多，心中温温液液者，炙甘草汤。痰嗽午热声嘶者，紫菀散加丹皮、姜、枣。喘咳失音咯血者，人参蛤蚧散。其虚寒羸瘦，嘘吸胸满者，千金生姜温中汤。凡肺痿症，咳唾咽燥，欲饮水者，自愈。张口短气者，危。肺伤咯血喉哑者，不治。肺痈由热蒸肺窍，至咳吐臭痰，胸胁刺痛，呼吸不利，治在利气疏痰，降火排脓，宜安肺桔梗汤。初起肺受风寒喘嗽者，小青龙汤散解之。喘不得卧，胸胀者，葶苈大枣泻肺汤泻之。肺气不化，水道不利者，苇茎汤疏利之。苇茎汤大疏肺气，使湿浊悉从溺孔去。咳逆上气，时时唾浊者，皂荚丸涤之。皂荚丸荡涤痰浊，无坚不入。咳脓腥秽者，桔梗汤开提之。咳而短气溺少者，参芪补肺汤调之。体倦食少脾虚者，参术补脾汤养之。脓已溃者，排脓散，或金鲤汤，或薏苡根煎汁饮，大效。痰中带血胸痛者，枯梗杏仁煎，或肺痈神汤主之。吐脓咽痛者，甘桔汤加杏仁、贝母。痈久不敛者，川槿汤。如思虑劳心致动阴火，痰臭转甚者，六味丸加麦冬、紫菀。二症溃后，宜补脾肺，滋肾水，不宜专攻其疮。凡肺痈症初起，痰觉腥臭，用陈腌芥卤温服，或浓煎荷叶汁加白蜜服效。咳则微痛，痛在胸右，为肺之长叶，坐卧如常，饮食知味者，易治；若溃后寒热胁痛，痛在胸左，为肺之短叶，或坐卧不安，饮食无味者，难治；若喘鸣不休，坐不得卧，咯吐脓血，色如败卤，饮食艰进。声哑鼻扇者，不治。肺痈已破入风者，<sub>浓煎葱白香豉汤频服。</sub>然多不救。

## 肺痿肺痈脉候

脉数而虚者肺痿，数而实者肺痈。微紧而数者未成脓，紧甚而数者已成脓。吐脓如米粥者难治，呕脓不止者，脉浮洪而大者难治。肺痿六脉浮涩而急，或细数无神者死。肺痈溃后，脉忌短涩，缓滑面白者生，弦急面赤者死。

## 附方

[肺劳]**固本丸**　见一卷中风。

[肺喘]**安肺汤**　见本卷咳嗽。

[嗽血]**紫菀散**　人参　桔梗　茯苓<sub>各一钱</sub>　阿胶　甘草　紫菀<sub>各五分</sub>　知母　贝母<sub>各钱半</sub>　五味子<sub>十五粒</sub>

[虚劳]**劫劳散**　见本卷咳嗽。

[涎唾]**炙甘草汤**　见一卷中风。

[喘咳]**蛤蚧散**　蛤蚧<sub>十对酥炙</sub>　二母　桑皮　茯苓<sub>各二两</sub>　人参　甘草<sub>各三两</sub>　杏仁<sub>五钱</sub>　为末，每服<sub>三钱</sub>。

[虚寒]**生姜温中汤**　姜　桂　陈　草　麻黄

[肺痈]**安肺桔梗汤**　杏　蒌　枳　桔　归　二母　桑皮　防己　百合　苡仁　地骨　葶苈　五味　草

[表邪]**小青龙汤**　见本卷咳嗽。

[宿水]**葶苈大枣汤**　甜葶苈<sub>三钱，炒研</sub>　大枣<sub>十枚，去核</sub>

[疏利]**苇茎汤**　芦管<sub>取节</sub>　薏仁　桃仁　瓜瓣　甜瓜子

[降浊]**皂荚丸** 皂荚去皮弦子，酥炙研末，蜜丸梧子大，以枣汤服三丸，日三服，夜一服。

[开提]**桔梗汤** 见本卷咳嗽、疏肺。

[补肺]**参芪补肺汤** 参 芪 五味 紫菀各八分 熟地 桑皮各钱半 水煎，加白蜜。

[健脾]**参术补脾汤** 参 术各二钱 黄芪二钱半 苓 归 陈各一钱 桔 麦各八分 五味 草各四分

[化脓]**排脓散** 参 芷 五味 为末，每服三钱。

[排脓]**金鲤汤** 活鲤鱼四两 贝母一钱研 以鲤鱼去鳞杂，不见水，入贝母于鱼腹，外以线扎之，浸童便，煮熟食之。

[胸痛]**桔梗杏仁煎** 杏 贝 枳 翘 麦 草 银花 阿胶 百合 夏枯草 红藤

[吐脓]**甘桔汤** 甘草 桔梗

[痈久]**川槿汤** 川槿皮 白蔹 等分，水煎。

[阴火]**六味丸** 见一卷中风。

[通用]**肺痈神汤** 桔梗 银花 炙芪 白及各一钱 苡仁五钱 贝母钱六分 甘草节钱半 陈皮钱二分 甜葶苈炒八分 姜二片 水煎。


## 肺痿肺痈脉案

**本** 老年嗜饮热火酒，致热毒熏肺，发疮主痛，咳吐秽脓，胸右痛，不利转侧，脉左大。初用桔梗汤去芪、姜，加连翘、山栀，四服咳稀痛止。仍宜排脓解毒，用桔梗、银花各一钱、贝母钱半、生薏苡五钱、当归、甘草节、广皮各一钱二分、白及、生芪各一钱、甜葶苈炒七分。数服脓稀疮痛皆平。

**韦** 嗽重痰腥，胸背隐痛，脉数有力，已成肺痈。此肺受风寒，蕴邪壅热，宜疏痰导热，则呼吸自利，不至胀痛喘急，而腥痰渐少。桔梗汤三服，兼用陈腌芥卤汁一杯温服，愈。

**戴氏** 元气久削，痰嗽肺痿，寸脉虚数少神，难治之症。紫菀汤三服，阿胶水煨冲服。后去桔梗、知母，加山药、莲子、黄芪，取补土以生金，嗽热渐减。

【点评】首创"肺痿伤在无形之气""肺痈毒结有形之血"之说。肺痿有久病津亏、或肺痨成痿，多为虚证。辨分津亏肺燥、气阴虚损、肺阳不足诸证，治当随证选方用药。肺痿系重病，若张口短气者病危，咯血喉哑者不治。这符合现代临床所见，凡出现呼吸困难的病多危重，咯血声哑的常见于癌症晚期。肺痈因风热客肺，蕴毒成痈，多为实证。初起有寒、有热，久必蕴热化脓，又有脓成与溃后不同，皆当随证治之。肺痈溃后亦有虚损难治之重证，这种情况现代少见，也有素体虚弱而患病之人。病案中治肺痿，以补土生金法，用紫菀汤加减治疗，确显其高明之处。

## 失音论治

肺为音所自出，而肾为之根，以肺通会厌，而肾脉挟舌本也。夫金空则鸣，失音一症，亦如金实则暗，金碎则哑，必辨其虚实，而后治法可详。其寒包内热，闭窒气分致失音者，以麻杏汤之属开其痹。其醉卧当风，邪干肺窍猝失音者，以苏子汤之属降其痰。其木火犯肺，咽干喉痹致失音者，以麦冬汤之属润其燥。其痰热客肺，喘急上气致失音者，以桔干汤之属疏其壅。其逆风叫号，致伤会厌者，以养金汤之属清其音。其暴嗽失音者，杏仁桑皮汤。久咳失音者，蛤蚧散。若由阴虚劳嗽声嘎者，相火烁金也。百合固金汤去元参、桔梗，加五味、诃子，或扶羸汤去秦艽、柴胡。其内夺而厥，为喑痱者，肾虚也，地黄饮子减桂、附、戟。其中风症，舌喑不能言者，音如故而舌不掉也，虚者六君子汤加竹茹、姜汁，实者大秦艽汤，仍宜加减。其总治气血虚燥，喉音不清者，清音汤、加减诃子汤、脂蜜膏方。此失音症治，大约润肺滋肾之品，为宜也。

《医通》曰：失音大都不越于肺，须分暴喑久喑。暴喑多是寒包热邪，宜辛凉和解。消风散用姜汁冲服。肺虚伤风，喘咳声嘶，千金酥蜜膏。火邪伤肺，咽痛声哑，生脉散合六味丸，或猪脂白蜜熬膏挑服。久病失音，气虚挟痰，宜滋肺肾之化源，生脉散下都气丸。咽干声槁，润肺为主，生脉散加玉竹。若不应，生脉散嚼童真丸。

《景岳全书·因阵》载秘方竹衣麦冬汤。治劳瘵痰嗽声哑不出难治者，服此神效。竹衣鲜者，一钱、竹茹三钱、麦冬二钱、竹叶十四片、甘草五分、橘红五分、茯苓、桔梗各一钱、杏仁七粒、竹沥一杯。煎七分，竹沥和匀服。

徐灵胎《指南批本》曰：诸症失音，皆有可愈之理，惟用麦冬、五味、熟地、桂枝等药，补住肺中痰火以致失音，则百无一生。又云：久嗽失音，必由药误。麦冬、五味是失音之灵药也，服之久，无不失音者。倘风寒痰火，偶尔失音，即不治亦愈，但更加以麦冬、五味，则弄假成真矣。


## 附方

[开痹]麻杏石甘汤　麻　杏　石　草

[降痰]苏子降气汤　苏子　橘红　半夏　当归　前胡　肉桂厚朴　炙草　姜　一方有沉香，无肉桂。

[润燥]麦门冬汤　见一卷燥。

[疏壅]桔干汤　荆　防　翘　桔　牛蒡　射干　元参　山豆根竹叶　甘草

[清音]养金汤　生地　桑皮　杏仁　阿胶　知母　沙参　白蜜麦冬　水煎。

[暴喑]杏仁桑皮汤　杏仁　桑皮　五味　紫菀　通草　贝母姜汁　白蜜　沙糖

[久咳]**蛤蚧散** 见本卷肺痿。

[补肺]**百合固金汤** 二地 归 芍 桔 贝 麦 草 元参 百合

[哑劳]**秦艽扶羸汤** 柴胡二钱 人参 秦艽 当归 鳖甲 地骨皮各钱半 紫菀 半夏 炙草各一钱 姜 枣 水煎。

[喑痱]**地黄饮子** 见一卷中风。

[哑风]**六君子汤** 见一卷中风。

[哑风]**大秦艽汤** 见一卷中风。

[虚燥]**清音汤** 参 苓 归 地 二冬 乌梅 诃子 阿胶 人乳 牛乳 梨汁 蜜

[清降]**诃子汤** 诃子 桔梗 童便 水煎。

[咽痛]**脂蜜膏** 猪脂 白蜜

[散邪]**消风散** 参 苓 陈 草 荆 防 羌 芎 藿香 僵蚕 蝉蜕 厚朴 为末，茶调。

[润肺]**千金酥蜜膏** 真酥 崖蜜 饴糖 姜汁 生百部汁 杏仁 枣肉 柑皮 熬膏，温酒和服。

[清补]**生脉散** 人参 五味 麦冬

[清补]**六味丸** 见一卷中风。

[纳气]**都气丸** 六味丸加五味。

[劳嗽]**童真丸** 秋石 贝母 红枣肉为丸，薄荷汤下。


## 失音脉案

**某** 肺受冬温，蕴而成热，脉洪搏指，痰阻喉痒，呛咳失音。与苦辛泄降痰火，清音自出，所谓金空则鸣也。用杏仁、桑皮、蒌皮、川贝、麦冬、橘红、竹叶。三服呛嗽平，惟溺赤，间有寒热，前方加香豉、栀皮、赤苓、灯心。二服寒热除，膈间觉燥，去桑皮、香豉，加白蜜三匙和服，二剂音渐复。

**族弟**　怯症嗽久吐血，曾用熟地黄、阿胶、淡秋石、燕窝等药获愈。经十数载，至今秋寒热宵嗽，劳则喉痛欲裂，气急声哑，呼吸有音，气不归源，实水亏火炎，金畏火灼重症。古云：金碎不鸣，务滋肾阴，俾金水相涵，冀龙焰稍熄而已。仿大补元煎，熟地黄八钱、山药、白芍、百合各三钱、牛膝蒸、五味焙。各八分、洋参、枣仁、阿胶水煨、贝母各二钱、龟板炙、女贞子三钱。三十剂后，精神稍复。兼服人乳数月，喜其胃纳颇健，调理如法，可望延年。

**族子**　因惊遗泄，呛嗽声哑，继乃寒热喉痛，梗碍妨食，口干，脉细数。医与清金降火，屡服不效。予谓水涸于下，火炎于上，心肾诸脉，挟咽循喉，既非肺痹梅核，无清肺降痰之理。宜滋填镇摄，俾龙焰伏潜，喉痛息，寒热渐止。方用熟地四钱、山药、龙齿、杞子炭、天冬、元参、女贞子各二钱、茯神三钱、丹皮、柏子仁各八分、五味四分、淡菜三钱，煎服甚适。时用白蜜及猪肤汤润喉，喉痛寒热若失。若精关扃固，月余不泄，即用原方去元参，加牡蛎、莲子，炼蜜丸。竹叶汤下，庶望音复。后将煎剂去淡菜，加龟甲心、石斛、淡秋石，煎丸并服，渐效。乃误信喉科铁烙喉，大痛晕绝，遂成不救，惜夫！

**王氏室女**　久嗽失音，呼吸痰响，劳则发热颊红，干饭稍纳，粥入随出。肺气既失肃降，痰火升逆，扰及中宫，胃土运纳不安，然胃虚谷少，脉来微数，非火涤痰所得效。治以平气降逆，兼培胃气，倘痰火一清，声音可出。海浮石、苏子、贝母、前胡、茯苓、山药、炙草、姜汁、竹沥和服。呼吸利，痰嗽平。再去前胡，加诃子、蛤粉，数服哮止而音渐复。

　　【点评】失音者大体有金实则喑，金碎则哑两种，总与肺肾相关。然其病因病机复杂，有寒包内热、醉卧当风、木火犯肺、痰热客肺、逆风叫号、阴虚劳嗽、内夺而厥等；辨分新久、寒热、虚实；治法有开痹、降痰、润燥、疏壅、清音、补肺、纳气、培土等等，可谓详尽。又载张璐、张景岳治失音方药，皆为临床经验之谈。至于徐灵胎所言，麦冬、五味子久服失音之说未必正确，临床之中并非如此。在族子失音案中有"误信喉科铁烙喉，大痛晕绝，遂成不救"之论仅为个例，或有多种原因，并非喉科烙法不可用。

# 哮症论治

哮者，气为痰阻，呼吸有声，喉若拽锯，甚则喘咳，不能卧息。症由痰热内郁，风寒外束，初失表散，邪留肺络。宿根积久，随感辄发，或贪凉露卧，专嗜甜咸，胶痰与阳气并于膈中，不得泄越，热壅气逆，故声粗为哮。须避风寒，节厚味，审其新久虚实而治之。大率新病多实，久病多虚。喉如鼾声者虚，如水鸡者实。遇风寒而发者为冷哮，为实。伤暑热而发者为热哮，为虚。其盐哮、酒哮、糖哮，皆虚哮也。冷哮有二，一则中外皆寒，宜温肺以劫寒痰，温肺汤、钟乳丸、冷哮丸，并以三建膏护肺俞穴。一则寒包热，宜散寒以解郁热，麻黄汤、越婢加半夏汤。如邪滞于肺，咳兼喘者，六安煎加细辛、苏叶。冬感寒邪甚者，华盖散、三拗汤。外感寒，内兼微火者，黄芩半夏汤。热哮当暑月火盛痰喘者，桑白皮汤，或白虎汤加芩、枳、栝蒌霜。痰壅气急者，四磨饮、苏子降气汤，气降，痰自清。痰多者吐之，勿纯用凉药，须带辛散，小青龙汤探吐。肾哮火急者，勿骤用苦寒，宜温劫之，用椒目五六钱，细研，分二三次，姜汤调服。俟哮止后，因痰因火治之。治实哮，用百部、炙草各二钱，桔梗三钱，半夏、陈皮各一钱，茯苓一钱半，一服可愈。治虚哮，用麦冬三两，桔梗三钱，甘草二钱，一服可愈。此煎剂内，冷哮加干姜一钱，热哮加元参三钱，盐哮加饴糖三钱，酒哮加柞木三钱，糖哮加佩兰三钱，再用海螵蛸火煅研末，大人五钱，小儿二钱，黑砂糖拌匀调服，一服除根。其遇厚味而发者，清金丹消其积食。伤咸冷饮食而发者，白面二钱，沙糖二钱，饴糖化汁捻作饼，炙熟，加轻粉四钱，食尽，吐出病根即愈。年幼体虚者，分三四次服，吐后，用异功散加细辛。脾胃阳微者，急养正，四君子汤。久发中虚者，急补中，益气汤。宿哮沉痼者，摄肾真，<sub>肾气丸加减</sub>。总之，哮既发，主散邪；哮定，则扶正为主也。

## 附方

[冷哮]**温肺汤**　见本卷咳嗽。

[温肺]**钟乳丸**　钟乳石<sub>甘草汤煮研</sub>　麻黄<sub>醋汤泡焙干</sub>　杏仁　炙草　蜜丸。

[温肺]**冷哮丸**　麻　杏　辛　草　星　夏　川乌　川椒　白矾　牙皂　紫菀茸　款冬　神曲　糊丸。

[外治]**三建膏**　天雄　川乌　川附　桂心　官桂　桂枝　细辛　川椒　干姜<sub>各二两</sub>　麻油熬，加黄丹，摊贴肺俞。

[散邪]**麻黄汤**　麻　桂　杏　草

[散寒]**越婢加半夏汤**　见本卷咳嗽。

[痰嗽]**六安煎**　见本卷咳嗽。

[疏利]**华盖散**　见本卷咳嗽。

[疏解]**三拗汤**　麻黄<sub>不去节</sub>　杏仁　甘草　姜

[清热]**黄芩半夏汤**　白芍　半夏　甘草<sub>各二钱</sub>　黄芩<sub>三钱</sub>　枣<sub>四枚</sub>

[降火]**桑白皮汤**　芩　连　杏　贝　栀　夏　桑皮　苏子　姜

[降火]**白虎汤**　见一卷中风。

[降逆]**四磨饮**　人参　沉香　槟榔　乌药　等分，磨汁，煎服。

[降逆]**苏子降气汤**　见本卷失音。

[探吐]**小青龙汤**　见本卷咳嗽。

[厚味]**清金丹**　萝卜子<sub>蒸晒，一两</sub>　牙皂<sub>烧存性，三钱</sub>　姜汁为丸。

[脾虚]**异功散**　见一卷中风。

[补中]**补中益气汤**　见一卷中风。

[摄肾]**肾气丸**　见本卷虚损。

## 哮脉案

**包** 哮症每十日一发，嗽痰夜甚，脉形俱属虚寒。乃用六味滋阴，治不对症，焉能奏效。议补益中气为虚哮治法，用潞参、山药、茯苓、半夏、炙草、於术<sub>炒</sub>、杏仁、煨姜。数服而效。

**一小儿** 冬春久哮，屡服治风痰之剂，不应。诊其脉，知其脾弱，不能化乳湿，用四君子汤加薏苡、山药、谷芽<sub>俱炒</sub>、制半夏。数服愈。

**汤氏** 宿哮秋发，咳呕气急，暑湿为新凉所遏。宜辛平解散，用橘皮半夏汤加桔梗、象贝、杏仁、茯苓、枳壳、香薷、生姜。数服而平。

**王** 丹溪治哮专主痰，每用吐法，不用凉剂，谓寒包热也。今弱冠已抱宿根，长夏必发，呼吸短促，咳则汗泄，不能平卧，脉虚，左尺搏大，不任探吐，乃劳力所伤。暂与平气疏痰，俟哮咳定，当收摄真元。先服桑白皮汤去芩、连、栀、夏，用桑白皮<sub>蜜炙</sub>、甜杏仁<sub>炒研</sub>、茯神、竹茹、贝母、苏子<sub>炒研</sub>、薄橘红。数剂后，服生脉散、潞参、五味、麦冬，加海浮石、海螵蛸、远志肉、山药、炙草、茯苓。

**巫妇** 梅夏宿哮屡发，痰多喘咳，显系湿痰郁热为寒邪所遏。暂用加减麻黄汤温散。麻黄<sub>三分</sub>、桂枝<sub>五分</sub>、杏仁<sub>二钱</sub>、苏叶、半夏<sub>制，各钱半</sub>、橘红<sub>一钱</sub>、桔梗<sub>八分</sub>、姜汁<sub>三匙</sub>，二服后随用降气疏痰。栝蒌皮、桑皮<sub>俱炒，一钱</sub>、贝母、杏仁<sub>俱炒研，各二钱</sub>、海浮石<sub>三钱</sub>、前胡、枳壳<sub>各八分</sub>、苏子<sub>炒研，六分</sub>、茯苓<sub>二钱</sub>、姜汁<sub>三匙</sub>。数服哮嗽除。

【点评】哮病多为宿痰所致，论治分发作期、缓解期，发作期分为寒、热、虚、实，又有盐哮、酒哮、糖哮，还有厚味而发、伤咸冷饮食而发作者。发作期治疗有温肺、散寒、疏解、清热、降逆诸法。可贵的是有哮病的外治法，用三建膏贴肺俞治疗冷哮，这大概是现在大家所熟知的三伏贴的早期应用吧。另外，治酒哮加柞木，在现代已很少应用，其根能利窍，叶可散瘀，或为治酒哮专药。缓解期治疗则以补脾益肾法，用四君子汤、补中益气汤、肾气丸等。"哮既发，主散邪；哮定，则扶正为主也"则是对本篇的总结。需要注意"治伤咸冷饮食发者，用糖饼加轻粉吐法"慎用！恐怕会致汞中毒。

## 喘症论治  短气 少气 逆气附

肺为气之主，肾为气之根，肺主出气，肾主纳气，阴阳相交，呼吸乃和。若出纳升降失常，斯喘作焉。张口抬肩，气道奔迫，病机谓诸病喘满，皆属于热。海藏以为火铄真气，气衰而喘，有由然矣。夫喘分虚实，经云：邪入六腑则身热，不时卧，上为喘呼。又云：不得卧，卧则喘者，水气客之，此举之实也。经曰：秋脉不及，谓肺金虚也。则令人喘，呼吸少气。又曰：劳则喘息汗出，此明喘之虚也。实喘者，气长而有余。虚喘者，息促而不足。实喘者，胸满声粗，客邪干肺，上焦气壅，治在疏利，通用定喘汤。虚喘者，呼长吸短，肾不纳气，孤阳无根，治宜摄固，六味丸去丹、泻，加牛膝、五味子、补骨脂、胡桃肉。故实喘责在肺，虚喘责在肾。叶氏亦云：喘症之因，在肺为实，在肾为虚也。徐灵胎《指南批本》云：喘在肺为实，在肾为虚。若虚实混治，鲜不残生，但疑似间极难辨认。香岩先生又以出气不爽为肺病，入气有音为肾病，更为难确矣。治喘者，凡肺窍壅塞，呼吸不利，气盛脉实，滑数有力，皆实候也。如肺感风寒致喘，三拗汤、华盖汤。肺热痰火作喘，麻杏石甘汤。肺寒饮邪喘逆，桂枝加朴杏汤。感暑喝火盛而喘，香薷饮、白虎汤。因湿邪浊逆而喘，四苓散加杏、朴、桑皮、通草、葶苈。肺气不降，浮肿发喘，麻黄汤去桂枝，加桑皮、薏仁、茯苓。肺胀水停，上气喘咳，脉浮，小青龙加石膏汤。脉沉，大越婢加半夏汤。水病喘满，肾邪犯肺，宜通阳泄浊，真武汤合四郁散去白术。痰喘必涤其源，气郁生涎，温胆汤。火动生痰，清膈煎。怒喘兼平其气，四七汤。如吸音颇促，劳动则剧，气弱脉微，或浮大而弦，按仍如无，察其外无客邪，内无实热，皆虚候也。如肺虚金燥，生脉散。胃虚阳升，人参五味汤加茯苓、炙草。肾阴亏而精伤，冲任经虚，丹田火炽，肺金受烁，大剂六味汤加麦冬、五味。肾阳虚而气脱，孤阳浮越，面赤烦躁，火不归元，七味地黄丸加人参、麦冬。肾不纳气，身动即喘，阴阳枢纽失交，急需镇摄，肾气汤加沉香。从阴引阳，都气丸入青铅。从阳引阴，肾与肺胃俱虚，喘嗽乏力，人参一钱，胡桃三枚，连皮蜜炙，煎服效。病后气喘为肺虚，生脉散加阿胶、白术、陈皮。病后气喘嗽痰，面浮足冷，为阳虚，八味丸。产后喘，为孤阳绝阴，最危。因营气暴竭，卫气独依，独居肺中，故喘急，独参汤灌之。若血入肺，面赤，喘欲死，参苏饮。如败血冲心，胸满上气，逐其败血，喘自定，血竭散。老人久病，喘嗽不得卧，杏仁丸。动即作喘，多由虚衰，宜嵩崖脾肾丸。阴虚宜滋养，熟地、黄肉、五味、阿胶、杞子、胡桃肉、蛤蚧尾。阳虚宜温养，参、芪、归、术、茯神、莲子、山药、炙草。阴阳不交，摄纳下元，海参胶、淡菜胶、熟地、茯苓、牛膝、远志、骨脂、青盐、石英。以此分症施治，朗若列眉已。

[**短气**]呼吸促而不能续，似喘而无痰声，其症有二：一属支饮。《金匮》云：短气有微饮，当从小便去之。苓桂术甘汤主之，肾气汤亦主之。盖呼气短，用苓桂术甘汤以通其阳，阳气通，则小便能出矣。吸气短，用肾气汤以化其阴，肾气化，则小便之关门利矣。一属气虚。东垣云：肺主诸气，短气者，五脏之气皆不足，而阳道不行也。气短小便利者，四君子汤去茯苓，加黄芪。如腹中气不转者，倍甘草。肺气短促，倍人参，加白芍，使肝胆之邪不敢犯之。若失血后，阴火上乘，短气不足以息，或肾虚发热唾痰者，生脉散加当归、黄芪、生地。

[**少气**]气少不足以言。经云：怯然少气，是水道不行，形气消索也。又曰：言而微，终日乃复言者，此夺气也。又曰：脾脉搏坚而长，其色黄，当病少气。独参汤、生脉散、保元汤、异功散。

[**逆气**]气上逆不得卧，而息有音。经曰：胃者六腑之海，其气下行，阳明脉逆，不得从其道，故不得卧而息有音也。起居如故，而

息有音者，肺之络脉逆也。络脉不得随经上下，故留经而不行。络脉之病人也微，故起居如故而息有音也。其不得卧，卧则喘者，是水气之客也。水者循津液而流，肾为水脏，主津液，主卧与喘也。治阳明之气逆，<sub>四磨汤、七气汤</sub>。治肺络之气逆，<sub>杏子汤、小青龙汤、越婢汤、苏子降气汤</sub>。治肾气之逆，<sub>麻黄附子细辛汤、肾气汤、灵砂丹</sub>。

经曰：寸口脉实者，肺实也，肺必胀，上气喘逆，咽中塞，如呕状，自汗，皆肺实之候。右寸脉虚者，肺虚也，必咽干无津，少气不足以息。

《医通》曰：肺虚受寒而喘，<sub>参苏温肺汤</sub>。寒郁热邪而喘，中有热痰，遇冷即发，<sub>麻黄定喘汤</sub>。远年咳逆上气，胸满痞塞，声不出者，<sub>人参定喘汤</sub>。虚冷上气，劳乏喘嗽，<sub>《千金》用半夏、人参、姜、桂心，甘草煎服</sub>。上气不得卧，<sub>生姜、人参、橘红、紫苏各一钱，五味数粒</sub>。肥盛多痰，喘不能卧，元气未衰者，<sub>千缗汤，或合导痰汤</sub>。经年喘嗽，遇寒更甚者，<sub>九宝汤、安嗽化痰膏</sub>。喘嗽，气从脐下冲上，尺脉洪数，兼盗汗潮热，属阴虚，<sub>六味汤加补骨脂、五味，送灵砂丹</sub>。

凡衰病产后喘促者，均为少气，虽素有痰火，亦由气虚，<sub>须大剂生脉散</sub>。若虚而欲脱，元海根摇，火冲脐下逆冲而上，似喘非喘，吞若不及，急须峻补，镇摄丹田，<sub>大剂六味汤加五味、牛膝、青铅、元武甲心、磁石</sub>。

喘与胀二症相因，皆小便不利，故喘则胀，胀必喘。先喘后胀者，治在肺；先胀后喘者，治在脾。经曰：肺朝百脉，通调水道，下输膀胱。膀胱者，州都之官，津液藏焉，气化则能出矣。是小便之行，由肺气降下而输化也。若肺受邪，则失降下之令，以致水溢皮肤，而生肿满。此喘为本，肿为标，治宜清金降气为主，而行水次之。如脾主肌肉，恶湿克水，若脾虚不能制水，则水湿妄行，外侵肌肉，内壅滞上，使肺气不得下降，而喘乃生。此肿为本，喘为标，当实脾行水为主，而清金次之。若肺病而用燥脾之药，则金得燥而愈喘，脾病而用清金之药，则脾得寒而益胀矣。

## 喘症脉候

喘脉宜浮迟，不宜急疾。喘逆上气，不得卧者死；上气面目肿，肩息，脉浮大者危。上气喘息低昂，脉滑，手足温者生；脉涩，肢寒者死。右寸沉实而紧，为肺感寒邪。亦有六部俱伏者，宜发散，则喘定。

## 附方

[通治]定喘汤　麻　杏　芩　夏　草　白果　款冬　苏子　桑皮

[补摄]六味丸　见一卷中风。

[发散]三拗汤　见本卷哮。

[解利]华盖散　见本卷咳嗽。

[痰火]麻杏石甘汤　麻　杏　石　草

[饮邪]桂枝加朴杏汤　桂　芍　草　姜　枣　朴　杏

[暑暍]香薷饮　见一卷中风。

[暑暍]白虎汤　见一卷中风。

[利湿]四苓散　见一卷温。

[散邪]麻黄汤　麻　桂　杏　草

[肺胀]小青龙加石膏汤　小青龙见本卷咳嗽，此加石膏。

[水停]越婢加半夏汤　见本卷咳嗽。

[水逆]真武汤　术　附　苓　芍　姜

[气痰]温胆汤　见一卷温。

[火痰]清膈煎　广皮钱半　贝母　浮石各二钱　胆星一钱　木通钱半　白芥子七分

[怒喘]三因四七汤　苓　夏　苏　朴　姜　枣

[肺虚]生脉散　参　五味　麦冬

[胃虚]**人参五味汤**　参　术　广皮各一钱　五味九粒　麦冬　杏仁各八分　姜三片　枣二枚

[引火]**七味丸**　**八味丸**　见一卷中风。八味丸加牛膝、车前，名肾气丸。

[纳气]**都气丸**　六味丸加五味子。

[产喘]**参苏饮**　人参一两　苏木二两

[败血]**血竭散**　血竭　没药各一钱　以陈酒、童便各半煎沸调服。

[老人]**杏仁丸**　杏仁　核桃肉　蜜丸。

[虚衰]**嵩崖脾肾丸**　肾气丸加骨脂、益智、砂仁。

[支饮]**苓桂术甘汤**　苓　桂　术　草

[少气]**保元汤**　见一卷火。

[少气]**异功散**　见一卷中风。

[气逆]**四磨汤**　见本卷哮。

[气逆]**七气汤**　参　桂　夏　草　姜

[气逆]**杏子汤**　麻　桂　杏　芍　姜　天冬

[降气]**苏子降气汤**　见本卷失音。

[肾气]**麻黄附子细辛汤**　麻　附　辛

[气冲]**灵砂丹**　水银　硫黄　二味炒成砂子，入水火鼎煅炼为末，糯米糊丸麻子大。每服三丸，米饮下。

[肺寒]**参苏温肺汤**　参　苓　术　草　桂　夏　陈　苏　五味　木香　桑皮　姜

[寒包热]**麻黄定喘汤**　即前定喘汤。

[久嗽]**人参定喘汤**　人参　麻黄　炙草　阿胶　半夏各一钱　五味　桑皮各五分　粟壳二分　姜三片

[痰喘]**千缗汤**　半夏七粒　皂角去皮弦　炙草各一寸　姜二片

[胶痰]**导痰汤**　见一卷中风。

[喘嗽]**九宝汤**　麻　杏　苏　桂　陈　荷　姜　草　桑皮　腹皮　乌梅

[喘嗽]**安嗽化痰膏**　见本卷咳嗽。

## 喘脉案

**赵**　衰年喘嗽痰红，舌焦咽燥，背寒，耳鸣颊赤，脉左弦疾，右浮洪而尺搏指。按脉症系冬阳不潜，金为火烁，背觉寒者，非真寒也。以父子悬壶，忽而桂、附，忽而知、柏，忽而葶苈逐水，忽而款冬泄肺，致嗽血益加，身动即喘，坐则张口抬肩，卧则体侧喘剧，因侧卧则肺系缓而痰益壅也。思桂、附既辛热助火，知、柏亦苦寒化燥，非水焉用葶苈，泄热何借款冬，细察吸气颇促，治宜摄纳。但热蒸腻痰，气冲咽痛，急则治标，理先清降。用川百合、贝母、杏仁、麦冬、沙参、牡蛎、阿胶水化、燕窝汤煎。一啜嗽定而痰红止。去杏仁、牡蛎、阿胶，加生地、竹茹、丹皮、元参、羚羊角午服，以清上中浮游之火，用熟地、五味、茯神、秋石、龟板、牛膝、青铅晚服，以镇纳下焦散越之气，脉症渐平。

**族某**　七旬以来，冒寒奔驰，咳呕喘急，脉弦滑，时嗳冷气。夫寒痰停脘必呕，宿痰阻气必咳。老人元海根微，不任劳动，劳则嗽，嗽则气升而喘，必静摄为宜，仿温肺汤，用辛温止嗽以定喘。淡干姜、五味、干姜、五味摄太阳而定喘，古人治嗽喘，必二味同用。桑皮炙、茯苓、潞参、甜杏仁、橘红、制半夏、款冬花、紫衣胡桃，数服喘呕俱定，十服全瘳。

**李**　喘由外感者治肺，由内伤者治肾，以肺主出气，肾主纳气也。出气阻而喘，为肺病，吸气促而喘，为肾病。今上气喘急，遇烦劳则发，不得卧息，必起坐伏案乃定，近则行步亦喘，是元海不司收纳之权，致胶痰易阻升降之隧，急急摄固真丸。熟地炭、牛膝炭、茯神、五味、萸肉、补骨脂、莲子俱炒。数服颇安。

**贡**　积年痰嗽，脉细形衰，动则疝气偏坠，病因肝肾久损，客冬心事操劳，身动即喘，痰嗽益剧，肉消骨立，是五液悉化为痰，偏卧不舒，是阴阳亦乖于用，所谓因虚致病，积损成劳候也。右脉沉数无力，左脉浮数无根，良由下元真气失纳，以致下引上急，吸入颇促而为短气，若不纳使归源，将下元根蒂都浮，喘嗽何由镇静，况症本肾虚水泛为痰，必非理嗽涤饮可效。奈何胆星、竺黄、芥子、芩、柏等无理乱投，不知顾忌。昨议服固摄之品，痰气较平，而脉象未改，是损极难复，维系不固，有暴脱之忧。今酌定晨服都气丸加参、术、远志、故纸，晚服肾气汤去黄、泻、丹皮、桂、附，加茯神、五味、杞子、沙苑子、莲子、枣仁。冀其气平而痰嗽自定。

岳　少年体质阴亏，兼伤烦劳，脉虚促，热渴颊红，痰血喘急，速进糜粥以扶胃，食顷喘定，症宜清调肺卫，润补心营。甜杏仁、阿胶水化、沙参、川贝、茯神、枣仁、麦冬、石斛、蒌仁、黄芪蜜炒。三服脉匀症退。继进燕窝汤，嗽喘悉止。治以培土生金，潞参、山药、炙草、玉竹、五味、茯神、杏仁、莲子、红枣，食进。丸用加减都气而安。

服侄　初春脉左弦长，直上直下，喘嗽吐红，梦泄。冬阳不潜，足少阴经与冲脉同络，阴虚火炎，气冲为喘，络伤为血，乃元海根蒂失固。医者不知纳气归原，泛用归、芪、术、草，症势加剧，寒热咳逆，血升气促，冲脉动诸脉皆动，总由肺肾失交，急急收纳，务令阳潜阴摄。阿胶水化、牡蛎醋煅、龟板酥炙、龙骨煅、五味、山药、高丽参、茯神、枣仁、坎炁焙研。数服嗽平血止，去坎炁，加青铅，冲气亦定。

倪　年近七旬，木火体质，秋嗽上气喘急，痰深而黄，甚则不得卧息，须防晕厥。治先平气定喘。蜜桑皮、苏子、杏仁、川贝母、茯神、栝蒌、百合。二服后，加白芍、麦冬。述旧服两仪膏痰多食减，今订胶方，减用熟地砂仁末拌熬晒干，四两、高丽参一两、茯苓三两、甜杏仁炒研，五两、莲子八两、枣仁一两、枇杷膏四两、燕窝两半、橘红八钱、贝母一两、山药三两、阿胶一两，各味熬汁，阿胶收，开水化服。

某　肾不纳气则喘息上奔，脾不输精则痰气凝滞。今痰哮不利，呼吸颇促，病本在脾肾，而肺胃其标也。由冬延春，脉候若断若续，忽神烦不寐，语谵舌灰，虚中夹温，治先清降。杏仁、栝蒌、象贝、茯神、潞参，菖蒲汁冲服。一剂嗽定得寐，舌苔稍退，进粳米粥，喘息乃粗，脉见虚促，急用纳气归原，冀根蒂渐固。高丽参、五味、牛膝炭、远志、茯神、杞子、莲子、牡蛎粉，六服。间用七味地黄丸而安。

【点评】喘证责之于肺、肾，实喘在肺，虚喘在肾。治分外感、内伤。外感有风寒、风热、寒饮、暑热、湿浊致喘者；内伤有肺气上逆、肺胀水停、肾邪犯肺、痰阻气滞、肝气犯肺皆为实喘。虚喘有肺虚、脾虚、肾虚，以及病后、产后之喘。针对以上证候进行分证施治，则朗若列眉。至于短气、少气、逆气，与喘证虽有相似，实则不同。短气者有饮停、气虚；少气者为气虚较甚；逆气者有胃气上逆、肾气上逆。最后，对喘证与水肿进行了鉴别，二者之间既有联系又有区别，治分标本。肺受邪，水泛为肿，则喘为本，肿为标，先降气，次行水；脾虚不能制水，肺气不降，则肿为本，喘为标，实脾为主，清金次之。

## 痰饮论治

痰饮皆津液所化，痰浊饮清，痰因于火，饮因于湿也。痰生于脾，湿胜则精微不运，从而凝结，或壅肺窍，或流经隧。饮聚于胃，寒留则水液不行，从而泛滥，或停心下，或渍肠间。此由脾胃水湿阴凝，必阳气健运，则浊阴下降，如烈日当空，则烟云消散，宜以理脾逐湿为治者也。若夫肾阳虚火不制水，水泛为痰，则饮逆上攻，故清而澈，治宜通阳泄湿，忌用腻品助阴，<sub>如四物六味等汤</sub>。肾阴虚，火必烁金，火结为痰，为痰火上升，故稠而浊，治宜滋阴清润，忌用温品助燥，<sub>如二陈六君子等汤</sub>。治法所必辨也。夫清澈为饮，稠浊为痰，饮惟停蓄肠胃，而痰则随气升降，遍身皆到。<sub>庞氏云：天下无逆流之水，因乎风也。</sub>

人身无倒上之痰，因乎气也。在肺则咳，在胃则呕，在心则悸，在头则眩，在背则冷，在胸则痞，在胁则胀，在肠则泻，在经络则肿，在四肢则痹，变幻百端，昔人所谓怪症多属痰，暴病多属火也。然又谓见痰休治痰者，以治必探本，恐专事消涤，重虚其胃气，反滋膨胀耳。丹溪云：胃气亦赖痰以养，攻涤则胃虚而痰愈剧。亦有但治其痰者，如风痰散之，防风丸加南星、生姜。风兼寒者，青州白丸子。寒痰温之，理中化痰丸。暑痰豁之，消暑丸。湿痰燥之，二术二陈汤、白术丸。燥痰润之，润肺饮加杏仁、白蜜。火痰清之，清气化痰丸。食痰消之，保和丸、栝蒌丸。酒痰化之，瑞竹堂化痰丸。郁痰解之，三因七气汤加郁金、菖蒲、香附。气痰利之，咯不出，咽不下，如败絮，如梅核。七气汤、三仙丸。惊痰泄之，控涎丹加辰砂、蝎尾。老痰软之，如海石、海粉、芒硝、瓦楞子之类，或青礞石丸。顽痰吐之，三圣散、青绿丸，虚者参芦散加竹沥。在上者涌之，桔梗芦散，或稀涎散。在下者导之，导痰汤，甚者滚痰丸。在脾者黄，滑而易出，二陈汤加枳、术。在肺者白如米粒，涩而难出，利金汤去姜、枳，加玉竹、蜜水冲。在肝者青而多泡，川芎丸加星、枳，甚者千缗汤。在心者赤，结如胶粘，半黄丸。在肾者黑而多咸。桂苓丸加泽泻、车前。留胁下者，天阴隐痛。二陈汤加白芥子。滞经络者，筋骨牵痛。荆沥、竹沥、姜汁行之，或旋覆花汤加桂枝。入四肢者，手足疲软。导痰汤加桂枝、姜黄、竹沥。隐皮里膜外者，肿而麻木。二陈汤加白芥子、姜汁、竹沥。或成块流走不定，导痰汤加姜汁、竹沥。或成核结聚项间。痰核丸、痰核酒。膈上停痰痞闷，小陷胸汤加茯苓、枳实、姜汁、竹沥。脘中伏痰臂痛，指迷茯苓丸。痰滞气逆嗽多，六安煎。寒涎沃胆不眠，温胆汤，多惊者，加蝎尾。痰挟死血攻注，控涎丹加韭汁、桃仁、木香、胡椒、鲮鲤甲。痰结窠囊呕吐，姜汁、竹沥、韭汁饮。中风痰迷心窍，属寒者，涤痰汤下牛黄丸；属热者，下二丹丸。癫痫痰闷抽掣，牛黄丸。此皆治其标也。如求其本，脾虚湿痰，宜健脾以运之。四君子汤、参术健脾丸。肺热火痰，宜清肺以润之。清肺饮、四阴煎。脾肺气虚不运生痰者，六君子汤加木香。肺胃气虚不化生痰者，六君子汤加桔梗。脾气滞者，异功散加砂仁。中气弱者，补中益气汤。脾胃虚挟湿者，脉濡缓，痰清稀，六君子汤加炮姜，补中益气汤加茯苓、半夏。肝肾虚，痰中见血者，六味汤加乌鲗鱼骨、参三七。肾阴亏，火动痰升者，<small>五味天冬丸、百花膏</small>。相火烁痰津涸者，<small>滋阴清化丸</small>。肾阳衰，水泛为痰者，<small>薛氏八味丸，如不应，真武汤</small>。劳损咳白痰如鸡蛋清，俗名白血者，<small>补肺汤</small>。此乃治痰之本矣，且痰饮同称而殊治，岂可混乎。试由痰论饮，《内经》有饮无痰，其论饮病，皆由湿淫土郁。至《金匮》乃立痰饮、悬饮、溢饮、支饮、留饮、伏饮等名，皆停水为患。如其人昔肥今瘦，水走肠间，漉漉有声，为痰饮，必目眩短气。饮在阳，则呼气短，<small>苓桂术甘汤</small>。饮在阴则吸气短，<small>肾气丸</small>。《金匮》云：短气有微饮，当从小便利之，<small>苓桂术甘汤、肾气丸主之</small>。饮后水流胁下，咳唾引痛为悬饮，脉必沉弦，<small>十枣汤</small>。饮水流于四肢，当汗不汗，身体疼重为溢饮，<small>小青龙汤</small>。咳逆倚息，短气不得卧，形如肿，为支饮，<small>葶苈泻肺汤，或五苓散</small>。水停心下，背寒冷如掌大，短气，肢节痛，胁痛引缺盆，脉沉，为留饮，<small>导痰汤</small>。膈满喘咳呕吐，寒热，腰背痛，身振，为伏饮，<small>倍术丸加茯苓、半夏</small>。痰饮不渴，<small>小半夏汤</small>。支饮眩冒，<small>泽泻汤</small>。心下痞，膈间有水，悸眩，<small>小半夏加茯苓汤</small>。茶饮过多成癖，及饮酒成癖，<small>姜桂丸</small>。饮癖呕酸嘈杂，心悬如饥，<small>三圣丸、苍术丸</small>。别有非痰非饮，吐清涎沫者，脾虚不能收摄也，<small>六君子汤加益智、姜</small>。渴欲饮水，水入即吐者，名水逆，<small>五苓散</small>，大法，外饮在脾，内饮在肾，<small>治脾，苓桂术甘汤；治肾，肾气丸</small>。气壅者开之，<small>小青龙汤去麻、辛</small>。呛咳者平之，<small>鲜枇杷叶、杏仁、茯苓、前胡、苏子、桑皮</small>。浊逆者温之，<small>真武汤</small>。阳微者和之，<small>外台茯苓饮</small>。湿滞者渗之，<small>五苓散</small>。留饮者逐之，<small>桂苓汤</small>。支结入络者通之，<small>茯苓桂枝汤加参、草、川椒、半夏、姜、蜀漆</small>。饮症通治，<small>五饮汤</small>。仲景云：治痰饮当以温药和之，此可谓一言提要者矣。

仲景曰：饮而兼咳者，但治饮，不必治咳。

缪仲淳曰：生痰之源不一，治各不同。由阴虚火炎，上迫乎肺，凝结为痰，是谓阴虚痰火。痰在肺而本于肾，治宜降气清热，益阴滋水。<small>忌辛温燥热补气药</small>。由脾胃寒湿生痰，或饮啖过度，致脾气壅滞为痰，此病在脾胃，无关肺肾，治宜燥脾利气。<small>忌滞腻寒苦湿润药</small>。由风寒郁热生痰，病亦在肺，治宜豁痰，清利中佐以辛温，<small>麻黄生姜之类</small>，以散外寒，<small>忌温补酸收药</small>。则药无格拒之患。夫痰质稠黏，饮惟清水，或青绿苦酸，多因过饮茶酒，或情抱抑郁，中寒湿阻，治宜燥湿利水，温通阳气以行之。二陈五苓真武之属。

张路玉曰：痰饮变生诸症，必以治饮为先，诸症自愈。如头风眉棱骨痛，屡用风药不效，投以痰剂收功。患眼赤羞明而痛，与凉药弗瘳，畀以痰剂获效。凡此之类，不一而足，在审症圆机耳。如太阴痰厥头痛，不专治风，亦此意也。

## 痰饮脉候

脉沉者留饮，双弦者寒也，偏弦者饮也。肺饮不弦，但苦喘满短气。支饮亦喘不得卧，短气，其脉平。沉而弦者悬饮。肝脉软而散，色泽者溢饮。《提纲》曰：痰脉弦滑。《三因》曰：饮脉皆沉细弦滑。病患一臂不遂，时复移在一臂，其脉沉细，非风也，必有饮在上焦。痰得涩脉，必费调理，以痰胶固，脉道阻塞也。左右关脉实大而浮，膈上有稠痰也，宜吐之。病患百药不效，关上脉伏而滑者，痰也；眼胞上下如黑煤者，亦痰也。《回春》曰：眼黑而行步呻吟，举动艰难，入骨痰也，非萆薢苦参不除，其遍体骨节痛，审气血加化痰药。《入门》曰：痰厥者，因内虚受寒，痰气阻塞，手足厥冷，麻痹晕倒，脉沉细也。

## 用药

湿痰，主半夏，佐茯苓、苍术。风痰，主南星，佐前胡、白附。燥痰，主贝母，佐栝蒌、杏仁。火痰，主竹沥，佐花粉、黄芩。寒痰，主姜汁，佐半夏、苏子。食痰，用神曲、山楂、麦芽。酒痰，用花粉、白术、神曲，或四苓散。惊痰，用天竺黄、牛黄、胆星。老痰，用海浮石、栝蒌、川贝。气痰，用广皮、枳壳、郁金汁。胶痰，用橘红、杏仁、荆沥。痰核，半夏、连翘、贝、桔、枳、星、夏枯草等。痰结，朴硝、枳实、海藻、姜汁。痰在四肢，非竹沥不达。痰在胁下，非白芥子不除。痰在皮里膜外，非姜汁、竹沥、白芥子不到。痰在经络，非姜汁、竹沥不行。痰中带血，宜韭汁、阿胶。痰迷癫痫，宜控涎丹。气实痰盛，宜三子养亲汤。实热老痰，礞石滚痰丸。风寒痰涌，及小儿惊风，青州白丸子。痰血塞心窍癫狂，白金丸。痰实积饮，宜小胃丹。降痰气，宜苏子降气汤，润下丸。海粉热痰能清，湿痰能燥，坚痰能软，顽痰能消。石膏坠痰火极效。黄芩、青黛治热痰，假其下行也。枳实治痰，有推墙倒壁之功。五倍子治老痰，元明粉治热痰，以其能降火软坚也。硝石、礞石大能降火消痰结，研细，和白糖舌餂服效。苍术治痰饮成窠囊，行痰极效。

## 附方

[风痰]**防风丸**　防风　川芎　天麻　甘草　蜜丸，朱砂为衣，荆芥汤下。

[寒痰]**青州白丸子**　生白附子　生南星　生半夏　川乌　糯米汁为丸。

[寒痰]**理中化痰丸**　参　术　姜　草　加苓、夏。

[暑痰]**消暑丸**　见一卷暑。

[湿痰]**二术二陈汤**　二术　苓　夏　陈　草

[湿痰]**白术丸**　星　夏　术　为丸，姜汤下。

[燥痰]**润肺饮**　二母　陈　苓　麦　桔　花粉　生地　草　姜

[火痰]**清气化痰丸**　杏　蒌　枳　夏　星　陈　芩　苓　姜汁糊丸。

[食痰]**保和丸**　楂肉二两　半夏　神曲　橘红　麦芽　茯苓各一两　黄连　连翘　萝卜子各五钱。水丸。

[食痰]**栝蒌丸**　蒌仁　半夏　山楂　神曲糊丸。

[酒痰]**瑞竹堂化痰丸**　星　夏　青　陈　杏　葛　萝卜子　苏子　楂肉　麦芽　神曲　香附　姜汁

[郁痰]**七气汤**　见本卷咳嗽。

[气痰]**三仙丸**　南星曲　半夏曲各四两　香附二两　糊丸。

[惊痰]控涎丹　甘遂　大戟　白芥子　糊丸，姜汤下，一名妙应丸。

[老痰]青礞石丸　礞石打碎，用焰硝二两，同入瓦罐内，泥封，石色如金为度，水丸。一名夺命丹。

[顽痰]青绿丸　石青一两　石绿五钱　研飞，曲糊丸绿豆大，每服十丸，吐痰不损人。

[吐痰]参芦散　参芦二钱　或加竹沥和服，取吐，虚人最宜。

[膈痰]桔梗芦散　桔梗芦一二钱　研服探吐。

[涌吐]稀涎散　见一卷中风。

[降下]导痰汤　见一卷中风。

[降下]滚痰丸　礞石一两　沉香五钱　大黄　黄芩各八两　百药煎一两　水丸。

[肺痰]利金汤　桔　贝　陈三钱　茯苓二钱　枳壳钱半　甘草五分　姜煎。

[肝痰]川芎丸　芎　荷　辛　防　桔　草　蜜丸。

[喘痰]千缗汤　见本卷喘。

[热痰]半黄丸　南星　半夏　黄芩各一两　姜汁浸蒸饼为丸。

[肾痰]桂苓丸　肉桂　茯苓　蜜丸。

[络痰]旋覆花汤　旋覆花　葱管　新绛

[痰核]痰核丸　硼砂　沉香　贝母　百草霜　钟乳粉　陈苓术　草　苏叶　鹅管石　石膏　白糖和丸。

[痰核]痰核酒　都管草根三升　兔耳　一枝箭　白果　紫花　地丁各一斤　威灵仙二两酒一坛煮。

[痰痞]小陷胸汤　黄连　半夏　栝蒌

[伏痰]指迷茯苓丸　半夏曲二两　茯苓一两　枳壳五钱　风化硝二钱半　姜汁糊丸，姜汤下。

[痰嗽]六安煎　见本卷咳嗽。

[胆虚]温胆汤　见一卷温。

[痰迷]涤痰汤　见一卷中风。

[痰痫]牛黄丸　胆星　全蝎　蝉蜕各二钱半　牛黄　白附子　僵蚕　防风　天麻各钱半　麝香五分　煮枣肉，水银为丸。

[热痰]二丹丸　丹参　熟地　天冬各两半　麦冬　茯神　甘草各一两　丹砂　人参　菖蒲　远志各五钱　蜜丸。

[健脾]四君子汤　六君子汤　见一卷中风。

[补脾]参术健脾丸　参　苓　术　草　陈　名异功散，此再加归　芍　姜　枣

[润燥]清肺饮　见本卷咳嗽。

[清肺]四阴煎　生地　麦冬　白芍　百合　沙参　贝母　阿胶各二钱　茯苓　花粉各钱半　生甘草五分

[补中]补中益气汤　见一卷中风。

[痰血]六味丸　八味丸　见一卷中风，薛氏八味丸，以茯苓为君。

[火升]五味天冬丸　天冬　五味　捣丸。

[痰嗽]百花膏　百合　款冬　蜜丸。加　紫菀　百部　乌梅名加味百花膏。

[相火]滋阴清化丸　二冬　二地　二母　苓　五味　草花粉山药　蜜丸。

[阳衰]真武汤　术　附　苓　芍　姜

[劳嗽]补肺汤　参　五味　紫菀

[痰饮]苓桂术甘汤　苓　桂　术　草

[逐饮]肾气丸　即八味丸加牛膝、车前。

[悬饮]十枣汤　芫花　甘遂　大戟　大枣

[溢饮]小青龙汤　见本卷咳嗽。

[支饮]葶苈泻肺汤　葶苈　大枣

[泄湿]五苓散　见一卷温。

[伏饮]倍术丸　白术　桂心　干姜　蜜丸。

[痰饮]小半夏汤　半夏　生姜

[支饮]泽泻汤　泽泻　白术

[悸眩]小半夏加茯苓汤　夏　苓　姜

[饮癖]姜桂丸　南星　半夏　肉桂

[饮癖]三圣丸　即前三圣散。

[呕酸]苍术丸　苍术　枣为丸。

[和阳]外台茯苓饮　见一卷中风。

[留饮]桂苓汤　茯苓四钱　桂枝　白术各三钱　甘草一钱

[通络]茯苓桂枝汤　苓　桂　芍　草　姜　枣

[通治]五饮汤　参　术　橘　枳　夏　朴　桂　芍　泽泻　草　二苓　旋覆花

[痰逆]三子养亲汤　苏子　白芥子　萝卜子

[痰血]白金丸　白矾三两　郁金七两　薄荷糊丸。

[逐水]小胃丹　芫花　甘遂　大戟　大黄　黄柏　以白术膏丸。

[降痰]苏子降气汤　见本卷失音。

[热痰]润下丸　半夏二两　南星　炙草　黄连　黄芩各一两　橘红半斤,盐水制　蒸饼为丸。

## 痰饮脉案

朱　气逆浊饮上升,甚则中夜起坐。医用二陈兼旋覆代赭汤不应,诊脉乃阳微浊逆,用外台茯苓饮加干姜、沉香汁,愈。

侄　脉沉弦为停饮,由脾阳不运输,水湿留胃,故食后清稀宿水倾吐而出。按仲景论饮邪,当以温药和之。《金匮》治痰饮胸胁支满,苓桂术甘汤主之。今仿其法而更其制,以茯苓泄水,桂枝通阳,白术燥湿,甘草和中,加砂仁、半夏、枳壳、苏子,运脾以降浊。研末服,姜汤下,积饮遂除。

贡　饮症吐青绿苦沫,乃胆气所溢。用温胆汤加吴萸、干姜、苍术，逐湿涤饮，吐止。嗣用苍半苓陈散加益智仁、焦术、粳米，共为末。姜汤调服，温理脾阳而安。

丁　积年痰饮，脉虚，右尺大，宿因劳力中虚而发。用六君子汤加薏苡、煨姜、椒目，服效。

贡　痰饮久嗽，清晨浊沫上干，必倾咳吐出，膈上乃宽。此由宿食化痰，趁胃虚随气上升故也。然细参症脉，必肾中阳虚，仲景所谓肾虚水泛为痰，以肾气丸补而逐之。向服崔氏八味丸，虽未速效，犹是对症主治，惟客岁自用倒仓法，洗涤停痰宿饮，乃为间道出奇。王节斋《明医杂著》云：肠胃为仓，仓中有陈腐败谷，须倒出之，肠胃中有痰血积滞，须荡涤之，若病不属肠胃，不可轻用。据此宜乎用之无益。

王　脉沉弦，始则头痛闷呕，舌白恶食，继则气阻脘痛，攻注腰脐，随触辄呕，背寒心悸，下利溺少，九昼夜不能着枕，固是湿阻气痹。但医者混治，谬托消和，不知饮邪入络，上干为头痛，下渗为泻利，渍入太阳为背寒，停于心下为悸动。《金匮》云：口干不欲饮水者，为饮邪未去故也。今饮入支络，不用辛温通逐，痛呕焉止。仿小半夏汤加茯苓、川椒目、枳壳、吴萸、桂枝、沉香<sub>磨汁</sub>，日再服，痛缓得卧，糜粥得下，背寒心悸俱却，惟脐腹结，时呕时痛，乃支络浊滞未净，改用通络导滞。归须、小茴香、生楂肉、橘核<sub>青盐拌炒</sub>、山栀<sub>姜汁炒</sub>、茯苓、枳壳、降香末，痛呕悉平。改用和中运湿，制半夏、砂仁、茯苓、炙草、谷芽、大豆黄卷、薏苡、陈皮，全瘳。

【点评】痰饮既是病理产物，又是致病因素，也是常见的病证。痰饮皆津液所化，痰因于火，饮因于湿。痰生于脾，饮聚于胃。亦有肾虚为痰者，肾阳虚则水泛为痰，肾阴虚则火结为痰。痰与饮虽同源，但性质不同，致病不同，治亦不同。而痰饮分治，则是本书独到之处。见痰休治痰者，以治必探本，引朱丹溪治痰之法，并设治痰专药，最为独到且全面。治饮则宗张仲景之法，分为痰饮、悬饮、溢饮、支饮、留饮、伏饮六种而治。又有饮在阳，饮在阴；饮在外，饮在内；饮茶成癖，饮酒成癖的不同，而治亦不同。再引缪仲醇、张路玉治痰饮之法，全篇治痰饮者达70方，可谓治痰饮之大全者。

# 血症总论

禀水谷之精华，出于中焦，以调和五脏，洒陈六腑者，血也。生化于脾，宣布于肺，统于心，藏于肝，化精于肾，灌输百脉，其清而纯者，为守脏之血，清中之浊者，为腑络之血，清中之清者，为营经之血，皆有气以护之，膜以隔之，络以通之，原不至上溢而下脱也。一有偏伤，或怒劳迫而上升，或阴阳虚而失守，则为吐，为衄，为呕，为咯，为咳血唾血，经所谓阳络伤则血外溢也。或阴虚阳搏，或阳衰阴脱，或湿热下陷，则为崩中，为漏下，为溺血，为便血，为肠风血痢，经所谓阴络伤则内溢也。更有瘀血在里，漱水不欲咽，小腹满，身黄便黑，在上则喜忘，在下则如狂。《伤寒论》所谓三焦蓄血证也。夫血行清道出于鼻，行浊道出于口，吐血出于胃，衄血咳血出于肺，呕血出于肝，咯血出于心，痰涎之血出于脾，唾血出于肾。鼻血为衄，口鼻俱出为脑衄，耳血为衄，目血为眼衄，齿血为牙衄，舌血为舌衄，九窍俱出为大衄，胸前一孔出血为心漏，脐间出为胃血，肤血为红汗，为肌衄。上出如泉涌为血溢；冲任不摄为崩漏；由精窍出，溺孔出为血淋；由膀胱出，不痛为溺血；色稠红为结阴便血；清而色鲜，四射如溅，为肠风；浊而色暗，为脏毒；脓血杂痢为肠癖；射血如线为痔血。凡血色鲜浓者属火，紫黑者火极；晦淡无光者，阳衰不能摄阴。粉红者肺血；赤如朱漆光者心包血；鲜稠浓紫者脾肝血；痰唾杂红点红丝者肾血，血虽少，治最难。吐多成碗成盆者胃血，胃多气多血。欲知何脏之血，吐在水碗中。浮者肺血，沉者肝血，半沉半浮者心血。各随所见以羊肺、羊肝、羊心煮熟蘸白及末日食之。吐血服药而血不止，乃肺上有窍也。用白及末，以猪肺煮熟蘸食之，日服三四次，使窍为及末填满，其血自止。方名独胜散。**下注之血，血淋多因房劳肾虚；溺血多因气化移热。便后血为远血，由肠胃来；便前血为近血，由肛门出。溅射者风淫；点滴者湿着。血下行为顺，其治易；上行为逆，其治难。得寒则凝涩，得温则行，见黑则止；常随气行，气和则血循经，气逆则血越络。上溢之血，火乘之，实气逆之也，故治血宜调气，不宜降火，猛进苦寒，以寒能凝涩，且易伤脾，若脾伤，则愈不能统摄诸血以归经矣。入手须辨阴阳，阳症吐衄，血色鲜红；阴症血色紫暗如猪肝。阳症脉洪滑，口渴面红，喘烦溺赤，火载血升，宜清降凉剂；阴症脉虚数，口干颊赤，烦躁足冷，乃真阳失守，无根之火上炎，宜引火归元，切忌寒凉降火。治火前后调理，须按三经用药。宜归脾汤，盖心主血，肝藏血，脾统血，此方乃三经主剂也。**远志、枣仁，**补肝以生心火；**茯神、龙眼，**补心以生脾土；**参、芪、术、草，**补脾以固肺金；**木香，**香先入脾，总欲使血归于脾，故名归脾汤。有郁怒伤肝，思虑伤脾者，尤宜。如火旺，加**黑栀、丹皮。**火衰加桂心。再以八味地黄丸，培先天根本，治得其要矣。**

凡血症见咳嗽喘满，及膈左右胀痛者，病在肺也，宜清降，不宜升浮。如膻中一丝牵痛，或懊恼嘈杂者，病在心包也，宜营养，不宜耗散。如腹膨不饥，食不知味，吐涎沫者，病在脾也，宜温中，不宜酸寒。如胁肋牵痛，躁扰不安，往来寒热者，病在肝也，宜甘缓，宜疏利，不宜秘滞。如气短似喘，咽痛音哑，骨蒸盗汗者，病在肾也，宜滋阴壮水，不宜香燥。如呕吐烦渴，大热不得卧者，病在胃也，补泻当察兼症，勿谓阳明尽可攻也。至用药有君臣，或专用兼用，当知其类。**如治血虚，甘温为主，**宜人乳、鹿胶、阿胶、熟地、杞子、炙草、龙眼、红枣。**甘酸为佐，**山药、茯苓、枣仁、山萸、五味、牛膝、白芍。又如天真丸、海参胶、乌骨鸡丸、河车膏、燕窝饮，皆血肉有情补法。**血虚热，当凉润。**生地、麦冬、莲子、茯神、小麦、沙参、玉竹、藕汁、茅根、童便。**血虚寒，宜辛热。**桂心、炮姜、杜仲、沉香，必火不归元者用之。**气逆血升，宜苦降。**山栀、丹皮、赤芍、栝蒌、枳壳、杏仁、苏子、郁金。**血热妄行，宜咸寒苦寒。**犀角、元参、三七、鲜生地、黄连、黄芩、知母、青黛。**血虚而滞，**宜辛甘以和之。桂枝、当归、橘皮、丹参、泽兰、益母、侧柏叶。**血滞而痛，宜辛温以行之。**韭汁、当归须、延胡、郁金、便香附、五灵脂、降香末。**血陷下，宜辛苦香以举之。**白芷、川芎、升麻。**血滑脱，宜酸涩收之。**花蕊石、续断、白及、莲房、地榆、百草霜、乌梅、蒲黄灰、棕灰、发灰。**气虚血脱，宜温补以摄之。**人参、黄芪、白术、炙草。**血枯经闭，宜咸温以通之。**乌鲗鱼骨、芦茹、牛膝、肉苁蓉。**血瘀而结，宜苦泻之，酸泄之。**大黄、桃仁、三棱、苏木、红曲、红花、茜根、山楂、琥珀。**血积而坚，宜咸寒以软之。**元明粉、牡蛎、青盐、旋覆花、秋石、鲮鲤甲。**血燥，宜甘润以滑之。**乳酪、蜂蜜、黄明胶、核桃肉、柏子仁、鸡蛋黄、麻仁、芝麻。**其风淫袭血，散之。**防风、炒荆芥、秦艽、紫苏叶。**温邪呛血，清之。**甘蔗、甜梨、石斛、银花露、天冬、象贝母。**暑喝嗽血，凉之。**杏仁、扁豆、沙参、竹叶、麦冬、薄荷、百合。**火热迫血，泻之。**石膏、花粉、连翘、犀角、龙胆草、栀心、地骨皮、生地、丹皮、童便。**此用药类例也。**

凡口鼻出血，皆阳盛阴衰，有升无降，血随气上，越出上窍，法当补阴抑阳，气降血自归经矣。然有阳气本虚，复为寒凉所伤，致脉沉而不浮，尺小于寸，右弱于左，色夭而血黯，宜生脉散加肉桂、熟附、炙草。继以理中汤、八味丸，间服。若果受寒气，食冷物，血得寒则凝，不归经络，色必黑黯，脉必沉迟，身必清凉，若此者，不用姜桂，而用凉血之剂，殆矣。

【**点评**】血证总论是多种血的病证的综述，首论血的生理，即血之生、宣、统、藏、化、注，而血在体内又分为脏血、腑血、营血。血证皆为偏伤所致，又有阳络伤、阴络伤、以及瘀血在里之不同。进一步分析不同部位、不同脏腑、不同色泽、不同形态血证的辨证，及其论治与用药所宜、所忌，是为血证论治之总纲。然而，在本卷中只讨论了吐血、衄血两大主证，而蓄血、溺血、便血则放在第七卷中，应属本论范畴之内。

## 吐血论治 <small>咳血 嗽血 咯血 唾血 呕血附</small>

吐血，阳亢阴虚症也。症有三因，外因系火风暑燥之邪，内因系肝肾心脾之损，不内外因系坠跌努力烟酒之伤。外因者，火灼风温之呛血，暑瘵燥咳之伤血。邪在肺卫心营，理肺卫，宜甘凉肃降，<small>如沙参、麦冬、贝母、花粉、玉竹、石斛</small>。治心营，宜轻清滋养，<small>如生地、元参、丹参、连翘、竹叶、茯神</small>。以此二法为宗，随症加减。火灼则加入苦寒，<small>如山栀、黄芩、知母、地骨皮</small>。风温则参以甘凉，<small>如蔗汁、芦根、羚羊角、桑叶</small>。暑瘵入营，则兼清润，<small>如杏仁、银花、鲜生地、犀角</small>。燥咳在气，则佐纯甘，<small>如天冬、梨、枣、阿胶</small>。别有内热外寒吐血者，<small>宜麻黄参芍汤主之</small>。此治客感吐血大略也。内因者，怒动肝火，<small>宜苦辛降气，如苏子、郁金、降香、丹皮、山栀、栝蒌、橘白</small>。郁损肝阳，<small>宜六郁汤</small>。郁损肝阴，宜甘酸熄风，<small>如阿胶、鸡蛋黄、金橘、白芍、生地</small>。思伤心脾，宜甘温益营，<small>如保元汤、归脾汤</small>。房劳伤肾，其阴虚失纳者，宜壮水镇阳，<small>青铅六味饮加五味、牛膝、童便</small>。阳虚不摄者，宜导火归窟，<small>肉桂七味丸加童便</small>。夺精亡血者，急固真元，大填精血，<small>如人参、海参、熟地、河车胶、杞子、五味、紫石英</small>。此治内损吐血大略也。不内外因者，坠跌血瘀上泛，先须导下，<small>复元活血汤，代抵当汤。或用韭白汁散之</small>。再用通补。<small>元戎四物汤，或当归、郁金、牛膝、白芍、三七</small>。若努力伤血，调补，忌用凝涩，宜和营通络理虚，<small>当归建中汤、旋覆花汤，或六味饮加牛膝、杜仲</small>。若烟酒伤肺，<small>烟辛泄肺，酒热戕胃，皆能助火动血</small>。呛血，<small>改定紫菀茸汤去术加芍</small>。饮多伤胃失血，<small>六君子汤加香、砂、葛花</small>。此治不内外因大略也。<small>以上参用《指南》邵序</small>。凡血来如潮涌，喘息未定，<small>饮还元水立定</small>。吐血乍止，<small>用燕窝、冰糖各四钱，煎服七日</small>。可不复发。血出汪洋，不即凝者，烦劳动胃火也，<small>犀角地黄汤加桃仁、藕汁、童便</small>。血出散漫不聚者，烦劳伤肺气也，<small>补中益气汤去柴胡，加麦、味、茯苓、山药</small>。胁痛吐血者，肝气逆也，<small>化肝煎</small>。神劳吐血者，心气损也，<small>天冬汤</small>。龙焰升，则吐衄骤加，宜潜火，<small>海参、淡菜、龟甲</small>

心、茯神、熟地、五味子熬膏，秋石汤下。元海空，则行动喘促，速固根蒂，人参、核桃、坎炁、杞子、牛膝、五味、沙苑子、茯苓、人乳粉。胃纳少，则中宫乏镇，须扶胃阳，切勿清嗽，人参建中汤、归芪异功散。胃络虚，则厥阳易犯，急调胃阴，可免升逆，生脉散加白扁豆、沙参、玉竹、石斛、茯神，或《金匮》麦门冬汤去半夏加杏仁。仁斋所谓血症经久，多以胃药收功也。若夫肺痿吐血，人参固本膏。劳怯吐血，四阴煎。血虚发热，当归补血汤。血虚发痉，十全大补汤。脾肺气虚，养营汤。络脉不和，当归须、鸡血藤膏、牛膝、降香、郁金、韭白汁。血色鲜紫，吐后神疲懒言，以补气药摄之，独参汤。血色晦淡，息微脉缓，为血寒不得归经，以辛甘温摄之，大剂理中汤。尺脉虚弦，大剂生料六味丸，加肉桂。其劳动火，口津干，能食，脉洪数，元霜紫雪膏。数吐血两口，不渴不发热，数月又发，胸中刺痛，小乌沉汤送黑神散。吐后胸满痛，脉洪大有力，用当归、丹皮、酒大黄、元明粉、桃仁、延胡，从大便导之。不可骤用止涩，不可专行腻补，不可轻用苦寒，不可妄用攻伐，审症切脉以调之，勿拘成法可耳。

缪仲淳曰：吐血有三诀：宜行血不宜止血。血不循经络者，气逆上壅也。行血令循经络，不止自止，止之则血凝，血凝必发热，胸胁痛，病日痼矣。宜补肝不宜伐肝。经云：五脏者，藏精气而不泻者也，肝主藏血，吐血者肝失其职也。养肝则肝平，而血有所归；伐肝则肝虚不能藏血，愈不止矣。宜降气不宜降火。气有余便是火，气降则火降，火降则气不升，血随气行，无溢出上窍之患。且降火必寒凉之剂，反伤胃气；胃气伤，则脾不能统血，血愈不能归经矣。

[咳血]因咳见血，系火乘肺金，干咳络伤，而血渗出也。治同嗽血。

[嗽血]因嗽时气急喘促，痰杂血丝血点，亦火伤血膜，而血随痰出也。诸家以咳嗽血出于肺，景岳谓咳嗽咯唾诸血，皆源于肾，以肾脉贯膈，入肺循喉，肺肾相联，因肾水亏，则火烁金，肺燥络损，液涸成痰，病之标在肺，其本固由肾也。治主壮水清金，宜六味丸加麦冬、五味。兼润肺止嗽，宜阿胶、贝母、百合、紫菀。血止后，胃虚食少，气

息不续，<sub>劫劳散去半夏，加紫菀茸及琼玉膏等。</sub>其先嗽痰，后见红者，为积痰生热，宜降痰火，以栝蒌、贝母、山栀、橘红。水煎，下天门冬丸。先见红，后嗽痰者，为阴虚火动，宜滋化源。<sub>六味阿胶饮。</sub>阴虚久嗽，痰中血星如珠，<sub>生料六味丸加茜根、乌鲗骨，和童便。</sub>久嗽痰带血丝如缕，<sub>六味丸加蛤粉、阿胶、童便，临卧服。</sub>嗽血潮热，<sub>八珍汤加贝母、五味。</sub>嗽血成劳，肌削神疲，五心烦热，咽干颊赤，盗汗减食，<sub>人参饮子，或四君子汤加黄芪、鳖甲、麦冬、五味。</sub>天士先生曰：凡咳血之脉，右坚者治在气分，系震动胃络所致，宜薄味调养胃阴，<sub>如生扁豆、茯苓、北沙参、薏苡仁、石斛等。</sub>左坚者乃肝肾阴伤所致，<sub>宜地黄、阿胶、杞子、五味等。</sub>脉弦胁痛者，<sub>宜苏子、桃仁、降香、郁金等。</sub>成盆盈碗者，<sub>葛可久花蕊石散，仲景大黄黄连泻心汤。</sub>一症而缕析条分，从此再加分别，则临症有据矣。石顽老人曰：咳血之脉，微弱平缓易治；弦数急实，气促声嘶咽痛者，不治。

[咯血]不嗽而喉中咯出小血块或血点是也。症最重，由房劳伤肾，火载血升，咯血成块，不比咳嗽痰中带出也。亦有兼痰咯出者，系肾虚痰泛，初起用<sub>白芍、丹皮、茯苓、枣仁、山药、山栀、麦冬、童便，</sub>以清手足少阳厥阴诸经游火。若膈热颊红，咽喉不清，<sub>清咽太平丸。</sub>后必滋补肾阴，以安其血。<sub>六味饮加牛膝、麦冬、五味。</sub>景岳以为心不主血，<sub>宜养心汤。</sub>嘉言以为阴气上奔，<sub>宜四君汤，黄芪、山药亦可加入。</sub>脾中阳气旺，而龙雷之火潜伏也。

[唾血]鲜血随唾而出，或涎中有血缠如丝、散如点者，多源于肾。右尺虚者，<sub>都气丸加桂心。</sub>右尺大者，<sub>清唾汤。</sub>其有兼心胃者，由脾虚不能摄也。兼心则<sub>加味归脾汤，</sub>兼胃则<sub>七珍散。</sub>食少痰清者，<sub>异功散加枇杷叶、扁豆灰。</sub>劳嗽唾血者，<sub>黄芪散。</sub>肺痿吐血者，<sub>人参平肺散。</sub>

[呕血]血从脘胁呕出，系木火乘胃所致。良由暴怒火逆，胸满胁痛，伤肝动血，<sub>柴胡疏肝散。</sub>或负重努力，伤胃动血，<sub>是斋白术散。</sub>或饮酒火热上升呕血，<sub>葛黄散。</sub>或房劳竭力，伤肾呕血。症必面红足冷，烦躁口渴，<sub>生脉散合加减八味丸。</sub>或虚劳火升，呕血不止，<sub>花蕊石散。</sub>

## 血症脉候

失血脉数大为阳盛，涩细为血少，细数为阴火郁于血中，芤为失血，弦紧胁痛为瘀结。寸大尺微，为肺中伏火。尺盛而寸虚，为肾虚阴火。尺滑而疾，为血虚有热。右脉虚大，为脾胃火。左脉数盛，为肝胆火。失血脉微弱细小和缓者易治；洪数实大弦急，或虽小按之如循刃，及衄血身热，脉至而搏，呕血胸满引背，脉小而疾，皆不治。咳出白血，似肉似肺，浅红色者死；喘咳失血，气逆，脉见弦紧细数，有热，不得卧者死。吐唾血，脉细弱者生，实大者死。

## 附方

[心脾]归脾汤　见本卷劳瘵。

[益肺]生脉散　参　麦　五味

[虚寒]理中汤　参　术　姜　草

[补肾]六味丸　七味丸　八味丸　俱见一卷中风。六味丸加五味，名都气丸。

[热寒]麻黄人参芍药汤　麻　桂　参　归　芍　麦　五味　草

[补气]保元汤　见一卷火。

[壮水]青铅六味饮　六味汤加青铅。

[导下]复元活血汤　柴胡　当归　花粉　甲片　红花　桃仁　大黄　甘草

[攻瘀]代抵当汤　大黄　归尾　生地　甲片　元明粉　桂

[通补]元戎四物汤　地　芍　归　芎　加桃仁、红花。

[和营]当归建中汤　见一卷伤风，加人参，名人参建中汤。

[通络]旋覆花汤　见本卷痰饮。

[烟酒]紫草茸汤　紫草茸　白术　泽泻　丹皮　麦冬　犀角　甘草　藕汁　薇衔

[胃火]犀角地黄汤　见一卷温。

[肺伤]补中益气汤　见一卷中风。

[肝逆]化肝煎　青　陈　芍　贝各二钱　丹　栀　泽各钱半

[心气]天冬汤　参　归　芍　地　草　二冬　远志　阿胶　没药　藕节　姜

[胃阳]归芪异功散　参　苓　术　草　陈　归　芪

[胃阴]金匮麦门冬汤　见一卷燥。

[肺痿]人参固本丸　见一卷中风。

[劳怯]四阴煎　见本卷痰饮。

[血虚]当归补血汤　芪一两　归二两

[血虚]十全大补汤　见一卷中风。

[气虚]养营汤　见本卷劳瘵。

[津涸]元霜紫雪膏　雪梨六十枚　藕汁十杯　生地汁十杯　麦冬汁五杯　莱菔汁五杯　茅根汁十杯　合煎。去渣，入炼蜜一斤　饴糖八两　姜汁半杯　再熬服。

[胸痛]小乌沉汤　童便制香附三钱　乌药钱半　炙草一钱　沉香五分，磨汁　加入盐一字。

[去瘀]黑神散　熟地　归尾　赤芍　蒲黄　桂心　炮姜　甘草　黑豆炒去皮　童便、酒各半，煎。

[虚劳]劫劳散　见本卷咳嗽。

[干咳]琼玉膏　见一卷燥。

[降痰]天门冬丸　天冬一两　阿胶　茯苓　杏仁　贝母各五钱　蜜丸。

[阴虚]六味阿胶饮　六味丸加阿胶。

[潮热]八珍汤　见一卷中风。

[劳嗽]人参饮子　人参二钱　五味二十粒　芪　麦　归　芍各钱半

甘草一钱

[止血]**花蕊石散** 花蕊石煅研细，三钱 以童便煎温调下，男用酒一半，女用醋一半，和。

[逐瘀]**大黄黄连泻心汤** 大黄 黄连

[咽火]**清咽太平丸** 薄荷十两 川芎 防风 犀角 柿霜 甘草各二两 桔梗三两 蜜丸。

[补心]**养心汤** 见本卷劳瘵。

[唾血]**清唾汤** 二母 桔梗 元参 黄柏 熟地 天冬 远志麦冬各一钱 炮姜五分

[胃虚]**七珍散** 参 苓 术 草 山药 粟米

[劳唾]**黄芪散** 炙芪 糯米炒 阿胶 等分为末，米汤下三钱。

[肺痿]**人参平肺散** 见一卷火。

[怒呕]**柴胡疏肝散** 见本卷劳瘵。

[胃伤]**是斋白术散** 参 术 芪 苓各一钱 山药 百合各八分姜三片 枣二枚

[酒伤]**葛黄散** 黄连四两 葛花三两 用大黄末水熬成膏为丸，或为末服，温汤下。

## 吐血脉案

**族弟** 阴虚发热吐红，脉洪虚疾，左关尺为甚。思积损几及三年，龙雷不伏，直至真阴内烁，肺络受伤，阴益亏，阳益炽矣。不从咸降，谅难猝止。用秋石、阿胶、熟地、五味、山药、百合、贝母、丹皮、白芍、淡菜熬膏。藕汤下，红止而损渐愈。

**毛** 劳怯失血，尺寸脉俱洪数，乃肺肾亏损。用三才汤加丹皮、白芍、麦冬、鲜藕。数服血止，惟晡热咳嗽，用六味丸去萸、泻，加五味、白芍、龟板炙、阿胶。蜜丸服，二料全痊。

**丁** 痰中血点，溲后遗浊，五更不梦自泄，此肾阴虚，相火强也。六味去山萸，加鱼鳔炒、莲须、菟丝饼，稍佐黄柏盐水炒，蜜丸。淡盐汤下，渐愈。

**韦氏** 晡热呕咳痰血，此上损候也。用阿胶蛤粉炒、百合、茯神、鲜藕三钱、潞参、山药、白芍、丹皮各二钱、贝母一钱、五味四分、红枣五枚。二剂红止，热渐退，去丹皮、阿胶、鲜藕，加栝蒌仁。二服痰嗽亦除。

**眭** 初夏吐红，深秋未止。或主燥火刑金，或主龙雷亢逆。诊脉右寸短涩，左关沉弦，应主郁虑不舒，由气分伤及血络。自述每午后喉间气窒不利，则嗽作血腥。夫阳主开，阴主合，午后属阳中之阴，主敛，而气隧阻闭，非郁虑内因不至此。用桔梗、贝母、木香、栝蒌、茯神、当归、白芍、降香末。服二剂，脘舒血止，去木香、降香，加郁金、熟地。二服脉平。又服归脾汤去、术，加熟地、贝母、白芍、莲子愈。

**钱** 失血三次，皆由食顷。今吐红又适当饭时，自系食入气阻胃管呛血，故咽津时脘间若噎也。诊脉各部俱弦，宜调其逆气兼弥其渗络。用栝蒌、贝母、当归、玉竹、阿胶、红枣。服愈后频服牛乳，永不发。

**黎** 立冬后阳伏地中，龙潜海底，今值冬至，阳始生，而龙已不藏，致五夜阳升，灰痰带血，右尺不平，此知柏八味丸症也。又夙有肝气，左胁刺痛，则龙雷交焰矣。初服壮水潜阳，痰血已减，继服加减归脾汤，左胁痛止，灰痰亦少，血丝淡而若无，脉症将愈兆也。昨诊惟肝脉稍弦，左尺强于右，是水尚能制火。从此平心静摄，戒怒节欲，明春木火不至偏旺，则痊平可冀。熟地水煮、丹皮酒炒、泽泻盐水炒、茯苓乳蒸、山药炒、远志甘草汁炒、白芍炒、女贞子、藕粉、淡菜、牡蛎煅研。炼蜜丸服。

**蒋氏** 小产后痰嗽带血，晡寒宵热，食减肌削，脉小弱。此病损已久，胞系不固，胎堕后营卫益伤。宜仿立斋先生治法，以甘温补阳则寒热可减。近人专事杏、贝，希冀嗽止，恐寒凉损脾，反致不救。

用潞参、山药、茯神、炙草、阿胶、白芍、五味、杞子、莲、枣。数服颇安。再加黄、鹿角霜，数服诸症渐止，饮食渐加。又丸方调理得痊。

**荆氏** 高年食后触怒，气升血涌，洞泻稀水，身热背寒，心烦头眩。经云：怒则气逆，甚则呕血及飧泄，故令气上。症由肝阳郁勃，震伤血络，疏泄太甚，木必侮土，胃中水谷不化，更兼暑湿司令，地气泛潮，故下迫暴注，气上故中脘失宽，主以降逆，佐以除满，则血归经而胃自和。用厚朴制、山栀炒、郁金磨、苏梗、茯苓、薏苡、砂仁、降香、枳壳。一啜微汗，前症若失。

**戴氏** 情志内损，火迫络伤嗽血，晡寒宵热，脉右虚，左数，营损卫怯。先以腻润弥络，育阴和阳。待夏至阴生，阳不加灼，复元可望。阿胶水化、生地炒、麦冬各一钱、茯神三钱、杞子、山药、甜杏仁俱炒，二钱、丹皮、石斛各钱半、五味焙，五分。六服诸症向安，惟胸微痛，加白芍二钱、蒌皮八分，痛止。

**王** 淋症愈后，遂发漏疡，必固涩药用早。疡医用线药，脓管未拔，忽咳血块，左脉虚，右尺搏指。此龙火不潜，上为咯红，下为漏脓，劳则淋遗溺痛，非壮水制阳，漏厄何已，势将由下损上，为劳嗽，为吐衄，肛漏安可平也。暂服煎剂，仿虎潜丸加减，熟地水煮、龟胶、淡菜、白芍、当归、五味、杞子、知母、黄柏俱酒炒。六服脉症平。后用炼蜜为丸，加茯苓、山药、丹皮、牛膝。盐汤下，漏疡亦愈。

**史氏** 胸痛呕血，色兼红紫，头眩脘闷，脉芤微，此忧思损营，宜敛补心神，兼舒脾结。凡离络之血色变紫，非必积瘀使然。潞参、茯神、白芍、五味、枣仁、炙草、当归醋炒、合欢花、郁金、木香俱磨汁冲。三服已安，调理寻起。

【**点评**】吐血是指血从口中吐出，在总论中说"吐血出于胃"，其实本篇中吐血并非只出于胃，而是从病机、病因上对吐血证做了辨治。从总病机上说为"阳亢阴虚"所致，从病因上说有三：

外因是火风暑燥，内因是肝肾心脾，不内外因是坠跌努力烟酒之伤。关于吐血三因及其辨治主要引用了《临证指南医案》中的相关内容，也提出了吐血从量的多少、血凝与不凝、不同血色以及不同病位上的吐血辨治方法，还总结出治吐血有四不可："不可骤用止涩，不可专行腻补，不可轻用苦寒，不可妄用攻伐"，实为临床之心得。而"宜行血不宜止血，宜补肝不宜伐肝，宜降气不宜降火"则是缪仲淳提出的治吐血三要法，篇中做了专门讲解，确为治吐血最为重要的法则。所附：咳血、嗽血、咯血、唾血、呕血之类与吐血差异并不明显，故附而论之，只是更丰富了血从口出的治疗方法。

## 衄血论治　　口鼻衄　耳衄　眼衄　齿衄　舌衄　肌衄　九窍衄　血溢　心漏　脐血附

血从清道出于鼻，为衄。症多火迫血逆，亦有因阳虚致衄者。火亢则治宜清降，生地黄饮子、苦根散。阳虚则治宜温摄，理中汤、黑神散。既于脉之洪滑弦细别之，暴衄则治凉泻，犀角地黄汤、七汁饮。久衄则治须滋养，止衄散、生脉散。更以血色之鲜浓暗淡辨之，且火迫致衄，有六淫之火，有五志之火。如风寒壅盛于经，迫血妄行，表症仍在，脉浮紧用麻黄汤，缓用桂枝汤。成氏谓此非治衄，仍以散邪。仲景固言衄不可汗也。若感温热风暑而衄者，宜辛润清凉。如杏仁、丹皮、山栀、茅花、丹参、鲜地黄、连翘、石斛、犀角、麦冬、阿胶、蔗汁、藕汁。因火邪亢极而衄者，宜苦寒咸寒。如黄连、黄芩、山栀、枳壳、栝蒌、元参、犀角、童便。此治衄外因也。其思伤心脾，惊悸不眠，归脾汤。劳伤元气，咳嗽发热，补中益气汤去白术，加麦冬、五味，或当归补血汤加薄荷、杏仁。怒伤肝阴，火冒头晕，生地、丹皮、白芍、山栀、阿胶、甘菊、鲜桑叶。欲伤肾精，阴虚失纳，上喘下遗，都气丸加杞子、菟丝饼。若火不归源，喘促烦躁，脉微肢厥，八味地黄丸、镇阴煎。阴虚阳浮，六味饮加秋石、龟甲、白芍、五味。卫虚营损，气短色枯，养营汤。气衰血脱，神疲昏愦，独参汤。胃火血升，犀角地黄汤加茅花。此治衄内因也。其酒升血沸，面赤汗多，四生丸。努力负重，伤中损络，保元汤加阿胶。此治衄不内外因也。若衄多，服凉剂不止，系内虚寒而外假热，千金当归汤。衄久不止，热在下焦血分，六味饮加五味、童便。衄久成劳，照虚损治，病后小劳屡衄，石膏牡蛎汤。衄后屡发，或洗面即衄，并以茅花煎汤，调止衄散服。衄血未净，停瘀入胃，致面黄屎黑，加味犀角地黄汤。大衄而头痛口渴，玉女煎。大衄不止，面目浮肿，苏子降气汤。使血随气下，得力全在肉桂。凡久衄须加气药，如木香、黑香附之属。所以引血归经耳。

[**口鼻衄**]血出口鼻，属肺脾二经。积劳伤脾，补中益气汤，倍芪、归。如不应，归脾汤加藕节、童便。

[**耳衄**]血出耳窍，属肝肾二经。暴衄肿痛，左关弦数，多肝经风火沸腾。柴胡清肝散。若常有点血，不肿痛，尺中沉数，多肾经阴虚火升。生料六味丸加五味、元参。外用龙骨煅研，吹入即止。

[**眼衄**]血出目眦，属肝火迫络损系。若猝视无睹，滋阴地黄丸去柴胡。常流血泪，驻景丸，外以炒黑槐花末研敷眼角。

[**齿衄**]血出齿缝牙龈，属胃肾二经。阳明入下齿，少阴入上齿。阳明火盛必口臭，牙龈腐肿，甘露饮。或血涌齿不摇，必酒食炙爆积热，清胃散，外敷冰玉散。甚则衄不止，大便秘，调胃承气汤。阳明风壅，齿龈微肿，或牵引作痛，消风散加犀角、连翘，外擦青盐、藁本末。少阴虚，口不臭，齿浮动不痛，牙缝中衄，点滴而出，系肾阴不固，虚火偶动，六味饮加山栀、赤芍。若隐隐作痛，系阳虚于下，火炎于上，七味地黄丸，或盐汤下安肾丸。外擦青盐炒香附末。龈底成块血出，盐汤下六味丸。

[**舌衄**]血出舌上如线，或有针孔，多属心包火。先以蒲黄煎汤，漱之。次以槐花炒研掺之。内服黄芪六一散，合生脉散。若舌出血如泉，涂舌丹，或川文蛤研末掺。舌胀大出血不止，干姜灰、生蒲黄为末掺。

[**肌衄**]血出肤孔，属卫气不固，血乘阳分。脉洪，当归六黄汤。脉弱，保元汤。脉数，当归补血汤。脉浮，黄芪建中汤。有红汗，色红染衣，黄芪建中汤，兼用妙香散，小麦煎汤调下。

[**九窍衄**]诸窍齐衄，总治侧柏散、犀角汤。有中毒者，饮生羊血。颠扑

伤者，<sub>灌热童便。</sub>烦劳伤者，<sub>补中益气汤倍参芪。</sub>若五脏内崩者不治。有遍体无故血出，<sub>五花汤。</sub>

[血溢] 血从上出，随火妄行。《原病式》以为心火销烁，<sub>用黄连泻心汤。</sub>或偶触破伤，血涌不止，<sub>内服十全大补汤，外用百草霜掺之。</sub>

[心漏] 胸前一孔出血水，名心漏。用<sub>嫩鹿茸去毛酥炙，附子炮去皮脐，和盐花共研末，以枣肉杵丸，酒下。</sub>

[脐血] 血出脐中，胃受火逼，不得运输。<sub>宜熟地、当归、白芍、丹皮、甘草、白芷、侧柏叶、茅根汁、藕汁之属。</sub>

## 衄血脉候

衄而不止，脉大者逆。《灵枢》　脉至而搏，血衄身热者死。《素问》病若吐衄，脉当沉细，反浮大而牢者死。《难经》　脉得诸涩濡弱，为亡血。《脉经》　脉浮大数，为邪伏于经，宜发汗。大为虚，为脾虚不能统血，宜补气，小而数，为阴虚火乘，宜滋肾。弦涩为瘀积，宜行滞。凡衄之脉，数实坚劲，或急疾不调，皆难治。久衄脉虚大，头额痛，鼻流淡黄水者死。

## 附方

[清降] **生地黄饮子**　生地　熟地　杞子　阿胶　白芍　天冬侧柏叶　地骨皮　黄芩　各等分，水煎。

[清降] **茜根散**　茜根　阿胶　黄芩　侧柏叶　生地<sub>各一两</sub>　甘草<sub>五钱</sub>

[温摄] **理中汤**　见一卷中风。

[温摄] **黑神散**　见本卷血。

[凉泻] **犀角地黄汤**　见一卷温。

[凉泻] **七汁饮**　韭汁　藕汁　鲜荷叶汁　京墨汁　侧柏叶汁生地汁　童便各<sub>一杯</sub>，和匀服。

[滋养]**止衄散** 黄芪六钱 当归 赤苓 白芍 生地 阿胶三钱 为末，麦冬汤调服。

[益肺]**生脉散** 参 麦 五味

[风寒]**麻黄汤** 麻 杏 桂 草

[风寒]**桂枝汤** 桂 芍 草 姜 枣

[伤脾]**归脾汤** 见本卷劳瘵。

[气虚]**补中益气汤** 见一卷中风。

[气血]**当归补血汤** 炙芪一两 当归二钱

[喘逆]**都气丸** 见一卷火。

[补火]**八味丸** 见一卷中风。

[补火]**镇阴煎** 熟地一两 牛膝二钱 泽泻一钱五分 炙草 桂心各一钱 制附子七分 水煎冷服。

[阴虚]**六味丸** 见一卷中风。

[调营]**养营汤** 见本卷劳瘵。

[酒沸]**四生丸** 生艾叶 生荷叶 生侧柏叶 生地黄 捣丸如鸡子大，水煎，去渣服。

[伤中]**保元汤** 见一卷火。

[虚寒]**千金当归汤** 当归一钱 炮姜五分 白芍 阿胶 黄芩各一钱半

[病后]**石膏牡蛎汤** 石膏五钱 牡蛎一两 研末酒服，日三次。

[停瘀]**加味犀角地黄汤** 地 芍 丹 犀角 再加 归 桔 陈 草 红花 藕汁

[降火]**玉女煎** 见一卷温。

[降气]**苏子降气汤** 见本卷失音。

[外治]**单方** 以大蒜头捣如泥，作饼如钱大，贴足心，左衄贴右，右衄贴左，两孔俱衄，左右俱贴，即止。

**单方** 用线扎中指中节，左孔衄扎左中指，右孔衄扎右中指，两孔俱衄两指俱扎。

**单方** 黑山栀 煅牡蛎 煅龙骨 京墨 百草霜 血余炭等分为

末，用茅花水蘸药末入鼻孔，立止。

　　**单方**　用湿纸搭额上立止。

　　[耳衄]**柴胡清肝散**　小柴胡汤去半夏、枣、姜，加　栀子、川芎、连翘、桔梗。

　　[眼衄]**滋阴地黄丸**　二地　芩　连　参　草　归　五味　柴　枳　天冬　地骨皮　蜜丸，茶下。

　　[眼衄]**驻景丸**　杞子　车前子各二两　熟地五两　菟丝子八两　蜜丸，酒下。

　　[齿衄]**甘露饮**　二地　二冬　石斛　茵陈　黄芩　枳壳　枇杷叶　甘草

　　[齿衄]**清胃散**　生地四钱　升麻钱半　丹皮五钱　当归　川连三钱　为末，分三服。

　　[外敷]**冰玉散**　硼砂　元明粉各五钱　辰砂六分

　　[便秘]**调胃承气汤**　大黄　芒硝　炙草

　　[风肿]**消风散**　见本卷失音。

　　[肾虚]**七味丸**　六味丸加桂心。

　　[阳虚]**安肾丸**　便制香附二两　炮川乌　川椒各一两　青盐炒　小茴香三两　熟地四两　川楝子三钱　酒糊丸。

　　[舌衄]**黄芪六一散**　黄芪六两　甘草一两

　　[舌衄]**涂舌丹**　乌贼骨　蒲黄　等分研末，涂舌上。

　　[肌衄]**当归六黄汤**　当归　黄芪　生地　熟地各一钱　黄芩　黄连　黄柏各五分

　　[肌衄]**黄芪建中汤**　芪　桂　芍　草　姜　枣　饴糖

　　[红汗]**妙香散**　人参　黄芪　远志　茯苓　茯神各一两　桔梗三钱　甘草二钱　木香钱半　麝香一钱　辰砂二钱

　　[九窍]**侧柏散**　侧柏叶蒸干二两半　荆芥炭　人参各一两　每末三钱，入白面三钱调服。

　　[九窍]**犀角汤**　犀角汁　黄连　荆芥炭　小蓟各一钱　生龙骨八分

黄芩钱半

[遍身]**五花汤** 水芦花 红蓼花 槐花 茅花 白鸡冠花 人参 等分，水煎，入侧柏汁和服。

[血溢]**黄连泻心汤** 大黄 黄连

[血溢]**十全大补汤** 见一卷中风。

## 衄血脉案

**族子** 劳力伤阴，口干鼻衄，颊赤神疲，是冬阳不潜，当春脉洪晡热，系引动温邪。先治温，后治劳。黑山栀、生地、白芍、丹皮、麦冬、沙参、蔗汁。三服脉洪已退，鼻衄亦止，而右尺不静，龙焰未熄，宜滋阴潜阳。六味丸料去泽泻，加龟板、淡菜、五味、白芍。煎服十剂效。

**肖** 去秋阴疟，病延今夏，三日两发，热重寒轻，鼻衄左孔，膝胫热蒸，乃肾阴下亏，胆火上冒。仍用柴、防升动，致汗多渴眩，衄衄不已，皆误药贻咎。生地、丹皮、山栀、知母酒炒、牛膝酒蒸、白芍、乌梅、桑叶，三四服病已。嗣此多服六味丸以滋下元。

**吕氏** 暑热烦劳，下崩上衄，屡次晕绝，肢冷胸温，苏醒后胁满心忡，惊汗不寐，脉虚芤。此心肝血失所统，而气随血脱也。急须固气以摄血，乃阴从阳长之理。用洋参五钱、茯神三钱、枣仁、龙骨各二钱、黑甘草钱半、龙眼五枚、小麦二合、五味八分。三剂神安熟寐，逾日血仍至，复晕而苏。用理中汤加荆芥醋炒黑，数服得止。

**王** 春初鼻衄，口干恶热，由努力伤络，血凝气聚，脐左板硬如掌，脘痞不容侧卧，脉左大右小。肝乘络伤，应地气上腾，直犯清道。先进缓肝降逆，俟衄止，再商理瘀。黑山栀、郁金、萎仁、白芍、阿胶水化、当归醋炒、麦冬、丹皮、炙草。一啜甚适，三服衄止，脉左敛。原方去芍、胶、归、草，加牡蛎、降香、牛膝、归须、桃仁。二服便下瘀黑，脘腹俱宽，盖血以下行为顺，上行为逆。故降逆佐甘缓，理瘀佐软坚。

宗　面苍赤，体质阴虚，病后微热，牙龈血衄成块，随咽下，不痛不肿。治用滋肾以潜龙火，熟地<sub>水煮</sub>、黄柏<sub>酒炒</sub>、茯苓。丹皮、牛膝<sub>蒸煎汤</sub>，冲真藕粉。二服。外用青盐、青黛、石膏。研细敷齿龈，不日而衄止。

王　当春大衄，由情志拂逆，胆火上迫，致血直犯清道，昏眩不时。速用清降，以遏少阳升逆之威。羚羊角、黑山栀、丹皮、阿胶、生地、鲜桑叶，二服衄止。脉来小涩模糊，胸际隐痛，晡时足肿，由佣作伤阳，元气不振，惧其遇劳辄发。法宜和补脾阳，潞参、白术、炙草、茯神、白芍、当归<sub>醋炒</sub>、郁金<sub>汁</sub>。数服愈。

【点评】血从清道出为衄，这里的"清道"即清阳之道，是阳络循行之所。治分外因、内因、不内外因致衄及久衄不止的辨治。外因致衄者，若风寒壅盛于经，迫而妄行，治宜散邪；感温热风暑而衄，宜用辛润清凉；火邪亢极而衄，宜用苦寒咸寒。内因致衄者，若脾不统血，治宜益气摄血；肝火旺盛，治宜清热凉血；肾虚阳浮，治宜养阴潜阳，引火归源；卫虚营损，胃火血升，治宜甘寒养阴；气衰血脱，治宜益气固脱。不内外因致衄者，酒升血沸，治用凉血止血；努力伤中，治宜益气养血。久衄不止者，当辨清寒热虚实及其真假，或用行气、散瘀及引火归元之法。至于不同部位之衄血，又当随证选方，并设外治之法。


## 汗症论治


汗为心液，肾主五液，故汗出皆由心肾虚致之。有自汗，有盗汗，自汗属阳虚，盗汗属阴虚，自汗者，不因劳动，不因发散，溅然自出，由阳虚不能卫外而固密也。盗汗者，寐中窃出，醒后倏收，由阴虚不能内营而敛藏也。阳虚自汗，治宜补气以卫外；阴虚盗汗，治宜补阴以营内。固卫则表气实而腠理不疏；填营则里真固而阴液不泄。条其治法：表虚自汗失敛，补阳汤。里虚盗汗有热，益阴汤。表里不固汗出，黄芪汤。气虚而阳弱者必自汗，芪附汤。凡肥人多自汗。阴虚而火蒸者多盗汗，当归地黄汤。凡瘦人多盗汗。阳虚者阴必乘，多发厥自汗，黄芪建中汤，阴虚者阳必凑，多发热盗汗，当归六黄汤。阳蒸阴分，则血热，血热则液泄为盗汗。此从乎表里阴阳为治也。然自汗有属腑脏者，经云：饮食饱甚，汗出于胃；惊而夺精，汗出于心；持重远行，汗出于肾；疾走恐惧，汗出于肝；摇体劳苦，汗出于脾。如胃热，食则汗出如洗，二甘汤或牡白散。饮酒漏风，汗出如浴。白术散。肺虚，腠易疏泄，玉屏风散。心虚，神不安谧，朱砂安神丸、天王补心丹。肾虚，元府不闭，六味丸、还少丹。肝脾虚，精血久耗，三阴煎。士材亦云：肺虚者固其皮毛，黄芪六一汤。心虚者益其血脉，当归六黄汤。肾虚者助其封藏，五味子汤。脾虚者壮其中气，补中益气汤。肝虚者禁其疏泄，白芍汤。此从乎腑脏为治也。其盗汗乃睡中自泄，参苓散。水火不交，心肾丸。阴阳偏胜，黄芪汤。虚损心阳，柏子仁汤、牡蛎散。至如病后气血俱虚自汗，十全大补汤。产后血脱，孤阳无依，大汗不止，独参汤。凡津脱者汗大泄，大补元煎去杜仲。痰盛者汗自流，理中降痰汤。发汗过剂，血虚成痓，防风当归汤。汗多亡阳，身冷拘急，桂枝加附子汤。若夫风湿相搏，时自汗出，防己黄芪汤。恶风自汗，桂枝汤。伤寒，阳明、少阳症盗汗，柴胡汤、葛根汤选用。温热症，三阳合病，目合则汗，白虎汤。额汗湿热上蒸，或血蓄胃口，迫其津液致之。蓄血头汗，齐颈而还，犀角地黄汤。头汗，小便不利，渴而不饮，此血瘀膀胱也。桃仁承气汤。胃热上蒸，额汗发黄，小水不利者，五苓散加茵陈，甚则茵陈蒿汤利之。伤寒胁痛耳聋，寒热口苦，头汗齐颈而还，属少阳，小柴胡汤加桂枝、茯苓、白术和之。少阳挟热，或为盗汗，或腋汗，胁汗，须知从阴阳交互时，及阴阳交互处发泄者，皆阴阳不和半表半里症，小柴胡汤、逍遥散，皆和剂也。外有头汗，头者，诸阳之会，邪搏诸阳，津液上凑，则头汗。剂颈而还，属血症，四物汤。湿邪搏阳，亦汗出头额，参用胜湿汤、调卫汤。水结胸无大热，亦汗出头额，小半夏加茯苓汤。阳明胃实，

亦汗出头额，<sub>调胃承气汤</sub>。胃腑热蒸，手足自汗，亦阳明病，当下，<sub>大柴</sub>
<sub>胡汤</sub>。心腋盗汗，久不止，<sub>参归腰子</sub>。当心一片，津津自汗，名心汗，<sub>补</sub>
<sub>心丹</sub>。阴囊汗为肾虚有湿，<sub>安肾丸主之</sub>。两腋汗，脚心汗，为湿热流注，
<sub>牡矾丹主之</sub>。有血汗，因胆经热血妄行，与少阴气并，<sub>夺命散</sub>。产后血汗，
<sub>猬皮汤</sub>。有黄汗，因汗出浴水，湿热内郁，<sub>茵陈汤</sub>。一切汗出不止，外治
法，<sub>红粉散</sub>。惟珠汗不流，汗出如油，额汗如雨，喘促肢冷，皆阳脱
不治。

经曰：阳有余为身热无汗，阴有余为多汗身寒。又曰：血与汗异
名而同类，故夺血者无汗，夺汗者无血。注云：夺者迫之使出也。又
曰：肾病者寝汗憎风，寝汗，即盗汗也。

东垣曰：凡内伤自汗，<sub>补中益气汤，稍加附子、麻黄根、浮小麦，其效如神</sub>。
但<sub>升、柴少用</sub>，兼蜜炙以抑其升发暴悍之性，又欲其引参、芪等味达肌
表也。

凡服止汗固表药，不应，愈敛愈出者，只理心血，以汗乃心液，
心不摄血，故溢为汗。<sub>大补黄芪汤加枣仁</sub>。微热者，加石斛。当心汗，为思
虑伤脾，<sub>补心丹</sub>。凡久病不愈，必气血两虚，自汗热不退，<sub>补中益气汤加川</sub>
<sub>附，或用归脾汤</sub>。如便燥自汗，热不退，属阴血，<sub>六味地黄汤加生脉散</sub>。如病
阳虚，热极自汗而解，汗后又热，汗出如水，此阳被汗散，发泄在
外，而不归元，<sub>保元汤加浮麦、牡蛎，或炒焦棉子煎汤</sub>。如心神不安者，<sub>加安神</sub>
<sub>丸</sub>。凡虚阳上攻，必求下达，<sub>保元汤加木瓜，使阳气回元</sub>。凡汗症有阴阳，
阳汗者热汗也，阴汗者冷汗也。汗之冷者以其阳气内虚，阴中无阳，
而汗随气泄。凡大惊恐，及病后产后失血后，多有汗出，是皆阳气消
耗，真元失守候也。故经曰：阴胜则身寒汗出。又曰：极寒反汗出，
身必冷如冰，是皆阴汗之谓。治必扶其正气，其汗乃止。若虚甚者，
非速救真元不可。<sub>姜、桂、附子之属，必所当用</sub>。

凡病不当汗而误汗，或当汗而汗之过剂者，皆汗多亡阳之症，
是亦阴症之属，当察其虚之或微或甚。微虚者，三阴煎，或五阴煎、独参
汤之类。虚甚者，非用<sub>大补元煎、六味回阳饮之类</sub>不可。凡卫虚不固，腠理

不密而易汗者，是亦阴症之属。宜黄芪六一汤，或芪附汤。以上四段本《景岳全书》。

《医通》曰：病后气血俱虚而汗，服诸止汗药，不应，用十全大补汤半剂，加熟枣仁五钱。若胸臆烦闷，不能胜阴药者，生脉散加黄芪二钱，当归六分，熟枣仁三钱。一服即验。夏月汗止半身，由气血不充，内挟寒饮，偏枯及夭之兆也。用大剂十全大补汤、人参养营汤、大建中汤，加行经豁痰药治之。若元气稍充，即间用小续命汤一剂，以开发其表，或防己黄芪汤加川乌以散其湿。此症虽属血虚，不可用四物阴药，以其闭滞经络故也。

丹溪曰：自汗大忌生姜，以其开腠理也。凡有汗，一切辛辣之味，五辛之属，均忌之。


## 汗症脉候

寸微尺紧，虚损多汗。肺脉软而散者，病灌汗。平人脉虚微细者，盗汗出。自汗在寸，盗汗在尺。脉盛汗出，病不衰者，死。汗出而脉脱者，不治。


## 附方

[表虚]补阳汤　参　芪　术　草　五味　虚加附子。

[里虚]益阴汤　黄　地　丹　芍　麦　味　山药　泽泻　灯草地骨皮　莲子　虚加人参。

[表里]黄芪汤　芪　地　茯苓　天冬　麻黄根　肉桂　龙骨各一钱　麦冬　五味　防风各八分　归　草各七分

[阳虚]芪附汤　芪　附各二钱　姜十片

[阴虚]当归地黄汤　归　芍　苓　术　芪　柏　陈　草　人参熟地　生地　知母　浮麦　枣

[自汗]黄芪建中汤　见本卷衄血。

[盗汗]当归六黄汤　见本卷衄血。

[胃汗]二甘汤　生甘草　炙甘草　五味　乌梅　姜　枣

[胃汗]牡白散　煅牡蛎　白术　防风各二钱

[酒风]白术散　白术一两二钱五分　防风一两五钱　牡蛎三钱

[卫虚]玉屏风散　见一卷中风。

[心汗]朱砂安神丸　黄连五钱　炙草　生地各三钱半　当归二钱半　朱砂一钱半

[心火]天王补心丹　见一卷火。

[肾汗]六味丸　见一卷中风。

[补肾]还少丹　见一卷中风。

[肝脾]三阴煎　归　地　参　芍　五味　草　枣仁

[肺汗]黄芪六一汤　芪六钱　草一两　煎服。

[肾汗]五味子汤　五味　山萸　龙骨　牡蛎　何首乌　远志　五倍子　地骨皮

[脾汗]白芍汤　白芍　枣仁　乌梅

[盗汗]参苓散　参　苓　枣仁

[心肾]心肾丸　参　归　地　苓　味　牛膝　苁蓉　菟丝子　山药　鹿茸　附子　龙骨　远志

[心惕]柏子仁汤　柏子仁　半夏曲各二两　牡蛎　人参　白术　麻黄根　五味各一两　麦麸半两　枣肉为丸。

[敛汗]牡蛎散　黄芪　麻黄根　牡蛎　小麦

[病后]十全大补汤　见一卷中风。

[津脱]大补元煎　见一卷中风。

[痰汗]理中降痰汤　参　术　姜　草　名理中汤，此加苓、夏、苏子。

[汗痉]防风当归汤　芎　归　防　地

[亡阳]桂枝加附子汤　桂　芍　草　姜　枣　名桂枝汤，此加

附子。

[风湿]**防己黄芪汤**　见一卷湿。

[少阳]**小柴胡汤**　见一卷温。

[少阳]**葛根汤**　葛根　麻黄　姜　桂　芍　草　枣

[三阳]**白虎汤**　见一卷中风。

[蓄血]**犀角地黄汤**　见一卷温。

[血瘀]**桃仁承气汤**　见一卷疫。

[胃热]**五苓散**　见一卷温。

[发黄]**茵陈蒿汤**　见一卷湿。

[阴阳]**逍遥散**　见一卷火。

[湿邪]**胜湿汤**　茅术　厚朴　半夏　藿香　陈皮　甘草　姜

[理湿]**调卫汤**　麻黄根　黄芪　羌　麦冬　地　归　草　芩
夏　猪苓　苏木　红花　五味子

[结胸]**小半夏加茯苓汤**　见本卷痰饮。

[胃实]**调胃承气汤**　大黄　芒硝　甘草

[阳明]**大柴胡汤**　见一卷温。

[心汗]**参归腰子**　人参　当归各五钱　猪腰一个煮　再蒸。

[肾虚]**安肾丸**　芦巴　补骨脂　川楝子　茴香　续断各一两半
杏仁　桃仁　山药茯苓各一两

[外治]**牡矾丹**　牡蛎粉　黄丹各二两　枯矾四两　研擦。

[血汗]**夺命散**　朱砂　寒水石　麝香　等分，每服五分，又名定
命散。

[产血汗]**猬皮汤**　猬皮烧灰　米饮下，猬肉煮食，更妙。

[黄汗]**芪陈汤**　石膏　芪　芍　麦冬　豉　草　茵陈　姜

[外治]**红粉散**　麻黄根　煅牡蛎各一两　赤石脂　龙骨各五钱　绢
包擦之。

[补虚]**大补黄芪汤**　参　芪　术　草　芎　归　芄　五味　桂
心　防风各一两　茯苓一两半　熟地　苁蓉各三两　姜　枣

[阴血]生脉散　见一卷暑。

[培元]保元汤　见一卷火。

[补虚]六味回阳饮　见本卷咳嗽。

[偏枯]人参养营汤　见本卷劳瘵。

[寒饮]大建中汤　蜀椒　干姜　人参　饴糖

[发表]小续命汤　见一卷中风。

　　【点评】汗证主要有自汗、盗汗之分。阳虚者自汗，阴虚者盗汗，治分表里阴阳，辨别脏腑为法，此其常也。若论其变，又有脱汗、痰汗、头汗、阴汗、血汗、黄汗等等。而头汗之中又分蓄血头汗、湿热头汗、少阳头汗，各有主治之方药。血汗一证临床少见，书中说："有血汗，因胆经热血妄行，与少阴气并，用夺命散。产后血汗，用猬皮汤。"查古代夺命散（又名定命散）同名方较多，用朱砂、寒水石、麝香等分者未查到出处。另，猬皮汤治血汗也未查到文献出处，尚待考证。本篇引用张景岳、张路玉、朱丹溪治汗证方论，皆为临床经验之谈。

## 脱症论治

　　生命以阴阳为枢纽，阴在内，阳之守，阳在外，阴之使，阴阳互根，相抱不脱。《素问》所谓阴平阳秘，精神乃治也。若夫元海根微，精关直泄，上引下竭，阴阳脱离，命立倾矣。《灵枢》云：精脱者，耳聋；气脱者，目不明；津脱者，腠理开，汗大泄；液脱者，骨属屈伸不利，色夭，脑髓消，胫酸，耳数鸣；血脱者，色白，夭然不泽，其脉空虚。《难经》云：脱阳者见鬼，脱阴者目盲。嘉言喻氏又分上脱、下脱、上下俱脱。今详斯症，总由阴阳枢纽不固。如上脱者，喘促不续，汗多亡阳，神气乱，魂魄离，即脱阳也；下脱者，血崩不止，大下亡阴，交合频，精大泄，即脱阴也；上下俱脱者，类中眩仆，鼻声鼾，绝汗出，遗尿失禁，即阴阳俱脱也。更有内闭外脱者，痉厥神昏，产后血晕等症是也。治法：在未脱之先，审其元阳欲绝者，于回阳剂中兼引阴，<small>参附汤用童便煎。</small>真阴欲绝者，于摄阴剂中兼固阳，<small>固阴煎。</small>其心神浮越，起卧不安者，招集溃散之阳。<small>龙蛎救逆汤去桂、姜、蜀漆，加参、附、枣仁、茯神。</small>脉微垂绝，气短汗出者，收拾虚耗之阴。<small>生脉散，或人参饮子。</small>血脱者益气，吐衄不止，<small>独参汤加参三七、童便。</small>精脱者填营，纵欲走阳，<small>救脱汤。</small>魂离者镇肝，身外有身，<small>定魂丹。</small>崩中者固下，<small>血漏暴注，安崩汤。</small>津脱者实卫，大汗亡阳，<small>收汗丹。</small>液脱者滋阴，<small>血枯成痿，加减四斤丸。</small>喘促而吸入短者资化源，<small>气急不续，都气丸。</small>类中而神昏者熄风火，心火暴甚，<small>河间地黄饮子去桂、附、巴戟。</small>至于内闭外脱，如痉厥神识不醒，暂用豁痰，<small>鲜菖蒲根汁和送至宝丹。</small>产后血晕不苏，急为开窍，<small>外烧铁器淬醋熏鼻，或烧苏合香嗅气，内灌清魂散。</small>若血闷，用独圣散、参苏饮。凡诸暴脱，或孤阳无根，而阴失所系，或精血骤去而神失所依，洵有如喻氏所见，壮岁无病一笑而逝，少年交合一注而倾者，不早寻罅漏而缄固之，其能拯危于一线也哉。

## 附方

[回阳]**参附汤**　参　附　姜

[摄阴]**固阴煎**　参　地黄　五味　山药　远志　炙草　菟丝饼

[救逆]**龙牡救逆汤**　龙骨<small>四两</small>　牡蛎<small>五两</small>　炙草<small>二两</small>　大枣<small>十二枚</small>　桂枝　姜　蜀　漆<small>各三两</small>

[脉微]**生脉散**　见一卷暑。

[气短]**人参饮子**　见本卷血。

[精脱]**救脱汤**　人参<small>三两</small>　附子<small>一钱</small>　黄芪<small>三两</small>　熟地　麦冬<small>各一两</small>　五味子<small>一钱</small>

[魂虚]**定魂丹**　参　苓　归　术　麦冬　柏子仁　枣仁　远志

白芥子　丹砂　龙齿

　　[暴注]**安崩汤**　参　术　芪<sub>各一两</sub>　三七根末<sub>五钱</sub>　水煮。

　　[津脱]**收汗丹**　参　芪　麦　地<sub>各一两</sub>　枣仁<sub>五钱</sub>　五味<sub>三钱</sub>　当归<sub>五钱</sub>　甘草<sub>一钱</sub>

　　[液脱]**加减四斤丸**　熟地　五味　苁蓉　牛膝　木瓜　天麻　鹿茸　菟丝子

　　[喘虚]**都气丸**　见一卷火。

　　[类中]**地黄饮子**　见一卷中风。

　　[痉厥]**至宝丹**　见一卷中风。

　　[产晕]**清魂散**　人参　甘草　川芎　泽兰　荆芥

　　[血闷]**独圣散**　五灵脂<sub>半炒半生</sub>　水煎服。

　　[血闷]**参苏饮**　人参　苏木


## 脱脉案

**堂弟**　心力经营，烦劳动火，消谷善饥，坐则手足俱颤，寐则手足如堕，梦则体析为二，神志恍惚，呵欠气泄，右脉小弱，左虚软不受按。因操劳疲神，元气不受镇摄，若转失气，须防暴脱。食下烦嘈稍定，足知中宫底柱乏权，急摄阳以交阴。潞参、茯神、山药、五味、杞子、白芍、龙骨、牡蛎<sub>俱煅研</sub>、枣仁<sub>炒研</sub>。三服神昏安贴，诸症俱减，惟巅痛唾涎。原方加嫩桑叶炒、甘菊以熄肝胆风热，加益智、半夏<sub>青盐炒</sub>，以摄脾涎。又数服，间服膏方而安。此症因其胃旺能纳，专受滋填，用海参煨鸭，及火腿鸡蛋等，皆血肉有情之品，故未及两旬已瘥。


　　【点评】本篇所论脱证，主要是围绕《灵枢》所说的精脱、气脱、津脱、液脱、血脱，以及《难经》中的阳脱、阴脱立论。一般认为，脱证是人体阴阳离绝之征，多种危重病症出现生命垂危或突发猝死的阶段，书中则称之为"暴脱"。林氏认为："凡诸暴脱，或孤阳无根，而阴失所系，或精血骤去而神失所依，洵有如喻氏所见，壮岁无病一笑而逝，少年交合一注而倾者，不早寻蟛漏而缄固之，其能拯危于一线也哉。"也就是说，凡类中眩仆、痉厥神昏、产后血晕，以及一笑而逝、一注而倾之类暴脱者，当以治未病之法，否则是无济于事的。

# 脾胃论治

脾胃皆属土，脾为己土，胃为戊土，而脏腑分焉。脾为脏，胃为腑，凡脏主守，腑主通，脏阴而腑阳也。经言胃为水谷之海，饮入于胃，游溢精气，上输于脾，脾气散精，上归于肺，通调水道，下输膀胱，脾主为胃行其津液者也。故胃主纳，脾主运，胃喜凉，脾喜燥，昔人每多混治，惟叶氏医案，谓脾宜升则健，胃宜降则和。太阴湿土，得阳始运；阳明阳土，得阴始安；以脾喜刚燥，胃喜柔润也。仲景急下存津，其治在胃；东垣大升阳气，其治在脾。又言五脏以守为补，六腑以通为补，卓然有见。岫云华氏，称其议论越出千古，其叙叶案曰：《脾胃论》莫详于东垣，其补中益气、调中益气、升阳益胃诸汤，以劳倦内伤为主，故用人参、黄芪以补中，白术、苍术以温燥，升麻、柴胡升下陷之清阳，陈皮、木香理中宫之气滞，以太阴恶湿，而病患胃阳衰者居多，用之得宜，效如桴鼓。若脾阳不亏，胃有燥火，则当用香岩养胃阴之法。凡病后热伤肺胃津液，以致虚痞不食，舌绛嗌干，烦渴不寐，便不通爽，此九窍不和皆胃病，岂可以芪、术、升、柴治乎。故先生必用降胃之法，所谓胃宜降则和者，非辛开苦降，亦非苦寒下夺，以损胃气，不过甘平或甘凉濡润以养胃阴，则津液来复，使之通降而已，此即宗《内经》六腑者传化物而不藏，以通为用之理也。故治胃阴虚，不饥不纳，用清补，如麦冬、沙参、玉竹、杏仁、白芍、石斛、茯神、粳米、麻仁、扁豆子。治胃阳虚，食谷不化，用通补，如人参、益智、陈皮、厚朴、乌药、茯苓、生术、地栗粉、半夏、韭子、生姜、黄米。治脾阴虚，胸嘈便难，用甘润，如甘草、大麦仁、白芍、当归、杏仁、麻仁、红枣、白蜜。治脾阳虚，吞酸嗳腐，用香燥，如砂仁、丁香、炒术、神曲、麦芽、干姜。如四君、六君、异功，凡守补皆脾药。治脾胃阳虚，运纳俱少，食已欲泻，用升降法，如补中益气汤加茯苓、益智、木瓜，或益黄散。治湿伤脾胃，用平胃散，或清暑益气汤加减。治中气虚，用补中益气汤加麦冬、五味子。治饥伤，痛而纳食稍安，病在脾络，因伤饥饿而得，当甘缓以养脾营，当归建中汤。治食伤，伤食恶食，腹痛作饱，当分消胃土，用生益智、草果、广皮、茯苓、鸡内金、炒楂肉、神曲、煨姜。病后调理脾元，参苓白术散，或六君子汤。其分治合治，于病情尤为允惬者矣。

白术炒用则守，生用则和。甘草炒用则补，生用则泻火。上方分列脾胃，大抵脾脏以守为补，胃腑以通为补，脾宜升运，胃宜通降也。其方治与饮食症参观，则备矣。

## 附方

[补中]**补中益气汤** 见一卷中风。

[调中]**调中益气汤** 即补中益气汤去归、术，加木香、苍术。

[升阳]**升阳益胃汤** 六君子加芪、芍、羌、独、防、柴、连、泽泻、姜、枣。

[补脾]**四君子汤** 参 苓 术 草 加陈皮，名异功散，再加半夏，名六君子汤。

[脾阳]**益黄散** 陈皮—两 青皮 诃子肉 炙草各五钱 丁香二钱

[利湿]**平胃散** 见一卷湿。

[祛暑]**清暑益气汤** 见一卷暑。

[饥伤]**当归建中汤** 芍 桂 饴 草 姜 枣 当归

[病后]**参苓白术散** 参 苓 术 草 山药 扁豆 莲子 桔梗 砂仁 薏仁

[脾肾]**蟠桃果** 芡实 莲子 核桃 熟地 枣肉 用猪腰子掺入茴香末，蒸熟去膜，同药捣成饼。

[胃火]安胃饮　黄芩　石斛　泽泻　木通　陈皮　楂肉　麦芽　若热甚去后三味，加石膏、生地、麦冬。

[脾湿]半夏枳术丸　半夏　枳　术

[和胃]养胃汤　人参　藿香　厚朴　苍术各一钱　茯苓钱二分　陈皮钱五分　草果　炙草各六分　加乌梅二个、生姜三片，水煎。


## 脾胃脉案

张　髫年寒热肢冷，食少便泻，尚作疟治，遂神疲色惨，脉沉，须防慢惊，急理脾阳。先用理中汤，少加附子，手足乃温。专用异功散，加莲、枣理脾，热减泻止。

于　胁痛吞酸已止，肝火悉平，但中脘气窒，口燥不知饥，右脉欠和，胃阴未复。用沙参、麦冬、花粉、当归、白芍、栝蒌、小麦、蔗汁。三服得平。

姜　左脉浮而钩，右弦缓，脘中久痛，纳食稍缓，乃饥伤脾络所致。经言脾欲缓，急食甘以缓之，勿用平肝，克伐生气。潞参、当归须、白芍、饴糖、红枣、甘草、牡蛎粉、糯稻根须、降香末。数剂而安。


【点评】本篇主要阐述了叶天士脾胃分治学术思想。自李东垣明确提出甘温除热，益气升阳诸法之后，经后世医家的不断充实，脾胃学说已形成独立体系。其中，李东垣重在治脾胃之阳，以补中益气类治脾阳不升，枳术散类调胃阳不运；明代医家缪仲醇提出了养脾阴之法，创资生丸补脾阴以滋化源；清代医家叶天士提出养胃阴之法，创益胃汤及沙参麦冬汤等以滋养胃阴。林氏则进一步明确提出脾胃分治之具体方法，即治脾阳虚用香燥，脾阴虚用甘润，治胃阳虚用通补，治胃阴虚用清补之法。并提出脾胃分治合治当根据病情而定，又提出饥伤、食伤治法，则脾胃学说更趋完善。需要注意的是，林氏提出白术"炒用则守，生用则和”，临床中用炒白术则止泻，生白术则通便；而升麻一药在东垣提出其有升阳作用以前，主要是作清热解毒之用，实际上升麻少用则升阳，多用则清热，这一点现在多有忽略。

## 饮食症论治

饮以养阳，食以养阴，饮食人所以卫生，而脾胃实生之本也。胃旺则多食不滞，过食不饥。脾运则分五脏，荣润四肢。若生冷戕胃，饥饱戕脾，中气先馁，不宜专事消导。宜补中益气汤加茯苓、砂仁。夫中气即脾胃冲和之元气也。然胃气以下行为顺，脾气以健运为能。胃强脾弱，则消谷而便溏；脾强胃弱，则知饥而纳少。故胃阳虚，饱食辄嗳者，宜温通。如橘红、厚朴、益智、枳壳、半夏曲、草蔻、苏子、谷芽。若守补则壅，忌炙草、焦白术、炮姜。脾阳虚，多食不化者，宜香燥。如砂仁、丁香、木香、白术、半夏、神曲、薏苡、橘白、鸡内金，若腻补则滞，忌地黄、黄肉等。脾胃阴虚，不饥不食，口淡无味者，宜清润以养之。如沙参、扁豆子、石斛、玉竹、当归、白芍、麻仁、粳米、大麦仁。若消导则耗气劫液，忌枳、朴、楂肉、萝卜子、曲蘖。伤饮恶饮，伤食恶食，呕而腹满，为胃寒生痰，和胃二陈煎。食填太阴，腹闷绞痛，为木郁食厥，急吐之。用阴阳水烧盐汤探吐，痛定后服藿香散。饮食留滞，脘痞腹胀者，为腑气不宣，消导之。大和中饮。饮冷吐利，脾元受困者，温其寒。理中汤，或温胃饮去黄芪。食下气逆，哕呃噎膈者，开其郁。神香散加橘皮、竹茹、半夏。食后动怒，胁满而痛者，平肝气。柴胡、枳壳、香附、青皮、山栀子、生白芍。饮酒伤中，发热呕泻者，利其湿。葛花解酲汤。肝胃不和，脉弦脘痹者，泄木安土。木瓜、吴萸、白芍、金橘、益智、良姜、红枣、小麦。脾肾两衰，虚寒滑脱者，温中补阳。四维散加肉蔻。但肾阳衰者，二神丸。凡嗜热酒者，脘必瘀血，宜郁金、木香、丹参、当归、降真香。喜冷食者，症多中寒，宜八味理中丸。胃虚则呕悸动风，宜牡蛎、白芍、茯神、人参、枣仁、炙草、阿胶。胃实则痞满内热，枳实消痞丸、生姜泻

心汤。脾虚则食后反饱，异功散去甘草，加砂仁、谷芽。脾瘅则口甜畏食，佩
兰叶煎汤。胃上逆则导其浊滞，豆豉、枳实、竹茹、栝蒌仁、橘皮、地栗粉、厚朴、
甚则小承气汤。脾下陷则升其清阳，举元煎。湿伤脾胃，腹肿便难，宜兼
升降，则运化宜通。半夏、砂仁壳、茯苓、橘白、厚朴、枳实、草蔻、煨姜。若饮
食不甘，口苦不寐，胆热乘脾者，宜导痰泄热，则土郁舒。加味温胆汤
去熟地，加丹皮、山栀、桑叶、生枣仁。食已吐酸，肝逆犯胃者，宜降火泄浊，
则木郁达。戊己丸加茯苓、山栀。胁痞者，黄连泻心汤。其饮食减少，有脾胃
虚热，安胃饮；有中气虚寒，养中煎；有中寒虚痞，治中汤；有思虑伤脾，
归脾汤；有脾湿水泻，加味平胃散，或胃苓汤；有胃气痛逆，调气平胃汤。不能
食而瘦，多脾虚，宜山药、茯苓、白术、炙草、当归、白芍、人参、鸡内金、砂仁、
陈皮、莲子、黄米屑调服。善食而瘦，多胃火，泻黄散，或用太清饮去木通，加生
地、白芍。一切食滞成积，消食丸。凡旦昼阳盛，谷气易消，食可饱；暮
则阴盛，谷气难化，食宜少。夏暑秋凉，晚餐尤宜简泊，则脾不困胃
不滞矣。

## 附方

[补中]**补中益气汤**　见一卷中风。

[消痰]**和胃二陈汤**　夏　陈　苓　草　炮姜　砂仁　枣

[消导]**大和中饮**　楂　朴　枳　夏　陈　干姜　泽泻　木香
麦芽　砂仁

[温中]**理中汤**　见一卷中风。

[去寒]**温胃饮**　白蔻　人参　泽泻　益智　砂仁　厚朴　甘草
干姜　姜黄　黄芪　陈皮

[开郁]**神香散**　丁香　蔻仁

[酒伤]**葛花解酲汤**　见一卷湿。

[补阳]**四维散**　人参四两　附子　炮姜各二钱　乌梅五分　炙草一钱
水拌蒸，烘干再研，每服二钱。

[肾阳]**二神汤**　故纸　肉蔻　枣肉　姜汁　加吴萸、五味，名四神汤。

[温中]**八味理中丸**　理中加茯苓、麦芽、神曲、砂仁。

[痞满]**枳实消痞丸**　枳实　黄连各五钱　厚朴四钱　苓　术　姜　草　夏　麦芽各二钱

[痞热]**生姜泻心汤**　芩　连　参　草　夏　干姜　生姜　大枣

[补脾]**异功散**　见一卷中风。

[导滞]**小承气汤**　见一卷温。

[升阳]**举元煎**　参　芪三钱　术　草各一钱　升麻五分　姜枣水煎。

[胆热]**温胆汤**　见一卷温。加人参、远志、枣仁、熟地，名十味温胆汤。

[吐酸]**戊己丸**　黄连　吴萸　白芍

[胁痞]**黄连泻心汤**　黄连酒炒，水煎服。

[虚热]**安胃饮**　见本卷脾胃。

[虚寒]**养中煎**　参　苓　姜　草　山药　扁豆

[虚痞]**治中汤**　参　术　姜　草　青　陈　半　加生姜。

[思伤]**归脾汤**　见二卷劳瘵。

[去湿]**平胃散**　见一卷中风，加扁豆、木通，名加味平胃散。

[湿泻]**胃苓汤**　见一卷中风。

[胃气]**调气平胃散**　见一卷中风。

[胃火]**泻火散**　见一卷火。

[清胃]**太清饮**　知母　石斛　木通各一钱半　石膏三钱　麦冬二钱

[食积]**消食丸**　楂肉　神曲　麦芽　萝卜子　青皮　陈皮　香附各二两　阿魏一两

[补元]**参术膏**　人参　白术

【点评】饮食分论始于李东垣，提出："饮者，水也，无形之气也。……食者，物也，有形之血也。"饮食既是维持生命的物质基础，也是导致疾病的重要因素，故李东垣在《兰室秘藏》即设"饮食所伤论"，将饮食损伤分为饮伤、食伤，在治法方药上也多有阐述。本篇则重在论述脾胃，认为"生冷戕胃，饥饱戕脾"，治疗则"不宜专事消导。"至于饮食损伤脾胃导致的多种疾病，则宜分别论治，既来源于东垣学说，又发展了东垣学说。最后提出了饮食保健方法："凡旦昼阳盛，谷气易消，食可饱；暮则阴盛，谷气难化，食宜少。夏暑秋凉，晚餐尤宜简泊，则脾不困胃不滞矣。"为我们指明了正确的饮食方法，即晚餐宜少而简。

## 呕吐论治

呕吐症，胃气失降使然也，而多由肝逆冲胃致之。《灵枢》谓足厥阴所生病者，胸满呕逆是也。夫胃司纳食，主乎通降，其上逆而呕吐者，乃肝邪犯胃，或胃虚肝乘，故治呕吐，必泄肝安胃。用药主苦降辛通，佐以酸泄。其肝阳上亢，食入呕吐者，用苦辛降逆，如黄连、川楝子、吴茱萸、半夏、厚朴、姜汁之属。或苦酸泄热，如乌梅、白芍、木瓜、枳实、左金丸、戊己汤。其胃阳衰，风木乘克，食入不变者，用温胃平肝。如人参、干姜、丁香、半夏、青皮、白芍，或吴茱萸汤。其脾阳衰，不能运化，腹胀痛呕者，用辛温行滞。香砂六君子汤加益智、厚朴、神曲。其胃虚客气上逆，噫嗳欲呕者，用咸以软痞，重以镇逆。旋覆代赭汤加二陈。其中阳虚，浊阴犯胃，吐黑绿苦水者，用辛热开浊。理中汤加川椒、半夏、附子、茯苓之属。其肢冷脉微，时吐清水者，用辛热扶阳。附子理中汤、真武汤。其肝火郁热，吞酸吐酸者，用辛咸苦降。左金丸，或盐炒吴茱萸汤去枣。其胸痞痰阻，食已漾漾欲吐者，用辛泄。生姜泻心汤，或二陈汤加蔻仁、吴黄、姜汁。其肝厥上逆，脘痛呕涎者，用辛通，佐以酸泄。如川椒、干姜、桂枝、乌梅、白芍、半夏。其因惊怒动肝，致胁痛干呕而液虚者，用辛通润补。大半夏加茯神、麦冬、青皮、白芍、当归。其支饮，汤水下咽呕吐者，用辛泄。小半夏汤。其肝阴胃津两虚，肝风扰胃呕吐者，用柔剂滋液熄风养胃。如人参、白芍、麦冬、阿胶、小麦、半夏、茯苓、粳米之属。其肝风犯胃，呕吐眩晕者，用苦酸以和阳。如黄连、白芍、乌梅、牡蛎之属。其呕伤胃津，热邪乘胃，食入即吐者，用辛凉化痰。温胆汤加石斛、山栀。其气冲呛咳吐逆者，肝火上凌，过胃犯肺，用清肃苦降。如苏子、杏仁、枇杷叶、前胡、山栀、栝蒌仁、降香末。其气冲心痛，饥不欲食，吐蛔者，用苦辛酸以伏虫。理中安蛔丸。蛔厥者，脏寒蛔上入膈，口干心烦，手足冷，脉沉迟，宜寒热互用，酸苦杂投。乌梅丸。脏厥者，阳气垂绝，痛呕不纳，躁扰不安，安胃丸，或半夏泻心汤加枳实。其久呕致伤肝肾，并冲脉上逆者，用温通柔润。如苁蓉、茯苓、当归、杞子、桂心、沙苑子、鹿角霜。其厥阴浊邪上攻，痛从少腹逆冲为呕者，用辛温泄浊。如吴萸、小茴、桂枝、韭白汁、茯苓。其呕而绝粒者，取生鹅血热饮。每食必呕者，煮羊血熟食之，皆立止。

## 集诸名家呕吐哕治法

有声有物为呕，有物无声为吐，有声无物为哕。昔人以呕属阳明，吐属太阳，哕属少阳。哕即干呕。东垣以三者俱属脾胃虚。洁古从三焦分别三因，上焦在胃口，主纳；中焦在中脘，主腐熟水谷；下焦在脐下，主出而不纳。上焦吐者因于气，食已即吐，渴欲饮水，治当降气和中；中焦吐者因于积，或先痛后吐，或先吐后痛，治当去积和气；下焦吐者因于寒，朝食暮吐，暮食朝吐，溺清便闭，治当通其闭，温其寒。后人又分随食随吐，为呕，小半夏汤。食入乃吐，为暴吐，生姜橘皮汤。食已后吐，为呕吐，橘皮半夏汤、枳桔汤加参、白芍、半夏。食久乃吐，为反胃，金花丸、理中汤。食在而吐者，为翻胃，紫沉丸。且食暮吐，暮食朝吐，下焦病，半夏生姜大黄汤。此从食下久暂，分上中下脘而治者也。古法，呕吐气壅，谷不得下，小半夏汤。胃虚，谷气不行，呕而液伤，大半夏汤。胸满食谷欲呕，吴茱萸汤。心下痞，呕而肠鸣，半夏泻心汤。呕而思水，饮停膈上，猪苓散。干呕哕，手足厥，橘皮汤。哕逆虚热，橘皮竹茹汤。哕逆虚寒，半夏干姜汤。干哕，胃口有痰，二陈汤加姜汁。寒吐者，肢冷脉细，二陈汤加丁香、炮姜。诸药不效，红豆丸。热吐者，烦渴脉洪，二陈汤加栀、连、竹茹、枇杷叶、姜汁、芦根汁。客寒犯胃，理中汤。肝火入胃，左金丸。由脾气郁结，归脾汤加吴萸。由肝脾郁滞，香砂六君子汤。怒时饮食呕吐，胸满膈胀，关格不通，二陈汤加青皮、木香。不效，加丁、沉、砂、蔻、藿、朴、曲、姜。由痰积者，遇寒辄发，蔻仁、丁香、砂仁、干姜、半夏、陈皮。由食滞者，消导乃安，山楂、神曲、陈皮、枳壳、厚朴、砂仁、鸡金。先吐后泻，身热腹闷，名曰漏气。因上焦伤风，邪气内着，麦门冬汤。二便不通，气逆不续，名曰走哺。因下焦实热，人参汤主之。吐而中气久虚，必借谷食以和之。焦米、神曲、参、苓、苡米、谷芽、甘草、陈皮、姜、枣。吐而诸药不效，必假重镇以坠之。灵砂丹、养正丹。病久胃虚呕吐者，六君子汤、比和饮、藿香安胃散。病后胃热烦呕者，竹叶石膏汤加姜汁。呕苦邪在胆经，芩、连、吴萸、半夏、陈皮、茯苓、姜。吐酸责之肝脏，挟热者，左金丸加竹茹、山栀、白蔻、生姜。挟寒者，左金丸加丁香、干姜、白术、沉香。呕清水者多停饮，二术二陈汤。吐涎沫者以脾寒，六君子汤加益智、生姜，或理中汤加益智。吐蛔虫者，或由胃冷，理中汤加川椒、槟榔，下乌梅丸。或由胃热，安蛔丸。或由寒热交错，乌梅丸。或由胃虚求食，温胃饮，理中汤。凡呕吐而心痛，当作火治；口吐清水，当作虫治；心中如火，当作血虚治。

## 呕吐脉候

阳紧阴数为吐，阳浮而数亦为吐。脉紧而滑者吐逆，紧而涩者难治。寸口脉数者吐，脉弱而呕，小便复利，身有微热，见厥者死。呕吐大痛，色如青菜汁者死。中焦哕逆，其声短，是水谷之病，为胃火，易治；下焦哕逆，其声长，是虚邪之病，为阴火，难治。低声频密相连，为实，易治；半晌哕一声，为虚，难治。暴病发哕，必痰食血，或怒气所干，易治；久病发哕者，多难治。

## 附方

[平肝]**左金丸**　见一卷火。

[平肝]**戊己汤**　见本卷饮食。

[胃寒]**吴茱萸汤**　吴萸　人参　姜　枣

[行滞]**香砂六君子汤**　六君子加　木香　砂仁

[镇逆]**旋覆代赭汤**　人参　甘草　旋覆花　代赭石　半夏　姜　枣

[除痰]**二陈汤**　见一卷中风。

[扶阳]**理中汤**　见一卷湿。

[祛风]**真武汤**　见二卷喘。

[消痞]**生姜泻心汤**　见本卷饮食。

[液虚]**大半夏汤**　半夏　人参　白蜜

[行水]**小半夏汤**　半夏　姜

[化痰]**温胆汤**　见一卷温。

[伏蛔]**理中安蛔汤**　参三钱　术　苓　姜各一钱半　川椒炒，十四粒　乌梅三个　不用甘草，忌甜。

[蛔厥]**乌梅丸**　乌梅　细辛　附子　桂枝　人参　黄柏　当归　川椒　干姜　黄连

[伏蛔]**安胃丸**　乌梅　川椒　川附　桂枝　干姜　黄柏　黄连　川楝子　广皮　青皮　白芍　人参

[止呕]**半夏泻心汤**　见一卷温。

[暴吐]**生姜橘皮汤**　橘皮　姜

[呕吐]**橘皮半夏汤**　橘皮　半夏　姜

[暴吐]**枳桔汤**　枳　桔　陈　朴　木香

[反胃]**金花丸**　生南星　生半夏各一两　天麻五钱　雄黄二钱　白面三两　滴水为丸，姜汤下。

[去积]**紫沉丸**　杏　蔻　陈　夏　砂仁　乌梅　丁香　槟榔

沉香　木香　巴霜　醋糊丸。

[通闭]**半夏生姜大黄汤**　夏　姜　大黄

[泄饮]**猪苓汤**　猪苓　赤苓　白术

[吐厥]**橘皮汤**　橘皮　生姜

[散逆]**橘皮竹茹汤**　橘皮　竹茹　加姜汁　人参　甘草　大枣

[逐寒]**半夏干姜汤**　半夏　干姜　浆水煎。

[温胃]**红豆丸**　丁香　胡椒　砂仁　红豆各二十一粒　姜汁糊丸，以大枣一枚去核，填入一丸，煨熟嚼之。

[脾郁]**归脾汤**　见二卷劳瘵。

[漏气]**麦冬汤**　麦冬　参　术　陈　苓　竹茹　甘草　芦根　玉竹　陈米　姜

[走哺]**人参汤**　人参　黄芩　知母　玉竹　芦根　竹茹　白术　栀子　陈皮　石膏

[镇坠]**灵砂丹**　见二卷喘。

[镇逆]**养正丹**　硝石　硫黄各一两　研末，入瓷器内微火炒，再研，次用水飞。元精石一两　五灵脂　青皮　陈皮各二两　醋糊丸豆大，每服三十丸，空心米饮下，一名来复丹，又名黑锡丹。

[胃虚]**比和饮**　四君子汤加陈皮、砂仁、藿香、神曲、陈米、伏龙肝、姜、枣。

[止吐]**藿香安胃散**　橘皮　人参　丁香　藿香各二钱五分

[清胃]**竹叶石膏汤**　见一卷伤风。

[劫饮]**二术二陈汤**　见二卷痰饮。

[和脾]**温胃饮**　见一卷中风。


## 呕吐脉案

叔　深秋吸受秽邪，呕吐不已。先服藿香正气散，入口即吐，身热足厥，面黑眶陷，或进导痰温胃饮，呕恶不纳。诊之脉虚少神，予谓此中宫虚极也。速用潞参、山药、茯苓、炙草、白术、橘白、苏子、莲子、红枣、煨姜、粳米煎。稍稍与服，竟不吐，思食粥矣。后加减数味，调理而康。

**李姬** 由腰痛续得寒热呕吐，汗出畏冷，寸关脉伏，两尺动数。思高年水谷不入，呕多胃气先伤，况寸关脉不见，阳气已虚，足必时厥，宜其汗出而畏冷也。自述胫寒至膝，乃用煨姜汁热服，呕定。即与粥汤，右脉略起，因与吴茱萸汤，脉症悉平。

**族某** 胸痛食减吐酸，由肝逆浊泛。用吴茱萸、厚朴、枳壳、青皮、半夏、茯苓为末。空心日再服，金橘皮泡汤下。效。

**夏氏** 两寸洪大，两关弦滑，呕逆耳鸣，口干头晕，白带连绵，症属肝胃不和。吴萸黄连汁炒。生白芍、山栀、半夏青盐炒、茯苓、苏子、枳壳、蒌霜。三服症平。

**李** 脉洪大搏指，口干频咳，食后吐水，头目震弦而心悸。此劳力伤阳，阳化内风，上冒清道，风翔则水涌，胃虚则木乘，故呕眩不已，其水停膈间，心必悸，津不上潮，口必干，气不下降，便乃秘。治先和阳降逆，山栀、甘菊炒、冬桑叶、茯苓、杏仁、苏子俱炒研、牡蛎煅、海浮石、淡竹茹、前胡。三服症平，脉较敛，其神倦者，火风逆势已折也。减甘菊、桑叶，加白芍、茯神、栝蒌、半夏、潞参，和肝胃以清涤痰火，遂愈。

**族女** 情志怫悒，头眩颊赤，夏初食入即吐，脉虚小，经期错乱。由肝胆火风侮胃，不及传变，倾翻甚速，且胃虚作呃，木气乘土，久则冲脉失涵，络伤内溢，以冲为血海，隶在阳明也。先宜苦以降逆，山栀、羚羊角、竹茹、旋覆花、半夏曲、柿霜。三四服眩吐止。去羚羊角、半夏曲，加阿胶另化冲、丹皮、白芍、茯苓、甘草，调养肝胃而经期顺。

【点评】呕吐从肝胃论治是本篇特色，认为"呕吐症，胃气失降使然也，而多由肝逆冲胃致之。"胃主受纳，以降为顺，胃气上逆则发呕吐。致胃气上逆者，一是肝强犯胃，一是胃虚肝乘，治当以苦降辛通，佐以酸泄之法。值得注意的是肝阴胃津两虚，肝风扰胃呕吐者，用柔剂滋液息风养胃法，正是叶天士滋水涵木及养胃阴理论的应用。呕吐一证，除肝胃不和外，还有寒邪客胃，脾胃不和，腑实积滞，脏寒蛔厥，痰饮停聚等等，临床中需全面辨治。所以，书中又附名家治法，阐述呕吐的其他辨治方法，以洁古从三焦论治尤为独特。

## 噎膈反胃论治

阳结阴涸，上下格拒，而噎膈反胃之症成。人身上下七门，自飞门至魄门。咽为吸门，即会厌，气喉上饮食者。胃上口为贲门，下口为幽门，幽门上冲吸门，其吸气不得下归肝肾，为阴火格拒，故噎膈不通，甚则反胃。分言之，则噎者咽下梗塞，水饮不行，食物难入，由痰气之阻于上也。膈者胃脘窄隘，食下拒痛，由血液之槁于中也。反胃者，食入反出，完谷不化，由胃阳之衰于下也。而昔人通谓之膈。《黄帝针经》云：胃病者，膈咽不通，饮食不下。丹溪云：血耗胃槁，槁在贲门，脘痛吐食，上焦膈也；食下良久复出，槁在幽门，中焦膈也；朝食暮吐，暮食朝吐，槁在阑门，下焦膈也。经云：三阳结，谓之膈，以手太阳小肠主液，足太阳膀胱主津。三阳，士材指大小肠膀胱，《金鉴》指胃大小肠。此据《内经》王注、汪注。二腑热结，则津液枯燥，前后秘涩，下关既局，势必上涌，故食噎不下，即下而仍出，是火上行而不下降矣。王太仆亦云：食不得入，是有火也，食入反出，是无火也。噎膈初起，多因忧恚悲悒，以致阳结于上，阴涸于下。《医鉴》云：五噎，忧、劳、思、食、气也，饮食猝阻，不能下。五膈，忧、恚、寒、食、气也，心脾之间，上下不通，或结咽喉，时觉妨碍，吐不出，咽不下。治宜调心脾以舒结气，归脾汤去术，养心汤去桂再加归、芍、香附。填精血以滋枯燥，猪脂丸。反胃初起，多因土弱火衰，以致朝食暮吐，暮食朝吐，治宜扶胃土以通阳，异功散加益智、丁香、干姜、砂仁、粳米。益命火以蒸化。八味丸。其立法要使辛滑通痞，姜汁、竹沥、贝母、杏仁、栝蒌、枇杷叶、韭白汁。而脘痹以开。甘酸化阴，<small>人参、天冬、麦冬、蔗汁、枣仁、白芍、乌梅、木瓜。</small>而液枯以润。或健脾理痰，<small>四君子、六君子汤，或二陈汤加竹茹。</small>不偏任温燥以劫液。或滋阴养血，<small>生地、阿胶、牛乳、梨汁、芝麻、柿霜，或四物汤。</small>不偏用清润以助痰。气滞成噎者，宣理气隧，<small>九香虫、丁香皮、郁金、檀香、石见穿、枳壳、广皮、广木香。</small>血瘀成膈者，兼通血络，<small>桃仁、红花、延胡、当归须、鸡血藤膏。士材治血膈，用人参、五灵脂、归尾、桃仁、郁金。云岐人参散用冰麝，亦同此法也。</small>因胃阳虚，而浊瘀反胃者，用通补胃腑，辛热泄浊法，<small>参、苓、吴萸、干姜、益智、陈皮、半夏、砂仁壳。</small>因气郁痰阻，用苦降辛通法，<small>黄连、杏仁、橘红、姜汁、竹茹、苏子、半夏。</small>因肝郁气逆，用两通厥阴阳明法，<small>当归、白芍、香附、半夏、茯苓、杏仁、橘红、竹沥、姜汁。</small>因酒热郁伤肺胃，用轻剂清降，<small>枇杷叶、杏仁、郁金、栝蒌、前胡、桑白皮。</small>及苦辛开肺法，<small>桔梗、贝母、杏仁、蔻仁、生姜、橘红、山栀。</small>其由忧思伤脾，气郁生涎，饮可下，食难入。<small>香砂宽中丸去青皮、槟榔。</small>由七情郁结，胸脘拒痛，脉必沉涩，<small>七气汤加郁金、栝蒌、砂仁、木香。</small>由痰饮阻滞，呕吐翻胃，脉必结涩，<small>先以来复丹控其痰，再用大半夏汤加茯苓、枳壳、竹沥。</small>由瘀血积滞，传化不变，反上行者，脉必芤涩，<small>滋血润肠丸加减。</small>至脾气败，血液耗，胃脘枯槁，溺少便秘，<small>补气健脾丸，参入滋血润肠丸，或韭汁牛乳饮。</small>若口吐白沫，粪如羊屎，不可治矣，<small>勉用姜汁、杏酪、白蜜、牛乳、益智、韭子、半夏。</small>《医学心悟》云：开关用启膈散最效。又如五汁饮以清燥，利膈丸以通壅，秉硫散以止吐，总忌香燥破气，辛热耗液。唯一种胃阳衰，不能运化者，暂用辛温开结，继仍以益阴养胃为宜，<small>粳米、人参、山药、莲、枣、牛乳、小麦。</small>膈症生虫，<small>用河间雄黄散。</small>有梅核膈，吐不出，咽不下，咽喉妨碍，由气郁痰结，<small>涤痰丸。</small>由死血，<small>昆布、当归、桃仁、韭汁、童便。</small>有翻胃，食入即翻出，或痰或热，壅阻膈间，非如反胃之早食晚吐，晚食早吐也，<small>清热二陈汤。</small>

再论噎由气结，膈由痰与气逆，或瘀血。一种气噎，临食辍箸，嗌阻沫升，气平食入，病在上焦肺胃间，治以轻扬利膈，苦降则过病所。一种痛膈，食下格拒，呕涎嘈痛，而饥焰中焚，病在中焦，治以辛香通降，不效，必兼理血络。一种胃槁，脘系窄隘，即勺饮亦妨碍，由衰年血液渐枯，胃管扃闭，饮入则涎升泪出，二便俱少，开合都废，治以辛滑润养，大忌香燥耗液，刚热劫阴，此脘血失荣，下咽易梗，一切碍滞闭气食品，咸宜禁忌。尝见食山芋而成噎者，食鸡子而咽成膈者，若再忧思郁怒，结于中而莫解，情志之病，尤难霍然。徐灵胎谓噎膈症，十死八九，反胃症十愈八九。再论反胃，由食久不化，腐浊上攻，彻底翻澜，二肠失司传送，病在幽门以下，古法多谓胃中无阳，精微不能蒸化。然经云：诸呕吐逆，皆属于热。且胃津先夺，热燥难投，必细参脉症，或苦降辛通，宣行壅滞。曾记一壮年反胃吐食，服八味汤，暂止复吐，食羊血得愈。又沈姓年高嗜饮，兼情悒不遂，吐沫拒食，半载未愈。一老医投药四剂，病势减半，再用十剂料，浸酒服而痊愈。方用大生地五钱、海浮石一两、乌药钱半、牛膝、灵磁石、云苓、归身各三钱。玩此方兼温清镇泄，升降气血，性味不偏，传者目睹治验，因附记备考。

## 病愈后禁忌

凡噎膈反胃，得药而愈者，不可便与粥饭，惟以真人参五钱、陈皮二钱、老黄米一两。作汤细啜，旬日后方可食粥，仓廪未固，便进米谷，常致不救。又一年之内，切忌房欲，犯之必旧症复发而死。

## 噎膈反胃脉候

紧而滑者吐逆，小弱而涩者反胃。噎膈反胃，脉浮缓者生，沉涩者死。沉涩而小，为血不足；大而弱，为气不足。

## 附方

[调脾]归脾汤　见二卷劳瘵。
[养心]养心汤　见二卷劳瘵。

[润燥]猪脂丸　杏仁　松子仁　白蜜　橘饼<sub>各四两</sub>　猪脂<sub>熬净，一</sub>
<sub>杯</sub>　同捣食之。

[和胃]异功散　四君子汤加陈皮。

[益火]八味丸见一卷中风。

[健脾]四君子汤　参　苓　术　草　加陈、夏，名六君子汤。

[消痰]二陈汤　陈　夏　苓　草

[补血]四物汤　地　芍　归　芎

[酒膈]云岐人参散　人参一两煎成，加麝香、冰片各五厘，治
好饮热酒膈痛，血瘀胃口。

[宽膈]香砂宽中丸　苓　术　陈　夏　朴　草　木香　砂仁
蔻仁　香附　青皮　槟榔　姜　蜜丸。

[开郁]七气汤　见二卷咳嗽。

[控涎]来复丹　见本卷呕吐。

[反胃]大半夏汤　参　夏　蜜

[血枯]滋血润肠丸　地　芍　归　红花　桃仁　枳壳　大黄
韭汁冲服。

[脾虚]补气健脾丸　参　苓　术　陈　夏　草　砂仁　姜　枣

[通润]韭汁牛乳饮　见一卷燥。

[开关]启膈散　沙参　丹参<sub>各三钱</sub>　茯苓<sub>一钱</sub>　川贝<sub>钱半</sub>　郁金<sub>五分</sub>
砂仁壳<sub>四分</sub>　荷叶蒂<sub>两枚</sub>　杵头糠<sub>五分</sub>　水煎，虚加人参。

[吐虫]河间雄黄散　雄黄　瓜蒂　赤小豆<sub>各一钱</sub>　为末，每服五
分，温水调，滴入狗油数匙，服下吐虫。

[化痰]涤痰丸　南星　半夏　枳壳　橘红　菖蒲　人参　茯苓
竹茹　甘草

[痰热]清热二陈汤　二陈汤加　人参　白术　山栀　竹茹　砂
仁　麦冬<sub>各一钱</sub>　乌梅<sub>一枚</sub>　姜　枣

[理气]乌龙丸　九香虫<sub>半生半焙，一两</sub>　车前子<sub>炒</sub>　陈皮<sub>各四钱</sub>　白
术<sub>五钱</sub>　杜仲<sub>酥炙，八钱</sub>　蜜丸。

[降痰]**枇杷叶煎** 枇杷叶 橘红各三钱 生姜五钱

[滑润]**五汁饮** 芦芽 荸荠 甘蔗 竹沥 姜汁 温服。又方：韭汁 梨汁 人乳 姜汁 藕汁

[通补]**利膈丸** 参 归 藿 枳 草 朴 木香 槟榔 大黄

[止吐]**汞硫散** 硫黄 水银 同研细如煤色，用陈酒姜汁调服，次日大便出黑物，即不吐。

[反胃]**丁香煮散** 丁香三七粒 莲肉二七粒，二味另研 生姜七片 黄秫米半合水煮熟，去姜啜粥。

[通治]**狗宝散** 用六君子加狗宝，作散调服。

[寒呕]**千金五噎丸** 干姜 川椒 吴萸 桂心 细辛各一两 参 术各二两 陈 苓各两半 附子一枚

[吐逆]**千金五膈丸** 参 草各二两 麦冬三两 川椒 远志 桂心 细辛 干姜各一两 川附一枚

[外治]**啄木鸟膏** 啄木鸟去毛，和骨捣烂熬膏，入麝香一钱，蜜收，入瓷罐，不时嗅之。

[开膈]**雄黄二豆丸** 乌梅二十个 硇砂 雄黄各二钱 乳香一钱 百草霜五钱 黑豆 绿豆各四十九粒 为末，和乌梅肉杵丸。

[反胃]**大七香丸** 香附 麦芽 砂仁 藿香 甘草 官桂 陈皮 丁香 甘松 乌药 蜜丸。

[通治]**五膈散** 参 术 蔻 夏 桔 草 沉香 枇杷叶 姜

[润补]**生姜汁煎** 姜汁 白蜜 牛酥各五两 人参 百合各二两 熬膏，人参百合汤下。

[顺气]**神香散** 丁香 蔻仁

[润燥]**膈噎膏** 人参 牛乳 蔗汁 梨汁 芦根汁 龙眼 肉汁 姜汁 人乳 熬膏，蜜收。此缪仲淳秘方也。

[豁痰]**七圣汤** 半夏 黄连 白蔻 人参 茯苓 竹茹 生姜二片

## 噎膈脉案

**蒋** 色苍形瘦，是体质本属木火，食入脘阻呕沫。经言三阳结，谓之膈。夫三阳皆行津液，而肾实五液之主。有年肾水衰，三阳热结，腐浊不行，势必上犯，此格拒之由，香岩先生所谓阳结于上，阴衰于下也。通阳不用辛热，存阴勿以滋腻。一则瘦人虑虚其阴，一则浊沫可导而下。半夏青盐拌制、竹茹、蒌霜、熟地炭、杞子炭、牛膝炭、茯苓、薤白、姜汁。数服渐受粥饮，兼服牛乳数月不吐。

**耿** 年近古稀，两尺脉微，右关弦迟，气噎梗食，吐出涎沫，气平食入。夫弦为木旺，迟为胃寒。弦迟在右，胃受肝克，传化失司，治在泄肝温胃，痰水自降。丁香、益智仁煨、苏子霜、茯苓、青皮、砂仁、姜煨。数服痰气两平。

**陈** 酒客中虚，气阻成噎，必有蒸湿酿痰。脉来迟弱，中脘阳衰，饮米粥亦拒，得热酒辄行，明系阳微欲结。法宜通阳则胸脘得展，湿痰得降，而运纳有权。潞参、茯神、茯苓、砂仁、丁香、半夏姜制、广皮、姜、枣煎。数服，粥饮不拒矣。后再加干姜炮淡，二分、益智仁生研，数服胸舒而纳食。

**某氏** 因恼怒曾呕瘀血，已是肝逆。今胸痛吐沫，脉涩尺微，食入反出，火土两衰，蒸化无力，乃脾肾阳衰候也。然犯辛燥，又虞动血，择其辛温通降者宜之。韭子炒研、苏子、沙苑子、砂仁、降香汁冲、茯苓、半夏曲、益智子煨研，数服食进，痛沫悉止。

**钟氏** 脾胃阳衰，浊饮不降，食入胀痛，有吐逆反胃之虞。右脉濡涩，左脉弦。宜泄肝浊以通腑阳。厚朴姜制，五分、椒目六分、茯苓三钱、半夏姜制，钱半、苏子炒研，七分、枳壳炒、陈皮，加姜，此三因七气汤加法，气降则饮降矣。再服呕胀减，大便得通，嗣用温脾胃，兼辛通降逆。半夏、砂仁、韭子炒研、益智仁煨研、茯苓、石见穿、生姜。数服渐纳谷食矣。

丁　中年丧子，悲恸成噎，脘痛吐食。此清阳不旋，逆气不降，宜善自排遣，达观随化，非药石能愈之疴。贝母、郁金、茯神、制半夏、栝蒌、韭白汁、姜汁、苏子汁冲服。痛呕俱减。

族某　客冬怫悒吐食，粒米不纳，仅进粥饮。今春怯寒吐沫，二便俱少，脉细涩模糊，浊逆阳微，肝肾不主吸气。岂容再服黄、地酸腻，阅所服方，竟不识辛通大旨，仿两通厥阴、阳明主治为近理。苏子、杏仁、川贝、益智、橘白、潞参、茯苓、制半夏、姜汁、韭白汁冲服。数剂涎沫少，粥饮多进，间进牛乳，亦不吐。用香粳米<sub>炒黄</sub>、九香虫煎汤煨药，更适。转方用大半夏汤，谷食安而大便渐通。

## 翻胃脉案

某　长夏吐食，症属翻胃，服四君异功加炮姜、桂、附，不应。予谓五脏以守为补，六腑以通为补，此不易之经训。四君异功本脾药，非胃药，胃腑宜通则和，一与守中，必致壅逆，白术、炮姜皆守剂，且阳土喜柔，忌刚燥劫液，久吐则胃阴伤，须辛通使胃气下行则效。韭子<sub>炒研</sub>、杏仁、豆蔻衣、半夏、砂仁、太子参、姜汁粉、栝蒌仁。戒毋谷食，暂用面食，盖谷性阴而滞，面性阳而通，加意调养可痊。

毕　嗜饮翻胃，面食颇安，谷食则越宿倾吐无余。此胃阳衰，酒食化痰，瘀浊不降故也。用通阳泄浊法，制半夏、茯苓、益智仁、干姜、陈皮、吴萸、砂仁。惜不能戒酒，故时发时愈云。

【点评】噎膈是临床难治病证，总病机是由阳结阴涸，上下格拒而成。其形成多与忧恚悲恺有关，也有饮食不当等多种因素。噎是气结，咽下梗塞，水饮可行，食物难入。膈由痰与气逆，或血瘀，胃脘窄隘，食下拒痛。治疗噎膈宜调心脾以舒结气，填精血以滋枯燥。不宜温燥以劫液，不宜清润以助痰。反胃则是食入反出，因胃阳虚衰，痰浊瘀阻而成。认为翻胃与反胃不同，翻胃是食入即翻，因痰热阻膈，反胃是朝食暮吐，暮食朝吐久久复出。在现代看来，噎膈主要见于消化系统癌症，难治。反胃则多见于幽门梗阻，易治。至于食冷山芋成噎，食鸡子成膈，则并不可信。至于外治用啄木鸟膏、汞硫散止吐，亦不可取。

# 关格论治

下不得出为关，二便俱闭也。上不得入为格，水浆吐逆也。下关上格，中焦气不升降。乃阴阳离绝之危候。景岳以此为阳亢阴竭，元海无根。症见粒米不能下咽，渴饮茶汤，少顷即吐，复饮复吐，热药入口随出，冷药过时亦出，大小便俱阻。关无出之由，格无入之理，急症难从缓治。《内经》以阴气太盛，则阳不能荣，故曰关；阳气太盛，则阴弗能荣，故曰格；阴阳俱盛，不得相荣，故曰关格。关格者不得尽期而死，因是症气逆于上，津涸于下，与噎膈反胃同，而势较骤，最忌燥热劫阴，法宜甘润滋液，生脉散加甜杏仁、玉竹等。或甘酸化阴。参、麦、阿胶、地黄、白芍、乌梅、牛膝等。如脉洪大者先降火，山栀、犀角、竹茹、黄连等。沉滑者先豁痰，大半夏汤。兼虚弦者先和阴，甘露饮去茵陈、黄芩。喘满者先降逆，降气汤去桂。阳结者先通痞，用半夏泻心汤加减。液虚者主通润，一阴煎。真阴素亏者滋化源，大营煎。气血两不足者填虚损，大补元煎。尝治一老人，吐欲死，便不通，上格下关，用参、苓、归、芍、山药、牛膝、麦冬、百合等。吐止，用炒粳米汤，浓煨三阴煎调理，便通获愈，可以审所治矣。

## 关格脉候

经言寸口主中，人迎主外，两者相应，俱往俱来若引绳，大小齐等。春夏人迎微大，秋冬寸口微大，如是者为平人。寸口即太阴气口。《内经》本以人迎察六腑之阳，气口察五脏之阴。若人迎盛至四倍，且大且数，名溢阳，为外格。此孤阳独存，水不济火，阴为阳格也。寸口盛至四倍，且大且数，名溢阴，为内关。此元阴失附，气不归精，阳为阴关也。人迎气口俱盛，且大且数，为关格，与之短期。此阳气不藏，故阴中无阳，阴气不升，故阳中无阴，阴阳相离，死不治。越人以上鱼为溢，为外关内格；入尺为复，为内关外格。及仲景、东垣等，以在尺为关，在寸为格，皆与经背。

## 附方

[滋液]生脉散　见一卷暑。

[豁痰]大半夏汤　参　夏　白蜜

[和阴]甘露饮　见二卷衄血。

[降逆]降气汤　见二卷失音。

[通痞]半夏泻心汤　见一卷温。

[液虚]一阴煎　见二卷咳嗽。

[滋阴]大营煎　熟地三钱　当归　杞子　杜仲各二钱　牛膝钱半　肉桂　炙草各一钱

[填虚]大补元煎　人参　山药　当归　杞子　杜仲各二钱　熟地三钱　萸肉　炙草各一钱

[调理]三阴煎　见二卷汗。

【点评】关格为危重证，上不得入，下不得出，病机是气逆于上，津涸于下，与噎膈反胃相同而势骤，治疗最忌燥热劫阴，宜甘润滋液，或酸甘化阴。临床中关格多见于尿毒症等严重疾病的晚期，难治。

# 诸气论治

天地之气和，则戾不作；生人之气和，则诸疾不兴。其氤氲一身，有宗气、有卫气、有元气、有中气。宗气积于胸中，为气之海。卫气行于脉外，为营之护。元气根于脾土，中气出纳丹田。顾经云：百病皆生于气者。由六淫戕于外，七情战于中，则气之冲和者致偏，清纯者化浊，流利者反滞，顺行者多逆。如寒则气收，暑则气泄，喜则气缓，怒则气上，悲则气消，恐则气下，惊则气乱，思则气结，劳则气耗。清气在下，则生飧泄；浊气在上，则生䐜胀。甚则厥逆哕呃，痞呕噎膈，攻逐刺痛，无非气所主病。局方治法，通用辛香燥剂，然当审其虚实新久。如气虚宜培，用四君、补中、保元诸汤。气实宜泄，用七气、五磨、降气诸汤。新病胀满，宜辛通，用半夏、砂仁、枳壳、苏子、杏仁、生姜、蒜。久抱悒郁，宜温散，用越鞠丸去苍术、神曲，加木香、郁金、陈皮。肺气膹郁，宜开，用桔梗、栝蒌、杏仁、枇杷叶、贝母、桑白皮。虚促宜敛，补肺汤。肝气升逆，宜降，青皮、枳壳、降香、厚朴、香附、苏子。燥急宜缓，白芍、甘草、木瓜、阿胶、生地、石斛。胆气郁滞，宜和，温胆汤。火热宜泄，丹皮、嫩桑叶、连翘、山栀、龙胆草、黄芩。胃气结燥，宜疏，苏梗、枳实、藿香、栝蒌、竹茹、木瓜。疼痛宜调，乌药、香附、半夏、丁香、广皮、煨姜。木火乘土，宜平。胆乘脾，戊己汤。肝乘胃，白芍、陈皮、枳壳、厚朴、乌梅、吴茱萸。腑不宣通，宜升降，正气散、降气汤。肾气厥逆，宜温，吴茱萸汤。三焦痞塞，宜运，丁香五套丸。六气失调，伤暑霍乱，清不升，浊不降，六和汤。七情气郁，喉间如絮，咯不出，咽不下，三因七气汤。气痞，半夏泻心汤。气结，沉香化气丸。气虚挟滞，异功散，寒者治中汤。挟痰，二陈汤加香附、枳壳。挟火，左金丸、龙胆泻肝汤、戊己丸、火郁汤。挟寒，乌沉汤。挟食，大和中饮，或保和丸。挟血瘀，血郁汤。噫嗳，代赭旋覆汤。呃逆，橘皮竹茹汤。刺痛，木香调气汤。膈噎，神香散、秘传膈噎膏。怒后胁满，解肝煎去砂仁，加山栀、金橘。暴怒气厥，人事不省，<sub>苏合香丸灌之。</sub>妇女血气攻冲，心腹猝痛，<sub>乌沉汤。</sub>大约气行则痛止，气调则血和。清者宜升，浊者宜降。郁则生火，滞则生痰。辛香暂用开导，燥热又易劫阴。以气本属阳，有余便是火。且上升之气，自肝而出，中挟相火，故气病多属肝逆犯胃，肝阳化风。再若冲脉失镇，丹田失纳，肺肾不交，喘促交至。治气者，当从此际参之。

## 诸气脉候

下手脉沉，便知是气。其或沉滑，气兼痰饮。沉极则伏，涩弱难治。沉实有力宜辛散，沉弱少力宜温养。弦洪有火宜苦降，细涩无神宜甘缓。

[补气]四君子汤　参　苓　术　草

[补气]补中益气汤　见一卷火。

[补气]保元汤　见一卷火。

[理气]三因七气汤　见二卷咳嗽。

[温散]五磨饮　槟榔　沉香　乌药　枳实　木香　磨汁加白酒。

[降气]苏子降气汤　见二卷失音。

[解郁]越鞠丸　香附　苍术　川芎　神曲　栀子　曲糊丸。

[敛补]补肺汤　参　芪　五味　紫菀<sub>各八分</sub>　熟地　桑皮<sub>各钱五分</sub>水煎加白蜜。

[降涎]温胆汤　见一卷温。

[乘脾]戊己汤　参　苓　术　草　陈　芍

[升降]正气散　见一卷中风。

[温理]吴茱黄汤　茱萸　参　姜　枣

[三焦]丁香五套丸　丁香　木香　青皮　橘红<sub>各五钱</sub>　白术　茯苓　干姜　良姜<sub>各一两</sub>　南星　半夏<sub>各二两</sub>　汤浸蒸饼为丸。

[伤暑]六和汤　见一卷暑。

[散痞]半夏泻心汤　见一卷温。

[散结]沉香化气丸　大黄<sub>酒蒸</sub>　条芩<sub>各二两</sub>　人参　术<sub>各三两</sub>　沉

香五钱，另研　前四味挫碎，用姜汁、竹沥，浸晒研末，和沉香末，神曲糊丸。

[虚滞]**异功散**　见一卷中风。

[温行]**治中汤**　见本卷饮食。

[痰气]**二陈汤**　陈　夏　苓　甘草

[火郁]**左金丸**　见一卷火。

[肝火]**龙胆泻肝汤**　龙胆草　黄芩　栀子　泽泻　生地　木通　车前　当归　柴胡　甘草

[肝火]**戊己丸**　见本卷饮食。

[清泄]**火郁汤**　连翘　薄荷　黄芩　桃仁　麦冬　甘草　郁金　栝蒌　竹叶

[温散]**乌沉汤**　乌药　沉香　人参各一两　炙草五钱　每服五钱，入姜三片，煎成，加盐一字。

[消导]**大和中饮**　见本卷饮食。

[消食]**保和丸**　见二卷痰饮。

[理瘀]**血瘀汤**　丹皮　红曲　红花　降香　苏木　山楂　桃仁　韭汁　甲片

[嗳气]**代赭旋覆汤**　见本卷呕吐。

[呃忒]**橘皮竹茹汤**　见本卷呕吐。

[止痛]**木香调气散**　见一卷中风。

[噎膈]**神香散**　丁香　蔻仁

[噎膈]**膈噎膏**　见本卷噎膈。

[怒伤]**解肝煎**　陈　夏　苓　朴各钱半　苏叶　白芍各一钱　砂仁七分

[气厥]**苏合香丸**　见一卷中风。


## 诸气脉案

**本**　头眩口苦，胆气泄也。胁痛入脘，肝气逆也。便不通爽，腑气结也。清胆热，降肝逆，以和腑气。用嫩桑叶、粉丹皮、生枣仁以泻少阳，枳壳、金橘皮、降香末以治厥阴，苏梗、郁李仁、谷芽以和阳明，白芍、木瓜缓中泻木为统治。服效。

**张氏** 气攻胸脘胀痛，身热口干便秘，寸脉浮长，关小数，此肺脾郁久化热，致津液不行，故便燥而艰也。用苦降法，枇杷叶、郁金汁、枳壳、杏仁、百合、麦冬、蒌霜、郁李仁、生蜜冲入。数服而平。

**陈氏** 气阻胸膈引背，食入胀痛，脐上瘕聚有形，脉来虚缓，胃逆不降少纳，五旬余得此，惧延中膈。宜缓攻，姑与辛通。制半夏、杏仁、陈皮、草蔻<sub>煨研</sub>、枳壳、砂仁壳、淡姜渣、延胡<sub>酒炒</sub>、韭白捣汁冲。四服而病若失。

**龚氏** 食入脘胀，微渴，便苦燥，腑气阻，津液不行。胃病治肝，误用牡蛎、赭石敛镇，兼乌药、香附辛温，痞聚更增，下壅益甚，脉沉而骎。药忌温涩劫液阻隧，主辛滑通润，于腑病为宜。当归、杏仁、郁李仁、蒌仁<sub>俱研</sub>、橘白、苏梗、枳壳、淡苁蓉、韭白汁冲。数服愈。

**本** 久嗽气促，中夜必起坐，是亥子阳升，丹田不纳。今长夏每食必脐下气冲，涌吐无余。更由劳动阴火，扰胃劫痰，直上冲咽。先予降逆，苏子、橘红、枳壳、栝蒌、杏仁、降香、贝母，一啜吐止。议镇冲脉，青铅、坎炁、牛膝、山药、五味、熟地炭、茯神。三服气定嗽减。

**张** 运息强通督任，致动冲气，从阴股内廉入阴囊，抵关元，直上挟脐，升至中脘，气即停泊，偏绕右膈，冲咽欲呃。此震伤冲任经气，由丹田交会，入脘作呃。《灵枢》亦谓冲任并起胞中，为经络之海，其浮而外者，循腹右上行，会于咽喉也。此气升逆，神不自持，恍惚无寐，自汗神烦，身左虚堕，良由精血失涵，任乏担承，冲惯升逆，不呕不胀，无关脏腑，一切补脏通腑，奚由入络，拟镇养奇经。诊脉左右动数，仍防喘热耳。牛膝、萸肉<sub>俱酒炒炭</sub>、当归须<sub>酒拌，各一钱</sub>、熟地炭、龟甲心<sub>炙</sub>、杞子<sub>焙，各二钱</sub>、茯神、降香末<sub>各三钱</sub>、桂心<sub>三分，隔水煨冲</sub>。

【点评】凡诸气病，一般来说有：气虚、气滞、气逆、气陷、气厥诸证。本篇先从《内经》九气论证，再从肺气病、肝气病、胆气病、胃气病、肾气病，继论气郁、气痞、气结、气厥，最后从气虚兼证即挟滞、挟痰、挟火、挟寒、挟食、挟瘀，以及妇女血气攻冲诸证论治，并指出治气药多辛香燥热，不可过用，否则有劫阴之弊。全篇条理明晰，是治气病的总纲。

## 肝气肝火肝风论治

凡上升之气，自肝而出。肝木性升散，不受遏郁，郁则经气逆，为嗳，为胀，为呕吐，为暴怒胁痛，为胸满不食，为飧泄，为瘕疝，皆肝气横决也。且相火附木，木郁则化火，为吞酸胁痛，为狂，为痿，为厥，为痞，为呃噎，为失血，皆肝火冲激也。风依于木，木郁则化风，为眩，为晕，为舌麻，为耳鸣，为痉，为痹，为类中，皆肝风震动也。故诸病多自肝来，以其犯中宫之土，刚性难驯，挟风火之威，顶巅易到，药不可以刚燥投也。经曰：肝苦急，急食甘以缓之。肝欲散，急食辛以散之。用辛补之，酸泻之。古圣治肝，法尽于此。夫肝主藏血，血燥则肝急。凡肝阴不足，必得肾水以滋之，血液以濡之，味取甘凉，或主辛润，务遂其条畅之性，则郁者舒矣。凡肝阳有余，必需介属以潜之，柔静以摄之，味取酸收，或佐酸降，务清其营络之热，则升者伏矣。治肝气，先疏其郁，<small>宜逍遥散</small>。因怒动肝，<small>小柴胡汤加山栀、青皮</small>。嗳而吐沫，<small>代赭旋覆汤</small>。呕而胀满，<small>三因七气汤加枳壳、木香</small>。怒伤胁痛，<small>生白芍、金橘皮、山栀、枳壳、郁金汁、降香末</small>。肠鸣飧泄，则泄木安土，<small>人参安胃散加半夏曲</small>。瘕疝肿硬，则导滞和肝，<small>橘核丸加减</small>。若气有余便是火，治肝火实，吞酸胁痛，<small>左金丸、抑青丸</small>。胁大痛引腰背，汗泄，忌辛燥耗气劫液，宜甘酸化阴，<small>甘草、柏子仁、杞子、枣仁、阿胶、牡蛎、木瓜、生白芍、五味子、鳖甲、金橘皮</small>。虚痛久痛必入络，宜理营络，<small>旋覆花汤加当归</small>

须、丹皮、延胡、桃仁。湿热火盛，胁痛筋痿溲血，龙胆泻肝汤。火盛狂躁，胸痞咽阻便秘，当归龙荟丸。阴虚痿弱，虎潜丸去锁阳。厥逆，四逆散。痞满，半夏泻心汤。呃噎，橘皮竹茹汤。吐衄失血，犀角地黄汤加山栀、藕汁。至于肝阳化风，上扰清窍，则巅痛头晕，目眩耳鸣，心悸寤烦，由营液内虚，水不涵木，火动痰升，其实无风可散，宜滋液和阳，复脉汤去姜、桂，或用熟地、白芍、杞子、茯神、枣仁、炒甘菊、霜桑叶、牡蛎、石斛、五味。其由肾虚阳浮者，宜填髓补精，阿胶、龟甲、淡菜、青盐、牛膝、萸肉、熟地、磁石。其由土弱木乘者，宜缓肝益胃，酸枣仁汤去川芎，加人参、山药、小麦。其因怒劳，致舌麻肢痹，筋惕肉瞤，由五志过极，阳亢阴衰，风从火出，宜柔润熄风，河间地黄饮子去桂、附、巴戟、菖蒲。其火风上郁，头重脘痹，宜清金肃降。杏仁、鲜菖蒲根、栝蒌、钩藤、菊叶、薄荷。其年高水亏，风火易升，头晕便秘，宜壮水滋燥，还少丹去杜仲、巴戟、楮实、茴香，加桑叶、黑芝麻、柏子仁、炒甘菊、茯神、牡蛎。其阳明络虚，风火易震，食少知饥，宜填实空际，人参、山药、炙草、牡蛎、枣仁、茯苓、白芍、南枣。大抵肝为刚脏，职司疏泄，用药不宜刚而宜柔，不宜伐而宜和，正仿《内经》治肝之旨也。

丹溪曰：病患自言冷气从下而上，非真冷也。此上升之气，自肝而出，中挟相火，自下而上。其热为甚，自觉冷者，火极似水，积热之甚也。阳亢阴微，故见此症。又曰：气从左边起，肝火也。宜左金丸。气从脐下起，阴火也。黄柏丸、坎离丸。气从足下起入腹，虚之极也。滋阴降火汤，外用津调附子末，涂涌泉，引热下行。

## 附方

[疏郁]逍遥散　见一卷火。

[因怒]小柴胡汤　见一卷温。

[嗳气]代赭旋覆汤　见本卷呕吐。

[呕胀]三因七气汤　见二卷咳嗽。

[飧泄]**人参安胃散** 参一钱 芪二钱 生草 炙草各五分 白芍七分 茯苓四分 陈皮三分 黄连二分

[癫疝]**橘核丸** 橘核 川楝 海带 海藻 昆布 桃仁各二两 延胡 厚朴 枳实 木通 桂心 木香各五钱

[肝火]**左金丸** 见一卷火症。

[胁痛]**抑青丸** 黄连一味，以茱萸汤浸一宿为丸。

[理络]**旋覆花汤** 见二卷痰饮。

[火盛]**龙胆泻肝汤** 见本卷诸气。

[狂火]**当归龙荟丸** 见一卷火。

[痿弱]**虎潜丸** 见一卷中风。

[阳厥]**四逆散** 柴胡 白芍 枳实 炙草

[胸痞]**半夏泻心汤** 见一卷温。

[呃逆]**橘皮竹茹汤** 见本卷呕吐。

[吐衄]**犀角地黄汤** 见一卷温。

[滋液]**复脉汤** 见一卷中风。

[益胃]**酸枣仁汤** 见一卷中风。

[类中]**地黄饮子** 见一卷中风。

[老人]**还少丹** 见一卷中风。

[阴火]**黄柏丸** 黄柏一味，酒炒水丸。

[阴火]**坎离丸** 见一卷火。

[滋火]**滋阴降火汤** 白芍一钱三分 当归一钱二分 熟地 麦冬 白术各一钱 生地八分 知母 黄柏 炙草各五分 陈皮七分 加姜、枣，水煎。

## 肝气脉案

**本** 胁左隐痛，胸间动气，头晕肢麻，寐即舌干似辣，中夜自汗，清晨咳痰，便泻觉爽。肝阳挟风火上冒，侵犯脾土使然。秋深左关脉弦长牢实，医谓金弱木强，非时脉见，来春木必侮土，膈逆司忧，遂用滋肾镇肝，数十剂脉症未退。更医进胃爱丸，服后痰较少而泄气多，且皆健脾药，不能制肝阳，历冬并右脉亦弦劲，胸脘引痛。予谓前症自是肝阳肆横，但肝为刚脏，不任克制，专用滋清，恐又致痛为胀。若仿《内经》治肝以酸泻之法，自然柔伏矣。因用白芍、木瓜、乌梅、萸肉、五味、金橘、枣仁等，加牡蛎醋煅、橘络、木香、茯神、芝麻、小麦、桑枝膏为丸。服后左关渐软，不见弦长矣。且示以静摄戒怒节劳，右脉亦和，诸症渐除。

王　高年胸胁气阻痛，脉虚弦。用苦咸酸以泄降。厚朴姜汁制,五分、枳壳、旋覆花各钱半、牡蛎粉醋煅,二钱、白芍炒,三钱、木瓜八分、降香末二钱。三服肝逆已平，尚未嗜食，用甘凉以调胃阴。石斛二钱、麦冬钱半、甘草五分、茯苓、白芍、当归各二钱、小麦一撮、红枣五枚。五服全安。

沈氏　寒热食减，厥气攻注，痛连胸背，脉弦，左浮大。服平肝镇逆之剂，攻注稍缓，宿有胀症，曾用通腑法获痊。今惧其壅而成胀，兼用通镇，庶几善后之防。白云苓二钱、郁金、厚朴各六分、砂仁、乌药各八分、苏梗、枳壳汁,各钱半、代赭石、石决明各二钱，金器同煎，三五服愈。

何氏　肝郁失畅，循经则头项作胀，乘脾则痰浊化酸，入络则肌肉刺痛，腋下零湿，经信愆期，左关沉弦。治在疏肝，佐以渗湿。厚朴、香附、郁金、白芍、茯苓、金橘皮、山栀、钩藤、当归须。三四服诸症减，自述平昔肠鸣，必倾泻乃爽。亦木气乘土之咎，且肥人虑虚其阳。前方去郁金、山栀，加制半夏、炒白术、薏米、炙草。经亦调。

蔡　小腹气上冲膈，食下呕吐，寒热，便泻，溺痛。病久脉弦左虚，乃厥阴浊逆为吐，攻肠为泻。治在泄浊安胃。吴萸泡、川楝子酒蒸、小茴香酒炒、茯苓、车前子、橘核、白芍俱炒、生姜、半夏曲。数服诸症退，去吴萸、川楝子、车前子、生姜，加砂仁、炮姜、广皮。

服愈。

束氏　经阻疑孕，胸痞呕酸，寒热胫冷，食减便难，两部沉弦。乃气逆浊踞，非恶阻病，宜和肝泄浊。吴萸、香附盐水炒、茯苓、厚朴、半夏俱姜汁炒、橘白、苏梗、枳壳、煨姜。三服前症渐平。

张　当春脉弦，肝木乘土，噫气，大便艰少，常欲入厕，皆肝气忽升忽降致之。青皮、旋覆花、降香、白芍、牡蛎、炙草、当归、半夏姜汁制。二服噫气平，大便不结，惟睾丸注痛，加橘核酒炒。服全瘳。

丁　神伤思虑则肉脱，意伤忧愁则肢废。高年忧思菀结，损动肝脾，右胁气痛，攻胸引背，不能平卧，气粗液夺，食少便难。由肝胃不和，腑不司降，耳鸣肢麻，体瘦脉弦，风动阳升，脂肉消铄，有晕仆之惧。香岩谓肝为刚脏，忌用刚药。仲景法肝病治胃，是有取乎酸泄通降之品矣。白芍、木瓜、牡蛎、金橘皮、苏子、蒌仁、杏仁、归须、枳壳，再服颇适。然症由情怀内起，宜娱情善调，不宜专恃药饵也。

陈　胁胀胸痛呕吐，肝气上升，阳明当其冲，必犯脘倾液而出。脉左迟虚，右弦小，阴疝宿恙未愈。治在益胃和肝，勿使疝厥。白芍、茯苓各二钱、制厚朴六分、制半夏钱半、橘白、枳壳各一钱、砂仁连壳八分、乌梅二枚、煨姜二片。数服胀痛若失，阴疝亦瘳。

于　先由吞酸，渐次胸胁满闷，食后必吐，病因肝郁失畅，延至木气犯土，水浊不降，势必溺少便结，肝乘胃反矣。苦降逆辛泄浊主之。制厚朴、吴萸、干姜、苏子炒研·各五分、枳壳、降香末、半夏曲各钱半、茯苓二钱、椒目十粒。数服渐安。

潘　少腹本厥阴部分，痛不已，利下黏腻如鱼脑，又呕紫血甚多，继以鲜红，夜烦不寐，足厥冷，左脉虚弦，右虚小。此土受木侮，必饮啖后郁勃动肝，厥阴凌犯中下焦，清浊互伤，呕利并剧，节交雨水，风阳猝乘，药忌刚燥，但柔肝熄风缓痛为宜。阿胶水煨、白芍、木香、小茴香盐水炒、香附醋炒、延胡酒炒、茯神。一服血止，痛利大减，足亦和。再加炮姜、黑楂肉服，症悉平。改用潞参、茯苓、白芍、山药、炙草、砂仁、诃子肉、粳米、枣肉，调脾而食进。但呕利伤阴，精神未复，因事枨触，寒热烦痛，按捶略爽，是营卫流行之机，未免钝窒矣。且咳喘痰灰，肾虚气少摄纳，必补中则营卫自和，摄肾则喘嗽可定。潞参、炙芪、归身、炙草、茯神、五味、山药、骨脂、核桃肉、沙苑子。渐次调理向安。

**从侄**　左乳下一缕气升，热痛至项，明是肝阳郁久致然。恰当暑湿炎蒸，每岁屡发，本由怫悒，肝久失畅，经隧痰气阻塞，致肺胃不主升降。痞嗳吞酸，大便忽溏忽硬，脉来沉涩。仿丹溪越鞠丸。山栀、川芎、神曲、香附醋炒、蒌仁、旋覆花、杏仁、贝母、枳壳。煎服辄安。

**严**　中年气从季胁横攻中上脘，呕沫失血，年余未愈。近日食少神衰，服燕窝汤滋胀，两关虚缓，冷涎上泛。此肝浊瘀滞，久则入络致满，宜辛温泄浊。吴萸盐水炒、半夏姜制、广皮、延胡酒焙、厚朴姜制、茯苓、降香末、当归须。二服冷涎痛胀悉止。但阳衰胫冷，法在益阳，去吴萸加桂枝、炮姜、草果煨等。三剂食进。

**吴**　冬初由水泻后腹胀，是脏寒生满，脉虚食少。治先温通理阳。用益智、炮姜、潞参、茯苓、制半夏、缩砂壳、广皮、陈粳米煎汤服。数剂颇适。晚餐少运化，加神曲、鸡内金俱炒，胀宽。冬季因怫逆动肝，胁腹胀痛，寒热，脉微数。转方用白芍、当归、潞参、苏梗、鲜橘叶、缩砂壳、郁金汁，两合肝胃，痛缓药停。春正上脘痛呕沫，由肝邪乘胃，胃气失降则胀壅，肝阳上升则呕痛，因肝为刚脏，法当柔以软之，甘以缓之。且肝阴久亏，触事生怒，脾元不复，病先肉脱。劣手竟用赭石重镇，桂心刚制，炒术壅气，兼蒺藜、青皮疏肝伐肝，一啜烦躁大痛，再剂胁如刀割，腹绞痛欲绝。予闻，拟甘润柔剂，用阿胶、鸡蛋黄、白芍、甘草、枣仁、当归、饴糖等。遥寄片纸，药未及撮而殁。志此为以刚治刚，好言平肝者鉴。

## 肝火医案

**赵** 左胁痛，脉洪耳鸣，时呕胀腹痛。皆肝火腾，浊瘀不肯泄降，宜戒怒节饮可愈。仿栀黄汤，山栀<sub>姜汁炒</sub>、黄连<sub>吴茱萸汁炒</sub>、白芍、牡蛎<sub>生杵</sub>、丹皮、金橘皮。服效。

## 肝风医案

**本** 寐醒舌干辣，华池<sup>①</sup>津不上朝，头眩耳鸣，肢麻胁痛，肝风内震，腹满肠鸣，晨泻不爽，木气直犯中宫矣。左关浮弦，右浮滑，痰嗽不利，太阴受戕，有年，须防类中。晨服方，运脾阳以利湿。生白术、茯苓、半夏<sub>青盐制</sub>、炙草、薏米<sub>炒</sub>、砂仁、益智仁<sub>煨</sub>、山药<sub>炒</sub>、小麦。晚服方，养肝阴以熄风。阿胶<sub>水化</sub>、杞子、茯神、麦冬、石斛、白芍、桑枝、甘菊<sub>炒</sub>、黑芝麻、牡蛎粉。寐后，用柿霜<sub>二匙</sub>含舌下，以生廉泉之津。服效。

**沈氏** 当夏郁怒不寐，五更起坐，倏然头摇手战，目闭耳鸣，晕绝身冷。此怒动肝阳，内风挟痰火上冒也。急煎淡青盐汤以降风火，一啜即醒。用牡蛎、钩藤、山栀、桑叶、白芍、茯神、菊花<sub>炒</sub>，二服神志已清。转方用熟地黄<sub>炒</sub>、杞子<sub>焙</sub>、石斛、枣仁<sub>炒</sub>、龟板<sub>炙</sub>、牡蛎粉、磁石，镇补肝阴而安。

**沃** 烦劳伤阳，阳气化风上巅，两太阳刺痛，耳鸣口干，寒热不寐，自汗便泻，下元疲乏，脉模糊。治先熄风镇阳。甘菊<sub>炒</sub>、荷叶、磁石、牡蛎粉、茯神、甘杞子<sub>焙</sub>、熟地炭、白芍、五味<sub>炒</sub>。数服诸症向安。惟不嗜味微嗽，加甜杏仁、潞参、莲、枣，以补脾肺，原方去前四味，嗣用丸方牡蛎粉、淡菜、首乌、熟地、杞子、牛膝<sub>酒蒸</sub>、五味<sub>焙</sub>、阿胶<sub>水化</sub>，和炼蜜丸，以滋填下元，匝月而愈。

---

① 华池：即口腔。《养生经》："口为华池。"

【点评】在上篇中已经提出"上升之气，自肝而出，中挟相火，故气病多属肝逆犯胃，肝阳化风。"点出了气病以肝气上逆致病为最多。本篇专论肝气病，列举了肝气、肝火、肝风所致多种病证的辨治。既强调了《内经》治肝之法，即："肝苦急，急食甘以缓之；肝欲散，急食辛以散之。用辛补之，酸泻之。"同时又强调叶天士治肝风、肝火的滋水涵木之法。明确指出："肝为刚脏，职司疏泄，用药不宜刚而宜柔，不宜伐而宜和。"

## 郁症论治

凡病无不起于郁者，如气运之乖和也，则五郁之病生。经言木郁达之，宜吐。火郁发之，升散。土郁夺之，攻下。金郁泄之，解表利小便。水郁折之，制其冲逆。此论胜复之变。情志之怫抑也，则六郁之病作。经言怵惕思虑则伤神，忧愁不解则伤意，悲哀动中则伤魂，喜乐无极则伤魄，盛怒不止则伤志，恐惧不解则伤精。此论气血之损。又言尝贵后贱，虽不中邪，病从内生，名曰脱营。尝富后贫，名曰失精，以及病发心脾，不得隐曲，思想无穷，所愿不得，皆情志之郁也。夫六气外来之郁，多伤经腑，如寒火湿热痰食，皆可以消散解。若思忧悲惊怒恐之郁伤气血，多损脏阴，可徒以消散治乎！七情内起之郁，始而伤气，继必及血，终乃成劳，主治宜苦辛凉润宣通。苦能泄热，辛能理气，凉润能濡燥，宣通能解结，用剂必气味相投，乃可取效。以郁为燥邪，必肺气失宣，不能升降。中气日结，不能运纳，至血液日涸，肌消骨蒸，经闭失调，乳岩项疬，而郁劳之症成，不止血嗽气膈，狂癫失志而已。今分条列治，如思郁伤脾，气结，宜郁金、贝母、当归、柏子仁、桔梗、木香汁。思郁伤神，精滑。神伤必不摄肾，故遗精淋浊，固阴煎。思郁伤肝，潮热，逍遥散。思郁伤心脾，失血。归脾汤去白术，加白芍。忧郁伤肺，气阻，杏仁、栝蒌皮、郁金、枳壳、枇杷叶、竹沥、姜汁、半夏。忧郁伤中食少，七福饮去熟地，加砂仁。悲忧脏躁欲泣，甘麦大枣汤。惊郁胆怯欲迷，人参、枣仁、茯神、龙骨、石菖蒲、南枣、小麦。惊郁神乱欲狂，清心温胆汤。怒郁肝伤气逆，解肝煎。怒郁火升动血，化肝煎。恐郁阳消精怯，八味丸加减，或鹿角胶酒化服。诸郁久，风阳内生，眩悸咽痛，宜阿胶、生地、石斛、茯神、牡蛎、白芍、麦冬、甘草。气郁脉沉而涩，七气汤。血郁脉涩而芤，四物化郁汤。气郁生涎心悸，温胆汤。血郁络伤胁痛，金铃子散加桃仁、归须、郁金、降真香。肺脾郁，营损肌瘦，养营汤去桂心，减熟地黄。心脾郁，怔忡崩漏，归脾汤。肝胆郁，血燥结核，加味逍遥散。若嘈杂吞酸，逍遥佐金汤。脾胃郁，气噎哕呃，金匮麦门冬汤加竹茹、丁香。三焦郁，口干不食，栀子仁姜汁浸炒黑研细，以人参、麦冬、乌梅煎汤服。若夫六气之火郁，散之，火郁汤。寒郁成热，泻之，羚羊角、山栀、生白芍、丹皮、川黄连、川石斛。湿郁除之，除湿汤、平胃散。痰郁涤之。润下丸，或二陈汤加海石、栝蒌、贝母、竹沥。食郁消之，保和丸。通治诸郁，用越鞠丸、六郁汤加减。阴阳壅滞，气不升降，沉香降气散。妇人咽中如有炙脔，咯不出，咽不下，半夏厚朴汤。凡怀抱不舒，遭遇不遂，以及怨旷积想在心，莫能排解，种种郁悒，各推其原以治之。然以情病者，当以理遣以命安。若不能怡情放怀，至积郁成劳，草本无能为挽矣，岂可借合欢捐忿，萱草忘忧也哉！

丹溪立越鞠丸，以治六郁，用香附理气，川芎调血，苍术去湿，山栀泄火，神曲疗食，有痰加贝母。开郁利气为主。谓气郁则湿郁，湿郁则热郁，热郁则痰郁，痰郁则血郁，血郁则食郁，相因为病。赵养葵云：东方生木，火气附焉。木郁则土郁，土郁则金郁，金郁则水郁，五行相因之理。与以逍遥散治木郁，诸郁皆因而愈，甚者方中加左金丸。以黄连治心火，吴茱萸气燥，肝之气亦燥，同气相求而佐金以制木，此佐金之所以得名也。继用六味丸加柴胡、白芍以滋水生木，木火郁舒，土亦滋润，金水相生矣。

## 郁症脉候

郁脉多沉伏，或结促，或沉涩。郁在肝肾见于左，郁在心脾见于右。气血食积痰饮，一有留滞，脉必止涩，但须有神，有神有胃气也。郁脉虽沉伏结促，有气可散，气通则和。若牢革弦不和，正气先伤，无气可散，即调补难效，况误行耗气药乎！所以郁症得弦强脉者，多成虚损。《医通》

## 附方

[通治]**越鞠丸** 见本卷诸气。

[诸郁]**六郁丸** 香附二钱 橘红 苍术 抚芎 半夏各一钱 赤苓 山栀各七分 炙草 砂仁各五分 姜三片 气加木香、乌药、紫苏、砂仁。湿加薏苡、白术。热加黄芩，倍山栀。痰加南星、枳壳。血加红花、丹皮。食加山楂、神曲、麦芽。

[精滑]**固阴煎** 见二卷脱。

[潮热]**逍遥散** 见一卷火。

[失血]**归脾汤** 见二卷劳瘵。

[食少]**七福饮** 参 地各三钱 当归 枣仁各二钱 白术钱半 炙草 远志各五分

[悲郁]**甘麦大枣汤** 甘草 小麦 大枣

[惊狂]**清心温胆汤** 陈 夏 苓 草 竹茹 枳实 姜 参术 归 芍 黄连 麦冬 远志 菖蒲 香附

[怒郁]**解肝煎** 见本卷诸气。

[伤肝]**化肝煎** 见二卷血。

[恐郁]**八味丸** 见一卷中风。

[气郁]**七气汤** 见二卷咳嗽。

[豁痰]**七圣汤** 半夏 黄连 白蔻 人参 茯苓 竹茹 生姜二片

[血郁]**四物化郁汤** 地 芍 归 芎 桃仁 红花 香附 青黛

[气郁]**温胆汤** 见一卷温。

[伤络]**金铃子散** 金铃子　延胡索各一两　每服三钱，酒调下。

[营损]**人参养营汤** 见二卷劳瘵。

[吞酸]**左金丸** 黄连　吴萸

[胃郁]**金匮麦门冬汤** 见一卷燥。

[散火]**火郁汤** 见一卷火。

[湿郁]**除湿汤** 茅术四钱　防风二钱　茯苓　白术　白芍各一钱
姜　枣

[湿郁]**平胃散** 见一卷湿。

[痰郁]**润下丸** 芩　连　星　草各一两　半夏二两　橘红八两　用
盐五钱，水化，浸橘红煮干，焙，共研，蒸饼为丸。

[消痰]**二陈汤** 陈　夏　苓　草　姜

[食郁]**保和丸** 见二卷痰饮。

[气滞]**沉香降气散** 沉香二钱八分　砂仁七钱半　香附六两二钱半
炙草五钱半　每服二钱，姜汤下。

[妇郁]**半夏厚朴汤** 即七气汤。

[治木]**达郁汤** 升麻　柴胡　川芎　香附　桑皮　橘叶　蒺藜

[治火]**火郁汤** 见本卷诸气。

[治火]**发郁汤** 见一卷火。

[治湿]**湿郁汤** 术　朴　苓　夏　芎　羌　独　草　苍术　香
附　姜

[治土]**夺郁汤** 藿香　苍术　香附　陈皮　砂仁　草果　苏梗
省头草　姜

[治痰]**痰郁汤** 杏　蒌　枳　陈　苓　草　香附　浮石　苏子

[治金]**泄郁汤** 紫菀　贝母　桔梗　沙参　香附　砂仁　白
蒺藜

[治食]**食郁汤** 神曲　枳壳　香附　砂仁　栀　朴　芎
陈　草

[治水]**折郁汤** 白术　茯苓　猪苓　泽泻　肉桂　丁香　木通

白蔻仁

[治血]血郁汤　见本卷诸气。


## 郁脉案

**本**　谋虑不遂，胆郁生火。春季目眶红晕，惊悸，口渴溺黄，见闻错妄，脉洪疾。用龙胆泻肝汤去芩、柴、通、泽，加丹皮、白芍、赤苓、生枣仁。二服已定，再用平调之剂而安。

**刘**　年高胸闷，气从下焦逆上，饥不思食，此必郁怒致病。右关脉浮长过本位，两尺搏大，显然气逆不降，少阳司令得此，有膈噎吐沫之忧。郁金、栝蒌皮、前胡、枳壳、苏子、青皮、降香末、郁李仁。数服效。

**眭氏**　食后脘痞呕酸，口燥鼻衄，经四月乃行。沉绵十载，由气分延及血分，乃肝郁不舒，致浊升血逆，有终身绝孕之累。生香附、吴萸黄连汁炒、黑山栀、茯苓、苏子、郁金、泽兰。数服痞呕渐减，去香附、吴萸，加丹皮、白芍、当归、延胡俱酒炒、椒目。数服经行。再加金橘皮、木香汁，加减前药为丸。渐平。

**王氏**　病久怀抱悒郁，脉细涩少神，左尤甚。呕酸食胀，胃阳不舒，左耳项痛连发际。虚阳上攻，胆气横溢，木郁土衰，必至便秘经阻。用吴萸汤去姜、枣，加制半夏、橘白、茯苓、枳壳、甘菊、钩藤、嫩桑叶，三服甚适。去吴萸，加谷芽、益智、当归，又数服，诸症渐除。

**谢氏**　右腋气瘤碗大，经先期，至则浑身牵痛，结缔十载，从未孕育。头晕带下，食后吐酸，脉沉弦。症由郁久伤肝，肝经气逆，致生风火，动血震络，腑气失降，呕眩浊逆，营卫失调，脉隧阻痹。治用两通厥阴、阳明法。黄连、山栀俱姜汁炒、香附童便制、枳壳、郁金、茯苓、当归、贝母、橘络、丝瓜络，数服症减。改用加味逍遥散去柴胡、白术，加贝母、郁金汁，合胶艾汤。数服而经渐调。

邹氏　因丧女哀悒，渐次胁痞，食入胀加，痰浊不降，呕苦便溏，脉虚迟。此悲愁郁损生阳，致气窒浊壅，治在泄肝温胃。仿吴茱萸汤，吴萸、干姜<sub>各五分</sub>、制半夏、茯苓<sub>各二钱</sub>、枳壳、砂仁壳、橘白、乌药<sub>各八分</sub>。三服呕止胀宽食进。改用通腑利湿。大腹皮<sub>洗净，二钱</sub>、厚朴<sub>五分</sub>、半夏曲<sub>八分</sub>、椒目<sub>十五粒</sub>、茯苓<sub>二钱</sub>、砂仁壳<sub>八分</sub>、煨姜<sub>钱半</sub>。数服而安。

【点评】凡病皆起于郁，外邪致郁多伤经腑，治宜消散；情志致郁多伤气血，治用苦辛凉润宣通。情志之郁，分列思郁：伤脾、伤肝、伤神、伤心脾；忧郁：伤肺、伤中、脏躁；惊郁：胆怯、神乱；怒郁：肝伤气逆、火升动血；以及恐郁阳消精怯。又有气郁、血郁、久郁；肺脾郁、心脾郁、肝胆郁、脾胃郁、三焦郁。外邪致郁分为：火、寒、湿、痰、食。可谓条分缕析，论述详尽。另外，林氏推崇丹溪从气、血、痰、火、湿、食论治六郁，赵养葵治五郁，擅用逍遥散，以一法代五法，可谓得治郁之精髓者。同时，文中强调郁病治疗，重在怡情放怀，否则"草木无以为挽矣，岂可借合欢捐忿，萱草忘忧也哉！"

## 呃逆论治

呃逆症，气逆于下，直冲于上，作呃忒声，由肺胃气不主降，肝肾气不主吸故也。《内经》谓之哕。<sub>《内经》治哕之法，以草刺鼻嚏而已，无息而疾引之，立已。大惊之，亦可已。</sub>今谓之呃，其症因寒火痰食，以及伤寒、吐利、病后、产后多有之。举其纲，则寒呃、热呃、虚脱呃，三者括之而已。寒呃宜温宜散，寒去而气自舒；热呃宜降宜清，火静而气自平；<sub>古方用柿蒂，取其苦温降逆。济生加丁香、生姜，取其开郁散痰，乃从治之法。</sub>虚脱呃则非大补真元，必难镇摄也。其寒滞为呃者，阴凝浊逆。<sub>丁香散、二陈汤、橘皮干姜汤。</sub>其肺痹为呃者，咽阻胸闷。<sub>枇杷叶、川贝母、郁金、白通</sub>

草、杏仁、淡豆豉。其胃火为呃者，脉实便坚。安胃饮。其胃虚为呃者，虚阳上逆。橘皮竹茹汤、旋覆代赭汤。其怒动肝火者，胁痛吐酸。佐金汤加白芍、山栀、金器。金器取镇逆以平肝，其气逆作呃者，肝邪乘胃。旋覆代赭汤加降香。其痰滞为呃者，饮停气阻。丁香二陈汤。其食滞为呃者，腹痛嗳腐。养胃汤去蔻、附、肉果，或大和中饮去干姜、泽泻。伤寒少阳症哕逆者，半表半里，气为邪抑。小柴胡汤，或柴陈煎。寒加丁香，火加黄芩。伤寒阳明症失下内热，三焦干格，阴道不行，气冲作呃者，宜去火，白虎汤，竹叶石膏汤加减；去闭，承气汤。逆气降，哕自止。其吐利后，胃虚膈热而呃者，橘皮竹茹汤加川贝。其病后发呃者，察其中虚，必补脾；察其阴虚，必补肾。大补元煎，右归饮。其中焦脾胃虚寒，气滞为呃者，丁香柿蒂散，或理中汤、温胃饮，俱加丁香。其下焦虚寒，肝肾不能畅达，或虚人元阳无力，易为遏抑而致呃者，归气饮，或理阴煎加丁香。丹溪谓呃逆因肝肾阴虚，气从脐下直冲于口，由相火挟冲气上逆者。用大补阴丸，峻补真阴，承制相火。东垣谓阴火上冲，吸气不得入，胃脉反逆，阴中伏阳，即为呃。用滋肾丸，壮水制火，引以归源，以泻阴中伏热。此阳虚阴虚之辨，所当详审施治者也。产后呃逆，最危，四逆汤加人参，羌活附子汤，或桂心五钱，姜汁三合水煎。急灸期门左穴，艾柱如豆大。《医通》曰：平人饮热汤，及食椒姜即呃者，此胃有寒痰死血也。死血，用韭汁、童便、下越鞠丸。虚人，用理中汤加蓬术、桃仁，痰加茯苓、半夏。盖呃逆皆是寒热错杂，二气相搏，故治之亦多寒热相兼之剂，如丁香柿蒂并投之类。试观平人冷呃，令其思想则止，思则脾火气乘而胃和矣。

## 呃逆脉候

呃逆，如身强气盛，脉见滑实者，多宜清降。若声小气微，脉见微弱者，多宜温补。

## 附方

[寒滞]**丁香散**　丁香　柿蒂各一钱　青皮　陈皮　炙草　良姜各五分

[消痰]**二陈汤**　夏　陈　苓　草　姜　加丁香，名丁香二陈汤。

[寒呃]**橘皮干姜汤**　橘皮　通草各钱半　参　桂各一钱　干姜　炙草各五分

[火呃]**安胃饮**　见本卷脾胃。

[热呃]**橘皮竹茹汤**　见本卷呕吐。

[气逆]**旋覆代赭汤**　见本卷呕吐。

[肝火]**左金汤**　黄连　吴萸

[食滞]**养胃汤**　藿　朴　苓　夏各一钱半　肉果　人参　白术　陈皮各一钱　丁香　砂仁　蔻仁　沉香各七分　麦芽　神曲　甘草各一钱　川附三分

[消食]**大和中饮**　见本卷饮食。

[少阳]**小柴胡汤**　见一卷温。

[少阳]**柴陈煎**　即二陈汤加柴胡。

[阳明]**白虎汤**　见一卷中风。

[胃火]**竹叶石膏汤**　见一卷伤风。

[补脾]**大补元煎**　见一卷中风。

[补肾]**右归饮**　见二卷虚损。

[气滞]**丁香柿蒂散**　丁香　柿蒂　良姜　参　夏　陈　苓　草

[虚寒]**理中汤**　见一卷中风。

[胃寒]**温胃饮**　见一卷中风。

[阳虚]**归气饮**　熟地三钱　茯苓　扁豆各三钱　藿香钱半　炮姜　丁香　陈皮各一钱　炙草八分

[阴阳]**理阴煎**　见二卷咳嗽。

[阴虚]**大补阴丸**　见一卷火。

[泻热]滋肾丸　见一卷火。

[产后]四逆汤　附子　干姜　甘草

[感寒]羌活附子汤　羌活　附子　炮姜各一钱　茴香八分　丁香五分

[死血]越鞠丸　见本卷诸气。

## 呃脉案

潘　呃逆连声，日夜不止。医用丁香柿蒂散加白蔻、木香、刀豆荚之属，随止随发，闷绝而苏，坐不能卧。诊其脉虚浮而疾，逆气自丹田上升，直犯清道，此肝邪犯胃也。丁、蒂、蔻、香，辛温助火，何济于事。用重以镇逆法，旋覆代赭汤去人参，加石决明醋煅、刺蒺藜醋炒以泻肝，半夏青盐制以降痰，沉香磨汁以下气，一啜逆气镇定，神安熟寐。梦一老妪，引小儿以手捋其左胁曰：愈矣。醒而呃逆大减，再剂若失。问所梦何人，予曰此镇肝而心脾之神得安也。盖脾之神黄婆，心之神婴儿云。

薛　痰火呃逆，身热咳嗽，脉浮数。此肺受火灼，膈上痰结，遂失整肃下降之权。治用苦辛降逆。橘皮竹茹汤去参、草，加山栀、杏仁、前胡、贝母、栝蒌、豆豉、郁金汁，再剂悉平。

潘　冬初寒热自利，烦渴不寐，呕吐浊痰，右脉小数模糊，左关弦而微劲。是协热下利，胃虚木欲乘土，必作哕逆。治先表里清解，仿景岳柴陈煎。柴胡、黄芩、半夏曲、茯苓、陈皮、栝蒌、枳壳、姜，寒热退，烦渴解，而呃果作。此系浊痰不降，木气上升，宜降痰兼镇逆。用苏子、杏仁俱炒研、橘红、竹茹、茯苓、赭石、石决明醋煅研、姜汁。一服左关脉平，再服呃逆亦定。惟右关虚，乃商镇补中宫法，所谓胃虚则呃也。用山药、扁豆、薏仁俱炒、炙草、半夏、陈皮、茯苓、沉香汁，呃平。但宵分少寐，上脘略闷，则痰沫随气上泛，呃仍间作。治用通摄，佐以运脾，所谓脾能为胃行其津液也。蒌仁、煨姜、薏米生、茯神、橘白、砂仁、半夏、莲子。气平呃止思食，前方去蒌仁，加潞参、山药、枣仁，健饭如初。

包　呃逆呕沫，食后为剧，是肝胃病。据述阴疟愈后，夏秋浴池，兼啖生冷，遂致呕呃，不时寒憟。夫肺主皮毛，水寒外袭，感病在经，胃主通纳，生冷伤阳，气随浊逆，怯寒乃肺卫虚，非在经客邪。仲景以呕涎沫为肝病，肝病必犯阳明胃腑。先用温通泄浊，吴茱萸汤加半夏、椒目，呕逆止。再用旋覆代赭汤而呃平。

桂　病后脉虚疾，左关尺尤，胃虚呃逆，必肝肾之气上奔，而阳明当其冲，因作呃也。化痰利气，是开其道矣。有年体虚，法当镇摄。牡蛎醋煅，三钱、石决明煅研，二钱、赭石钱半、竹茹二钱、潞参、降香末三钱。一服呃止。再剂去决明、赭石，加茯神、枣仁、远志、山药。服，脉亦和。

【点评】呃逆为病，病机是"肺胃气不主降，肝肾气不主吸"。辨治分为寒呃、热呃、虚脱呃、肝火呃、痰滞呃、食滞呃、气滞呃、阴火呃、产后呃等，分别论治，颇为详尽。又引朱丹溪、李东垣以及《张氏医通》治呃之经验，临床中则更为适用。临证需要注意的是，呃逆轻者易治，若胃气衰败，呃逆声低频频，多为病情危重，常见于癌症晚期，难治。

# 嘈症论治

嘈症属胃，俗云心嘈，非也。其状似饥非饥，似痛非痛，脘中懊恼不安，或兼嗳气痞闷，渐至吞酸停饮，胸前隐痛。丹溪谓皆痰火为患，或食郁有热。华岫云谓脾属阴主血，胃属阳主气；胃易燥，全赖脾阴以和之；脾易湿，必赖胃阳以运之；合冲和之德，为后天生化之源。若胃过燥，则嘈杂似饥，得食暂止。治当以凉润养胃阴，如天冬、麦冬、玉竹、柏子仁、石斛、莲、枣之品。或稍佐微酸。如白芍、枣仁、木瓜之属。若热病后，胃津未复，亦易虚嘈。治当以甘凉生胃液，如生熟地黄、当归、沙参、蔗汁之属。或但调其饮食。凡甘滑之类。若胃有痰火，或恶心吞酸，微烦少寐，似饥非饥。治宜清火，<sub>如黄连、山栀，俱用姜汁炒，及芩、芍、竹茹等。</sub>稍佐降痰，<sub>如二陈汤，及橘红、半夏曲。</sub>又有脾胃阳衰，积饮内聚，似酸非酸，似辣非辣，治宜温通，<sub>外台茯苓饮加减。</sub>但由脾虚，饮食不化，吐沫嗳腐，治宜健运，<sub>六君子汤加砂仁、鸡内金。</sub>或肝火作酸，<sub>左金丸。</sub>嘈杂醋心，<sub>吴茱萸汤。</sub>食后嗳腐，<sub>保和丸。</sub>湿痰阻气，<sub>气郁汤。</sub>妇女悒郁胸嘈，<sub>逍遥散下左金丸。</sub>血虚心嘈，<sub>宜地黄、白芍、天冬、麦冬、茯神、枣仁等。</sub>大抵脉洪数者多火，<sub>宜姜汁炒山栀、川连等。</sub>脉滑大者多痰，<sub>宜导痰汤加芩、栀、竹茹等。</sub>脉沉弦者多郁，<sub>越鞠丸。</sub>又有过用消克药，饥不能食，精神渐减，<sub>异功散加白芍、红枣、莲子、枣仁。</sub>皆嘈症所当审治者。

《医通》曰：嘈杂与吞酸一类，皆由肝气不舒，木挟相火以乘脾土，胃之精微不行，浊液攒聚，为痰为饮，都从木气化酸，肝木摇动中土，中土扰扰不安，故嘈杂如饥，求食自救，得食稍止，止则复作。盖土虚不禁木所摇，治法必补脾运痰，土厚载物，则风木自安，不必伐肝。但以六君子汤为专药，若火盛作酸，<sub>加吴茱萸、川黄连。</sub>若不开郁补土，务攻其痰，久久致虚，必变反胃、痞满、眩晕等病矣。

## 附方

[降痰]二陈汤　见一卷中风。

[温通]外台茯苓饮　见一卷中风。

[健运]六君子汤　参　苓　术　草　加陈皮，名异功散。再加半夏，名六君子汤。

[平肝]左金丸　见一卷火。

[降浊]吴茱萸汤　茱萸一味。

[消导]保和丸　见二卷痰饮。

[开郁]气郁汤　苓　夏　芎　陈　贝　栀　草　香附　苍术　木香　槟榔　紫苏

[散郁] 逍遥散　见一卷火。

[降痰] 导痰汤　见一卷中风。

[治郁] 越鞠丸　见本卷诸气。

【点评】嘈证在临床中多作胃病的常见症状，但确有以嘈杂就诊者。一般多从肝脾不和、肝胃不和、脾胃不和论治。本篇论治更为详细，既有胃阴不足，胃有痰火；又见脾胃阳虚致食湿、饮停，肝火犯胃，痰湿阻气，血虚肝郁之证，再引《张氏医通》之论，主张补脾为主，不必伐肝，实为临床经验之谈。

## 嗳气论治

嗳气，即《内经》所谓噫也。经言脾病善噫。又言寒气客于胃，厥逆，从下上散，复出于胃，故为噫。后人因谓脾胃气滞，起自中焦，出于上焦。凡病后，及老人脾胃虚弱者多有之。顾亦有肝气逆乘，嗳酸作饱，心下痞硬，噫气不除者。仲景谓胃虚，客气上升，必假重坠以镇逆，旋覆代赭汤。亦有肺气失降而作嗳者，苏子降气汤去桂，加杏仁、贝母之属。其胃虚气滞而作嗳者，十味保和汤。其胃寒气滞而作嗳者，和胃煎。其胃虚呕痰嗳气者，和胃二陈煎。其胃寒饮食难化，时作虚饱嗳气者，养中煎，或理中丸。如脾肾虚寒，命门火衰，浊阴不降，致痞满嗳气者，理阴煎加减。如胃有痰火嗳气者，星夏栀子汤。专由脾胃阳虚，中气为阴邪阻格者，和中为要，健脾散。若木来乘土，厥逆上干之气，非镇制不能遏也。

## 附方

[镇逆] 旋覆代赭汤　见本卷呕吐。

[降气] 苏子降气汤　见二卷失音。

[虚滞]十味保和汤　参　术　苓　夏　陈　藿　草　香附　砂仁　木香

[寒滞]和胃煎　朴　陈　姜　草　或加苓、夏、丁香、木香、砂仁、藿香亦可。

[驱痰]和胃二陈汤　见本卷饮食。

[虚饱]养中煎　见本卷饮食。

[温中]理中丸　见一卷中风。

[火衰]理阴煎　见二卷咳嗽。

[痰火]星夏栀子汤　半夏　南星　香附　石膏　栀子

[和中]健脾散　人参　白术　丁香　藿香　砂仁　肉果　神曲　炙草　姜　枣


## 嗳气脉案

侄　左胁痞闷，上撑胸臆，频嗳不舒。按丹溪云：凡上升之气，自肝而出。左胁肝部也，痞而上逆，必犯胃。仿仲景旋覆代赭汤，成氏所谓咸以软坚，重以镇逆也。代赭汤去甘草、姜、枣，加广皮、栝蒌皮、枳壳俱麸炒。三服而愈。

【点评】嗳气，常见于脾胃病的症状之一。仅"嗳气"一症林氏列出多种证候，可见其对脾胃病论治的详细。临床中确有以嗳气为主诉就诊者，并不是胃气上逆一证所能概其大全的。本篇设气逆、气滞、虚寒、痰饮等多种证型，是为临床所常见证。


## 痞满论治

心下满而硬痛，为结胸；满而不痛，为痞。痞则闭而不开，满则闷而不舒。病在胸膈气分，而外不胀急，但不知饥，不欲食，脉缓弱，或虚弦。不宜过用消耗，重损元气。经云：太阴所至为痞满。《保命集》曰：脾不能行气于肺胃，结而不散，则为痞。伤寒之痞，从外之内，故宜苦泄。杂病之痞，从内之外，故宜辛散。治伤寒热痞，用苦寒药，大黄黄连泻心汤。治伤寒阴阳不和而痞，兼用寒热药，三黄加附子汤。治伤寒阴盛阳虚而痞，则辛甘药多，而苦寒药少。半夏、甘草、生姜诸泻心汤。二黄泻心汤治伤寒心下痞，关上脉浮。附子泻心汤治伤寒心下痞，复恶寒汗出。去附子名三黄泻心汤，治伤寒热痞。半夏泻心汤治胸满而呕。甘草泻心汤治胃虚气逆。生姜泻心汤治胁有水气。痞虽虚邪，然表气入里，热郁于心胸之分，必用苦寒为泻，辛甘为散，诸泻心汤所以寒热互用也。杂病痞满，亦有寒热虚实之不同，如胃口寒滞停痰痞闷者，辛温泄浊，橘皮半夏汤，或二陈汤加丁香。饮食寒凉，伤胃致痞者，温中化滞，和胃煎加楂肉、麦芽、砂仁，或厚朴温中汤，脾胃阳微，胸不清旷者，辛甘理阳，苓桂术甘汤。中气久虚，精微不化者，升清降浊，补中益气汤加猪苓、泽泻。《医通》曰：升、柴从九地之下而升其清，苓、泻从九天之上而降其浊，所以交否而为泰也。脾虚失运，食少虚痞者，温补脾元，四君子汤、异功散。胃虚气滞而痞者，行气散满，保和汤，或三因七气汤，食滞未除作痞者，专消导，大和中饮，或枳术丸、资生丸。食滞既消，脾气受伤者，宜调补，异功散、养中煎。心脾郁结而成痞者，调其气，归脾汤、治中汤。暴怒伤肝，气逆而痞者，舒其郁，解肝煎。肺失肃降。痰热阻痞者，清理上焦，清肺饮去五味、甘草，加豆豉、栝蒌、山栀、竹茹、枇杷叶、枳壳。气闭化热，不食便秘者，辛润开降，蔻仁、杏仁、麻仁、栝蒌仁、贝母、竹茹、石斛、郁金，或小陷胸汤。热邪里结，恶心中痞者，苦酸泄降，半夏泻心汤去参、甘、枣，加枳、芍、乌梅。暑邪阻气，热渴满闷者，暑邪面垢脉虚，胸闷脘痞。辛凉清上，三物香薷饮、消暑丸加桔梗、竹茹、杏仁、茯苓、滑石、郁金汁。湿邪阻气，呕恶胸痞者，湿邪头胀，舌白不饥，脘痞恶心，脉缓。甘淡渗湿，六一散加芦根、茯苓、杏仁、薏仁、通草、藿梗、半夏、蔻仁、或平胃散。寒热往来，胸胁痞满者，和解半表半里，小柴胡汤加枳、桔、栝蒌皮。噎膈痞塞，乃痰与气搏，不得宣通。痰为气激而升，气为痰腻而滞，故痞塞而成噎膈也，连理汤、生姜泻心汤。痰挟瘀血，成窠囊，作痞，脉沉涩，日久不愈，惟悲哀郁抑之人有之，宜从血郁治。

桃仁、红花、丹皮、香附、降香、苏木、韭汁、童便。

## 痞满脉候

脉弦急而滑，胸膈痞，乃肝气与食滞所成，为实；脉弦，或沉涩，或虚大无力，气口为甚，此脾胃受伤为虚，寸口脉沉滑迟滑，为有滞。

## 附方

[热痞]**大黄黄连泻心汤**　大黄　黄连　加黄芩，名三黄泻心汤。

[恶寒]**附子泻心汤**　芩　连　大黄　附子

[胁水]**半夏泻心汤**　见一卷湿，若除人参，加甘草，名甘草泻心汤。

[痞呕]**生姜泻心汤**　即半夏泻心汤加生姜。

[消痰]**橘皮半夏汤**　陈　夏　姜

[痰痞]**二陈汤**　见一卷中风。

[温中]**和胃煎**　见本卷嗳气。

[温中]**厚朴温中汤**　朴　陈　苓　草　木香　豆蔻　干姜

[理阳]**苓桂术甘汤**　见二卷痰饮。

[补中]**补中益气汤**　见一卷中风。

[补脾]**四君子汤**　参　苓　术　草　加陈皮，名异功散。

[和补]**保和汤**　参　术　苓　草　夏　陈　藿香　砂仁　香附　木香　姜　枣

[散满]**三因七气汤**　见二卷咳嗽。

[消滞]**大和中饮**　见本卷饮食。

[消补]**枳术丸**　枳实一两　白术二两　为末，以全荷叶裹烧，饭捣丸，米饮下。

[消补]**资生丸**　参　术　陈　苓　曲　朴　草　山药　薏苡

楂肉　黄连　扁豆　白蔻　莲子　麦芽　芡实　桔梗　藿香　泽泻
蜜丸。

[温补]养中煎　见本卷饮食。

[归脾]归脾汤　见二卷劳瘵。

[温利]治中汤　见本卷饮食。

[和肝]解肝煎　见本卷诸气。

[理肺]清肺饮　见二卷痰饮。

[消结]小陷胸汤　见一卷温。

[祛暑]三物香薷饮　香薷一两　厚朴　扁豆各五钱　冷服

[却暑]消暑丸　见一卷暑。

[淡渗]六一散　见一卷温。

[除湿]平胃散　术　朴　陈　草

[燥湿]小柴胡汤　见一卷温。

[暑泻]连理汤　见一卷暑。


## 痞满脉案

**金氏**　寒热拘急，脉不紧数，胃痛，饮入辄呕，中焦痞阻，溺涩痛。宜宣通法。白通草、制半夏、橘白、草豆蔻、枳壳、苏梗、赤苓、甘草梢、煨姜。一啜症减，痞满未除。用泻心法。半夏、黄连俱姜汁炒、黄芩、干姜、陈皮、枳壳、甘草梢、木通、山栀。二服全安。

**殷氏**　身热胸痞，气促微咳，呕吐粥饮，痰黏溺涩，经止数月，脉息三五不调，兼带浮数。医投桂、附热剂，致咽喉肿碍，格阳于上，予谓此怀妊恶阻，兼外感也。宜辛凉以解痰热。用豆豉、杏仁、蒌皮、鲜竹茹、陈皮、茯苓、制半夏、枇杷叶。二服热退痞消。

**张氏**　寒热似疟，胸痞不食，汗止腋下。阅所服方，混用枳、朴、楂、蘖、槟榔、青皮之属。此邪在上焦，误行克伐，徒伤中下焦耳。予用半夏泻心汤去芩、连、甘草，加柴胡、煨姜、蒌皮、苏梗、茯苓。数服随愈。

**巢氏** 发热胸痞，时呕，胀入背胁，脉沉小。仿小陷胸汤。用半夏、栝蒌、枳壳、陈皮、茯苓，加姜煎。二服病除。

【点评】痞满证或称为胃痞病，是临床常见病。文中提出："伤寒之痞，从外之内，故宜苦泄；杂病之痞，从内之外，故宜辛散。""杂病痞满，亦有寒热虚实之不同。"作为临床证型较为复杂的痞满证，先从外感、内伤辨治，再从寒热虚实辨治，可谓抓住了辨证论治的要领。从选方用药看不仅继承了仲景治痞之辛开苦降法，而且有了更多的发展，如化痰、行滞、消补等治法的应用，为仲景泻心汤类诸方所未备。明确提出"病在胸膈气分"的定位，以及"不宜过用消耗，重损元气"的治疗原则，实属经验之谈。

# 肿胀论治

肿在外属水，胀在内属气。肿分阳水阴水，胀别气实气虚。因湿热浊滞，致水肿者，为阳水。因肺脾虚，致水溢者，为阴水。浊气在上为实胀，中气不运为虚胀。辨其位，则脏腑、脉络、皮肤、上下、表里皆有之。辨其因，则寒热、湿痰、气血、郁滞、虫积皆致之。经云：三阴结谓之水。三阴手太阴肺，足太阴脾也。又云：浊气在上，则生䐜胀。此实胀也。又曰：饮食起居失节，入五脏，则腹满闭实。此虚胀也。又曰：脏寒生满病。此寒胀也。又曰：诸胀腹大，皆属于热。此热胀也。又曰：营气循脉，卫气逆之，为脉胀，卫气并脉，循分肉为肤胀。又经论五脏六腑之胀甚详，不备录。岐伯曰：水始起，目窠微肿，如新卧起之状。其颈脉动，时咳，阴股间寒，足胫肿，腹乃大，水已成，以手按其腹，随手而起，如裹水之状，<small>光肿如泡。</small>此水肿也。肤胀者，寒气客于皮肤，鼕鼕然不坚，腹大，身尽肿，皮厚，按其腹，宧而不起，腹色不变，此腹胀也。<small>皮厚色苍，一身尽肿，或自上而下者，多属气。皮薄色泽，肿有分界，或自下而上者，多属水。</small>鼓胀者，腹胀身皆大，大与肤胀等，色苍黄，腹筋起，此鼓胀也。<small>肤胀属肺，鼓胀属脾。</small>别有蛊胀，因气血郁痹，久则凝滞不行，腹形充大，中实有物，非蛊即血，非如鼓胀之腹皮绷急，中空无物也。有单腹胀，四肢不肿，但腹胀也，<small>症最难治。</small>亦名蛊胀。经言诸湿肿满，皆属于脾。又言其本在肾，其末在肺，皆积水也。肾何以聚水？肾者胃之关也，关门不利，故聚水而从其类也。是知肿胀无不由肺脾肾者，以肺主气化，脾主运输，肾主藏液也。且胀不必兼肿，肿则或兼胀，亦有肿胀并至者。病在水分，以治水为主，而兼理气，气化水自化也。病在气分，以理气为主，而兼利水，水行气亦行也。但其间虚实必辨。凡阳症必热，热者多实；阴症必寒，寒者多虚；溺赤便秘，脉数有力，为实；溺清便泻，脉微无力，为虚；实者六淫外客，饮食内伤，忽然浮肿，其来必速；虚者情志操劳，酒色过度，病后气虚，其肿渐至。知此而后治法可详。治水肿，必健脾导水，<small>实脾饮。</small>治鼓胀，必通腑疏肝，<small>草果、厚朴、益智、青皮、枳壳、牛膝、腹皮。</small>湿在下者，用分利，<small>小分清饮，大橘皮汤。</small>湿在上中下者，用分消，<small>通草、杏仁、厚朴、海金沙、木通、鸡内金、陈皮、蔻子。</small>湿浊在里者，洁净府，<small>四苓散、六一散。膀胱为净府。洁，渗利也。</small>风水脉浮者，开鬼门，<small>越婢汤。腠理为鬼门。开，发汗也。</small>肺脾不运者，消皮水，<small>防己茯苓汤、五皮饮。按五水：风水、皮水、正水、石水、黄汗也。仲景曰：风水脉浮，骨节疼痛，恶风。皮水脉亦浮，跗肿，按之没指，不恶风，腹如鼓，不渴，当发汗。正水脉沉迟，身发热，自喘。石水脉沉，腹满不喘。黄汗其脉沉迟，发热胸满，四肢头面肿，久不愈，必发痈脓。</small>肺气壅热者，用肃降，<small>麦门冬汤加茯苓皮、山栀、滑石、杏仁、薏苡仁、淡豆豉。</small>脘痞郁热者，用苦降，<small>半夏泻心汤。</small>清阳痞结者，通腑阳，<small>栝蒌、杏仁、半夏、茯苓、薤白、姜。</small>胃满浊逆者，泄肝木，<small>杏仁、厚朴、槟榔、椒目、吴茱萸、川楝子。</small>胃阳虚者，用温通，<small>人参、橘白、半夏、砂仁、荜茇、姜。</small>脾阳虚者，用健运，<small>六君子汤加益智、神曲。</small>脾肾阳虚者，用气化，<small>肾气汤。</small>中气陷者，用升提，<small>补中</small>

汤。木邪侮土者，和肝胃，<sub>木香、枳壳、白芍、竹茹、木瓜、陈皮、当归。</sub>肝经郁热者，降逆火，<sub>山栀、丹皮、黄连、钩藤、青皮、金橘。</sub>暴怒伤肝者，平逆气，<sub>解肝煎。</sub>三焦壅滞者，用疏利，<sub>廓清饮。</sub>湿热夹滞者，兼消利，<sub>鸡金散。</sub>食滞中满者，专消导，<sub>和中丸。</sub>气虚中满者，兼消补，<sub>消导宽中汤。</sub>气虚兼寒者，宜温补，<sub>理中汤、温胃饮。</sub>气血郁积，夹湿热者，平肝胃，<sub>小温中丸。</sub>清浊混淆，气喘溺少，通身肿胀者，暖下泄浊，<sub>禹余粮丸。</sub>湿热痰积，脉实有力者，涤宿水，<sub>禹功散、导水丸、神佑丸。</sub>血沫凝涩经隧者，利搜逐，<sub>桃仁承气汤。</sub>胀实坚满拒按者，<sub>大小承气汤。</sub>病后虚肿，及产后面浮足肿者，补元气，<sub>六君子汤、归脾丸。</sub>单腹胀症多属腑，腑宜通，勿用滋腻守补，<sub>沙苑子、益智、茯苓、牛膝、枳壳、车前子、砂仁壳、麻仁、郁李仁、椒目、杏仁、栝蒌仁、大腹皮。</sub>单腹胀俗名蜘蛛胀，腹肿，四肢瘦，由脾气虚极，真脏已伤也。论中属腑句宜活参。妇人先肿胀而后经断者，为水分；先经断而后肿胀者为血分。水分，<sub>五皮饮送通经丸。</sub>血分，<sub>通经丸。</sub>先喘而后胀者，治在肺，<sub>五皮五子饮。</sub>先胀而后喘者，治在脾，<sub>理中汤、肾气丸。</sub>水肿先起于腹，后散四肢者可治；先起于四肢，后归于腹者死。凡病水分，皆阴胜，与气分不同。水肿症其色明润，其皮光薄，其肿不速，每自下而上，按肉如泥，肿有分界。病在气分，则阳症阴症皆有之，若病在水分，多阴症。凡虚肿溺涩，香苏散。湿胜不化，<sub>胃苓汤。</sub>湿滞中满，<sub>白术丸、枳术丸。</sub>因于肺者，<sub>五皮饮。</sub>因于脾者，<sub>补中汤。</sub>因肾阴虚，真阳无以化者，<sub>六味丸加牛膝、车前。</sub>因肾中命火衰，不能蒸动关门者，<sub>肾气丸。</sub>夫水为至阴，其标在肺，其本在肾，其制在脾。肾虚则关闭，其水必逆而上泛，脾不能制而反为水所渍，故肌肉浮肿；肺不能化而反为水所凌，故气息喘急，皆阴胜之害也。经言膀胱藏津液，气化则能出。所谓气化者，即右肾命门真火也。火衰则不能蒸动肾之关门，而水聚焉。<sub>肾气丸。</sub>以桂附蒸动其关，积水始下，以阳主开也。此法不独治水肿，凡治胀者，其要亦在通阳而已。

凡下气虚乏，中焦气壅，欲散满则恐虚其下，欲补下则满甚于中，当以<sub>启峻汤</sub>峻补其下，疏启其中，故气得峻补，则上行而启其中，中焦营运，壅滞疏通，中满自消，下虚自实。经所谓塞因塞用也。若水肿喘促，清理肺气为主，凡禽畜无肺者无溺，故水肿宜清肺也。

肿胀症，须分阴阳，湿热壅滞属阳，浊气凝滞属阴。阳症按之痛，阴症按之不痛。阳症起于中焦，阴症起于下焦。阳症治在腑，阴症治在脏。阳症宜清，阴症宜温。毫厘千里，不可不辨。

肿症易治，胀症难治。肿辨阳水阴水，阳水易治，阴水难治。胀症头绪更多，首辨有形无形。无形则轻剂宣通，有形则重剂攻伐。又须辨在络在经，在腑在脏，经络易治，脏腑难治。又须察虚实，实者可治，虚者难治，此其大纲也。然后再辨其因寒因热，因湿因痰，因气因血，因滞因积，审而治之。

徐灵胎曰：胀满症，即使正虚，终属邪实，古人慎用补法。又胀必有湿热，倘胀满或有有形之物，宜缓下之。湿热无形，滞积有质，宜辨。按：胀在肠胃，则食入胀加，治在通腑。若二便通调，则胀在脏，即肝脾肾等脏，如《灵枢》所论。或胀在肠外三焦脂膜间。《灵枢》所以谓胀皆在脏腑之外，排脏腑而廓胸胁也。治在辨其阴阳虚实，上下表里，皮肤经络，气分，血分，水分。因寒因热，因湿因郁，因痰饮，因积滞。或有形无形，宜汗宜利，宜分消，宜辛泄，宜清肃，宜温通，宜升举，宜疏利，宜补摄，宜开郁，宜缓攻，宜软坚化痞，宜理瘀导滞。要在宣通，勿用守补。若肿症身面大势已退，其肢节足跗之水湿浸润未消，宜针刺以决其流，此出路也。


## 肿胀脉候

沉而滑，浮而迟，弦而紧者，皆水肿。盛而紧，大坚以涩，迟而滑者，皆胀满。二病之脉，实大可治，虚微难治。

肿由腹散入四肢，可治；由四肢胀入腹，难治。凡水肿病，唇黑，肝伤；缺盆平，心伤；脐突，脾伤；背平，肺伤；足心平，肾伤，五者不治。《灵枢经》曰：腹胀，身热，脉大，一逆也；腹鸣而满，四肢清，泄甚，脉大，二逆也；腹胀大，四末清脱形，泄甚，三逆也；腹胀，便血，四逆也。并不治。腹胀肚见青筋，腹胀便泄，久疟虚肿，皆不治。

## 附方

［阴水］**实脾饮**　见一卷湿。

［利湿］**小分清饮**　见一卷湿。

［阳水］**大橘皮汤**　五苓散合六一散，再加　陈皮　木香　槟榔　姜

［泄浊］**四苓散**　见一卷暑。

［利湿］**六一散**　见一卷温。

［风水］**越婢汤**　见二卷咳嗽。

［皮水］**防己茯苓汤**　防己　黄芪　茯苓　甘草　桂枝

［肤胀］**五皮饮**　大腹皮　赤茯皮　陈皮　桑白皮　姜皮

［肿水］**麦门冬汤**　麦冬五十枚　粳米五十粒

［痞满］**半夏泻心汤**　见一卷温。

［健运］**六君子汤**　见一卷中风。

［阳虚］**金匮肾气丸**　见二卷虚损。

［补中］**补中益气汤**　见一卷中风。

［肝逆］**解肝煎**　见本卷诸气。

［三焦］**廓清饮**　陈　苓　枳　朴　泽泻　大腹皮　莱菔子　白芥子

［消滞］**鸡金散**　鸡内金　沉香　砂仁　陈香橼　为末，参汤下。

［消导］**和中丸**　陈　苓　夏　枳　楂　曲　麦芽　砂仁　五谷虫　香附

［消补］**宽中汤**　陈　苓　夏　枳　楂　曲　术　朴　莱菔子　姜

［温补］**理中汤**　见一卷中风。

[温胃]**温胃饮**　见一卷中风。

[湿热]**小温中丸**　二陈汤加　白术　神曲　生香附　苦参　黄连　针砂　醋水打神曲糊丸。

[寒湿]**禹余粮丸**　禹余粮　蛇含石　针砂　羌活　川芎　蓬术　三棱　白蔻　蒺藜　陈皮　青皮　木香　大茴香　牛膝　当归　炮姜　附子　肉桂　研细，神曲糊丸。叶天士去附子、蓬术、青皮，加茯苓。

[导水]**禹功丸**　黑牵牛　茴香　姜汁　调服，或加木香。

[攻下]**神芎导水丸**　芩　连　黑丑　川芎　薄荷　大黄　滑石　水丸。

[峻下]**舟车神佑丸**　甘遂　大戟　芫花　大黄　轻粉　黑丑　青皮　陈皮　木香　槟榔　水丸。

[蓄血]**桃仁承气汤**　见一卷疫。

[攻滞]**大小承气汤**　见一卷温。

[补脾]**归脾丸**　见二卷劳瘵。

[经断]**通经丸**　赤芍　归尾　生地　川芎　牛膝　红花　桃仁　香附　琥珀　苏木屑　五灵脂

[水胀]**五皮五子饮**　五皮饮加　苏子　车前子　大腹子　葶苈子　菟丝子　入猪肝煮，蘸蒜食。

[虚肿]**香苏散**　橘红　防己　木通　苏叶　生姜

[利湿]**胃苓汤**　见一卷中风。

[气虚]**白术散**　术　苓　陈　曲　砂仁　五谷虫　荷叶　米汤调服。

[消补]**枳术丸**　见本卷痞满。

[胃阴]**六味丸**　见一卷中风。

[喘胀]**安肺汤**　黄芩　桑皮　贝母　花粉　杏仁　知母　天冬　沙参　枇杷叶

[腹胀]**加味枳术丸**　枳　术　陈　夏　芩　苏　桔　草　桂

槟榔　五灵脂　姜

　　[蛊胀]**参术健脾丸**　参　术　陈　苓　归　芍　炙草　大枣

　　[导水]**导水茯苓汤**　赤苓　麦冬　泽泻　白术　桑皮　紫苏　木瓜　木香　大腹皮　陈皮　砂仁　槟榔　灯心水煎。

　　[泻积]**二蛟散**　芒硝三两，炒干为末，和老黄米三两炒研，加黑糖调服三钱。

　　[血蛊]**调营饮**　芎　归　陈　槟榔　蓬术　延胡　白芷

　　[产妇]**大调经散**　大黑豆五钱　茯苓三钱三分　西琥珀三分半　每末三钱，紫苏汤下，日三服。

　　[血蛊]**小调经散**　没药　西琥珀　桂心　白芍　当归各一钱　细辛　麝香各五分　酒、姜调服。

　　[坚满]**当归散**　归　芍　丹　术　陈　苓　桂心　木香　木通　槟榔


## 肿胀脉案

　　**弟**　寒湿肿胀，水渍经隧，少腹阴囊腿足通肿，大腹按之硬，缺盆平，肢冷目黄，面颊俱浮，便滑溺少，脉沉迟而虚，背寒腹热，坐不得卧，病在水分。法先分消，佐以通阳。防己、木通、大腹皮洗、猪苓、茯苓、薏米、半夏、砂仁壳、附子、姜。三服肿退肢暖。命却咸食淡，然后主以健运，佐以淡渗。去防己、木通、腹皮、附子加生术、鸡内金炙、半夏曲炒、杜仲。数服食进，微汗出，囊湿便干，此经腑水湿俱有出路。惟诊左尺虚，酌肾气汤，桂心、牛膝、车前、茯苓、山药、椒目、茵陈、五加皮、薏米。十数服悉愈。后用八味丸调理得安。

　　**侄孙**　由腿胫肿入腹，渐至胸胁坚满，法在不治。姑与分消之剂，得汗，肿略退，然寒湿内蕴，非温通不愈。用厚朴、桂心、附子、牛膝、茯苓、大腹皮、砂仁壳、老姜。三服由面目退及胸腹，又数服腿足肿全消。

王　阴疟服劫药，疟止。面色晦黑，决其后必病胀，不信。予曰：劫痰暂效，邪原未净，一也；今卯月中旬木火司令，一逢辰上，湿痰内动，脾阳失运，必变中满，二也；毒品易犯食忌，三也；面黑无泽，肾水侮土，小便不利，四也。后果如言，视其目窠微肿如新卧起状，知其裹水。先用实脾利水之剂，再用金匮肾气丸料煎汤数十服，肿胀悉退。药乍止，时交未月，湿土已旺，渐胀小溲不利，又服前丸两月痊愈。

族某　躯长体壮，病肿胀。或用破气消滞之品，胀益剧，行立肠几裂出，脐突，缺盆平，法本不治。诊其脉细如丝，度必劳力伤精，脾肾两惫之症。询所由，自言长途辇重，池间出浴，酒后入房，忽觉溺涩，通是浊血，惊眩欲仆，食减腹膨，绷急欲死。遂用肾气丸料大剂煎服，减附子、丹、泽，熟地炒炭用，一剂腹有绉纹，再剂缺盆现，溺爽膈宽。又数服腹胀渐退，仍用加减肾气丸服。经言用力举重，若入房过度，汗出浴水，则伤肾，故与肾气方合。后不守禁忌，饱食山芋及未熟鸡蛋，胀复作。求治，予言前方必不验，卒如言。

房兄　病后失调，面浮跗肿，腹膨食少，小水短涩，腰膝乏力。经言诸湿肿满，皆属于脾。然土衰必补其母，非命火不能生脾土。且肾为胃关，关门不利，故聚水。必得桂、附之阳蒸动肾气，其关始开，积水乃下，经所谓膀胱气化则能出也。用桂、附、参、术、炮姜、茯苓、车前、牛膝、砂仁、陈皮、山药为丸。一料而安。

陈　伤酒病单腹胀，诊其脉知脾阳虚。用葛花解酲汤加牛膝、枳椇子，腹宽展，能进食矣。后用参术健脾丸去炙草、大枣，加益智仁煨、砂仁壳。服愈。

韦　病后感寒腹痛，渐成胀满，脉沉微，溺少，食入胀加。腑阳不行，治以温通，则胀已，大茴香、大腹皮洗、草果、木通、砂仁、益智仁煨、茯苓、广皮、煨姜。空心四服而愈。

**石** 腹胀不饥,小水不利,脉沉涩,腑气痹窒不宣。用砂仁壳、枳壳、木通、茯苓、益智仁、草果<sub></sub><small>俱煨</small>、五谷虫、鸡内金<small>俱炙</small>、莱菔子<small>炒研</small>。数服愈。

**陈** 五旬以上病单腹胀,食后作饱,得气泄略宽。明系胃病,服谬药,浸至胁满跗冷,脉来沉濡,左关微弦。症由腑气久衰,疏泄失职,气分延虚,渐干水分,致嗌干口燥,小水不清,化源乏力矣。通阳佐以益肾,通阳则传送速,益肾则气化行,腹胀自宽。沙苑子、韭子、怀牛膝<small>酒蒸、各钱半</small>、益智仁<small>煨</small>、橘白、砂仁壳<small>各一钱</small>、茯苓<small>三钱</small>、杞子、大腹皮<small>洗、各二钱</small>、枳壳<small>麸炒,钱二分</small>。十服胀宽口润,便爽跗温,右脉渐起,惟两尺虚不受按。加补骨脂。核桃肉,去腹皮、枳壳。食宜淡,戒腥腻难化及一切壅气食物。再以猪肚纳卵蒜其中,扎定,淡者食之。腑气通则纳食不壅,服之甚通畅,胀去七八矣。又加沉香、牡蛎十数服,小腹之硬者亦软焉。

**族女** 脘胀嗳腐,经迟腹痛,间发寒热。按东垣云:胃为卫之本,脾乃营之源。脾胃阳衰,纳运不旺,致胀满瘀停,宜乎营卫失度,冲任不调矣。仿《内经》浊气在上则生胀之例,以通阳降浊。二陈汤去甘草,加白蔻壳、韭子、益智子<small>俱炒</small>、小茴香、谷芽、神曲<small>俱炒</small>、香附<small>姜汁制</small>、煨姜。数服诸症皆平。

**沈氏** 胎前腹满,产后面目肢体浮肿,咳频溺少,此肺气不降,水溢高原也。或劝用肾气汤,予力阻不可。一服而小水点滴全无,胀益甚,脉虚濡欲绝。用五皮饮参茯苓导水汤,去白术、木瓜、槟榔、腹皮,加杏仁、苏梗、栝蒌皮、冬瓜皮、制半夏。数服肿消,腹渐宽矣。后用茯苓、半夏、生术、砂仁、薏仁、陈皮、苏子、木香、厚朴,水泛丸。服两料遂平。

**按:** 肺为水之上源,主气。此症水阻气分,以肺不能通调水道,下输膀胱,故溢则水留而为胀。其症年余无汗,得苏杏微汗而肿消,得五皮行水而便利,兼仿《内经》开鬼门、洁净府遗法也。

**李氏** 有年,食入气壅,绕脐积冷,胀连胸胁,溺少便溏,脉沉微。全是腑阳向衰，浊阴凝结。前用二苓、木通开太阳之里，砂仁、陈、夏理太阴之滞，干姜、厚朴、薏仁温通利湿，冷胀减，便溺爽，而胸痹未舒，犹是中脘清阳不旋之故。其家用俗传牛口中蚀出籼稻草煎汤，服甚适。予仿用仲景栝蒌薤白白酒汤，加半夏、青皮、厚朴、乌药、木香。旋转清阳，可以纳谷。

张氏　腹膜胀连带脉，腰围紧掣如束，脉坚而搏指，此病久兼入奇经。宜通其腑，并理带脉。枳实、大腹皮、怀牛膝<sub>酒蒸，各钱半</sub>、砂仁、木通<sub>各八分</sub>、当归须、茯苓、郁李仁<sub>各二钱</sub>、郁金<sub>六分</sub>。四剂胀宽，带脉亦不紧掣矣。后去郁李仁、枳实，加沉香<sub>磨汁三匙</sub>。数服痊愈。

姜氏　五旬余，腹膨中空，外绷急，食入不加胀，头眩耳鸣，口干舌硬，溺赤沫，便艰，足重坠，脉沉微。症属三焦湿郁生火，《内经》亦谓诸腹胀大，皆属于热。诸病胕肿，皆属于火。若郁热不除，遂成鼓胀不治。用山栀、大腹皮、黄柏、知母<sub>俱酒炒</sub>、生地、麦冬、丹皮、赤苓、冬瓜皮、车前子。数服已效。后去黄柏、丹皮，加海金沙、萆薢，服得安。

眭妪　脾宜升则健，胃宜降则和。今脘中食入作饱，腑气不司下行，医用流气之剂，更致腰痛带下吐瘀，诊脉右关沉微。经所谓浊气在上则生胀也。药以辛温通阳泄浊为宜。制半夏、砂仁壳、枳壳、益智仁、韭子、茯苓、陈皮、栝蒌皮、谷芽、杜仲、煨姜。数服诸症俱除。

纪氏　先因右胁痛，继而脘腹满闷，食入胀加。腑气失降，实由肝失疏泄。左关脉不甚弦，右寸近滑，恐属妊兆。泄肝通腑，仍不碍胎为稳。椒目、砂仁壳、茯苓、栝蒌皮、杏仁、陈皮、木香。数服而平。

赵　童年色萎腹蛊，脉疾寒热，无汗溺涩。以肾气汤治。牛膝、益智仁、车前子、茯苓、薏米、熟地、牡蛎。数服病减，加参、桂、砂仁壳。服愈。

张　小腹乃肝肾部分、胀满溺涩，已属下焦气化失司。今通大腹肿硬如石，脉右弦大，左虚涩，症属单胀。治宜通阳，勿用守补，党参、茯苓、牛膝炭、沙苑子、益智仁煨、杞子炭、沉香磨汁。数服溺爽胀宽。

张　黄疸积年不愈，近成单胀，腹坚满，食减便泻，乃气不化水。然神脉颓弱，难挽之。姑用牡蛎、薏仁、茯苓、车前子、茵陈、砂仁壳。益智仁、牛膝、桂心。腹软溺利。伊兄复请，终以沉疴辞之。

本　阴水腹大，肿硬如石，脉缓肢冷囊肿。用肾气汤。桂心五分、附子三分、蒸牛膝二钱、车前子一钱、茯苓三钱、大腹皮钱半、椒目二十粒。八服囊湿如淋，腹软溺利，加干姜、山药研末、大腹皮煎汤，泛丸。以通阳崇土防水而安。

张　胁痛胀，少腹肿硬，误服攻荡劫剂，胀剧，气注睾丸，脉沉小，右弦涩，乃肝失疏泄，气郁留浊。治先理肝以泄浊，厚朴七分、小茴香、青皮各钱二分、枳壳钱半、茯苓、橘核各二钱、大腹皮三钱、延胡八分、椒目二十粒、车前子三分。四服胁痛疝坠俱止。但腹右硬痛不任偏卧，食不加胀，二便如常，按脉论症，单胀何疑。然病因脏损，治在通摄兼施。厚朴五分、枳壳钱半、牡蛎、茯苓三钱、归须、橘核各二钱、牛膝一钱、桂心三分。四服症平。后仿肾气丸，用牛膝、车前、桂心、茯苓、山药、当归、牡蛎、白芍、萸肉，蜜丸。愈。

金氏　中年经断，脘腹胀大，季胁紧掣如束，食下满，逾时痛，便泻日数行，晡后股胫重坠，脉阳搏阴微，症由瘕聚胞宫，气闭虾留，可导使下。失治则冲病及带，腰围绷急，中下焦气机钝窒，运纳无权，满痛瘕泄，气虚下陷，由来渐矣，前年立法温通腑阳，胀宽能纳。今先主通降，胀缓再议。半夏曲、茯苓、草果煨、砂仁壳、苏子、橘白、大腹皮、川椒目、降香。三服满痛除。专调带络，为其气虚则急而陷下也。潞参、升麻、益智子、沙苑子、茯神、牛膝炭、当归须。三五服后，腰肋松而股胫复常。

邹 六旬外，由泄泻渐次足肿，入腹为胀，延及通腹坚满，面浮肢肿，水湿不运，溏泻未止。若论平昔嗜饮便红，宜丹溪小温中丸分理湿热。然脉来沉小，两尺如丝，明系脾肾久衰，火土俱弱，致气钝湿壅，清浊混淆。此消导破气，决非治法。但温理脾肾，兼佐泄湿，自可向安。炮姜三分、肉蔻、神曲炒，各一钱、益智仁煨，钱半、茯苓三钱、牛膝蒸、砂仁壳各一钱半、大腹皮洗二钱、车前子、橘白各八分、冬瓜皮二钱、倒蚀牛口籼稻草二两，煎汤代水。数服肿退泻止。去姜、蔻、神曲，加沙苑子、半夏曲、粳米炒。数十服胀全消。匝月后不节荤茹湿面，复胀，溺少，仍用牛膝、车前、茯苓、益智仁、炮姜、莱菔子、砂仁、麦芽、鸡内金俱炒。胀消而健。

韦 胸高突，腹肿硬，面黄鼻衄，足肿溺涩，夜分不寐。想成童后恣啖生冷，秋冬以来，邪痼气窒，延春身热膝冷，食入胀加，脏腑经脉窒痹。治先分理湿热，佐以软坚。栝蒌仁、山栀、茯苓、砂仁壳、大腹皮、车前子、牛膝、炒神曲、杏仁、生牡蛎、椒目。六七剂胀宽肿软者十四五。知肝失疏泄，脾失运输，分消中宜佐畅肝运脾。用陈皮、郁金、苏梗、当归、石斛、山栀、茯苓、薏苡、鸡内金炙黄、牡蛎，表里分消，而溺利汗出矣。惟晡后阳升，颊热头眩，溺色浑，行则气急，惧当春鼻仍易衄。治在降阳和阴。熟地、牛膝俱炒炭、丹皮、山栀、石斛、薏仁、赤苓、大腹皮、冬桑叶、灯心、小麦。溺清眩热已，惟宵则气急，寐不甚稳。去赤苓，加茯神、菱霜、桑皮蜜炙、防己、炙草。数服气舒而胸突渐平，腹宽而膝冷渐和。

【点评】肿胀实为两种病，即水肿与鼓胀。因二病皆较复杂且属难治病，合论便比较混乱。从病位看二病都与肺、脾、肾相关，所以说"肿胀无不由肺脾肾者，以肺主气化，脾主运输，肾主藏液也"。提出"夫水为至阴，其标在肺，其本在肾，其制在脾"。是为全篇关键之所在。至于治水肿分阴水、阳水，又有外感、内伤之不同。以仲景之五水，即风水、皮水、正水、石水、黄汗论治，又引《内经》"开鬼门，洁净府"之法。治鼓胀分气、血、水鼓，又辨有形无形、寒热虚实，治用分消、疏利、软坚、理瘀诸法。本篇之"肿胀"，在现代看来多属西医所谓肾病、肝病范畴，临床需参考辅助检查情况，以明确病位、病性，辨治仍当以中医理论为指导，中西互参为原则，中西合治方能取得更好疗效。至于西医对肝、肾病治疗，多排斥中医，认为中药有肝毒性、肾毒性之说，其实非也！中药中确有有肝毒性、肾毒性之药，而临床关键在辨证选药，合理配伍多能避免损伤，不可以偏概全。

# 积聚论治

诸有形而坚着不移者，为积。诸无形而留止不定者，为聚。积在五脏，主阴，病属血分。<sub>血有形而静者也。</sub>聚在六腑，主阳，病在气分。<sub>气无形而动者也。</sub>《难经》既以积聚分属脏腑，<sub>经曰：外中于寒，内伤忧怒，则气上逆，六俞不通，凝血蕴裹不散，津液涩渗，着而不去，积乃成已。《难经》曰：积者五脏所生，始发无常处，痛不离其部，上下有终始，左右有穷处。聚者六腑所成，始发无根本，上下无留止，痛无常处。</sub>《巢氏病源》，别立癥瘕之名，以不动者为癥，动者为瘕，亦犹《难经》之积聚而已。第无形之瘕聚，其散易；有形之癥积，其破难。治之者先辨有形无形，在气在血，可略得其概矣。其生于五脏者，肺之积曰息贲，在右胁下；肝之积曰肥气，在左胁下；心之积曰伏梁，在脐上，上至心下；脾之积曰痞气，在胃脘；肾之积曰奔豚，发于少腹，上至心，上下无时。其见于脐下为瘕，癥者按之不移，即血癥食癥之属；瘕者假物成形，如血鳖石瘕之类。见于胸胁为痞癖，痞乃结块，在肌肉而可见；癖由内着，结隐僻而难纵。既分其部，必原所起。初由寒气瘀血痰沫，交结于肓膜，久而盘踞坚牢，至元气日削，盘踞日深，攻补两难措手。惟先理其气，<sub>大七气汤、排气饮，</sub>气行则脉络通。或先调其中，<sub>补中益气汤、参苓汤，</sub>脾运则积滞化，其药性宜辛散温通，方能入阴出阳，解散凝聚。然初为气结在经，久则血伤入络，必理血分，<sub>如归尾、桃仁、苏木、延胡、郁金、琥珀、桂心。</sub>兼通络瘀，如归尾、韭根、鲮鲤甲、桂枝尖、新绛、鸡血藤。搜逐之中，酌补元气。如五积等丸，用参、苓、桂、附之类。即邪深积锢，务令脾胃气旺，乃可消磨坚结，否则专事攻削，正气益衰，积聚何由去乎？知养正则邪可除，而后结者散之，客者除之，留者行之，坚者削之，强者夺之，咸者软之，苦者泻之。和其中外，可使必已。且经曰：大积大聚，毒可犯也。衰其大半而止，惧尽攻其邪，必伤其正也。今条列方治。有息积，病胁下满，气逆，不妨于食，化气汤、木香调气散。有肠覃，寒客肠外，与卫气搏，因有所系，癖而内着，瘜肉乃生，始如鸡卵，稍以益大，状如怀子，月事以时下。阿魏麝香散。有石瘕，生于胞中，寒气客于子门，气不得通，恶血留止，状如怀子，月事不以时下。和血通经汤，若不应，见晛丸，虚人十全大补汤送下。二症皆生于女子。有奔豚，病从少腹起，上冲咽喉，得之惊恐，金匮奔豚汤。有伏梁，环脐而痛，金匮大建中汤加桂、苓。其息贲、肥气、痞气诸积，东垣用五积丸分治。凡通治五积，成形坚久，攻积丸、化积丸。通治六聚，随气上下，散聚汤。有血癥，沈氏血癥丸。有食癥，大和中饮。有疝瘕，导气汤。有蛇瘕，赤蜈蚣散。有鳖瘕，芜荑汤。有发瘕，香泽油。有痞块，连萝丸、溃坚汤。有痞积，胁坚如石，大黄散、化痞膏。有胸痞，半夏泻心汤。有胁痞，右胁有形，推气散。有疟痞，左胁有形，属血分。鳖甲丸。有饮癖，口吐清涎，六君子汤合五苓散。有酒癖，伤酒成积，保和丸。有茶癖，嗜茶成积，星术丸。好食茶叶成癖，椒红、茶叶各一两，研末，炒飞面糊丸。茶清下。好食生米土灰成癖，大七气汤加槟榔、使君子。有面积，阿魏丸，或莱菔子姜酒煎。有肉积，小阿魏丸。或狗肉积，杏仁、山楂、硇砂、阿魏。有菜果积，桂香丸。有鱼蟹积，紫苏、橘皮、芦根、姜汁。有蛋积，白蔻、豆豉、橘红、生姜。有小腹瘕积，形如卵，攻痛时发，茴香丸。有虫积，雷丸、槟榔、榧子、使君子、妙应丸。有血积，跌扑蓄瘀，面黄粪黑。桃仁承气汤。有寒积，附子理中汤。有痰积，导痰汤。有疳积，肥儿丸。脾胃虚者，六君子汤。肝脾虚者，归脾汤。肝火郁者，芦荟丸。忧思郁者，六郁汤。肝肾亏者，肾气丸。量新久，酌虚实，或一补一攻，或三补一攻，以积聚由渐而成，治必由渐而去，故缓攻通络，勿峻用吐下，致伤胃气，而损真元也。况坚顽之积，多在肠胃以外，募原之间，非药所能猝及，宜用<sub>阿</sub>魏膏、琥珀膏、水红花膏、三圣膏以攻其外，用针法以攻其内。且以艾火灸法消散固结为尤效。

仲景曰：积聚癥瘕，不转动者难治。五积中奔豚症，最难治。

《得效》曰：宿血滞气，结为癥瘕，腹中痞块，坚硬作痛。当以破气药治之，或以类从。如败梳治虱瘕，铜屑治龙瘕，曲蘖治米瘕，石灰治发瘕。

叔微曰：治积要法，大抵所恶者攻之，所喜者诱之，则易愈。

《入门》曰：积初属寒，宜辛温消导。大七气汤、乌白丸。久则为热，宜辛寒推荡。木香槟榔丸、通元二八丹。壮人无积，虚者有之，先补虚，使气血旺，则积消。木香枳壳丸。

士材曰：尝制阴阳攻积丸，通治五积六聚，七癥八瘕，痃癖蛊血痰食，不问阴阳皆效。药品稍峻，用之有度。补中数日，然后攻伐，不问积去多少，又与补中，待其神壮，则复攻之，屡攻屡补，以平为期。此予独得之诀，百发百中者也。

## 积聚脉候

右胁有积气，肺脉结，结甚则积甚，结微则积微。《难经》 五积为阴，沉伏附骨，六聚沉结，痼则沉伏。《脉诀》 脉弦紧为积，弦紧而微细者癥也。积聚癥瘕之脉皆弦紧。在心下，即寸脉弦紧；在胃脘，即关脉弦紧；在脐下，即尺脉弦紧。积脉坚强者生，虚弱者死。沉而有力为积，沉紧为寒积，弦而牢为积聚，弦而伏腹有癥，不可转，不治。《脉经》 癥瘕脉多弦，弦细为癥，弦急为瘕。《回春》 郁脉沉涩，积脉弦坚。

## 附方

[通治]**阴阳攻积丸** 茱萸　干姜　官桂　川芎<sub>各一两</sub>　黄连　半

夏　橘红　茯苓　槟榔　厚朴　枳实　菖蒲　延胡　人参　沉香　琥珀　桔梗各八钱　巴霜另研，五钱　皂角六两，煎汁泛丸，每服八分，渐加至一钱半，姜汤下。此丸通治五积六聚，七癥八瘕，痃癖蛊血痰食。皆效。

[肺积]**息贲丸**　厚朴八钱　黄连一两二钱　人参二钱　炮姜　茯苓　川椒　紫菀各钱半　桔梗　三棱　天冬　陈皮　川乌　蔻仁各一钱　青皮五分　巴霜四分　各研末，方入巴霜，蜜丸桐子大。初服二丸，日加一丸，至大便溏，日减一丸，仍至二丸，再日加增。

[肝积]**肥气丸**　柴胡二两　黄连七钱　厚朴五钱　川椒四钱　炙草三钱　莪术　昆布　人参各二钱半　皂角去皮，弦子煨　茯苓各钱半　川乌钱二分　干姜　巴霜各五分　巴霜后入，蜜丸。服法照前，积块减半，勿服。

[心积]**伏梁丸**　黄连一两二钱　人参　厚朴各五钱　黄芩二钱　肉桂　茯神　丹参各一钱　川乌　炮姜　红豆　菖蒲　巴霜各五分　丸同前。

[脾积]**痞气丸**　厚朴五钱　黄连八钱　茱萸三钱　黄芩　白术各二钱　茵陈　砂仁　干姜各钱半　茯苓　人参　泽泻各一钱　川乌　川椒各五分　巴霜另研　肉桂各四分　蜜丸如前。

[肾积]**奔豚丸**　厚朴七钱　黄连五钱　苦楝子酒煮，三钱　茯苓　泽泻　菖蒲各二钱　延胡钱半　全蝎　川附　独活各一钱　川乌　丁香　巴霜另研。各五分　肉桂二分　蜜丸如前。东垣五积丸多用人参，且磨积用丸不用汤，取渐次消磨之义也。

[行气]**大七气汤**　青　陈　桔　藿　桂　草　三棱　蓬术　益智　香附各一钱　一方加大黄、槟榔。

[初积]**排气饮**　香附　乌药　泽泻　陈皮　藿香　枳壳各钱半　木香　厚朴各一钱　食加曲蘖，寒加姜桂。

[调中]**补中益气汤**　见一卷中风。

[调中]**参苓汤**　参　苓　术　草　芎　归　芍　木香　香附　延胡　薏苡

[息积]**化气汤** 莪术 干姜 青皮 陈皮 丁香 茴香 炙草<sub>各</sub>五钱 桂心 木香<sub>各二钱半</sub> 胡椒 沉香<sub>各一钱一分</sub> 每服<sub>二钱</sub>，姜汤下。

[息积]**木香调气散** 青 陈 芎 朴 枳 乌药 木香 香附 苍术<sub>各一钱</sub> 桂心 甘草<sub>各三分</sub> 砂仁<sub>五分</sub>

[肠覃]**阿魏麝香膏** 阿魏<sub>五钱</sub> 麝香<sub>一钱</sub> 雄黄<sub>三钱</sub> 红蓼花子<sub>四两</sub> 人参 白术<sub>各一两</sub> 肉桂<sub>五钱</sub> 每服<sub>三钱</sub>。

[石瘕]**和血通经汤** 当归 熟地 苏木<sub>各二钱</sub> 三棱 莪术 木香 贯仲 肉桂<sub>各八分</sub> 红花<sub>三分</sub> 血竭<sub>五分</sub> 红酒煎服。

[石瘕]**见晛丸** 附子<sub>四钱</sub> 鬼箭羽 紫英<sub>三钱</sub> 泽泻 肉桂 延胡 木香<sub>各二钱</sub> 槟榔<sub>二钱半</sub> 血竭<sub>钱半</sub> 大黄<sub>三钱</sub> 桃仁<sub>三十枚</sub> 三棱<sub>五钱</sub> 水蛭<sub>一钱</sub> 糊丸。

[虚人]**十全大补汤** 见一卷中风。

[奔豚]**金匮奔豚汤** 归 芍 芎 苓 草<sub>各一钱</sub> 半夏 甘 李根白皮 葛根<sub>各二钱</sub> 姜<sub>三片</sub> 此治冲脉为病，未尝用少阴药也。设泥奔豚为肾积而用伐肾之剂，则谬矣。

[伏梁]**大建中汤** 川椒 干姜 人参 饴糖

[通治]**攻积丸** 茱萸 干姜 官桂 川乌<sub>各一两</sub> 黄连 橘红 槟榔 茯苓 厚朴 枳实 人参 沉香 琥珀 延胡 半夏曲<sub>各八钱</sub> 巴霜<sub>五钱</sub>

[五积]**化积丸** 三棱 莪术 阿魏 浮石 香附 雄黄 槟榔 苏木 瓦楞子 五灵脂 水丸。

[六聚]**散聚汤** 二陈汤加 当归 杏仁 桂心 槟榔

[血积]**血癥丸** 五灵脂 大黄 甘草梢 桃仁<sub>各五钱</sub> 生地<sub>七钱</sub> 牛膝<sub>四钱</sub> 官桂<sub>二钱</sub> 延胡 当归<sub>各六钱</sub> 三棱 莪术 赤芍 乳香 没药<sub>各一钱</sub>

[食积]**大和中饮** 见本卷饮食。

[疝瘕]**导气汤** 川楝子<sub>四钱</sub> 木香<sub>三钱</sub> 茴香<sub>二钱</sub> 茱萸<sub>一钱</sub>

[蛇瘕]**赤蜈蚣散** 蜈蚣一条，炙研酒服。治误食菜中蛇精，或

食蛇肉致成蛇瘕，腹内常饥，食物即吐。

[鳖瘕] **芜荑汤** 芜荑炒，不拘分两，煎水代茶。亦有用雷丸灰之属治之者。

[发瘕] **香泽油** 香油一升，入香泽煎，盛置头边，令气入鼻，虫当口出，急以石灰手捉取抽尽。又方以败梳煎汤服。

[痞块] **连萝丸** 黄连 吴萸 白芥子 萝卜子 山栀 川芎 香附 楂肉 神曲 蒸饼为丸。

[坚块] **溃坚汤** 归 术 陈 夏 枳 楂 朴 香附 砂仁 木香汁

[痞积] **大黄散** 三棱 大黄 姜、橘皮汤下。

[坚积] **化痞膏** 三棱 莪术 当归各五钱 大黄三钱 全蝎十四个 甲片十四片 蜈蚣五条 木鳖子七个 入香油二斤四两，煎去渣熬，下黄丹一斤，阿魏一两，乳香、没药各五钱，硝石三钱，开水和服。

[胸痞] **半夏泻心汤** 见一卷温。

[胁痞] **推气散** 砂仁 肉桂各二分半 木香三分 炙草 茴香 丁香 陈皮 青皮 干姜各五分 蓬术四分 胡椒 沉香各一分

[疟痞] **鳖甲丸** 醋炙鳖甲一两 三棱 莪术 香附 青皮 桃仁 红花 神曲 麦芽 海粉各五钱 醋糊丸

[脾虚] **六君子汤** 见一卷中风。

[饮癖] **五苓散** 见一卷温。

[酒癖] **保和丸** 见二卷痰饮。

[茶癖] **星术丸** 星 术 青 陈

[面积] **阿魏丸** 酒浸阿魏 肉桂 莪术 麦芽 神曲 莱菔子 青皮 白术 干姜各五钱 百草霜三钱 巴霜三七粒 糊丸，姜汤下。

[肉积] **小阿魏丸** 阿魏 山楂各一两 黄连六钱 连翘五钱 醋糊为丸。

[菜积] **桂香丸** 肉桂 麝香 饭丸。

[小腹] **茴香丸** 芦巴八钱 小茴香六钱 巴戟 川乌各二钱 川楝

肉四钱　茱萸五钱　酒糊丸，盐酒汤下。

[虫积]**妙应丸**　附子四个，去皮脐刵孔，入硇砂一两七钱面裹煨，荜芨、故纸、青皮各三两半，糊丸，姜、陈皮汤下。

[血积]**桃仁承气汤**　见一卷疫。

[寒积]**附子理中汤**　见一卷中风。

[痰积]**导痰汤**　见一卷中风。

[宿积]**肥儿丸**　胡黄连　神曲　麦芽各五钱　槟榔一钱　肉蔻二钱　使君子二钱半　木香一钱　蒸饼为丸。

[肝脾]**归脾丸**　见二卷劳瘵。

[火郁]**芦荟丸**　芦荟　川连　胡黄连　木香　青皮　芜荑各五钱　归　陈　苓各一两半　炙草七钱　米糊丸。

[忧郁]**六郁汤**　见本卷郁。

[肾虚]**肾气丸**　见二卷虚损。

[外治]**阿魏膏**　羌活　独活　元参　官桂　赤芍　甲片　生地　鼠矢　大黄　白芷　天麻各五钱　红花五钱　土木鳖二十个　用麻油煎，去渣，下黄丹五钱煎。再入芒硝　阿魏　乳香　没药各五钱　再入苏合油五钱　麝香三钱　调匀成膏，取两许摊贴红缎上，正当痞块，用热熨斗熨之。

[外治]**琥珀膏**　大黄　朴硝各一两　为末，大蒜捣膏，和匀，作片贴之。一方，加麝香五分，名硝黄膏。

[外治]**水红花膏**　红蓼子二钱　大黄　朴硝　山栀　锻石各一钱　酒醇六钱　共捣成膏，以布摊贴，熨斗熨之。

[外治]**三圣膏**　石灰半斤为末，瓦器炒令淡红，少顷，下大黄末一两，候热退，入桂心末五钱，略炒，入米醋熬成膏。以纸摊贴。

[初积]**乌白丸**　乌梅肉　生姜各四两　白矾　半夏各二两　捣匀火焙，入　神曲　麦芽　青皮　陈皮　蓬术　丁香皮　大腹子各一两　酒糊丸。

[久积]**木香槟榔丸**　大黄四两　黑丑　黄芩各二两　木香　槟榔

黄连　枳壳　当归　香附　青皮　陈皮　蓬术　黄柏各一两　水泛丸。

　　[积热]**通元二八丹**　黄连八两　白芍　当归　生地　乌梅各五钱
雄猪肚一个，入药末于内，线缝，蒸熟捣丸。姜汤下。

　　[攻补]**木香枳壳丸**　大黄　黑丑各二两　茯苓　白术　厚朴　半
夏曲　人参　木香　青皮　陈皮　槟榔　神曲　三棱　蓬术　麦芽各
一两　姜汁糊丸。


## 积聚脉案

　　**姜**　左胁气逆攻胸，久而痞聚，妨食作胀。医用硝黄攻夺，无形
元气受伤，腹鸣便泻，脘中坚聚成块，诊脉左强右弱，食少不运，木
旺土衰，必延吐逆之咎。议和肝通腑，降浊驱胀。白芍、牡蛎粉、枳
壳、栝蒌仁俱炒、青皮、砂仁壳、益智仁煨、茯苓、制半夏、煨姜。
五服病减食加，块亦软小。去枳、蒌，加党参、生术扶脾阳，而右脉
亦振。

　　**张**　小腹积聚。自用大黄、郁金、枳实等，下瘀血数次，暂宽，
恃气壮频年屡用。予谓积聚随元气为消长，元气衰而后邪气踞之，屡
行攻夺，终损脾元。经言大积大聚，其可去也。衰其半而止，宜扶脾
兼消积为稳。方用六君子料，加木香、青皮、归尾、延胡、白芍、官
桂之属，水泛丸。庶痞积日渐消磨，不至损动真元耳。

　　**房弟**　少腹偏左瘕聚有形，感寒坠痛。昔用针刺原得痛缓，今宿
疴遇劳辄发，块肿不任峻攻，仿痛久伤络之例，兼咸以软坚，主治宜
效。特下焦深远之乡，乃厥阴宗筋所主，直达病所，良复不易。舶茴
香、橘核俱酒焙、当归须、韭子炒、延胡、胡芦巴俱酒炒、牡蛎醋煅、沉
香汁冲服。三剂痛定肿消，块亦渐软。

　　**房侄**　右胁上痞胀，按之肿满绷急，渐妨饱食。仿《石室秘录》
软治法，用生术、茯苓、神曲、地栗粉、鳖甲炙、白芍、制半夏、白
芥子、厚朴、桂心、潞参。蜜丸服，以食物压之效。

【点评】积聚与癥瘕同病而异名，又有痞癖之称，都是指体内积块，或胀或痛的病证。积、聚、癥、瘕、痞、癖在《内经》中已有阐述，并非书中所说的《难经》论积聚，《诸病源候论》立癥瘕。至于积聚辨治，重在先辨有形无形，在气在血，在经在络。积有五脏之积，分别是息贲、肥气、伏梁、痞气、奔豚，又有息积、肠覃、息肉、石瘕等等不同名称，其实质无非就是气滞、血瘀日久所致的无形或有形的病证。治疗上要注意的是"邪深积锢，务令脾胃气旺，乃可消磨坚结，否则专事攻削，正气益衰，积聚何由去乎？"指出了治疗积聚病证的基本原则，不可过于攻伐，而以培补元气为治本之法，书中所选方中有巴霜之类，亦当中病即止，不可过量。关于癖证，又有两种，一是生于隐癖处的积聚，一是积久成习的嗜好。后者如饮癖、酒癖、茶癖等等，其治则为针对所好用药，与治积聚之法又有不同。

## 癫狂论治

癫狂，心脾肝胃病也。经曰：重阴则癫，重阳则狂，阳并于阴则癫，阴并于阳则狂。癫多喜笑，症属心脾不足。狂多忿怒，症属肝胃有余。癫则或笑或歌，或悲或泣，如醉如痴，语言颠倒，秽洁不知，经年不愈。多由心脾郁结，志愿不遂，更或因惊恐，致神不守舍者有之。狂则自悲喜忘，善怒善恐，少卧不饥，自贤自贵。此为心疾。或邪并阳明发狂，骂詈不避亲疏，登高而歌，弃衣而走，不食数日，逾垣上屋。此为胃火。或阳气暴折而难决，为怒狂。此名阳厥。多由肝胆谋虑不决，屈无所伸，怒无所泄，木火合邪，乘心则神魂失守，乘胃则暴横莫制。总之，癫狂皆心火自焚，痰迷窍络。故癫始发，其情志失常，状亦如狂，狂经久，其神魂迷瞀，状乃类癫。治癫先逐其痰，控涎丹。次复其神，琥珀散。养其阴，滋阴安神汤。治狂先夺其食，食入于阴，长气于阳。次下其痰，安神滚痰丸。降其火，生铁落饮。用生铁落者，金以制木，木平则火降也。二症如因怒动肝火，风痰上涌而发。导痰汤加芩、连、菖、远，煎成入辰砂、沉香汁。如痰火久郁，神志恍惚，牛黄清心丸。惊忧气结，痰血壅蔽，白金丸。心虚悸动，寤不稳寐，补心丹。心气不足，神不守舍，归神丹、大剂独参汤。癫久不愈，必养神通志，归脾汤、枕中丹。狂久不愈，必壮水制火。二阴煎、生熟养心汤。此治之大要，在参求脉症之虚实而分治之。

[癫症]因惊忧而致，抱胆丸。因郁怒而致，安神导痰汤。痰火俱盛，甘遂散吐下之。痰火骤壅，发为怪状，清心滚痰丸。气结为痰，闭其神识，

四七汤。心热烦躁，芩连清心丸。阴亏晕仆，滋阴安神汤。痰迷心窍，金箔镇心丸。思虑郁结，归脾汤加辰砂。心虚疑畏，定志丸。心脏气血不足，清心温胆汤。病后神虚气怯，归神丹。久癫神魂不定，灵苑丹。癫已愈复发，断痫丹。妇人患癫，由血不调，加味逍遥散。别有悲哭呻吟，为邪所凭，非狂也。一味蚕蜕纸烧灰，好酒调服二钱许。

[狂症]上焦实者，从高抑之，生铁落饮。阳明实者脉伏，大承气汤下之。痰火在上，因而越之，来苏膏、三圣散涌吐之，立安。后用洗心散、凉膈散调之。形症脉气俱实，当涌吐兼利之，胜金丹。肝胆火旺，木来乘心，降龙丹抑之。心火狂乱，黄连泻心汤。痰扰心包，郁金丸。风涎暴仆，通泄散。失魂若神灵所凭，镇心丹。因劳神致伤心血，惊悸不安，辰砂安志丸。悲哀动中则伤魂，魂伤则狂妄不精，当以喜胜之，以温药补魂之阳。龙齿清魂散。因喜乐无极则伤魄，魄伤则狂，当以恐胜之，以凉药补魄之阴。清神汤。肺虚喘乏，加沙参。胃虚食少加人参。胆虚惊恐加羚羊角。热入血室发狂，小柴胡汤加犀角、生地黄。猝发狂言，针手大指甲角一韭叶许，少商穴。肝盛怒狂，针足大趾甲角一韭叶许，大敦穴。

## 癫狂脉候

凡脉急甚，皆癫狂厥疾。癫脉搏大滑，久自已；脉小坚急，死不治。癫脉虚则可治，实则死。狂脉实大者生，沉小则死。恍惚癫狂，实大为顺，沉细为逆。

## 附方

[逐痰]控涎丹　见二卷痰饮。

[安神]琥珀散　琥珀　人参　茯神　远志　菖蒲　乳香　枣仁　朱砂

[养阴]滋阴安神汤　地　芍　归　芎　参　术　茯神　远志　南星各一钱　枣仁　甘草各五分　黄连四分

[降痰]**安神滚痰丸** 煅礞石 风化硝 朱砂<sub>各一两</sub> 沉香 珍珠<sub>各五钱</sub> 为细末，用天麻煎成膏，杵丸芡实大，每服三十丸。

[平肝]**生铁落饮** 生铁落<sub>八两</sub> 石膏<sub>三两</sub> 龙齿 茯神 防风<sub>各两半</sub> 元参 秦艽<sub>各一两</sub> 煎成入竹沥一杯服。

[痰壅]**导痰汤** 见一卷中风。

[清心]**牛黄清心丸** 见一卷温。

[痰血]**白金丸** 见二卷痰饮。

[心虚]**天王补心丹** 见一卷火。

[神虚]**归神丹** 朱砂<sub>二两，入猪心血，酒蒸，研</sub> 人参 枣仁 茯神 当归<sub>各二两</sub> 西琥珀 姜炒远志 龙齿<sub>各一两</sub> 金箔、银箔各二十片为衣，酒糊丸，麦冬汤下九丸。

[养神]**归脾汤** 见二卷劳瘵。

[通窍]**枕中丹** 龟甲 龙骨 远志 石菖蒲 为末。酒调一钱，日三服。

[壮水]**二阴煎** 生地<sub>三钱</sub> 麦冬 枣仁<sub>各二钱</sub> 元参 茯苓 木通<sub>各钱半</sub> 黄连<sub>一钱</sub> 生甘草<sub>五分</sub> 灯心 竹叶<sub>各十四片</sub> 水煎服。

[滋阴]**生熟养心汤** 生地 熟地 当归 茯神<sub>各二钱</sub> 人参 麦冬<sub>各一钱半</sub> 五味<sub>十五粒</sub> 枣仁 柏子仁<sub>各八分</sub> 炙草<sub>五分</sub>。

[因惊]**抱龙丸** 水银<sub>二两</sub> 黑铅<sub>一两半</sub> 朱砂 乳香<sub>各一两</sub> 将铅入铫内熔化，下水银结成砂子，次下朱砂、乳香。木槌杵丸。

[因怒]**安神导痰汤** 陈 夏 苓 星 枳 草 芩 连 远志 菖蒲 朱砂

[痰壅]**清心滚痰丸** 酒炒大黄 黄芩<sub>各四两</sub> 礞石<sub>同焰硝</sub> 犀角 皂角 朱砂<sub>各五钱</sub> 沉香<sub>二钱</sub> 麝香<sub>五分</sub> 水丸。

[痰结]**甘遂散** 甘遂一两研末，猪心血和匀，将猪心切开，入甘遂末于内，扎紧煨熟取药末，入辰砂末一钱和匀，分作四丸，每服一丸。

[气结]**四七汤** 一名七气汤，见二卷咳嗽。

[心火]芩连清心汤　黄芩　黄连　麦冬　花粉　茯神　丹参　牛黄　菖蒲　远志

[痰迷]金箔镇心丸　胆星一两　天竺黄　琥珀　朱砂各五钱　牛黄　雄黄　珍珠各二钱　麝香五分　蜜丸，金箔为衣。

[心虚]定志丸　人参　茯神　茯苓各三两　菖蒲　姜炒远志各二两　朱砂一两半为衣，蜜丸。

[气血]清心温胆汤　二陈汤加竹茹、枳实。名温胆汤。此加白术　菖蒲　香附　当归　白芍　黄连　麦冬　人参　远志　生姜

[补摄]灵苑丹　朱砂一两　枣仁　乳香各五钱　共研细，酒调匀，作一服，服后安卧勿唤醒，则神魂自定，若唤醒惊癔，则不可治。

[复发]断痫丹　黄芪　钩藤　细辛　甘草各五钱　蛇蜕一条　蝉蜕四个　牛黄二厘　枣肉为丸桐子大，每服二十丸，人参汤下。

[妇癫]加味逍遥散　见一卷火。

[泻火]大承气汤　见一卷温症。

[涌痰]来苏膏　皂角二两，酸浆水浸透研汁，砂锅内熬，用槐柳枝搅，熬成膏，摊纸上阴干，用温水化，入左右鼻孔，取涎。

[涌痰]三圣散　见一卷中风。

[表里]洗心散　当归二两　麻黄　大黄　生术　白芍　荆芥　炙草各一两　每服三四钱，姜五片，薄荷七叶，水煎。

[泻火]凉膈散　见一卷中风。

[吐下]胜金丹　白砒一钱　绿豆三百六十粒，浸去壳同白砒研泥阴干　山栀十四枚　雄黄　雌黄各一钱　急性子二钱　为末入牛黄、冰片，和糕饼食。

[降火]降龙丹　黑铅　水银各一两　先将铅入铫熔化，次入水银炒成粉，入金银箔各五百张　辰砂　蛇含石各五钱　蜜丸芡实大，茯神汤下三丸。

[狂乱]黄连泻心汤　黄连　生地　知母各一两　黄芩二两　甘草五钱　每服五钱。

[心包]**郁金丸**　郁金　朱砂　白矾

[风涎]**通泄散**　瓜蒂末三钱，加轻粉一字，水调匀，灌之涎自出。如未出，含沙糖一块下咽，涎即出。

[神乱]**镇心丹**　朱砂　枯矾　水丸芡实大，参汤下一丸。

[惊悸]**辰砂安志丸**　辰砂二两　姜炒远志　菖蒲　枣仁　乳香归身　茯苓　茯神各七钱　人参五钱　猪心一个，研如泥　酒丸，枣汤下。

[补魂]**龙齿清魂散**　龙齿　远志　人参　归身各两半　茯神　麦冬　桂心　甘草三钱　延胡一两　细辛钱半　每服四钱。

[补魄]**清神汤**　黄连　茯苓　柏子仁　远志　菖蒲　枣仁各钱半甘草五分　姜汁　竹沥各一匙水煎。

[血室]**小柴胡汤**　见一卷温。


## 癫狂脉案

**某氏**　因惊致癫，向暗悲泣，坐卧如痴十余年。神衰肌削，此失心难治痼疾，非大补元气不为功。仿安心丸。人参、黄精、茯神、当归、远志、枣仁、菖蒲、乳香各研极细。用猪心切开，入朱砂，以线缚定，再箬裹扎紧，酒煮研烂，入各药末，加煮枣肉捣丸桐子大，另用朱砂为衣。每服六七十丸，参汤下，以无力用参而止，惜夫。

**王**　因郁发狂，笑詈善怒，面赤目红，脉洪大，此阳气暴折，因怒触发，木火失制，热痰上乘心包，病名阳厥。用生铁落饮去芄、防，加山栀、连翘、羚羊角、竹沥、石菖蒲、丹皮。数剂而狂定。

**张氏**　恍惚狂妄，视夫若仇，持械弃衣，莫之敢近，脉滑而弦。用独圣散吐之，去黏涎宿沫颇多，槌胸言痛，诊脉稍平，然犹独言独笑，知其痰沫去而心舍虚，神魂未复也。用栝蒌仁、贝母、橘红、胆量、菖蒲汁、郁金汁、姜汁、枳壳、茯苓。一剂胸痛定。乃仿龙齿清魂散。用龙齿煅、茯神、铁粉、牡蛎、乳香、远志、枣仁、当归，二剂如常。

包　因恐发狂，神扰语妄，脉右大左软。症由心虚受吓，惊痰乱其神明，非痫疾也。痫乃一时昏仆，醒即明了，即用胆星、川连等泄降痰火，月来神识稍清，宜用白金丸六服，再以清心温胆汤安神定志，可冀向安。潞参、淡竹茹、枳壳、橘红、茯神、生枣仁、栀心、远志、麦冬、莲子心、鲜菖蒲，汁冲。三四剂已效，改汤为丸服，遂复常。

王氏　独言独笑，痰多气郁。用温胆汤降涤扰心涎沫，数服效。

张　少年怀抱不遂，渐次神明恍惚，言语失伦，面赤眼斜，弃衣裂帐。曾服草药吐泻，痰火略定。今交午火升，独言独笑，半昧半明，左脉弦长，自属肝胆火逆，直犯膻中，神明遂为痰涎所蔽。经谓肝者谋虑所出，胆者决断所出。凡肝胆谋虑不决，屈何所伸，怒何所泄，木火炽煽，君主无权，从此厥逆不寐，重阳必狂。前已服牛黄清心丸，今拟平肝胆之火，涤心包之痰，暂服煎剂，期于清降火逆，扫荡黏涎。后服丸方，缓收其效。煎方：龙胆草、山栀、郁金磨汁、贝母、连翘、茯神、天竺黄、知母、石菖蒲捣汁、橘红，金器同煎，五六服狂态大敛。谈及前辙，深知愧赧，一切如常，诊脉左右已匀，沉按有力。再疏丸方。胆南星、川贝各二钱、山栀五钱、郁金、龙齿煅。各三钱、牛黄八分、羚羊角二钱、茯神五钱、生地一两。用淡竹沥为丸，朱砂为衣，开水下，一料遂不复发。

【点评】癫狂，心脾肝胃病也。首先点明了癫狂的相关脏腑，继则以阴阳分别癫与狂的病性不同。至于辨治则需分癫症、狂症，但二者在病因方面由情志致病则是相同的，或因惊忧、郁怒、所愿不遂。癫狂为难治病，属西医精神类疾病，西医多以镇静剂，为治标之法，副作用也大，临床中可考虑用中西医结合治疗，而中药抱龙丸、胜金丹、降龙丹之类则最不宜久服，水银、朱砂、黑铅皆为有毒之药，即便是西药镇静剂，亦当防治其毒副作用。现代又有电疗等专科治法，亦可应用，贵在坚持治疗，配合心理治疗也很关键。中医治疗主要在脏腑调理，养心安神，健脾化痰，疏肝和胃，镇惊化痰之法，如天王补心丹、归脾丸、逍遥散、柴胡龙牡汤、温胆汤、枕中丹、生铁落饮之类为常用方。至于热入血室之发狂，在《伤寒论》中称为"如狂"，并非真狂，治用小柴胡汤类。

## 痫症论治

痫症，肝胆心肾病，而旁及阴阳维跷督诸经俱动也。《脉经》曰：前部左右弹者阳跷也。动则苦癫痫羊鸣，从少阴斜至太阳者，阳维也。动苦癫痫羊鸣，从少阳斜至厥阴者，阴维也。动苦癫痫，三部俱浮，直上直下为督脉，动则大人癫，小儿痫。经言二阴急为痫厥，足少阴肾为二阴。谓少阴气逆于经而上行，则喉塞音喑而痫发矣。症由心肾虚怯，肝风胆火倏逆，痰涎上壅心包，经脉闭阻，猝然晕仆，口眼牵掣，腰背反张，手足抽搐。此由热极生风。喊作畜声，因其近似，分马痫摇头张口应心、牛痫直视腹胀应脾、猪痫吐沫应肾、羊痫扬目吐舌应肺、鸡痫摇头反折应肝，以内应五脏，而五痫名焉。痫症幼小为多，大人亦有之。经久失调，遂成痼疾，一触厥气鼓风，涎沫升逆莫遏，痰在膈间则眩微不仆；痰溢膈上则眩甚而倒。必待其气反，吐去惊涎宿沫而后苏。若元气虚甚，乃屡发不止。痫与中风、中寒、中暑、尸厥等仆地不同，痫仆时口中作声，将醒吐沫，醒后又发，若中风等病；仆时无声，醒时无沫，后不复发，又与痉症相似。但痫发身软，时醒，痉则身强直，角弓反张，不时醒。痉比痫为重。虽分五痫，治要在火与痰。通治定痫丸、参汤下，或人参琥珀丸。愈后必断其根，河车丸。其因惊发痫者，神出舍空，惊涎，乍服温胆汤加竹沥、胆星。愈后必复其神，七福饮、远志丸。其胆火生风者，热痰阻络，直视吐沫。用羚羊角、钩藤、天麻、丹皮、连翘、胆星、竹沥、橘红、前胡。怒触肝火者，切牙啮舌，叫吼遗尿。小柴胡汤去甘草，加青皮，甚则泻肝汤。痰火阻窍者，神机不发，昏不知人。龙脑安神丸，或胆星、牛黄、菖蒲、郁金汁、姜汁、橘红汤灌之。因抑郁发者调其气，四七汤加木香、南星。因肾经虚者培其源。六味汤加首乌、白芍、枣仁、龙骨。肝肾阳亢者和其阴，虎潜丸。心气不足者安其神，养心汤。思虑烦劳者补其营，益营煎。胎痫得之母腹中者镇其怯。

烧丹丸。

又按《千金方》分阳痫阴痫。以先体热，瘛疭惊啼而后发，脉浮洪者，为阳痫，病在腑，易治。妙香丸。先身冷，不惊掣啼叫，病发脉沉微者，为阴痫，病在脏，难治。五生丸，引神归舍丹。古方通治五痫，五痫丸、五色丸、六珍丹。风痫骤发，项强直视，此肝经有热，切牙者，泻青丸合导赤散。痰火俱盛，清膈饮下朱砂安神丸。痰多，控涎丹，导痰汤。痰迷心窍，金箔镇心丸。心热痰迷，清神汤。火盛，抽薪饮。气逆食滞，大和中饮。因惊，抱胆丸。因怒，安神导痰汤。心脏气血不足，滋阴安神汤、清心温胆汤。神不守舍，归神丹。癫痫屡发，五痫神应丸。病久则成窠囊，日久必生虫。妙功丸神效。妇人患痫由血失调，加味逍遥散。肥人多痰，加味寿星丸。瘦人多火，清心滚痰丸。痫愈复发，断痫丹。痫病昼发，灸阳跷。宜补中益气汤加益智。阳跷起于足太阳膀胱经，足外踝下五分陷中，申脉穴也。夜发，灸阴跷。宜六味丸加鹿角胶。阴跷起于足少阴内踝前，大骨下陷中，然谷穴也。石顽谓痫以补肾为本，豁痰为标，其由来不外肝肾龙雷上冲所致，岂不信哉。

丹溪治痫主痰与热，以星、半、芩、连为主。热多者凉膈散，加川连、麦冬以泄之。痰多者，戴人三圣散吐之。如惊者，东垣安神丸平之。

## 痫症脉候

脉浮滑洪数为风痫，细弦微缓为虚痫。浮为阳痫，沉为阴痫。虚弦为惊，沉数为实热。沉实弦急及虚散者，皆不治。细缓者，虽久剧可治，又目瞪如呆者，不治。

## 附方

[通治] 定痫丸　天麻　川贝　胆星　半夏　陈皮　茯苓　茯神　丹参　菖蒲　麦冬　远志　全蝎　僵蚕　琥珀　辰砂　竹沥　姜汁糊丸。

[镇补]**琥珀丸**　见本卷癫狂。

[补元]**河车丸**　紫河车　人参　茯神　茯苓　远志　丹参　炼蜜为丸。

[因惊]**温胆汤**　见一卷温。

[复神]**七福饮**　见三卷郁。

[安神]**远志丸**　远志　菖蒲　茯苓　茯神　人参　龙齿　蜜丸，辰砂为衣。

[肝火]**小柴胡汤**　见一卷温。

[肝火]**泻肝汤**　见三卷诸气。

[透窍]**龙脑安神丸**　冰片　麝香　牛黄　犀角　人参　茯神麦冬　朱砂　桑白皮　地骨皮　马牙硝　金箔　甘草　蜜丸。

[调气]**四七汤**　见二卷咳嗽。

[培源]**六味丸**　见一卷中风。

[补阴]**虎潜丸**　见一卷中风。

[补心]**养心汤**　见二卷劳瘵。

[补营]**益营煎**　参　归　芍　草　茯神　枣仁　远志　紫石英木香　柏子仁

[胎病]**烧丹丸**　元精石　轻粉<sub>各一钱</sub>　粉霜　硼砂<sub>各五分</sub>　研细，入寒食面一钱，水丸，再用面裹煨黄，研丸。

[泻火]**凉膈散**　见一卷中风。

[吐痰]**三圣散**　见一卷中风。

[除痰]**安神丸**　见本卷癫狂。

[阳痫]**妙香丸**　朱砂　牛黄　腻粉　巴霜　金箔　黄蜡　冰片麝香　蜜丸。

[阴痫]**五生丸**　南星　半夏　川乌　白附　黑豆<sub>各生用，一两</sub>　姜汁糊丸。

[阴痫]**引神归舍丹**　胆星<sub>二两</sub>　辰砂<sub>一两</sub>　川附<sub>童便制，七钱</sub>　猪心血和丸，萱草根煎汤下。

[通治]**五痫丸** 白附子 半夏 南星 乌蛇 全蝎 皂角 白矾 蜈蚣 姜蚕 辰砂 雄黄 麝香 姜汁糊丸，又名五痫神应丸。

[通治]**钱氏五色丸** 珍珠 雄黄 黑铅 水银<sub>同铅炒</sub> 辰砂

[通治]**六珍丹** 水银<sub>半两</sub> 黑铅<sub>一两熬屑</sub> 雄黄 雌黄 珍珠<sub>各一两</sub> 辰砂<sub>五钱</sub> 蜜丸。

[肝火]**泻青丸** 胆草 山栀 大黄 芎 归 羌 防 蜜丸，竹叶汤下。

[清火]**导赤散** 见一卷温。

[心火]**清神汤** 见本卷癫狂。

[火盛]**清膈饮** 胆星<sub>一钱</sub> 木通 陈皮<sub>各八分</sub> 贝母 海石<sub>各二钱</sub> 白芥子<sub>五分</sub> 或加童便。

[清火]**朱砂安神丸** 见二卷汗。

[逐痰]**控涎丹** 见二卷痰饮。

[降痰]**导痰汤** 见一卷中风。

[透窍]**金箔镇心丸** 见本卷癫狂。

[清火]**抽薪饮** 黄芩 石斛 木通 栀子 黄柏 连翘 花粉<sub>各一钱</sub> 枳壳 泽泻<sub>各一钱半</sub> 甘草<sub>三分</sub>

[消滞]**大和中饮** 见三卷饮食。

[镇惊]**抱龙丸** 见本卷癫狂。

[因怒]**安神导痰汤** 见本卷癫狂。

[心血]**滋阴安神汤** 见本卷癫狂。

[心虚]**清心温胆汤** 见本卷癫狂。

[安神]**归神丹** 见本卷癫狂。

[杀虫]**妙功丸** 丁香 木香 沉香<sub>各两半</sub> 乳香 麝香 熊胆<sub>各二钱半</sub> 雄雀屎<sub>三百粒，直者即是</sub> 鹤虱<sub>即天名精</sub> 雷丸 陈皮<sub>去白，各一两</sub> 轻粉<sub>四钱</sub> 大黄<sub>两半</sub> 赤小豆<sub>即赤豆之细者，勿误半黑半赤之相思子，用三百粒</sub> 巴豆<sub>七粒，去皮研压去油</sub> 朱砂<sub>一两，飞一半为衣</sub> 为细末，荞麦一两作糊，每两作十丸，朱砂为衣。每用一丸，温水浸一宿，去水，再用温水化

开，空心服之，症重不过三服。

[调血]**加味逍遥散** 见一卷火。

[化痰]**加味寿星丸** 半夏 南星 辰砂 琥珀 枯矾 母珍珠糊丸。

[痰火]**清心滚痰丸** 见本卷癫狂。

[除根]**断痫丹** 见本卷癫狂。

[补中]**补中益气汤** 见一卷中风。

## 痫脉案

**张** 中年宿痫频发，先必触事生怒，情不自禁，发则猝倒无知，啮舌糜烂，惊恐发搐，痰响便遗。此肾阴素亏，肝阳易亢，痰随火升，阻蔽心包，故来骤苏迟，且数发也。急则治标，用前胡、青皮、川贝、连翘、钩藤、竹沥、菖蒲、山栀。矾水煎，二剂诸症退，神识清。随服补肾平肝丸料，发稀后用丸方常服，茯神六钱、羚羊角三钱、胆星钱半、天竺黄五钱、郁金四钱、川贝四钱、莲子心六钱、西牛黄七分、栀心三钱、矾水滴丸，朱砂为衣，服愈。

**赵** 髫年阴痫屡仆，初更后声喊涎涌，搐搦超时乃醒。此风火痰交煽，显然足少阳手厥阴受病。主熄风火，佐以豁痰。羚羊角、鲜石菖蒲、山栀、钩藤、胆星、橘红、防风、前胡、竹沥。数服发必稀，然数年久恙，须调补其本。用潞参、绵芪、茯神、炙草、山药、贝母、熟地炭、当归、白芍。为末服，调粳米屑，俾脾元充旺，间服抱龙丸，可免痫疾之累。

【点评】"痫症，肝胆心肾病，而旁及阴阳维跷督诸经俱动也。"从病位上点明了痫证的复杂性。痫证虽有五种，"治要在火与痰。"然而治痰治火皆为治标，治本之法在于补肾、健脾、疏肝。痫证从奇经论治是本篇的独到之处，白天发作灸阳跷申脉穴，夜间发作灸阴跷然谷穴。临床中对于痫证的治疗可以配合应用抗癫痫药以治标，特别是癫痫持续状态下的急救，中西医结合疗效更好。

## 怔忡惊恐论治

怔忡者，心动不安，无所见闻惊恐，而胸间惕惕自动也。惊者，神气失守，由见闻夺气，而骇出临时也。恐者，胆怯股栗，如人将捕之，乃历久而惧难自释也。怔忡伤心神，惊伤胆液，恐伤肾精，三者心胆肝肾病。恐甚于惊，惊久则为怔忡。而心胆之虚，无不由肾精之虚也。昔人论阳统于阴，心本于肾，上下不安者由乎下，心气虚者因乎精，此精气互根，君相相资之理，固然矣。然怔忡惊恐，与悲思忧怒，皆情志之病。患者非节劳欲，摄心神，壮胆力，则病根难拔。治者务审其病情而调之。如心脾气血本虚，而致怔忡惊恐、或因大惊猝恐，神志昏乱者，七福饮，甚者大补元煎。如肾水亏，真阴不足致怔忡者，左归饮。如命火衰，真阳不足致怔忡者，右归饮。如三阴精血亏损，阴中之阳不足，而致怔忡惊恐者，大营煎或理阴煎。如水亏火盛，烦躁热渴而为怔忡惊悸者，二阴煎或加减一阴煎。如思虑郁损心营，而为怔忡惊悸者，逍遥散，或益营煎。如痰火盛，心下怔忡者，温胆汤加炒黄连、山栀、当归、贝母。如寒痰停蓄心下而怔忡者，姜术汤。如痰迷心窍惊悸者，温胆汤，甚者朱砂消痰饮。此景岳治法也。

### 分治 卑慄附

[怔忡症] 由心包血虚，心火下迫，震动君主神明，或思虑劳神，或郁怒动火，致头晕汗出，不寐便浊等因，宜养心血调心气，降火安神为主。如心火炽甚，安神丸。心血虚热，四物安神汤。心神浮越，酌用清镇汤。水衰火旺，心动不安，天王补心丹。由汗下后气虚，益营煎。营卫俱

衰，脉来结代，心惕不安，养心汤。心动而卧不安，枣仁汤。思虑烦劳，心动不寐，养营汤。忧思郁结，怔忡不已，归脾汤。心虚怔忡自汗，养营汤去木香，加浮小麦煎汤。气郁不宣，怔忡不定，加味四七汤加姜汁、竹沥。痰火怔忡时作时止，参胡温胆汤、金箔镇心丸。水停心下，水气乘心为悸，茯苓甘草汤、半夏茯苓汤。心为火而畏水，水气乘之，故跳动不安为悸。脐下悸动，为肾气上凌。五苓散加辰砂。肾气凌心，尺脉必弦紧。因痰饮而悸，导痰汤加参、桂。通治怔忡恍惚健忘，降火安神，加味安神丸。

[**卑慄症**]与怔忡类，其症胸中痞塞，不能饮食，心常有歉，爱居暗室，见人则惊避无地，病至数年，不得以癫症治之。人参养营汤。

[**惊症**]《内经》以惊属肝胃，虽风木震动，胃土受克之理，良由心主先虚，乍有所触而心骇神乱也。故曰：惊则心无所依，神无所归，虑无所定。丹溪云：惊则神出于舍，舍空液聚，痰涎着于包络之间，神不得归。控涎丹加辰砂、远志。多致目晴不转，不能言，短气自汗，卧不安，或眠多异梦，随即惊觉。温胆汤加枣仁。卧多惊魇，口中有声，温胆汤下远志丸。若卧则魂梦飞扬，惊悸多魇，通夕不寐，乃肝虚风袭入之。先用独活汤数服，后用珍珠母丸。至因大惊而病者，寸脉必动如豆粒，而无头尾，急宜镇定。黄连安神丸。惊则气乱，郁而生火生痰，痰与气搏，变生诸症，温胆汤加枣仁、莲子，金银器煎。或镇心丹、琥珀养心丹、远志丸。胆虚善惊，人参、肉桂、熟地、枣仁、五味子、杞子、柏子仁。肝胆俱虚，百药不效，宜补肾，酒化鹿角胶五钱。心气虚，神不定而惊，妙香散。心血虚，神易扰而惊，朱砂安神丸。气血俱虚，恍惚烦躁而惊，养心汤。思虑过度，清心补血汤。痰扰心包，加味定志丸。被物所惊，心跳不安，蕊珠丸。惊悸多属血虚与痰，瘦人多是血虚，肥人多是痰饮。时时心跳，亦是血虚，或阴火上冲所致。惊症有二，有因病而惊者，当察客邪，而兼治其标。有因惊而病者，宜安养心神，滋培肝胆，专扶元气为主。

[**恐症**]《内经》兼心肾胃肝胆包络诸经。经曰：足少阴之脉病善恐。又曰：恐惧而不解则伤精。又曰：恐则气下。又曰：精气并于肾则恐，肝藏血，血不足则恐。又曰：胃为恐。注云：胃热则肾水微，故恐。又曰：心怵惕思虑则伤神，神伤则恐惧自失。胆

病者惊惕，恐人将捕之。肝病如人将捕之。心包络动，心澹澹大动。又曰：恐则精却。而恐为肾志，属水本脏，因旁及他经，故治法亦别焉。恐由于肾伤者，补精髓。人参散去桂心，加牛膝、远志。由于肝胆虚者，养阴血。酸枣仁汤去、莲，加山萸、丹皮、白芍。由于心包络者，镇其神。定志丸去术，加龙齿、琥珀、犀角、金银箔。治在阳明胃者，壮其气。四君子汤倍茯苓。其思虑劳心而善恐者，一味鹿角胶酒化，多服效。因肾中阳虚而善恐者，八味丸。

## 怔忡惊恐脉候

手厥阴脉动甚，则心澹澹大动，胃络名虚里，贯膈络肺，出左乳下，其动应衣，虚而有痰则动，更须臾发一阵热者是也。以上怔忡脉。

惊悸脉必结代，寸口脉动而弱。动为惊，弱为悸。病在心胆，其脉必大动，惊者其脉止而复来，其人目睛不转，不能呼气。以上惊脉。

恐则脉沉，恐伤肾，脉必沉。其人恐怖，其脉形如循丝，累累然，其面白，色脱也。以上恐脉。

## 附方

[心脾]**七福饮**　见三卷郁。

[气血]**大补元煎**　见一卷中风。

[滋阴]**左归饮**　见二卷虚损。

[补阳]**右归饮**　见二卷虚损。

[三阴]**大营煎**　见三卷关格。

[三阴]**理阴煎**　见二卷咳嗽。

[心火]**二阴煎**　见本卷癫狂。

[心火]**加减一阴煎**　生地　白芍　麦冬各二钱　熟地三钱　知母　地骨皮各一钱　甘草七分

[思郁]**逍遥散** 见一卷火。

[思郁]**益营煎** 见本卷痫。

[痰火]**温胆汤** 见一卷温。

[寒痰]**姜术汤** 姜 术 苓 夏 桂 草 枣

[消痰]**朱砂消痰饮** 胆星五钱 朱砂二钱半 麝香二分 为末，姜汤下。

[心火]**安神丸** 见二卷汗。即朱砂安神丸。又名黄连安神丸。

[血虚]**四物安神汤** 二地 归 芍 参 术 茯神 枣仁 黄连 柏子仁 麦冬 竹茹 乌梅 辰砂

[劳神]**清镇汤** 茯神 枣仁 远志 菖蒲 石莲 当归 生地 贝母 麦冬

[心火]**天王补心丹** 见一卷火。

[安心]**养心汤** 见二卷劳瘵。

[不卧]**枣仁汤** 参 归 苓 陈草 枣仁 远志 莲子 茯神 姜 枣

[思烦]**养营汤** 参 归 芍 远志 枣仁 茯神 木香 柏子仁

[忧郁]**归脾汤** 见二卷劳瘵。

[气结]**加味四七汤** 夏 朴 苏 草 赤苓 茯神 远志 菖蒲 姜 枣

[痰火]**参胡温胆汤** 温胆汤加 人参 柴胡 麦冬 桔梗 甘草 香附 姜 枣

[痰火]**金箔镇心丸** 见本卷癫狂。

[水悸]**茯苓甘草汤** 苓 桂 草 姜 若再加半夏，名半夏茯苓汤。

[水凌]**五苓散** 见一卷温。

[痰侵]**导痰汤** 见一卷中风。

[通治]**加味安神丸** 地 芍 归 芎 陈 贝 连 草 茯神

麦冬　远志　枣仁　蜜丸，辰砂为衣。

[卑慄]人参养营汤　见二卷劳瘵。

[去痰]控涎丹　见二卷痰饮。

[惊魇]远志丸　见本卷痫症。

[虚风]独活汤　羌　独　芩　夏　参味　辛　草　前胡　沙参　枣仁　乌梅　姜

[肝虚]珍珠母丸　珍珠母研细，七钱五分　当归　熟地各一两五钱　人参　枣仁　柏子仁　犀角　茯苓各一两　沉香　龙齿各五分　炼蜜为丸。

[多梦]镇心丹　枣仁　茯苓　茯神　麦冬　五味　肉桂　人参　熟地　龙齿　天冬　远志　山药　车前　朱砂　蜜丸。

[心跳]琥珀养心丹　琥珀　龙齿　远志　菖蒲　茯神　人参　枣仁　生地　当归　黄连　柏子仁　朱砂　牛黄　猪心血和丸。

[神虚]妙香散　见二卷衄。

[思烦]清心补血汤　参　苓　归　芍　芎　地　麦　味　陈　栀　草　枣仁

[痰扰]加味定志丸　茯苓三两　远志　菖蒲各二两　人参一两　琥珀　郁金各五钱　姜汁糊丸，辰砂为衣。

[心跳]蕊珠丸　猪心血一两　朱砂一两　干青靛花一匕　将猪心血和靛花，研匀，加朱砂和丸，茶下。

[肾恐]人参散　人参　枳壳　桂心　甘菊　茯神　山萸　五味　杞子各七钱五分　柏子仁　熟地各一两　酒下二钱。

[心恐]定志丸　见本卷癫狂。

[胃恐]四君子汤　参　苓　术　草

[阳虚]八味丸　见一卷中风。

[胆恐]补胆防风汤　防风一两　人参七分　细辛　甘草　川芎　茯神　独活　前胡各八分　为末煎。

## 怔忡脉案

**吴氏** 产后不寐，心虚不安，此去血多，而心神失养也。仿养心汤意，熟地、枣仁、茯神、柏子仁、麦冬、潞参、五味子、炙草、白芍、三服愈。

**樊** 馆课神劳，心虚生热，治以天王补心丹。

**汪氏** 病久失调，延成虚损，怔忡汗出，手足心热，坐起眩晕，善饥无寐。诊左寸虚散，右寸关虚弦，两尺稍大。此阴亏火炎之渐，惟营虚生内热，故手足如烙，寤烦神失安，故汗液自泄。虚阳挟风上蒙清窍，故头目眩晕，肝阳肆横，阳明当其冲，风火消铄故善饥。滋液熄风，全用柔剂，归脾汤去芪、术、木香、归、姜。加白芍、丹皮、熟地、甘菊<small>炒</small>，六服渐安。去丹皮、甘菊，再加山药、柏子仁，晚服六味丸痊愈。

**殷氏** 吐红夜嗽，舌瞤心惕，自汗不寐，晡寒食减，脘痞不舒，脉虚芤，两寸浮，此营损及卫也。用黄精、柏子霜、生芪、炙草、杞子、枣仁、茯神、白芍、川贝、龙眼肉、小麦煎汤缓服。当晚稳寐，三剂汗收嗽定矣。又十余服，诸症俱愈。

## 惊恐脉案

**贡氏** 惊悸恍惚，不饥不食不寐，脉虚促。病因怒恐而得，胆火上冒则头眩心忡，胸脘刺痛，气结，呵欠怯冷，倏烦热多惊，皆阳越失镇，服药鲜效，总由治失其要。先镇浮阳，再议和阴。牡蛎、龙骨<small>俱研二钱</small>、磁石<small>一钱</small>、柏子仁、连翘心<small>各五分</small>、茯神、生枣仁<small>各二钱</small>、三服症象大减，改用羚羊角<small>六分</small>、嫩桑叶<small>三钱</small>、熟地、枣仁、茯神、白芍<small>各二钱</small>、小麦<small>一合</small>、麦冬、半夏<small>各钱半</small>，数服能寐思食矣。

**族女** 产后心虚善恐，见闻错妄，此由肝胆怯也。用酸枣仁汤养阴血。枣仁、潞参、当归、茯神、熟地、远志、莲子、炙草。服稍定，时恍惚，不思食，去熟地，加竹茹、菖蒲。服渐瘳。

【点评】《景岳全书》第十八卷《杂证谟》中有怔忡惊恐专论，曰："凡治怔忡惊恐者，虽有心脾肝肾之分，然阳统乎阴，心本乎肾。所以，上不宁者未有不因乎下，心气虚者未有不因乎精。"是抓助了本病辨治的根本，即治怔忡惊恐关键在精与气，而精与气又互为根本。本篇首先引用了张景岳的怔忡惊恐之论，选七福饮、大补元煎、左归饮、右归饮、大营煎、理阴煎、一阴煎、二阴煎、益营煎等，皆为张景岳所制方，表明其对张景岳关于怔忡惊恐治法与方药的认可。再将惊与恐加以分论亦有其道理，张子和在《十形三疗·内伤形》中说："惊者为阳，从外入也；恐者为阴，自内出也。惊者，为自不知故也。恐者，自知也。"明确说出了惊与恐不同。又引丹溪及东垣治法，或从化痰，或从安神，都为有效治法。关于卑慄证治则出自沈金鳌著《杂病源流犀烛》，主治方除人参养荣汤外，尚有天王补心丹、古庵心肾丸二方，则更为全面。

## 烦躁论治

内热为烦，外热为躁，烦出于肺，躁出于肾，热传肺肾，则烦躁俱作。然烦为阳，属有根之火，故但烦不躁，及先烦后躁者，皆易治。躁为阴，系无根之火，故但躁不烦，及先躁后烦者，皆难治。伤寒论中有微烦、反烦、复烦、烦满、烦热、烦渴、胸烦、心烦、虚烦、大烦，皆热也。先烦渐躁者为烦躁，先躁复烦者为躁烦。烦多属热，亦有阴寒而烦者，伤寒热在表而烦，宜散。桂枝汤。在里而烦，宜下。承气汤。在半表半里而烦，宜和。小柴胡汤。在胸膈以上而烦，宜吐。栀豉汤。其阴寒而烦，则有恶寒蜷卧，及下利厥逆，吐蛔之症，宜温。温用四逆汤，蛔用乌梅丸。若烦而足冷脉沉微者，此阴症之烦也，急用<sub>参附</sub>热剂温之。悸而烦为虚，<sub>建中汤</sub>。烦而悸为热，<sub>调胃承气汤</sub>。如内伤阴虚火动而烦，<sub>宜生脉散加生地黄、熟地黄、茯神、枣仁</sub>。或不得卧而烦，<sub>朱砂安神丸</sub>。若不烦而躁，欲卧泥水中，但饮水不得入口者，此为阴盛格阳。《活人书》用霹雳散，或附子理中汤、附子四逆汤。其脉必沉细疾，肢体厥冷，躁扰不欲饮水是也。若误认为热，投以凉药，顷刻死矣。伤寒有邪在表而烦躁者，脉浮紧，发热身痛，汗之则定。<sub>大青龙汤</sub>。有邪在里而烦躁者，脉数实有力，不大便，绕脐痛，下之则定。<sub>承气汤</sub>。有阳虚而烦躁者，汗下后，昼烦躁，夜安静，脉沉微，身无大热。<sub>干姜附子汤</sub>。有阴盛而烦躁者，少阴症，吐利手足冷，烦躁欲死。<sub>吴茱萸汤</sub>。更有阴中伏阳烦躁者，头疼身温，指末冷，胸满恶心，脉沉伏，按至骨若有力，须破散阴气，导达真火。《本事》用破阴丹。阴中伏阳症，用热药助阳，则为阴所隔绝，不能导引真阳。用冷药，则所伏真火，立见消亡，用破阴丹，使水升火降，得汗而解矣。其杂症虚烦，因津涸燥结而烦者，<sub>人参固本丸加枣仁、竹叶</sub>。因血虚烦渴，至夜躁热尤甚者，<sub>当归补血汤</sub>。因肾水下竭，心火上炎而烦者，<sub>生料六味丸煎服</sub>。病后余热欲吐，虚烦不安者，<sub>人参竹叶汤、竹茹汤</sub>。病久烦热不止，<sub>六味汤加枣仁</sub>。肥人虚烦不眠为痰，<sub>温胆汤</sub>。烦而溺涩者，<sub>五苓散加滑石</sub>。烦而呕者，<sub>橘皮汤</sub>。

《活人书》曰：阴气少，阳气胜，则热而烦，故太阳经伤风，多烦而躁也。戴元礼曰：烦躁，阴阳经皆有之，阳明经有燥屎故烦，此当下。<sub>承气汤</sub>。太阳经已得汗，渴烦者，<sub>五苓散</sub>。少阳胸满而烦，<sub>小柴胡汤</sub>。阴烦，少阴为多，由阳气传入阴经，阴得阳而烦，自利而渴，烦不眠者，<sub>辰砂五苓散</sub>。若非是阳气传阴，阴气犯阴经，吐利，手足厥冷而烦。经云：阳虚阴乘之，故烦。又云：阴盛发躁，欲坐井中。<sub>吴茱萸汤，甚者四逆汤加葱白二茎</sub>。外有虚烦一症，乃病愈后阴阳未复，时发烦热。<sub>竹叶石膏汤</sub>。

李东垣曰：血虚发躁，烦渴引饮，至夜尤甚，脉洪大，按之无力。<sub>当归补血汤</sub>。若以<sub>白虎汤</sub>服之，则误矣。若脉浮大，按之散，此虚极将脱。<sub>人参生脉散</sub>。

许学士治李信道，六脉沉伏不见，按至骨，若有力，头痛身温，烦躁指冷，胸中满，恶心，此阴中伏阳，仲景法中无此症。用冷药则所伏真火愈消，即用热剂助阳，先为阴遏，绝不能导引真阳，须用破散阴气，导达真火之药，使水升火降，然后得汗而解。<small>与破阴丹二百粒，作一服，冷盐汤下。</small>不时烦躁狂热，手足躁扰，其家大惊。许曰：俗所谓换阳也。须臾稍定，略睡身汗凉解。又治一人，伤寒身热，无汗谵语、下后大便不通三日矣，非躁非烦、终夜不得卧，时发叹息。许曰：此懊憹怫郁二症俱作，由胃中有燥屎也。<small>与承气汤下之，</small>愈。《素问》云：胃不和则卧不安。仲景云：阳明病下之，心中懊憹微烦，有燥屎者，可攻。又云：有微热，怫郁不卧者，有燥屎。又云：胃中燥，大便坚，必谵语，皆<small>承气汤</small>症也。


## 附方

[表症]**桂枝汤**　桂　芍　草　姜　枣

[里症]**大承气汤**　见一卷温。

[半表里]**小柴胡汤**　见一卷温。

[虚烦]**栀豉汤**　栀子　豆豉

[阴寒]**四逆汤**　见一卷暑。

[蛔烦]**乌梅丸**　见三卷呕吐。

[悸烦]**建中汤**　见二卷衄血。小建中汤加黄芪，名黄芪建中汤。

[烦实]**调胃承气汤**　见二卷汗。

[内伤]**生脉散**　参　味　麦

[神烦]**朱砂安神丸**　见二卷汗。

[阴盛]**霹雳散**　川附子一枚　烧灰存性，为末，作一服，蜜水调。

[阴躁]**附子理中汤**　见一卷中风。

[表汗]**大青龙汤**　麻　桂　杏　膏　草　姜　枣

[阳虚]**干姜附子汤**　四逆汤去甘草。

[阴盛]**吴茱黄汤**　见三卷呕吐。

[伏阳]**破阴丹**　硫黄　水银各一两　陈皮　青皮各半两　先将硫黄熔化，次下水银打匀，令无星，细研，入后二味，面糊丸。

[津少]**人参固本丸**　见一卷中风。

[血虚]**当归补血汤**　黄芪一两　当归二钱

[肾虚]**六味丸**　见一卷中风。

[病后]**人参竹叶汤**　一名竹叶石膏汤，见一卷伤风。

[除热]**竹茹汤**　麦冬　小麦　炙草　参　夏　苓　竹茹

[痰多]**温胆汤**　见一卷温。

[溺少]**五苓散**　见一卷温。

[少阴]**辰砂五苓散**　五苓散加辰砂。

[烦呕]**橘皮汤**　橘皮　生姜

【点评】沈金鳌在《杂病源流犀烛》中说："烦躁，心经热火病也。故烦者，但心中郁烦也。外热身躁曰躁。故躁者，并身外热躁也。内热属有根之火，其原本于热，凡但烦不躁，及先烦后躁者，皆易治。外热属无根之火，其原本于寒，凡但躁不烦，及先躁后烦者，皆难治。"此论与本篇所述有相呼应之妙。与沈氏证治不同的是，本篇以阐述治伤寒之烦躁为主，或表、或里、或半表半里、或寒、或热的不同治法，兼及李东垣治血虚烦热之当归补血汤，治气阴欲脱致烦躁之生脉饮法。再以许叔微治烦躁病因分属阴寒与燥热内结的不同案例，体现了辨证论治的关键在于紧扣病机，立法处方，才能有的放矢。


# 健忘论治

健忘者，陡然忘之，尽力思索不来也。夫人之神宅于心，心之精依于肾，而脑为元神之府，精髓之海，实记性所凭也。正希金先生尝曰：凡人外有所见，必留其影于脑。小儿善忘者，脑未满也。老人健忘者，脑渐空也。隐庵云：观此则知人。每记忆必闭目上瞬而追索之，亦凝神于脑之义。故治健忘者，必交其心肾，使心之神明，下通于肾，肾之精华，上升于脑。精能生气，气能生神，神定气清，自鲜遗忘之失。惟因病善忘者，或精血亏损，务培肝肾，六味丸加远志、五味。或萦思过度，专养心脾，归脾汤。或精神短乏，兼补气血，人参养营汤下远志丸。或上盛下虚，养心汤。或上虚下盛，龙眼汤。或心火不降，肾水不升，神明不定，朱雀丸。或素有痰饮，茯苓汤。或痰迷心窍，导痰汤下寿星丸。或劳心诵读，精神恍惚，安神定志丸。或心气不足，怔忡健忘，辰砂妙香散。或禀赋不足，神志虚扰，定志丸、孔圣枕中丹。或年老神衰，加减固本丸。若血瘀于内，而喜忘如狂，代抵当丸。

## 附方

[肝肾]六味丸　见一卷中风。

[心脾]归脾汤　见二卷劳瘵。

[气血]人参养营汤　见二卷劳瘵。

[热烦]远志丸　见本卷痫。

[下虚]养心汤　参　归　术　二冬　菖蒲　远志　茯神　牛膝　熟地　木通

[上虚]龙眼汤　参　麦冬　草　柴胡　升麻　茯神　丹参　龙眼　远志

[心肾]朱雀丸　沉香一两　茯神四两　人参二两　蜜丸。

[痰饮]茯苓汤　参　陈　夏　苓　草　香附　益智各一钱　乌梅一个　竹沥　姜汁各二匙

[痰迷]导痰汤　见一卷中风。

[补摄]寿星丸　参　术　草　陈　苓　地　芍　归　味　桂心　胆星　琥珀　朱砂　远志　猪心血糊丸。

[恍惚]**安神定志丸** 人参 白术 茯苓 茯神 菖蒲 远志 麦冬 枣仁 牛黄 朱砂 龙眼 蜜丸。

[怔忡]**辰砂妙香散** 见二卷衄。

[虚扰]**定志丸** 见本卷癫狂。

[毓神]**枕中丹** 见本卷癫狂。

[年老]**加减固本丸** 熟地 天冬各一两半 麦冬 炙草 茯苓各一两 人参 菖蒲 远志 朱砂各五钱 蜜丸。

[血瘀]**代抵当汤** 见二卷血。

【点评】健忘是脑的记忆功能减退。林氏认为心主神明与脑主记忆，二者密切相关。"神宅于心，心之精依于肾，而脑为元神之府，精髓之海，实记性所凭也。"由此表述心与脑在记忆中的关系。从而治健忘因于虚者重在补肝肾、养心脾、益气血；因于痰蒙、血瘀致健忘者，则化痰、活血而通窍。

# 不寐论治

阳气自动而之静，则寐。阴气自静而之动，则寤。不寐者，病在阳不交阴也。《灵枢》曰：卫气日行于阳，夜行于阴，厥气客于脏腑，则卫气行于阳，不得入于阴。行于阳则阳气盛，阳气盛则阳跷满，不得入于阴则阴气虚，故目不瞑。卫气留于阴，不得行于阳。留于阴则阴气盛，阴气盛则阴跷满，不得行于阳则阳气虚，故目闭。《素问》曰：阴虚故目不瞑，补其不足，泻其有余，调其虚实，以通其道而去其邪。饮以半夏汤，其卧立至。盖不寐多由思虑劳神，惊忧怒火，气郁生涎，用半夏汤。半夏除痰而利小便，秫米益阴而利大肠，则阴阳交通而得卧也。又曰：胃不和则卧不安，盖胃气主降，若痰火阻痹，则烦扰不寐也。宜橘红、茯苓、石斛、半夏、炙草、枳实、楂肉、神曲之属。又曰：卧则喘者，是水气之客也，此水停心下，不得眠。宜茯苓甘草汤。若夫心血不足，或神不守舍，宜归脾汤、琥珀养心丹。由肝虚受邪，梦中惊悸，魂不守舍。先服独活汤，后服珍珠母丸。《纲目》曰：人卧则血归于肝。今血不静，卧不归肝，故惊悸不得卧也。由营卫俱虚，神魂失守，七福饮，或大补元煎。由胆火郁热，口苦神烦，温胆汤加丹皮、山栀、钩藤、桑叶。由肾阴久亏，孤阳浮越，六味汤加淡菜、龟胶、五味子。由心火焦烦，津干口渴，宜补心丹。由惊恐伤神，心虚不安，养心汤，定志丸。由思虑伤脾，脾血亏损，经年不寐，归芍六君子汤，或益气安神汤。由胆虚不眠，定志丸加熟枣仁，或炒枣仁一两，研末，酒调服。由心胆俱怯，触事易惊，十味温胆汤。由病后虚烦不眠，竹叶石膏汤，茯苓补心汤。由虚劳烦热不寐，金匮酸枣仁汤，或枣半汤。由高年血衰不寐，圣愈汤。有喘不得寐者，苏子竹茹汤。经曰：肺者脏之盖也。肺气盛，则肺大不能偃卧。有卧易惊醒者，鳖甲羌活丸。有通宵不寐者，安卧如神汤。有烦不得寐，服药不效者，栀豉汤下朱砂安神丸。有病久余热不止，遗精不寐者，六味丸加炒枣仁、五味子。病后及吐下后，与溃疡不得眠者，属胆虚。人参、茯神、枣仁、陈皮、麦冬、龙眼为主。有火脉数，加知母、黄连、竹茹。心烦，加炒山栀。《医通》曰：凡妇人肥盛，多郁，不得眠者吐之，从郁结痰火治。温胆汤，用猪胆汁炒半夏曲，加柴胡、熟枣仁。凡怔忡惊恐健忘，癫狂失志不寐，皆由痰涎沃心，以致心气不足。若凉心之剂太过，则心火愈微，痰涎愈盛，惟以理痰顺气，养心安神，为第一义。导痰汤加茯神、人参、石菖蒲。

## 附方

[内经]**半夏汤**　半夏五合　秫米一升　用清水扬万遍，煮服汗出，即已。

[卧喘]**茯苓甘草汤**　见本卷怔忡。

[心血]**归脾汤**　见二卷劳瘵。

[安神]**琥珀养心丹**　见本卷怔忡。

[风邪]**独活汤**　见本卷怔忡。

[肝虚]**珍珠母丸**　见本卷怔忡。

[营卫]七福饮　见三卷郁。

[补元]大补元煎　见一卷中风。

[胆热]温胆汤　见一卷温。

[滋阴]六味汤　见一卷中风。

[心火]补心丹　见一卷火。

[心虚]养心汤　见二卷劳瘵。

[心虚]定志丸　见本卷癫狂。

[脾虚]归芍六君子汤　六君子汤加　归　芍

[脾虚]益气安神汤　参　苓　草　归　地　麦　连　枣仁　远志　胆星　竹叶

[心胆]十味温胆汤　温胆汤加　人参　熟地　枣仁　远志　五味各一钱

[虚烦]竹叶石膏汤　见一卷伤风。

[心烦]茯苓补心汤　苓　夏　陈　草　归　地　麦冬　茯神　竹叶　灯心

[补肝]金匮酸枣仁汤　见一卷中风。

[虚烦]枣半汤　枣仁　半夏　地黄

[血衰]圣愈汤　见二卷劳瘵。

[卧喘]苏子竹茹汤　苏子　竹茹　橘皮　桔梗　甘草

[惊醒]鳖甲羌活丸　羌　独　防　芎　参　芪　味　草　鳖甲　枣仁　牛膝　蔓荆

[通宵]安卧如神汤　茯苓　茯神　白术　山药　寒水石　枣仁各一钱　远志　炙草各五分　人参四分　辰砂五分

[虚烦]栀豉汤　栀子　豆豉

[心火]朱砂安神丸　见二卷汗。

[涤痰]导痰汤　见一卷中风。


【点评】不寐，又称目不瞑，不得眠，是临床常见病，其病机主要是阳不入阴。引起失眠的原因很多，有痰扰、饮停、心虚、胃不和、脾虚、胆热、肾虚等等，随证调治。关于书中云："《纲目》曰：人卧则血归于肝。今血不静，卧不归肝，故惊悸不得卧也。"查《本草纲目》中有关不寐证治论中并无此说，而是出自沈金鳌《杂病源流犀烛·不寐多寐源流》中。而"人卧则血归于肝"语出《素问·五脏生成》篇，表明此处所引文献并非第一手资料。另外，书中"凡怔忡惊恐健忘，癫狂失志不寐，皆由痰涎沃心，以致心气不足。若凉心之剂太过，则心火愈微，痰涎愈盛，惟以理痰顺气"之说，在沈金鳌《杂病源流犀烛·不寐多寐源流》中也有同样表述，而此说最早当是出自明代医家龚廷贤著的《万病回春·不寐》，龚氏并创高枕无忧散（陈皮、姜半夏、茯苓、炒枳实、竹茹、麦冬、龙眼肉、石膏各一钱半，人参五钱，甘草一钱半），治心胆虚怯，昼夜不睡，临床中以此方加减确有佳效。

## 多寐论治

多寐者，阳虚阴盛之病。《灵枢》曰：足太阳有通项入于脑者，正属目本，名曰眼系。在项中两筋间，入脑，乃别阳跷阴跷，阴阳相交。阳入阴，阴出阳，交于目内。阳气盛则瞋目，阴气盛则瞑目。心神昏浊，不能自主，脾气困顿，食已即倦，皆能致之。欲清心神，如麦冬、石菖蒲、芽茶、南烛之属。欲醒脾困，六君子汤加砂仁。身重脉缓，多寐，湿胜也。平胃散加防风、白术。神倦肢惰，嗜卧，气弱也。人参益气汤。长夏倦午，四肢不收，脾肺气弱而伤暑也。清暑益气汤。病后身热好眠，余邪未清，正气未复也。沈氏葳蕤汤。胆实口苦，嗜寐，少阳经热也。生枣仁一两，研末，茶清调服。狐惑症，病后肠胃空虚，三虫求食，食人喉为惑，上唇生疮，食人肛为狐，下唇生疮。四肢沉重，默默多眠。黄连犀角汤，治惑桃仁汤。风温症身热脉浮自汗，体重多眠，鼻鼾，语言难出，治在少阴厥阴，不可发汗。葳蕤汤去麻、羌。热症得汗后，脉沉细，身冷喜卧，四逆汤。少阴症欲寐，从本病治。

## 附方

[**脾虚**]**六君子汤**　见一卷中风。

[**除湿**]**平胃散**　术　朴　陈　草

[**气弱**]**人参益气汤**　黄芪<sub>钱半</sub>　人参　防风　升麻<sub>各七分</sub>　生地

白芍<sub>各五分</sub>　炙草<sub>三分</sub>　肉桂<sub>二分</sub>　五味<sub>二十粒</sub>

[**暑倦**]**清暑益气汤**　见一卷暑。

[**病后**]**沈氏葳蕤汤**　葳蕤　茯苓　枣仁　石膏<sub>各一钱</sub>　人参<sub>七分</sub>

[**狐惑**]**黄连犀角汤**　黄连　犀角　乌梅　木香　桃仁<sub>各一钱</sub>

[**狐惑**]**治惑桃仁汤**　桃仁　生槐子<sub>研</sub>　艾叶<sub>各二钱</sub>

[**热症**]**四逆汤**　见一卷暑。

[**风温**]**葳蕤汤**　见一卷温。

【点评】多寐证以湿邪困阻为多见，有外湿，因温热病后，暑湿困阻；有内湿，因脾虚，或因肾虚；有寒湿，或湿热。临床上可根据辨证，随证治之。本篇在病机上从阴阳跷脉分析，甚合经意，可用于指导针灸治疗取穴。对生枣仁治多寐一说，临床医家多有尊崇，即酸枣仁生用治多寐，炒用治不寐，白天多寐夜间不寐则生、炒枣仁同用。关于狐惑病，一般认为属于西医的白塞病，张仲景以甘草泻心汤治疗有效，临床中也有用知柏地黄汤获效者，贵在辨证论治。本篇用黄连犀角汤、治惑桃仁汤治狐惑病出现的多寐，或为有效方法之一。

## 三消论治

消分上中下三症，谓消渴、消谷、消肾也。皆水火不交，燥热伤阴所致。故经云二阳结谓之消。<sub>手阳明大肠主津，足阳明胃主液，二经燥结失润，</sub>

故为消。上消主肺，肺热化燥，渴饮无度，是为消渴，经所谓心移热于肺，传为膈消也。中消主胃，胃热善饥，能食而瘦，是为消谷，经所谓瘅，成为消中也。下消主肾，虚阳烁阴，引水自救溺浊如膏，精髓枯竭，是为肾消，经所谓肾热病苦渴数饮身热也。三消之症，上轻、中重、下危。然上中不甚，则不传下矣。故肾消者乃上中消之传变，肺胃之热入肾，消烁肾脂、饮一溲二，溲如膏油。盖肺主气，肺病则不能管束津液，上朝咽嗌，而尽输于下，其精微亦随溲下也，且消之由于火盛者，阳消症也。亦有气血消乏而为阴消症者，如经曰心移寒于肺，为肺消，饮一溲二，死不治。景岳以为元阳大衰，金寒水冷，水不化气，而气悉化为水也。《脉经》曰：心脉微小为消瘅，可知症多阳虚，而火多假火。故治三消者，必察其脉气病气形气。但见本源亏竭，及假火症，当速救根本以滋化源，勿专以清火为急。故《金匮》云：男子消渴，小便反多，饮一斗，小便一斗，<small>八味丸主之</small>。所以助气化，使津液得升也。赵养葵亦曰：治消症无分上中下，但滋肺肾。上消小剂，中消中剂，下消大剂。<small>概用六味丸加麦冬、五味</small>。或命门火不归源，游于肺为上消，游于胃为中消，惟引火归源，<small>宜八味丸</small>。使火归釜底，水火既济，气上熏蒸，肺受津润，消渴自止。若过用寒凉，恐内热未除，中寒又起。古法以<small>人参白虎汤</small>治上消，以<small>调胃承气汤</small>治中消者，非也。<small>必右寸滑数，热伤肺气，乃可人参白虎汤。必右关数实，湿热内蕴，乃可调胃承气汤</small>。又经云：二阳之病发心脾，有不得隐曲，其传为风消。谓忧伤心，思伤脾，郁结不遂，则营液暗耗，胃大肠俱失通润，而肌肉风消也。<small>宜归脾汤送固本丸，或生脉散</small>。此亦阴消之类，今统论之。消症气分渴者，喜饮冷水，宜寒凉渗剂以清热。血分渴者，喜饮热茶，宜甘温峻剂以和阴。须细诊脉之上下左右滑数沉细，以定其有余不足而审治之。如上消气分燥渴者，<small>黄芩汤</small>。血分燥热者，<small>易简地黄饮之</small>。气血燥热者，<small>竹叶黄芪汤</small>。肺火消渴，咽干便秘者，<small>生津饮</small>。心火消渴，小水赤涩者，<small>清心莲子饮</small>。心火上炎，肾水不济，气血日消者，<small>降心汤</small>。消渴夜甚者，<small>加减地黄丸</small>。消渴溺少身肿者，<small>紫苏汤</small>。消渴脉浮微热，小水不利者，<small>五苓散</small>。膈消胃满心烦者，麦门冬饮子。老人虚人消渴者，人参麦冬汤。通治上消，天花粉散。中消能食而瘦，渴饮便秘溺数者，兰香饮子。食已如饥，胃热脉盛，面黄肌瘦，胸满胁胀者，七味白术散。胃火易饥，热在肌肉者，泻黄散。胃热干渴，水亏火炎者，玉女煎。心肺热渴者，丹溪藕汁膏。脾肺津干，不思饮食者，本事黄芪汤。通治中消，黄连猪肚丸。中消后，胃热传肾，消烁脂液，腿细足痿者，白茯苓丸。下消渴饮，溺如膏油者，治宜摄固，元菟丸、秘元煎。肾消虚涩者，通摄兼施，双补丸。肾消淋浊有火者，补而兼泻，六味丸加知、柏，或大补地黄丸。淋浊无火者，补而兼摄，下左归饮，或大补元煎。火衰不能化气，气虚不能化液者，益火之源，加减肾气丸，或八味丸、右归饮。无火而滑，小溲无度者，益阳固阴，鹿茸丸。肾消强中，茎长而坚，精自出者，此孤阳外张，阴不内守，难治。由好色纵淫，或饵丹石，阳起石、钟乳粉之类。《直指》曰：服五石者，真气既尽，石性独留，阳道兴举，不交精泄，名曰强中，不可治。其饮食如汤沃雪，久则阳强精脱，石子荠苨汤。通治下消，加减八味丸。三消久，小水不臭反甜者，此脾气下脱，症最重。七味白术散。若溺后，溺面浮脂者，此膏液下流，肾不约制。白术散、肾气丸。外有脾热口甜，为消瘅。经谓数食肥甘，其气上溢，转为消渴，经用兰草汤效。肥令人内热，甘令人中满，治之以兰，除陈气也。此膏粱酿热涸津，即消中之渐，宜地黄饮子、玉泉丸。有食㑊，㑊，易也。饮食移易而过，不生肌肉也。经谓大肠移热于胃，善食而瘦，胃移热于胆，皆名食㑊，治同中消。有酒渴，由嗜酒积热烦渴，专嗜冷物，乌梅木瓜汤。有虫渴，脏腑生虫，耗津液而成消渴，苦楝子汤。其有渴饮一二口即厌，少顷复渴，但不若消渴者之无厌，此中气虚寒，寒水上泛，逼其浮游之火于喉舌间，故上焦欲得水救，水到中焦，以水遇水，即厌也。如面赤烦躁，宜理中汤送八味丸。凡渴而不能食者，末传。中满，鼓胀，能食而渴者，必发脑疽、背痈、皆不治。此又消渴之传变，所必防者。《本事》曰：消渴全因坎水衰少，肾阳不升。肺为华盖，譬板覆釜，暖气上腾，则板能润。若肾气能蒸化，则饮食精液上升，自免干渴，宜八味丸。

徐忠可曰：消因肾虚，或因二阳结，或为厥阴病。其能食而渴者，宜重二阳论治。其饥不欲食，气撞心者，宜重厥阴论治。仲景《伤寒论》，厥阴之为病，消渴，气上撞心，饥而不欲食，皆由厥阴风郁火燔也。其饮一溲二者，宜重肾虚论治，此临症时所宜细辨也。

缪仲淳曰：三消渴疾，以鲇鱼涎，和黄连末为丸，每五七丸，乌梅汤下，日三服效。以白芍、甘草等分为末，每一钱水煎，日三服。有患消渴九年，服药止而复作，得是方服之，七日顿愈。不可以其平易而忽之。以栝蒌根即天花粉、黄连各三两为末，蜜丸，每三十丸，麦冬汤下，日二服。其饮水无度，小便数者，用田螺五升，水一斗，浸一夜，渴即饮之，每日一换水及螺，或煮食饮汁亦妙。饮水无度，小便赤涩者，用秋麻子仁一升，水三升，煮三四沸、饮不过五升瘥。肾消饮水，溺如膏油者，用茴香、苦楝子等分炒，研末，食前酒服二钱。消渴下元虚者，用牛膝末酒蒸五两，生地汁五升浸，日晒夜浸，汁尽为度，蜜丸，酒下三十丸。久服津液自生。胃虚消渴者，羊肚煮烂，空腹食之。消渴烦乱者，干冬瓜瓤一两，水煎服。消渴羸瘦，小便不禁者，兔骨和大麦苗煮汁，服极效。消中易饥者，用苁蓉、山萸、五味、蜜丸，每盐、酒下三十丸。三消骨蒸者，以冬瓜自然汁、浸晒黄连末七次，又以冬瓜汁和丸，每三四十丸，大麦汤下，寻常口渴，一服效。

## 三消脉候

消渴脉实大，病久可治。脉悬小坚，病久不可治。《内经》 趺阳脉数，胃中有热，即消谷引饮，大便必坚，小便即数。仲景 消渴脉当紧实而数，反沉涩而微者死。心脉滑为渴，滑者阳气胜也。心脉微小为消瘅，凡消症脉数大者生，沉小者死。《脉经》 真阴耗竭，肾气不升，肺脏枯燥，寸口数盛，为上消。竭力房室，服食剽悍，火土太强，恣情肥美，气口动滑为中消。虚阳不守，封藏不固，右尺数大，为下消。《张氏医通》 消瘅诊论，宜参玩。

## 附方

[肾虚]六味丸　八味丸　俱见一卷中风。

[上消]人参白虎汤　白虎汤见一卷中风，加人参。

[中消]调胃承气汤　见二卷汗。

[补脾]归脾汤　见二卷劳瘵。

[肺虚]人参固本丸　见一卷中风。

[肺虚]生脉散　参　麦　五味

[气燥]黄芩汤　芩　栀　桔　麦　归　芍　参　地　花粉　葛根各一两　乌梅一个

[血燥]地黄饮子　见一卷中风。

[气血燥]黄芪竹叶汤　参　芪　归　芍　地　麦　芎　芩　草　石膏各一钱　竹叶二钱

[肺火]生津饮　二冬　二地　归　味　蒌　草　麻仁　花粉各一钱

[心火]清心莲子饮　见一卷火症。

[心肺]降心汤　花粉二钱　参　芪　归　地　味　草　芩　远志各一钱　枣二枚

[滋阴]加减地黄丸　熟地　山药　山萸　丹皮　五味　百药煎

[身肿]紫苏汤　紫苏　桑皮　赤茯各一钱　郁李仁二钱　羚羊角七分半　槟榔七分　肉桂　木香　独活　枳壳各五分

[利溺]五苓散　见一卷温。

[膈消]麦门冬饮　麦冬二钱　知母　花粉　人参　五味　葛根　茯神　生地　甘草各一钱　竹叶十张

[虚渴]人参麦冬汤　参　苓　麦　味　草　杞子

[上消]天花粉散　花粉　生地　麦冬　干葛各二钱　五味　甘草各一钱　粳米百粒

[中消]兰香饮子　石膏三钱　知母钱半　甘草　防风各一钱　人参

兰香叶　连翘　蔻仁　桔梗　升麻各五分　半夏二分　姜汤下。

[气虚]**七味白术散**　参　术　苓　草　藿香各五分　干葛一钱　木香五分

[胃火]**泻黄散**　见一卷火。

[胃热]**玉女煎**　见一卷温。

[心肺]**藕汁膏**　人乳　生地汁　藕汁各一大盏　先熬为膏，加黄连五钱　花粉一两　研末同熬，再加　姜汁　白蜜为膏，嚼化。

[脾肺]**黄芪汤**　芪　地　芍　麦冬　五味各三两　参　草　天冬三钱　茯苓一两　每服三钱，加乌梅、姜、枣。

[通治]**黄连猪肚丸**　黄连　梁米　花粉　茯神各四两　知母　麦冬各二两　为末，以猪肚一个洗净，入药缝口，煮烂杵细，蜜丸，人参汤下。

[痿弱]**白茯苓丸**　茯苓　黄连　花粉　草薢　熟地　覆盆子　人参　元参各一两　石斛　蛇床子各七钱半　鸡内金炒三十个　蜜丸磁石汤下。

[下消]**元菟丸**　菟丝子酒浸，研，焙干，十两　五味子酒浸，研，焙干，七两　茯苓　莲肉各三两　山药六两　共研，将所浸酒打糊为丸，空心米饮下。

[摄精]**秘元煎**　远志　山药　芡实　枣仁各炒　金樱子各二钱　白术　茯苓各钱半　炙草　人参各一钱　五味十四粒　水煎。

[通摄]**双补丸**　鹿角胶　人参　茯苓　苡仁　熟地　苁蓉　当归　石斛　黄芪　木瓜　五味子　菟丝子　覆盆子各一两　沉香　泽泻各五分　麝香一钱

[补泻]**大补地黄丸**　见一卷燥。

[补摄]**左归饮**　见二卷虚损。

[补摄]**大补元煎**　见一卷中风。

[益大]**加减肾气丸**　熟地二两　丹皮　泽泻　茯苓　山药　山萸　五味　鹿茸各一两　肉桂　沉香各五钱　蜜丸，空心服。

[益火] **右归饮** 见二卷虚损。

[补固] **鹿茸丸** 麦冬二两 鹿茸 熟地 黄芪 五味 鸡内金 苁蓉 故纸 牛膝 山萸 人参各七钱五分 地骨 茯苓 元参各五钱 蜜丸。

[强中] **石子荠苨汤** 黑大豆一升，煮汁去渣入猪肾一个煮汁 入荠苨 石膏各三两 人参 茯苓 磁石 知母 葛根 黄芩 花粉 甘草各二两 分三服，水煎。

[下消] **加减八味丸** 八味减附子，加五味。

[消瘅] **玉泉丸** 花粉 葛根各一两五钱 人参 麦冬 乌梅草各一两 生芪 炙芪各五钱 蜜丸。

[酒渴] **乌梅木瓜汤** 乌梅 木瓜各二钱 麦芽 草果 甘草各一钱 姜五片

[虫渴] **苦楝子汤** 苦楝根皮一握，切焙 麝香少许 水煎。

[烦渴] **理中丸** 见一卷中风。

# 三消脉案

**何** 六旬外，脉数，消谷善饥，动则气喘。是脂液内涸，火亢烁金之候。经所谓壮火食气。固本丸加生白芍、炒知母，效。

**族女** 频食易饥，手足眴动，此消中症。经云：瘅成为消中。以初病胃热，消谷而瘦，煎熬日久，胃脂内消，水液不为宣布，下注直降，势必延为燥涸。局方甘露饮宜之。

**朱** 渴饮消水，日夜无度，自夏历冬，阅所服方，寒热互进，毫不一效。今饮一泄一，渴则饥嘈，明系肾阴竭于下，虚阳灼于上，脉转沉迟。沉为脏阴受病，迟则热极反有寒象也。思壮火销铄肾阴，肾液既涸，必饮水自救。症成下消，急滋化源，迟则难挽，仿易简地黄饮子加减，生地、熟地、人参、麦冬、石斛、花粉、阿胶、甘草，服之效。又令服六味丸加猪脊髓、龟胶、女贞子、杞子、五味、去泽泻、茯苓，得安。

【点评】消渴病的上、中、下消，合称三消。最早见于《太平圣惠方》："夫三痟者，一名痟渴，二名痟中，三名痟肾。"一般认为上消较轻、下消最严重，现代临床中消渴病之三消症状并不明显，一是疾病现在发现较早，加之现代人的体质与生活条件的改变，出现典型三消症状者少。中医治疗消渴多从肺、脾、肾三脏立论，补肺、健脾、益肾，随证治之。消渴的病机特点是阴虚燥热。阴虚为本，燥热为标。而治疗关键在于饮食控制，配合中药辨证论治，早期治疗，亦可治愈。若病程日久以至消肾，甚至出现多种并发症，则较为难治。中西医结合，正确使用胰岛素，当为比较有效治疗疾病的办法。

## 黄疸论治　谷疸 酒疸 女劳疸 黄汗 黄胖 脱力黄附

黄疸由脾胃湿热郁蒸，渐致身目如金，汗溺皆黄，经谓湿热相交，民病瘅也。丹溪云：此如盦曲酱相似，湿热久罨，其黄乃成。此发黄疸所由。《伤寒论》发热，但头汗出，小便不利，渴饮，瘀热在里，必发黄。又云：伤寒汗已，身目为黄，以寒湿在里，不解，非但湿热发黄，寒湿亦发黄也。湿热发阳黄，寒湿发阴黄，此发阳黄、阴黄所由。海藏云：凡病当汗不汗，当利小便不利，皆生黄。疸有五：黄疸、谷疸、酒疸、女劳疸、黄汗。身目悉黄，寒热体倦者，为黄疸。茵陈五苓散。食已如饥，头眩烦热身黄者，为谷疸。猪肚丸，实者茵陈蒿汤，或龙胆苦参丸。经云：食已如饥者，胃疸，即谷疸也。大醉当风入水，心中懊憹，不食欲呕，面黄赤斑者，为酒疸。葛花解醒汤，加茵陈。房劳小腹满急，额上黑，手足心热，薄暮发者，为女劳疸。加味四君子汤。经云：溺黄赤，安卧者黄疸。《正理论》谓得之女劳也。汗出染衣，色如柏汁，因身热汗出澡浴，水入毛孔而成者，为黄汗。黄芪汤。既分五疸，宜辨阴阳，阳黄多由瘀热，烦渴头汗，脉必滑数，阴黄多由寒湿，身冷汗出，脉必沉微。阳黄系胃腑湿热熏蒸，与胆液泄越，上侵肺则发而为黄，其色明如橘子，治在胃。<sub>茵陈蒿汤。</sub>阴黄系脾脏寒湿不运，与胆液浸淫，外渍肌肉，则发而为黄，其色晦如烟熏，治在脾。<sub>茵陈四逆汤。</sub>阴黄亦有体痛发热者，但身如熏黄，终不似阳黄明如橘子色也。海藏治阴黄，小便不利，烦躁而渴，<sub>茵陈茯苓汤。</sub>发黄烦躁，喘呕不渴，<sub>茵陈陈皮汤。</sub>发黄四肢遍身冷，<sub>茵陈附子汤。</sub>发黄肢体逆冷，腰自汗，<sub>茵陈四逆汤。</sub>冷汗不止，<sub>茵陈姜附汤。</sub>发黄服姜附诸药未已，脉尚迟者，<sub>茵陈茱萸汤。</sub>伤冷中寒，脉弱气虚，<sub>理中汤加茵陈。</sub>挟表脉浮，<sub>桂枝加黄芪汤。</sub>往来寒热，<sub>小柴胡汤加栀子。</sub>胸满呕吐，<sub>小半夏汤。</sub>小便利而色白者，仲景作虚劳治。<sub>小建中汤。</sub>一种虚黄，口淡怔忡，耳鸣足软，神疲无力，<sub>人参养营汤。</sub>缪仲淳曰：因劳发黄，用秦艽五钱，酒浸绞汁，空心服，或利便止，屡用效。有风黄，其人肥，风不外泄，身不黄，独目黄者，<sub>青龙散。</sub>有瘀血发黄，身热，小便自利，大便反黑，脉芤涩，当下尽黑物，<sub>桃仁承气汤。</sub>有疫疠发黄，杀人最急，<sub>茵陈泻黄汤、济生茵陈汤。缪仲淳曰：时行黄疸，用小麦汤。</sub>别有黑疸，因女劳伤肾，额色黑，膀胱急，腹胀如水，便黑多溏，<sub>硝矾散。</sub>酒疸下之，久亦成黑疸，目青面黑，心中如啖蒜虀状，大便正黑，<sub>沈氏俱用黑疸汤。</sub>若黄变肿胀，必疏导腑中湿热。<sub>茯苓渗湿汤去芩、连、艽、葛，加薏仁、大腹皮、鸡内金。</sub>若络脉瘀热发黄，<sub>金铃子散，加分消药。</sub>疸久不愈则补脾，<sub>参术健脾丸，色疸久，加黄芪、扁豆子。</sub>总之，黄而不渴易治，渴者难治。初起宜汗，有食宜消，溺少宜利，小水利，黄自退。<sub>通用化疸汤、当归白术汤。</sub>久而虚，脉症宜温补者，<sub>养营汤、四君子汤、肾气丸。</sub>酒疸多蕴热，先用清中，<sub>茵陈泻黄汤。</sub>加分利，<sub>加减五苓散。</sub>后必顾其脾阳，<sub>香砂六君子汤加枳椇子。</sub>女劳有秽浊，始用解毒，<sub>黑疸汤。</sub>继滑窍，<sub>二石散。</sub>终当峻补肾阴，<sub>六味汤。</sub>外有黄胖症，与黄疸异。黄疸目黄，身不肿，黄胖多肿，其色黄中带白，目如故，疲倦少神，病源虽同属脾，然黄疸由湿热郁蒸而成，黄胖则湿热未甚，多虫与食积所致，必吐黄水，毛发皆直，或嗜食生米茶叶土炭，<sub>宜四宝丹。</sub>有食积则消导，<sub>保和丸加红曲。</sub>或健脾去湿药中，<sub>加针砂重镇可效。</sub>

盖疸属暴病，故仲景以十八日为期。黄胖为宿病，有久而不愈者。《正传》曰：绿矾丸、褪金丸，二方治黄胖病最捷。又劳力受伤，亦成黄胖，能食易饥，疲倦无力，沈氏双砂丸。俗名脱力黄，此又在虫食黄病之外者。参《沈氏尊生书》。

## 黄疸脉候

五疸实热，脉必洪数，其或微涩，悉属虚弱。《直指》曰：疸脉缓大者顺，弦急而坚者逆。脉小溲利不渴者生，脉洪泄利而渴者死。疸毒入腹，喘满者死，寸口近掌处无脉，口鼻冷者死。

## 附方

[黄疸]茵陈五苓散　茵陈　苍术　泽泻　猪苓　茯苓　官桂　车前　柴胡　木通　酒疸加葛根、灯心。

[谷疸]猪肚丸　白术　苦参　牡蛎　入猪肚，煮烂捣丸。

[阳黄]茵陈蒿汤　茵陈　山栀　大黄

[谷疸]龙胆苦参丸　胆草一两　苦参三两　牛胆汁丸。食前大麦芽煎汤下二钱，日三服。女劳加栀子二十枚。

[酒疸]葛花解酲汤　见一卷湿。

[女劳]加味四君子汤　参　苓　术　草　加黄芪　白芍　扁豆　姜　枣。

[黄汗]黄芪汤　黄芪　赤芍　茵陈　石膏　麦冬　豆豉　甘草　竹叶　生姜

[阴黄]茵陈四逆汤　附　姜　草　加茵陈。

[阴黄]茵陈茯苓汤　茵陈　茯苓　猪苓　滑石　官桂

[阴黄]茵陈陈皮汤　茵陈　陈皮　白术　半夏　苓　生姜

[阴厥]茵陈附子汤　茵陈　附子　甘草

[阴黄]茵陈姜附汤　即茵陈四逆汤。

[阴黄]茵陈茱萸汤　茵陈　茱萸　附子　干姜　木通　当归

[阴黄]理中汤　参　术　姜　草

[表汗]桂枝黄芪汤　桂　芍　草　姜　枣　加黄芪。

[寒热]小柴胡汤　见一卷温。

[呕吐]小半夏汤　夏　姜

[虚劳]小建中汤　见三卷衄血。

[虚黄]人参养营汤　见二卷劳瘵。

[风黄]青龙散　防风　荆芥　生地　首乌　威灵仙　每服一钱。

[瘀血]桃仁承气汤　见一卷疫。

[疫黄]小麦汤　小麦　竹叶　石膏　水煎。

[疫黄]茵陈泻黄散　茵陈　葛根　黄连　山栀　白术　赤苓
白芍　木通　人参　木香　姜　枣

[疫黄]济生茵陈汤　茵陈四钱　大黄二钱　山栀一钱　即茵陈蒿
汤，而分两不同。

[黑疸]硝矾散　硝石　矾石烧枯　等分研末，大麦汁服方寸匕。
此方散郁热，解肾毒，出仲景。

[泄毒]沈氏黑疸方　茵陈四两，捣汁　花粉一斤，捣汁　和服，黄水
自小便下，此沈金鳌制以泄疸毒。

[诸疸]茯苓渗湿汤　茵陈　茯苓　猪苓　泽泻　白术　苍术
陈皮　黄连　山栀　秦艽　防风　葛根

[络瘀]金铃子散　见三卷郁。

[久疸]参术健脾丸　见三卷肿胀。

[通治]化疸汤　茵陈　苍术　茯苓　猪苓　木通　山栀　薏仁
泽泻　酒疸加葛根，女劳加当归、红花。

[通治]当归白术汤　归　术　苓　夏　芩　枳　草　茵陈　枣
仁　前胡

[温补]肾气丸　见二卷虚损。

[渗湿]**加减五苓散**　五苓散加茵陈，减肉桂，见一卷温。

[脾阳]**香砂六君子丸**　见三卷呕吐。

[女劳]**二石散**　滑石　石膏　等分为末，大麦汁服。

[补阴]**六味丸**　见一卷中风。

[黄胖]**四宝丹**　使君子肉二两　槟榔　南星各一两　蜜丸。吃生米加麦芽，吃茶叶加细茶，吃土加垩土，吃炭加黑炭，沙糖水送下。

[食滞]**保和丸**　见二卷痰饮。

[黄胖]**绿矾丸**　绿矾炒白　五倍子炒黑　神曲炒黄　针砂醋淬　姜汁煮枣肉为丸，酒下。

[黄胖]**褪金丸**　针砂　香附各六两　白术　苍术各二两五钱　陈皮　神曲　麦芽各一两五钱　厚朴　甘草各一两　面糊丸，米汤下。

[脱力]**沈氏双砂丸**　针砂四两，炒红醋淬　砂仁一两，生研　香附便制，五钱　皂矾面包煅红，一两　大麦粉三升　木香生研，一两　元枣一斤，煮肉为丸。


## 黄疸脉案

**许**　伤精发黄，头眩面浮，腰膝乏力，足心如烙，脉洪大而虚。用薛氏六味丸，君茯苓，去泽泻，加生地、牛膝酒蒸熟、莲子、薏仁，汤丸兼服，饭后用甘菊炒、黑山栀、嫩桑叶、钩藤泡汤，服数月而痊。

**贡**　劳伤元气，发黄，食减气少，目黄面晦。仿仲景法，以黄建中汤去桂、参，入参苓白术散治之，效。后服莲子、薏米、红枣等调理，此专调补脾元，不与诸疸例治，若一例茵陈，栀子涤除湿热，恐变成胀满矣。

**石**　阳黄乃从热化，瘀热在里，蒸动胆液，泄而为黄，明如橘子，今目黄面色亮，头眩，胸痞不渴，肢倦少力，手足心热，大肠结，遇劳则甚，脉右大左虚濡。虽系湿甚生热，然平人脉大为劳，且疸久不愈，乃劳力伤气之候。用补中参渗湿法，潞参、茯苓、薏米、于术各钱半、鸡内金、茵陈、针砂各二钱、山栀、甘菊、丹皮各一钱、炙草五分。数服眩痞除，食颇加，去甘菊、山栀，加黄芪、白芍俱炒，二钱、莲子炒，十粒。又数服，黄渐退。

某　长夏暑湿外蒸，水谷内蕴，脾阳失运，头眩欲呕，面如熏黄，食入作胀，午后烦而溺赤，脉濡，左略大。先宜分清法，羚羊角、山栀、茵陈、赤茯、薏仁、制半夏、砂仁壳、滑石、石斛、车前子、灯心，三服诸症已减。改为厚朴姜制、枳壳炒、陈皮、大腹皮、薄荷、茵陈，二服胀除，黄未退，欲速。更医，用沉香、焦术等燥品，忽发颧疽，又用犀角、黄连，午前后潮热，用生地、知母，黄势更剧，面晦黑，寒热额汗，腹满呕泻，舌苔腻白，膈有黏涎。复商治，予谓此湿胜也。湿壅则生热，治宜渗湿。用四苓散加半夏曲、橘白、薏仁、煨姜，午前服泻减，呕沫犹是，暑湿交蒸，浊涎失降，脉见濡数，亦热从湿化象也。更用胃苓汤去白术，加制半夏、生薏仁、煨姜，其苍术生用锅巴汤煎，呕止泻少，惟烦热之起伏，随太阳之升沉，午未特甚，则湿去而热留也。因用黄芩、丹皮、山栀、赤苓、地骨皮、栝蒌根汁，加六一散一钱冲服。泻热悉止，惟神倦嗜卧，卧觉口燥，津不上朝于肺。用参、麦入加味逍遥散内，扶元生津，兼散郁蒸，脉息乃平，惟左关较大。仿《石室秘录》，用白术五钱、茯苓三钱、薏仁一两、龙胆草、山栀、茵陈各一钱、潞参、黄芪各二钱，燥脾湿，培真元，佐泻火，后仍欲速效，误服前医滋阴之剂，遂成不治。

薛　脾虚伤湿，病发阴黄，数年面浮足肿，头眩唇白，便后血，与调补药稍愈。近便血虽止，溏而不爽，小水短数，腹大而硬，身热体倦，脉细小濡数。与补中升提佐以淡渗，腿足肿退，脉较有神。继与潞参、生术、赤苓、丹皮、黑山栀、茵陈、牡蛎、升麻。大便爽，热较轻，中脘偶痛。去丹、栀、升、术，加木香、陈皮、白芍，痛除。改用肾气汤去山萸、泽泻、附子，加炮姜，腹渐软，后因不慎于口，竟以胀终。

耿　久疸神疲，头眩面浮，不时热渴，脉虚大阳浮不敛。宜摄阴和阳。牡蛎、白芍、五味、洋参、熟地、麦冬、石斛、稽豆皮，数服效。

**钱** 黄疸伤食，腹胀溺黄，用健脾分消之品，加入茵陈汤，腹胀如故，拟阳明胃腑瘀热郁蒸。用禹余粮醋煅，七次、生地、松萝茶各四两、绿矾煅，一两、枣肉煨，研捣为丸。服愈。

**唐** 童年面黄，能食目眩，发热不时，由湿甚生热，热蒸变黄，胃热谷消，此为谷疸。宜猪肚丸。入秋，食后胀眩便溏，脉虚小，热与湿搏，由太阴不运，少阳化风。主理脾阳，佐以熄风。生白术、潞参、陈皮、薏仁、鸡内金、半夏曲俱炒、茵陈、赤苓、甘菊炒、天麻煨，服愈。

【点评】黄疸为脾胃湿热所致，以目黄、身黄、小便黄为特征。按病性分有阳黄、阴黄、急黄；按病因分有谷疸、酒疸、女劳疸。急黄多为热毒炽盛，有神昏、动血之虞，书中称为"疫疬发黄，杀人最急。"相当于西医所谓重症肝炎之类，死亡率较高。黄汗、黄胖、脱力黄皆不属黄疸病。黄汗多为湿热蕴积；黄胖多为气血亏损，或为寄生虫所致；脱力黄为过劳损伤，又称脱力劳伤。

## 疟症论治

疟疾四时皆有，而多发于夏秋。以夏伤于暑，汗出腠开，当风浴水，受凄沧之水寒，及秋遇凉风束之，裹邪不能外越，则随经络以内薄，舍于脏腑募原之间。居半表半里。与日行之卫气相值，而疟作焉，当其邪正交争，并于阴，则中外皆寒。经所谓起于毫毛伸欠，寒栗鼓颔，腰脊俱痛也。并于阳，则外内皆热。经所谓头痛如破，渴欲冷饮也。极则阴阳俱衰，卫气相离，故病得休，卫气集，则复作。经云：卫气日行于阳，夜行于阴，疟邪得阳而外出，得阴而内搏，是以日作。邪气之舍深，内搏于阴，阳气独发，阴邪内着，阴与阳争，不得出，故间日作。邪气内搏五脏，横连募原，其道远，其气深，其行迟，不能与卫气俱出，故间日乃作。其间二日者，邪气与卫气客于六腑，有时相失，必休数日乃作也。**浅者邪发三阳，随卫气以出，则日一作。深者邪舍三阴，不能随卫气并出，或间日间二三日而作。病深者作愈迟。**以疟邪有在经在腑在脏之别也。《己任编》云：脏腑相接处，有虚界之募原。而虚界中，复有刚柔筋脉。其为某脏腑之筋，即为某脏腑之病，究之脏腑疟病，皆募原伏邪之气所迁移，间日间二三日，募原有远近耳。**故邪传阳分，则作日早，邪陷阴分，则作日晏。**经曰：邪客风府，循膂而下，与卫气一日夜会于风府，日下一节，故其作晏，其出风府，日下一节，二十五日下至骶骨。二十六日，入于脊内，注于伏膂，其气上行，九日出缺盆，其气日高，故作日乃益早。风府在项后，入发际一寸，项骨三节，脊骨二十一节，其二十四节下为尾骶骨。邪自风府日下一节故发晚，二十五日至骶骨，二十六日邪复自后而前，入脊内注伏膂，循脊上行，无关节之阻，故九日出缺盆，其气日高，自阴就阳，邪日退，故作渐早。**治者须从阴分提出阳分，作日早则易瘳。无汗欲使有汗，散邪为主而兼补。汗多欲令汗少，养正为主而兼散，尤必分经以论治。足太阳疟，腰痛头重，寒从背起，先寒后热，热止汗出，难已。**羌活黄芩汤加减。**足少阳疟，身体解㑊，见人心惕然，热多，汗出甚，**小柴胡汤加减。**足阳明疟，头痛渴饮，洒淅寒甚，久乃热，热去汗出，**竹叶石膏汤加减。**足太阴疟，不嗜食，寒多善呕，热甚则渴，**桂枝汤加减，参入建中汤。**足少阴疟，腰痛脊强，口渴呕吐，寒从下起，热多寒少，病难已。**桂枝人参白虎汤，后加鳖甲、牛膝。**足厥阴疟，腰痛少腹满，小便不利，数便，**先用三黄石膏汤，后用鳖甲牛膝汤加减。**此论六经疟也。若邪深伏，则为五脏疟。如肺疟令人心寒，寒甚热，善惊。**桂枝加芍药汤。**心疟令人烦心。欲得清水，反寒多，不甚热。**桂枝黄芩汤。**肝疟令人色苍，**面色青，**太息，状若死。**四逆汤。**脾疟令人寒，腹中痛，热则肠鸣，鸣已汗出。**小建中汤，橘皮散。**肾疟令人洒洒然，腰脊痛，大便难、手足寒。**归芍桂枝汤。**其在腑则胃疟，令人善饥而不能食，食而支满腹大。**二陈汤加枳壳、草果。**既辨六经脏腑，更审六淫所伤轻重。如风疟脉浮大，**春夏为多。**感风而得，恶风自汗头痛，风为阳邪，故先热后寒。**宜紫苏、川芎、白芷、姜皮等。**寒疟脉紧盛，**秋冬为多。**乘凉浴水，感寒而成，恶寒无汗，寒为阴邪，故先寒后热。**宜桂枝、生姜、厚朴、草果等。暑疟脉虚受暑，热炽烦冤，邪伤上焦肺气，发必寒轻热重，唇燥舌绛，渴喜冷饮。盛暑发者，白虎汤，虚加人参、麦冬。秋凉伏暑发者，杏仁、贝母、花粉、黄芩、半夏、知母、青蒿等。湿疟脉濡缓，面浮身痛，脘闷不饥，呕恶，邪阻中焦脾络，发必寒重肢冷，舌白苔腻，喜热饮，大便不爽，忽秘忽溏，为湿结气痹。宜半夏、厚朴、白蔻、草果、薏苡、滑石、茯苓、通草。或胃苓汤去桂、草。其湿热交蒸阻气，泄热渗湿，审其重轻，切忌柴葛劫津。宜杏、朴、芩、夏、橘红、生姜、竹茹、麦冬、栝蒌、枳壳。瘅疟但热不寒，由阴气先伤，阳气独发，壮热少气烦冤，手足热，欲呕，邪内藏于心，外舍肌肉，令人消烁肌肉。宜甘寒生津。生地、麦冬、知母、竹叶、丹皮、杏仁、贝母、花粉、梨汁、蔗浆。盛暑发者，白虎汤。温疟脉如平人，但热不寒，骨节烦疼，时呕。《金匮》用桂枝白虎汤。若温邪兼湿，宜半夏、杏仁、蔻仁、滑石，俱忌柴葛升举。牝疟多寒，《金匮》用蜀漆散。宜酌用二陈汤加姜、桂枝。牝疟邪伏于肾经气分。寒疟邪伏于胆经营分。若但寒不热，柴胡姜桂汤。痰疟素脾虚多痰，疟热又能蒸痰，胸闷欲呕。热痰君贝母，佐以竹茹、橘红、栝蒌霜、茯苓皮。寒痰君白术，佐以半夏、陈皮、姜汁、苏子。食疟饮食生冷不节，致寒热较重，饥不思食，满闷腹疼。养胃汤减参术。瘴疟岭南气炎，感受山岚涧溪之毒，乍寒乍热，迷闷发狂，须祛瘴涤痰。平胃散加减。疫疟因染时邪，寒热成疟，其症沿门合境。达原饮、五瘟丹、不换金正气散。鬼疟夜发，为邪入血分，宜升散营中之邪。内补建中汤加升、柴、生首乌。脾虚者，补中益气汤。劳疟病久延虚，羸气怯，因劳辄发，寒热模糊，最难调治。补中益气汤加牛膝、鳖甲、制首乌。疟母久病失调，邪入肝经，挟瘀血痰涎，胁下结块，宜疏通血络。用鳖甲、桃仁、蓬术、牡蛎，加金铃子、归须、延胡、桂枝、甲片，或鳖甲煎丸。虚人疟母，宜补剂兼疏散药。疟疾变痢，因暑湿迫注，失于解散，由经入腑，宜表里分消。用柴胡、半夏、黄芩、枳壳、陈皮、红曲、滑石、茯苓、炙甘草。连进大剂，以痢愈为度，疟亦止，此治诸疟之大概也。此外又有似疟非疟，同一恶寒发热，或寒热往来，最宜详辨脉症虚实，勿以阴阳内损之初症，误认疟邪，轻用表散。如小柴胡汤、祛疟饮之类。若脉症皆虚，即宜黄芪建中汤、补中益气汤，升、柴少用。血虚发热者，<sub>逍遥散</sub>。盖阳虚则恶寒，阴虚则发热。凡伤寒后，及大病后、产后劳怯等症，俱有寒热往来，或一日一二发，俱宜作虚治。以疟之寒热有定时，杂症之寒热无定时为辨。论中治法有未备者，参观后论。

## 疟疾脉候

疟脉自弦，弦数多热，弦迟多寒，弦而浮大可吐，弦短伤食，弦滑多痰。微则为虚，代散者死，迟缓者愈。《入门》曰：卫虚则先寒，营虚则先热。表邪多则寒多，里邪多则热多，表里相半，则寒热相等。

## 附方

[太阳]**羌活黄芩汤** 羌 芩 陈 草 前胡 猪苓 知母 口渴加麦冬、石膏。

[少阳]**小柴胡汤** 见一卷温症。口渴去半夏，加麦冬、石膏。

[阳明]**竹叶石膏汤** 见一卷伤风。痰多加橘红、贝母。

[太阴]**桂枝汤** 桂 芍 草 姜 枣

[太阴]**建中汤** 见二卷衄血。

[少阴]**白虎汤** 见一卷中风。加人参，名人参白虎汤。加桂枝，名桂枝白虎汤。

[厥阴]**三黄石膏汤** 见一卷疫。

[厥阴]**鳖甲牛膝汤** 鳖甲 牛膝 当归 陈皮 柴胡 热甚加麦冬、石膏，口渴加花粉。

[肺疟]**桂枝加芍药汤** 桂 芍 草 姜 枣 倍芍药用。

[心疟]**桂枝黄芩汤** 即桂枝汤加黄芩。

[肝疟]**四逆汤** 附子 姜 草

[脾疟]**橘皮散** 橘红、姜汁浸者，焙干研末，枣汤下三钱。

[肾疟]**桂枝加归芍汤**　即桂枝汤加归、芍。

[胃疟]**二陈汤**　见一卷中风。

[风疟]**芎苏饮**　见二卷咳嗽。

[寒疟]**露姜煎**　生姜四两，捣汁露一宿，凡治疟汤剂露一宿者，取白露降则暑热除之意。

[暑疟]**白虎汤**　见一卷中风。

[湿疟]**柴平煎**　小柴胡汤合平胃散。

[湿疟]**胃苓汤**　见一卷中风。

[湿热]**白虎苍术汤**　见一卷中风。

[牝疟]**蜀漆散**　蜀漆　云母<sub>烧二昼夜</sub>　龙骨<sub>煅</sub>　研末水调。

[寒疟]**柴胡姜桂汤**　柴　姜　桂　芩　草　花粉　牡蛎

[食疟]**养胃汤**　参　术　陈　夏　苓　朴　砂　曲　丁香　木香　藿香　麦芽　草　莲子<sub>各七分</sub>　加姜。

[涤痰]**平胃散**　见一卷中风。

[疫疟]**达原饮**　见一卷疫。

[疫疟]**五瘟丹**　芩　连　柏　草　香附　紫苏　用大黄熬膏为丸，辰砂、雄黄为衣。

[疫疟]**不换金正气散**　平胃散加半夏、藿香。

[鬼疟]**内补建中汤**　黄芪建中汤加当归。

[补气]**补中益气汤**　见一卷中风。

[疟母]**鳖甲煎丸**　鳖甲灰<sub>酒浸煮汁，一两二钱</sub>　柴胡　白芍　丹皮　䗪虫　乌扇　鼠妇　蜣螂<sub>各四钱</sub>　桂枝　阿胶<sub>各三钱</sub>　黄芩　桃仁　干姜　大黄　半夏　人参　厚朴　蜂房　石韦　紫葳<sub>各二钱</sub>　葶苈　瞿麦<sub>各一钱五分</sub>　赤硝<sub>一两</sub>　以鳖甲汁为丸。

[散邪]**祛疟饮**　柴　苏　槟　陈　楂　枳　草　二母　水煎，露一宿。

[散郁]**逍遥散**　见一卷火。

## 疟脉案

甲申予馆新洲，长夏感暑兼湿，疟间日发，寒热俱重，涎沫甚多。用平胃散加柴胡、制半夏、神曲、赤苓，二服愈。又乙酉感风成疟。经曰：风淫于内，治以辛凉，用芎苏饮去干葛、木香，加薄荷、姜皮。一服愈。

**胡** 伏暑发寒热如疟，头晕脘痞，此暑邪挟湿，阻遏气分，故汗止在胸前，宜辛凉解散。用栀豉汤加杏仁、枳壳、黄芩、半夏、栝蒌、滑石。数服而平。

**族妇** 暑症转疟，寒微热甚，汗多头眩便硬。用竹叶石膏汤去参加知母，服愈。

**毛** 热症未愈，复因邪滞，恶寒怯风，胸满腹胀，午前寒热如疟，至夜乃汗，右关尺浮滑，症兼表里，治宜经腑疏解。用柴胡、半夏、薄荷、苏梗、陈皮、厚朴、赤苓、神曲、生姜。二服诸症退。去薄荷，加黄芩、砂仁壳、鸡内金炙。数服痊愈。

**侄** 寒疟吐泻，脉迟虚。用理中汤加半夏、茯苓、砂仁、神曲、姜汁。一服吐泻止，疟轻，诊脉虚而少力，此中气不足也。令与稀糜，用补中益气汤，神爽思食疟止。又服四君子汤加黄芪炙、砂仁，愈。

**李** 秋疟背寒肢厥，从卯时冷至酉方热，夜半无汗自退，不饥不食倦卧。仿陈远公解寒汤，潞参、於术、川附炙、川芎、柴胡、桂枝、草果煨研、姜、枣。煎服得汗而寒减，去川附，加半夏、谷芽、陈皮、当归。思食疟止。此症与丹溪所治少年足冷疟相似，但彼由接内，此系阳虚。

**王** 咳嗽痰多，右膊痛，疟间日发，脉浮缓，此为肺疟。得之浴后当风，经所谓夏伤于暑。汗大出，腠理开发，因遇夏气，凄沧之水寒，藏于腠理皮肤之中，秋伤于风，则病成也。肺主皮毛，故为肺疟。用柴胡汤合二陈，去黄芩，加防风、苏叶、桑皮、杏仁、姜、枣煎，数服愈。

**侄** 间日疟寒热俱重，头痛背寒，肢麻肋闷，呕恶痰多，由湿热阻遏气分。白蔻仁、厚朴各五分、广皮、枳壳各一钱、半夏、茯苓各二钱、青蒿八分、杏仁钱半、栝蒌、竹茹各钱二分、煨姜二钱，一服脘闷已展，呕恶亦除，痰降便通，湿热去，疟自止。杏仁、半夏各钱半、赤苓二钱、栝蒌、枳壳、橘红、甘菊各八分、蔻仁三分、竹茹一钱、嫩桑叶三钱，一剂疟止。前用温胆汤愈疟，尚不嗜食，大便难，脘中欠爽，病在左关不和。因之肠腑失降，用两和厥阴阳明。白芍、旋覆花、陈皮、半夏、栝蒌仁、牡蛎粉、杏仁、竹茹、枳实汁，再服悉平。

**族孙** 胎疟停滞。用寸金丹三钱，姜汤服，二次愈。

**本** 间日疟偏头痛连齿，夜烦不寐，症由胆火升越，震动心主，致神愦语错，必息胆络风火，疟邪自已。钩藤、鳖甲各二钱、山栀、丹皮、麦冬各一钱、黄芩、连翘各七分、半夏青盐炒，一钱半、夜交藤五钱，日二服，兼下牛黄清心丸，疟轻，改用乌梅二枚、赤苓、生首乌三钱、鳖甲二钱、牛膝、当归、丹皮各八分，一啜而止。

**梁氏** 粤产，地暖气泄，客居黄河以北，风土迥殊。今夏秋暑雨蒸淫，感症成疟，寒热烦满，微汗，以湿疟治。仿古柴平汤，用柴胡、黄芩、半夏、茯苓、枳壳、山栀、茅术生、厚朴、陈皮、姜、枣。二服汗透，寒热减，改用清暑退邪，前方去茅术、朴、枳，加青蒿、香薷、薄荷，再剂而愈。

**某** 疟间日发，寒重热轻，汗多神倦，发时头不痛，口不渴，但凛寒拘急，肢冷髀酸。老人气虚有痰，此非暑非风，乃虚邪入络，名曰劳疟。先时勿食，汗后服保元汤扶正以逐络邪。参、芪、术、草、归、陈、鳖甲炙、柴胡、半夏、威灵仙、姜煎，一啜遂止。

【点评】疟疾是由疟蚊传播的一种传染性疾病，有间日疟、三日疟、恶性疟和卵形疟四种。中医认为疟疾是感受疟邪，邪伏募原或少阳，与正气强弱、饮食起居有关。本篇先以六经辨治，继从脏腑辨治，再从病因辨治，又有疫疟、鬼疟、劳疟、疟母等。辨治详细，方药齐全。值得一提的是，根据《肘后备急方》治疟传统经验研制的青蒿素，治疗恶性疟疾，取得了非常好的疗效。

# 阴疟论治

前论疟邪伏于募原，浅者客三阳经，深者入三阴经。夫脏腑之经，各有界络。<sub>邪在某经，即某经疟。</sub>因邪有浅深，舍有远近，行有迟速，故卫气相值，有日发，间一日二日而发之殊。间一日发，与日发者治法同，病亦易愈。惟间二日为难治，以伏邪深入三阴，故名阴疟也。足太阴脾，足少阴肾，足厥阴肝，其经深远。三阳疟多发在夏至后，处暑前。三阴疟多发在处暑后，冬至前。发愈晚者去亦迟，以气令收肃故也。其发时亦不定，有前间一日，忽间二日发者，有前间二日，忽一日夜两发者，有连发二日，中间一日者，有间三日发不爽者，或不忌口，不节劳，伏邪旁溢界络，皆能致之，否则发期错乱，乃将愈之兆矣。阴疟主治之法，惟和营调卫兼疏邪，勿期速效用劫剂，如常山饮、七宝饮。每见用常山、巴霜劫痰得效者，面色熏黑，留邪在里，后多变成痨热鼓胀不治，良可恨悼，因前论治法未尽，而申之。凡通治诸疟，初起宜散邪，露姜煎。往来寒热，小柴胡汤。寒多者，小柴胡汤加桂枝。寒少热多，清脾饮。湿盛，平胃散。痰多，二陈汤、二妙丸。湿盛呕泻，平胃散合四苓散，加砂仁、半夏。湿热俱盛，清中驱疟饮。暑热兼湿，香薷饮加黄芩、半夏、赤苓、滑石。伏暑秋疟，黄芩、知母、花粉、栝蒌、枳壳、竹茹。热疟心下痞结，半夏泻心汤、小陷胸汤加减。此诸疟通治法。若阴疟邪深，本不在表，三五发后，乘元气未衰，用陈香橼大者全个，挖小盖，入水飞雄黄五钱，纳盖，铜丝扎好，炭火煅，煅时烟出，勿令雄黄走出，存性研末。病者隔夜勿食，明晨开水下，以箸探喉，吐尽胶痰。再服再吐，半日，饮粥汤吐止。顽痰既去，随服补剂，归脾汤加减，效。如未止，寒热必轻，截疟饮立效。勿用常山等。延久必虚，专养正却邪，补中益气汤加半夏。如未止，热重于寒，用丹皮、鳖甲、白芍、当归、何首乌。寒热夜甚，何首乌散加归身。发时渐晏，大剂补中汤内升麻、柴胡少用。寒从背起，阳虚汗泄，人参、黄芪、桂枝、炙草、茯神、大枣、鹿胶、牡蛎。热盛伤阴，遗精便血，固本丸加白芍、首乌、阿胶。营卫两虚，人参养营汤，或何人饮。脾阳虚，食不化，六君子汤、四兽饮，俱加砂仁、神曲、谷芽，甚者理中汤。脾阴阳俱虚，归芍六君子汤加首乌。胃阴虚，不饥不食，人参、玉竹、麦冬、白芍、石斛、薏苡、乌梅、半夏。脾胃两虚，肢寒泄泻，附子理中汤、参苓白术散。邪入厥阴，呕沫腹痛，蛔动肢厥，半夏泻心汤去参、草、大枣，加牡蛎、白芍、厚朴、乌梅。久疟肾阴虚，面赤口渴，六味汤加五味、白芍、肉桂。肾水火俱虚，疟久成痨。养营汤吞八味丸。虚人疟母，不治成胀，四兽饮加鳖甲、当归尾、桂心。元气犹壮，癖积左胁下，鳖甲饮子。不应，何膝煎。疟久邪结血络，左胁胀痞，连及少腹，治宜通络，守补无效。桃仁、丹皮、鳖甲、归尾、桂心、甲片、延胡。通其血络，痞胀乃除，再用补剂，自获痊愈。

《己任编》曰：凡疟将发时，与正发之际，勿施治，治亦无效。必待阴阳升极而退，此邪留所客之地，乃可服药治之。且当未发前二三时，迎而夺之。

凡小儿胎疟，不能服药，用黄丹五钱、生明矾三钱、胡椒二钱五分、麝香少许。共研末，以好醋调敷手心，男左女右，以绢包手掌，药发自汗而愈。

凡小儿未进谷食者，患疟久不止。用冰糖浓煎汤喂之，最验。出徐忠可《金匮》注。

## 附方

[劫痰]**常山饮** 常山酒浸，炒，二钱 草果 槟榔 知母各一钱 贝母钱半 甲片一钱 乌梅二个

[劫湿]**七宝饮** 常山 草果 槟 朴 青 陈 草 水酒煎，露。

[散寒]**露姜煎** 见本卷疟。

[寒热]**小柴胡汤** 见一卷温。

[热多]清脾饮　朴　术　苓　夏　青　草　柴胡　草果　黄芩　姜

[湿盛]平胃散　见一卷中风。

[痰多]二陈汤　见一卷中风。

[消痰]二妙丸　橘红　半夏　神曲和丸。

[渗湿]四苓散　五苓去桂，见一卷温。

[湿热]清中驱疟饮　柴　芩　枳　朴　青　陈　术　夏　山楂　草果　姜

[暑疟]香薷饮　见一卷中风。

[痞热]半夏泻心汤　见一卷温。

[结热]小陷胸汤　黄连　半夏　蒌仁

[补脾]归脾汤　见二卷劳瘵。

[截邪]截疟饮　黄芪二钱　参　术　苓各钱半　砂仁　草果　橘红各一钱　五味三分　甘草六分　乌梅三个　姜三片　枣二枚

[养正]补中益气汤　见一卷中风。

[夜热]何首乌散　生何首乌五钱　青陈　草各一钱　姜七片　大枣三枚　露一宿。

[阴阳]固本丸　见一卷中风。

[营卫]养营汤　见二卷劳瘵。

[营卫]何人饮　首乌　人参三钱　当归　陈皮各二钱　姜三片

[阳虚]六君子汤　见一卷中风。

[补截]四兽饮　六君子汤加　乌梅　草果　姜　枣

[阳虚]理中汤　见一卷中风。

[补脾]归芍六君子汤　六君子汤加归、芍。

[脾胃]参苓白术散　见三卷脾胃。

[吐蛔]乌梅丸　见三卷呕吐。

[阴虚]六味汤　见一卷中风。

[阳虚]八味汤　见一卷中风。

[气癖]鳖甲饮子 鳖甲 术 槟 朴 芎 芍 陈 草 乌梅 草果 姜 枣

[血癖]何膝煎 首乌<sub>制二两</sub> 牛膝 鳖甲<sub>醋炙,各一两</sub> 当归<sub>五钱</sub> 橘红<sub>三钱</sub> 虚加人参,发日空心服。

## 阴疟脉案

**房弟** 阴疟寒热俱重,汗多不寐,气促,腹痛大便频,左脉微软,右关尺弦长,此脾虚肝乘而心阳不摄也。用法宜以温通甘缓,兼佐酸泄,理中汤加茯神、龙眼肉、草蔻、肉蔻、白芍。三服而神爽,痛泻止,寒热亦减。继用归脾汤丸加山药、莲子、何首乌等,渐瘳。

**毛** 三疟早用截剂,寒热无定,头汗冷,呃逆,沫吐青色,面惨黑,手足厥,脉沉数小。乃邪入厥阴,在里瘀浊上犯清道,治先通阳泄浊。用吴茱萸汤加丁香、干姜、制半夏、青皮、茯苓,浊逆已止。嗣用四逆汤,肢和,疟二日发,用四兽饮,寒热渐轻,接服八珍丸料加首乌、牛膝、砂仁、半夏、姜汁、煮枣肉为丸。病除。

**朱** 深秋疟发三阴,头眩,热甚不渴,溺痛,右脉较大。必系暑湿伏邪内蕴,昔人治疟无汗须令有汗,乃邪从外泄。今值霜降,气令收肃,虽用辛解,邪不得越,尚难稳许愈期。紫苏、半夏、青蒿、石斛、生薏仁、当归、鲜何首乌、知母,数服微汗,寒热减,右脉平,两关稍虚,治宜扶正兼去邪。六君子汤加鲜何首乌、炙鳖甲、当归、知母以清透营分,加姜、枣煎服,得痊。

**钱氏** 怀妊六月余,客岁阴疟未止,因食牛脯,腹满不饥,谷食亦胀,致寒热沉绵,盛暑怯寒,衣絮无汗。此卫阳大衰,腑失通降,正虚邪锢,须防胎损,治宜温卫通腑,忌用术守补。潞参、鹿胶、当归、茯苓、草果、煨姜、炒楂肉、半夏、陈皮。六服疟止。

**族某** 三日疟经年未止,处暑后燥气加临,日发寒热,食顷烦嘈干呕,色悴甚,渴眩痔痛。此燥热伤阴,胃液虚而阴火上乘下迫也。

仿甘露饮意。用生地黄炒、知母酒炒、麦冬、石斛、花粉、生白芍、阿胶水化，数服症退，用何人饮疟止。

朱　三阴疟发日晏，脘痞呕酸，乃半夏泻心汤症耳。犹服知母、乌梅、穿山甲等苦酸透络截剂，遂令寒热无汗，三日两发，舌有蟹爪纹，是脾脏寒水旁溢支络，别成窠臼，一增为两，求轻反重矣。宜六君子汤温脾以运湿，水湿去则寒热轻，不致邪伤肝肾，延成羸怯。潞参、於术、云苓、陈皮、半夏姜制、砂仁、草果、煨姜。数服已去其一，仍二日一发，又数服，发益早，即寒热亦微。以原方药制末，加牛膝炒，去草果，用姜汁和枣肉为丸，服愈。

房弟　三日疟初发，寒痰甚多。先令将陈香橼去蒂，纳明雄黄五钱，水飞研，炭火煅勿令烟泄，存性，共研细，空心开水下。卧片时，以箸探吐痰涎，再服再吐，能吐出胶痰更好。吐半日，饮粥汤吐止，病愈后，调补元气以杜复发。

李　患前症夜发。用何首乌散，后以劳力鼻衄，寒止热甚，治宜和阴透邪。乌梅肉二钱、白芍三钱、知母酒炒，钱半、鳖甲炙，三钱、生首乌四钱、生地黄二钱半、牛膝酒蒸，钱半，数服而止。此酸味可以和阴，阴药可以透邪。

秦　阴疟误药，寒热缠绵，无汗，面浮腹肿，眼色如金，肉黄便泻，脉左沉缓，右虚濡，水湿渍里溢肤，势成痞胀。用分消法。大腹皮、茵陈、制半夏、生薏仁、茯苓各二钱、苏梗、陈皮、谷芽各一钱、枳壳、砂仁各八分、厚朴五分、姜三钱、车前子五分，溺爽汗出，诸症俱退，去苏梗、枳、朴、加鸡内金炙三钱、於术炒一钱。仿利水实脾法得愈。

【点评】阴疟多为邪入三阴久治难愈之证，正虚是阴疟发病重要因素。现因卫生条件的改善，加之有效治疗，普通疟疾已较少见。治阴疟之患，贵在扶正祛邪，不宜峻药截疟，林氏特专设阴疟专论，以强调疟疾治疗中辨证论治的重要性。

# 霍乱论治

霍乱多发于夏秋之交，其症烦满腹痛，上吐下利，头痛身热，挥霍撩乱，甚则转筋入腹，四肢逆冷。良由起居冷热不调，饮食生冷失节，清浊相干，水谷不化。邪在上焦则吐，在下焦则利，在中焦则吐利交作，谓之湿霍乱。若胸腹绞痛，欲吐不吐，欲泻不泻，烦躁闷乱，俗名搅肠痧，即为干霍乱也。故经曰：清气在阴，浊气在阳，营气顺行，卫气逆行，清浊相干，乱于肠胃，则为霍乱。又曰：厥气上逆，则为霍乱。古今论治不一，大约因湿土为风木所克，又为炎暑蒸郁。故呕吐者，暑热之变。泄泻者，湿土之变。转筋者，风木之变。其间更多饮食停滞，气不升降而成。经曰：太阴所至，为中满霍乱吐下，土郁之发，民病呕吐霍乱注下，此言受湿霍乱。又曰：岁土不及，风乃大行，民病霍乱飧泄，此言风木克土为霍乱。又曰：热至则身热霍乱吐下，此言受热霍乱。论治霍乱者，刘河间主火热。孙真人主食积。丹溪以为外感内积，阳不升，阴不降，张子和主风湿暍三气，合而为邪。张景岳主寒邪伤脏。李士材兼主湿热风暑虚实，分别治。罗谦甫专主气不和，用地浆治。戴复庵随病之缘感，人之虚实而大旨重痰，故用苏合香丸通痞塞，次用藿香正气散吞来复丹，以控痰涎。初起阴阳搅乱，先服烧盐汤探吐之，以吐中即寓发散也。通用藿香散、回生散。若胀痛呕泻，察其邪甚于上，宜平胃散、神香散，或和胃饮。邪甚于下，宜五苓散、胃苓汤。无胀痛，但呕恶者，二陈汤合丁香散，加白蔻、砂仁。暑月感凉，霍乱吐利，胃苓汤加藿香、半夏。食后感寒，腹痛吐利，藿香正气散加神曲。伤生冷腹痛吐利，六和汤。伤暑身热，烦渴呕利，黄连香薷饮，轻者五物香薷饮。暑湿相搏，烦渴满闷，二香散。伤湿肢重，骨节烦痛，二术、二苓、厚朴、陈皮、泽泻，或除湿汤。若吐利转筋，为风木刑脾，平胃散加木瓜，或木瓜汤。转筋腹痛，木瓜建中汤。食滞腹痛，香砂枳术丸加神曲、谷芽。七情郁结，七气汤加乌药、木香、陈皮、枳壳。吐利不止，元气耗散，或口渴喜冷，或恶寒肢厥，或发热烦躁，欲去衣被，此并非热，乃阴盛格阳，不可误用寒凉。宜理中汤，甚则附子理中汤、四逆汤，加食盐少许，并冷服。暴泻如水，汗冷脉微，<sub>急用浆水散冷服</sub>。

[吐利] 夏月泄泻或呕吐，<sub>生姜汁调天水散</sub>。冒暑腹痛，呕泻转筋，<sub>木瓜、吴萸、食盐各半两，同炒煎汤，温服</sub>。吐利头痛，身热而渴，<sub>五苓散</sub>。吐利口干，烦渴引饮，<sub>麦门冬汤</sub>。吐利虚烦不眠，<sub>参胡三白汤</sub>。异乡初到，不伏水土吐利，<sub>加减正气散</sub>。

[干霍乱] 上不得吐，下不得泻，胸腹搅痛，乃土郁不能发泄，或宿食与寒气交搏而成。盖邪浅易得吐利，邪深则阴阳格拒，气道不通，不速治，多致暴死。急于委中穴刺出血，先用<sub>盐汤探吐，或热童便和烧盐少许，三饮三吐</sub>。宜提其气，但清气得升，则浊气可降而出，治宜温中破气散滞之剂。<sub>内用排气散加减，或神香散、七气汤。外以吴萸、青盐各两许，略研，炒热熨脐下</sub>。如小便不通，<sub>冬葵子汤</sub>。二便不通，<sub>厚朴汤</sub>。或已得吐泻，症势略定，<sub>宜二陈汤、藿香散</sub>。凡霍乱初定，不可急与粥汤，恐邪滞未尽复聚，且胃气逆，不能和降也。

[转筋]《千金方》曰：阳明属胃大肠，以养宗筋。吐泻津液暴亡，宗筋失养，轻者两脚转筋而已，重者遍体转筋入腹，手足逆冷，危甚风烛矣。仓猝间急以盐填脐中，炮艾不计壮数，虽已死，胸有暖气者立醒。急用木萸散：<sub>木瓜、食盐、吴萸各五钱，同炒。再加茴香、苏叶、甘草煎服</sub>。<sub>捣蒜涂两足心</sub>。虽昏危转筋入腹，亦效。

## 霍乱脉候

脉伏或微涩者霍乱。《医通》脉代者霍乱，代而乱者亦霍乱。《医鉴》气口脉滑，乃膈间有宿食，虽吐，当更以盐汤探吐，吐尽用和中药。脉浮洪可救，微迟不语气少，难治。《得效》脉微涩，或代散，或伏，或结促，不可便断为死，脉乱故也。《正传》转筋入腹，四肢逆冷，气欲绝，脉洪大，可治。脉微而舌卷囊缩，不治。《纲目》干霍乱吐泻不得，胸腹胀硬，面唇青黑，手足冷过腕膝，六脉伏绝，气喘急，舌短囊缩者死。《回春》

## 附方

[通治]藿香散　藿香　苍术　陈　朴　苓　夏

[通治]回生散　藿香　广皮各五钱

[胀呕]平胃散　术　朴　陈　草

[气逆]神香散　丁香　白蔻

[寒湿]和胃饮　姜　朴　陈　草

[利湿]五苓散　见一卷温。

[感凉]胃苓汤　见一卷中风。

[痰呕]二陈汤　陈　夏　苓　草

[调气]丁香散　丁香五分　藿香　枇杷叶各二钱　姜一片

[感寒]藿香正气散　见一卷中风。

[生冷]六和汤　见一卷暑。

[伤暑]黄连香薷饮　见一卷中风。

[伤暑]五物香薷饮　见一卷中风。

[暑湿]二香散　见一卷中风。

[伤湿]除湿汤　见一卷中风。

[转筋]木瓜汤　木瓜二钱　茴香六分　茱萸钱半　甘草三分　姜五片

[腹痛]木瓜建中汤　桂　芍各钱半　草一钱　饴糖二匙　姜　枣
加木瓜二钱半、柴胡一钱。

[食滞]香砂枳术丸　木香　砂仁　枳壳　白术

[情郁]七气汤　见二卷咳嗽。

[阴盛]理中汤　见一卷中风。

[厥冷]四逆汤　见一卷暑。

[脉微]浆水散　见一卷暑。

[泄湿]天水散　见一卷温。

[烦渴]麦门冬汤　麦冬二钱　陈　夏　术　苓各一钱　小麦半合

参　草<sub>各五分</sub>　乌梅<sub>一个</sub>　姜<sub>三片</sub>

　　**[虚烦]参胡三白汤**　人参<sub>五分</sub>　苓　术　归　芍　陈　麦　柴　栀　草<sub>各八分</sub>　五味<sub>三分</sub>　乌梅<sub>一个</sub>

　　**[散滞]排气饮**　见三卷积聚。

　　**[溺涩]冬葵子汤**　冬葵子　滑石　香薷<sub>各二两</sub>　木瓜<sub>一枚</sub>　每服五钱。

　　**[便秘]厚朴汤**　厚朴　枳壳　良姜　槟榔　朴硝<sub>各七钱五分</sub>　大黄<sub>二两</sub>　每服三钱。

　　**[脾虚]藿香安胃散**　藿香　人参　陈皮<sub>各一钱</sub>　丁香<sub>五分</sub>　姜<sub>十片</sub>


## 霍乱脉案

　　**胡氏**　秋间吐泻欲死，诊脉知为积寒感暑而发。用藿香、砂仁、半夏、焦神曲、茯苓、小茴香、陈皮、炙草、煨姜，煎服一剂愈。此症多由温凉不调，生冷失节，以致阴阳乖格，清浊相干，夏秋间为多也。

　　**门人某**　于道光辛巳暑夜吐泻，是年时疫大行，凡吐泻霍乱，见脚麻转筋囊缩者，立毙，城乡日以数十计。大率口鼻吸入秽邪，头晕胸闷，心腹猝痛，倾吐注泻，阳脱肢冷，目陷筋挛，身温汗油，顷刻昏厥矣。沿门阖境，病势一辙。用六和汤去扁豆、白术、杏仁，加薄荷梗、木香、煨姜，半日服二剂，遂定。后加意调摄得安。

　　**王**　腹痛吐泻，烦躁不安，腿足筋挛。症由长夏务农，水田烈日中，多受湿，脾阳不司运化，吐泻骤作，烦渴无寐。又下多伤阴，筋失荣养，故拘急而抽搐也。若厥逆躁扰者死。诊其脉虚而促，用生脉散加藿梗、茯苓、砂仁、陈皮、木瓜、当归、白芍，数服而平。

　　**王**　暑夜停食腹痛霍乱。用大和中饮，干姜改煨姜，一服止。

　　**李**<sub>婺源</sub>　暑月霍乱，泻利稀水，呕出宿腐，右脉微小，左更模糊，不但脾失转输，清浊相干，且察其神气索然，理防痉厥。急须主以温中，佐以分利。参六和四苓合方，半夏、砂仁、茯苓、茯神、猪苓、藿梗、潞参、炙草、煨姜、谷芽。一服吐泻止，再服小便利，随去猪苓，加白术，用锅巴汤煎，二服霍然以起，后误以冷饮，卒致不救。

【点评】霍乱是烈性传染病，起病迅速，预后不良。由于历史原因，霍乱是古代造成大量人员死亡的严重传染病，对于该病的治疗，虽有不同证型，关键在于及时补充体液，防止脱水衰竭，及时抢救是最有效办法。从林氏医案看，有治愈者，也有饮食不当而致不救者。当然，中医所论霍乱，也包括急性肠胃炎，吐泻较重者，对于具有传染性的烈性传染病之霍乱，最有效的方法在于卫生条件的改善，预防疾病的发生与传播。

## 泄泻论治

泄泻者，胃中水谷不分，并入大肠，多因脾湿不运，《内经》所谓湿多成五泄也。一曰飧泄，完谷不化，脉弦肠鸣，湿兼风也。平胃散加羌、独、升、柴。经云：春伤于风，夏生飧泄。二曰溏泄，肠垢污积，脉数溺涩，湿兼热也。清六丸、大分清饮，或胃苓汤加黄连。经云：暴迫下注，皆属于热。三曰鹜泄，大便澄清如鸭屎，脉迟溺白，湿兼寒也。治中汤、附子理中汤加肉豆蔻。经云：诸病水液，澄澈清冷，皆属于寒。四曰濡泄，身重肠鸣，所下多水，脉缓，腹不痛，湿自甚也。四苓散加苍术，胃苓汤加草果。经云：湿甚则濡泄。五曰滑泄，洞下不禁，脉微气脱，湿兼虚也。四柱六柱饮，或四君子汤加升、柴。经云：清气在下，则生飧泄。《难经》所云五泄，一曰胃泄，饮食不化，即风乘湿也。胃气汤。二曰脾泄，呕逆腹胀，即暑乘湿也。香薷饮、参桂苓甘露饮加姜。三曰大肠泄，肠鸣切痛，即燥乘湿也。五苓散。四曰小肠泄，便脓血，小腹痛，即火乘湿也。承气汤下之，再以黄连解毒汤加归、芍治之，次以芍药柏皮汤止之。五曰大瘕泄，里急后重，数至圊而不能便，茎中痛，即寒湿变为热泄也。<small>八正散加木香、槟榔，次用天水散。</small>此外有痰泄，痰泄脉滑类弦。积湿成痰，留于肺中，故大肠不固。<small>二陈汤加浮石、黄芩、神曲、姜汁、竹沥。或吴茱萸汤温服。探吐痰涎，泄自愈。</small>有食泄，食泄脉弦紧。腹痛则泄，泄后痛减。<small>治中汤加香、砂、枳、术、楂肉、陈皮、谷芽、麦芽。</small>伤酒泄，嗜酒伤湿，便青绿色，<small>葛花解酲汤。</small>有暑泄，暑泄脉虚。自汗面垢，暴泻如水。<small>蕾苓汤、桂苓甘露饮。</small>伏暑久泻，<small>玉龙丸。</small>有盛暑伤其外，阴冷伤其中，为内外交迫。<small>连理汤。</small>有肾泄，即五更泄，一名晨泄，由命火衰，肾虚不摄。<small>宜补骨脂、五味子、山萸、肉桂、山药、茯苓、小茴香、杜仲、菟丝。</small>有脾肾泄，由二经并虚，朝泄暮已，久而神悴肉削。<small>四神丸。</small>有饭后即便，亦由脾肾交虚，真火不能腐熟水谷，故食下即泄。<small>二神丸。</small>有滑泄久而不止，<small>固肠丸。</small>由气虚下陷者，<small>补中汤。</small>或大便滑泄，小便精出者，<small>万全丸。</small>若老人诸泄，不宜多用渗泄分利。以人生五十后，升气少，降气多，渗利太过是降而益降，未免重竭其阳，泻多则亡阴，谓亡其阴中之阳。宜升提阳气。<small>如升、柴、独、防，佐以术、附、补骨脂。</small>士材治泄九法：淡渗、升提、清凉、疏利、甘缓、酸收、燥脾、温肾、固涩。治泄者，当权其轻重缓急而用之。

凡泄皆兼湿，初宜分理中焦，渗利下焦，久则升举，必脱滑不禁，然后以涩药固之。

凡泄水腹不痛者，湿也，宜燥渗。完谷不化者，气虚也，宜温补。腹痛肠鸣，水泄一阵，痛一阵者，火也，宜清利。时泻时止，痰也，宜豁之。泻后痛减，食积也，宜消之。脾泄久宜涩，下陷宜升提。


## 论肾泄

肾中真阳虚而泄泻者，每于五更时，或天将明，即洞泄数次，此由丹田不暖，所以尾闾不固，或先肠鸣，或脐下痛，或经月不止，或暂愈复作，此为肾泄。盖肾为胃关，二便开闭，皆肾脏所主。今肾阳衰，则阴寒盛，故于五更后，阳气未复，即洞泄难忍。古方治肾泄，用椒附丸、五味子散。若欲阳生于阴，肾气充固，宜八味丸去丹皮，加补骨脂、菟丝子、五味子，用山药糊丸为妙。

## 泻与痢不同及先后传变

泻由水谷不分，病在中焦。痢以脂血伤败，病在下焦。在中焦者，分利脾胃之湿。在下焦者，调理肝肾之伤。若水泻久，则传变而痢脓血，是脾传肾，谓之贼邪，故难愈。若先痢后泻，是肾传脾，谓之微邪，故易瘳。

## 泄泻脉候

胃脉虚则泻，脉滑，按之虚，必下利。肾脉微小则洞泄，肺脉微甚则泄。泄泻脉洪大者逆，泄而脱血脉实者，难治。泄泻脉缓，时小结者生，浮大数者死。泻脉多沉，沉迟寒促，沉数火热，沉虚滑脱。暑湿缓弱，多在夏月。

## 附方

[除湿]平胃散　见一卷中风。

[飧泄]升阳除湿汤　见一卷湿。

[分消]清六丸　滑石　甘草　红曲

[热泄]大分清饮　茯苓　猪苓　泽泻　木通　山栀　枳壳　车前子各一钱

[湿泄]胃苓汤　见一卷中风。

[食泄]治中汤　见三卷饮食。

[寒泄]附子理中汤　见一卷中风。

[渗湿]四苓散　见一卷中风。

[虚泄]**四柱饮　六柱饮**　参　附　苓　木香名四柱饮，加肉果、诃子，名六柱饮。

[虚泄]**四君子汤**　见一卷中风。

[胃泄]**胃风汤**　参　术　苓　归　芍　肉桂　粟米

[脾泄]**香薷饮**　见一卷中风。

[暑泄]**桂苓甘露饮**　见一卷暑。

[小肠]**大小承气汤**　见一卷温。

[清火]**黄连解毒汤**　见一卷温。

[清热]**芍药柏皮汤**　芍　柏皮　连　归

[瘕泄]**八正散**　见一卷火。

[热泄]**天水散**　见一卷温。

[痰泄]**二陈汤**　见一卷中风。

[痰泄]**吴茱萸汤**　见三卷呕吐。

[酒泄]**葛花解酲汤**　见一卷湿。

[暑泄]**薷苓汤**　香薷饮合四苓散。

[暑泄]**玉龙丸**　硫黄　硝石　滑石　明矾

[暑泄]**连理汤**　见一卷暑。

[脾肾]**四神丸　二神丸**　见三卷饮食。

[滑泄]**固肠丸**　龙骨　附子　丁香　诃子　良姜　蔻仁　砂仁　木香　赤石脂

[升提]**补中益气汤**　见一卷中风。

[滑泄]**万全丸**　赤石脂　炮姜各一两　胡椒五钱　醋糊丸。

[肾泄]**椒附丸**　川椒　附子各五钱　山萸二两　螵蛸炙　鹿茸烙去毛酒蒸，焙　龙骨各四钱　酒糊丸。

[肾泄]**五味子丸**　杜仲　五味　肉蔻　故纸各一两　吴萸三钱　姜枣为丸。

[补阳]**八味丸**　见一卷中风。

[通治]**泄泻方**　白术　茯苓　陈皮　甘草　泽泻　砂仁　神曲

麦芽 寒加木香、煨姜。热加黄芩、白芍。暑加香薷、扁豆。湿加苍术、半夏、猪苓、滑石。食加山楂、枳实。久加人参、黄芪、升麻。滑泄不禁加肉蔻、诃子。

[**肠滑**]**久泻方** 白面<small>炒黄，二两</small> 冬术<small>一两</small> 故纸<small>五钱</small> 滑加粟壳<small>三钱</small> 临服加白糖。

[**不食**]**久泻方** 糯米一升，<small>水浸一宿，慢火炒熟，研细</small> 怀山药<small>炒，一两，研细</small> 和匀，加白糖、川椒调服。

## 泄泻脉案

**汤氏** 初秋寒热吐泻，或以为感暑，用香薷饮，或以为霍乱，用藿香正气散，其家两置之。诊其脉濡而弱，烦热无汗，自利呕渴。予谓湿甚则濡泻，今湿郁生热，热蒸更为湿，故烦而呕渴也，宜猪苓汤去阿胶主之。猪苓<small>二钱</small>、茯苓<small>三钱</small>、泽泻<small>八分</small>、滑石<small>六分</small>，加半夏<small>钱半</small>、薄荷梗<small>八分</small>、薏苡、煨姜<small>各三钱</small>、灯心<small>六分</small>。一服呕止泄稀，去滑石、煨姜、半夏，再加麦冬、山栀、车前。二剂而安。

**汤氏** 冒暑重感新凉，寒热头晕，口干舌燥，呕泻不已，头汗齐颈而还。医用消导，转益烦渴，脉不数而滑大，此邪郁蒸痰。先挑姜汁止呕，用正气散加减。藿香、薄荷以辟恶，丹皮、栀、芩以解热，夏、曲、煨姜以除痰，赤茯、猪苓、薏仁以利湿，花粉、麦冬以生津，一服汗凉脉和舌润矣。因有年体弱，明晨怯寒，手足微凉，此脾阳虚也。用理中汤，炮姜改煨姜，加砂仁、苓、薏、炙草，一剂呕泻止，手足和。但气微坠，宵分少寐，原方去煨姜，加茯神、炙芪、枣仁、白芍、升麻，一服而安。

**予** 馆新洲，<small>江水泛潮，地最卑湿。</small>长夏晨泄，每阴雨前尤验。痰多不渴，或吐白沫，清晨左胁气响，必阵泻稀水，此湿多成五泄也。胃苓汤加神曲<small>炒</small>、半夏<small>制</small>、干姜<small>少许</small>。一则劫阳明之停饮以燥湿，一则开太阳之里气以导湿，故一啜辄止。良由长夏湿淫，水谷停湿，脾阳少运故也。嗣后去桂，加砂仁、小茴、二术生用，或苍术、姜、曲煎服，亦止。

**潘** 色苍嗜饮，助湿酿热，濡泻经年，脉寸关实大，岂温补升提所得效。细询平昔吞酸，去秋连发腿疡，明系湿邪蕴热，流注经络所致。治者不察，当夏令主火，仍以四神丸加炮姜、乌梅，补中汤加吴萸、肉果，愈服愈剧，致头晕口燥，气坠里迫，溺涩肛痛，皆火性急速征据，必清理湿热之邪，乃为按脉切理，仍当戒饮，毋谓六旬外久泻延虚也。四苓散加薏仁、车前子、麦冬、山栀、灯心，二服已效。加神曲、砂仁壳、枳椇子以理酒伤而泻稀，加黄芩、白芍而脉敛，后用参苓白术散加减而痊。

**曹** 脉左濡，右关尺弦大，腹鸣则痛坠泄泻。前因怫郁，木制脾土，为中焦痞痛。服破气燥剂，再伤中气，每日晡少腹痛泄，下焦阴气又伤，急须甘缓和中，佐以温摄。潞参、炙草、白芍、茯苓、小茴、橘核俱酒焙、益智、木香俱煨、饴糖、红枣，十数剂，痛泻止。

**於** 五泄无不由湿，寓居斥卤，水味咸浊，便泻三年不止。凡运脾利湿，温肾补土，及升提疏利固涩诸法，毫不一效。今夏诊右脉寸微关滑，乃湿中伏热，大小腑清浊不分，火性急速，水谷倾注无余，脾失输精，肺苦燥渴，气不化液，肾不司关，所下污液，自觉热甚，或痛泄，或不痛亦泄，日夕数行，口干溺少，时想凉润。略用守补，即嫌胀满，可知气坠全是腑症。若清浊分，则泄泻渐已。煎方：茯苓、猪苓、车前、山栀、神曲、薏苡、大腹皮、乌梅、黄连，午前服。丸方：益智仁煨、补骨脂、南烛子、诃子、茴香、茯苓、山药、广皮、砂仁、半夏曲、杜仲、首乌、莲子，蒸饼为丸，晚服，至秋渐愈。

【**点评**】泄泻是临床常见病，病机核心在脾虚湿盛。《内经》《难经》各有五泻之说，皆当随证辨治。临床中泄泻辨证有外感、内伤不同。外感有寒湿、湿热、暑湿、伤酒、伤食，内伤有脾虚、肝郁、肾虚、脾肾两虚。另有，脾胃不和，肝脾失调，寒热错杂等等。治疗初期宜疏散、淡渗、甘缓、燥脾、温肾，病久则升举，滑脱者固涩。初泻不宜收涩，久泻不宜渗利，不可不知。关于泻与痢二者病位、病性不同，亦有相互的转变，或兼见，并非泻久传变为痢，或痢传变为泻者。

## 痢症论治

痢多发于秋，即《内经》之肠澼也。症由胃腑湿蒸热壅，致气血凝结，挟糟粕积滞，进入大小腑，倾刮脂液，化脓血下注，或痢白，痢红，痢瘀紫，痢五色，腹痛呕吐，口干溺涩，里急后重，气陷肛坠，因其闭滞不利，故亦名滞下也。俗以白属寒，赤属热，不知白伤气分，赤伤血分，赤白相间，气血俱伤。伤气分则调气，<small>四七汤、木香化滞汤。</small>伤血分则和血，<small>四物地榆汤或理阴煎加减。</small>易老所谓调气则后重除，和血则便脓愈也。然论致痢之由，其暑湿伤胃者，郁热居多，生冷伤脾者，寒滞为甚，入手宜分。气陷则仓廪不藏，阴亡则门户不闭。由脾伤肾，势所必然。故郁热者清之，<small>芩连芍药汤。</small>寒滞者温之，<small>香砂枳术丸、香砂异功散。</small>湿胜者泄之，<small>四苓散白术改苍术。</small>宿食者消之，<small>保和丸。</small>积滞者导之，<small>小承气汤、熟大黄丸。</small>腹痛者和之，<small>芍药汤加木香。</small>气陷下者举之，<small>补中益气汤。</small>虚滑者摄之，<small>赤石脂禹余粮丸。</small>脂液涸者润之，<small>猪脏汤、阿胶丸。</small>久不愈者补而固之，<small>八珍汤加炮姜、肉桂、木香、肉果、乌梅、牡蛎。</small>痢止后调之，<small>参苓白术散。</small>治法尽此矣。而症之寒热虚实，宜细审焉。凡痢挟热者多实，初起外受暑热，内因停滞，绕脐痛胀，烦渴迫迫，下痢鲜红，脉洪滑者，宜清火导滞。<small>导气汤、芍药汤去桂。</small>如挟虚感寒，生冷不节，脾失转输，因而呕逆，下痢白脓，脉弦弱者，宜温理脾胃，兼佐行气。<small>香砂温胃饮。</small>盖因寒伤脏，忌用苦寒下夺也。况所痢脓垢，皆大小肠脂液所化，已非胃腑宿食，不得误认积滞，肆行攻下，剥削殆尽，但见下利血水，或如屋漏水，即须温摄。<small>黑豆散加苓、术、茴香、肉果。</small>

如痢纯血，鲜红成块者，多心脾伏热。用黄连、白芍、丹皮。黑栀、黑荆芥、生地。若未止，地榆丸。其血紫黯稀淡，乃阳虚不能摄阴，宜温调其气，非炮姜不治。理中汤加木香。痢色黑有二，焦黑者热极反兼胜己之化，芩芍汤、香连丸。光如黑漆者为瘀血，桃仁承气汤。纯下清血者，为肠胃风袭，胃风汤加枳、荆、防。五色痢乃五脏气化并伤。昔人以为肾损，盖不液不守，精室受伤，治必益火消阴，实脾防水，兼理其气。真人养脏汤。赤白痢由冷热不调。驻车丸、连理汤。痢纯白乃脏寒气滑，与暴注属热不同，或如冻胶，如鱼脑，由气分致病，为脏寒滞下。先用沉香、白蔻、木香、小茴、砂仁。次用理中汤加香、砂。白痢初起，里急后重，为湿郁化热。平胃散加香、砂。痢稀白肢冷腹痛不已，附子理中汤。痢清谷里寒外热，汗出而厥，通脉四逆汤。先白痢，后下脓血者，戊己丸。先白痢，后下鲜血者，阿胶四物汤。先痢脓血，后变青黑杂色，腹痛倍常者，驻车丸。先脓血，后变白沫白脓者，补中益气汤加炮姜、赤石脂。下痢发热者，疏其邪，仓廪散。腹痛身微热者，和其营。小建中汤。一种阴虚下血发热，烦渴至夜转剧者，急宜救液存阴。阿胶丸、阿胶梅连丸、黄连阿胶丸。下痢渐减，津液枯燥，肛门涩滞者，猪脏汤。痢后便秘后重，由气虚下陷者，升其阳则阴自降。补中益气汤加防风。脓血稠黏，挟热后重，烦渴脉洪者，白头翁汤。湿热下痢后重者，升阳除湿汤。风邪伤卫，后重不除者，三奇散。虚滑而后重者，痢后不减，真人养脏汤。虚滑而腑阳向衰者，桃花汤加人参。里急仍不得便，属气滞，苏子降气汤。里急频见污衣者，为气脱，补中益气汤去当归、加肉果。洞泻不止，真人养脏汤。下利大孔痛，火因泻陷，升其气则痛自定，补中益气汤。

[噤口痢]乃热气自下冲上而犯胃口，肠中传导，皆逆阻似闭。宜人参、石莲、石菖蒲、竹茹、茯苓、麦冬、粳米。丹溪用人参、石莲、黄连浓煎，加姜汁冲服。但得下咽便开，如胃虚呕逆，治中汤加丁香。肝邪乘脾呕逆，吴茱萸汤加丁香、白芍、青皮、黄连、乌梅肉。久痢噤口不食，非大补胃气，兼行津液，不能开。香砂四君汤加扁豆、薏仁、藿香、煨葛根、粳米。得胃气一醒思食，宜独参汤，少加橘皮。

[休息痢]屡止屡发，经久不愈，诃黎勒丸。因兜涩太早，积滞未清

者，香连丸加茯苓、枳实。因饮食失节者，香连丸加楂肉、神曲。因中气下陷
者，补中益气汤。因脏寒虚滑者，大断下丸。

[风痢] 纯下青沫，苍术防风汤。寒痢白如鸭溏，肠鸣痛坠不甚，理中
汤、诃子肉汤。暑痢面垢烦冤，燥渴引饮，薷苓汤。湿痢身重腹满，红黑
混浊，除湿汤。脾湿血痢，苍术地榆汤。气痢下如蟹沫，气痢丸。疫痢时邪
传染，一方相似，人参败毒散加减。蛊蛀毒痢，血如鸡冠，乌梅丸。蛲虫痢
虫形极细，从谷道溢出，以雄黄锐散纳下部，内服芜荑丸。疟后痢，痢后疟，
东坡姜茶饮。疟痢齐发，补中益气汤加减。洞泻不止，厥逆，附子理中汤。胎前
赤白痢，连理汤加胶艾。胎前痢，产后未止，最危。驻车丸，伏龙肝汤加减。

[协热下利] 由上受温暑湿热之邪，循募原下陷肠胃，或血水，
或黏腻，皆湿热传化，宜用分消，清热利湿。如厚朴、黄芩、茯苓、滑石、
猪苓、泽泻、广皮、扁豆，甚则加黄连。

凡治痢与治泻异，水泻由清浊不分，可利小便。痢则邪毒胶滞，
津液枯涩，大忌分利，且痢久必伤肾，肾阴亏，宜滋液。黑地黄丸、六味
地黄丸。肾阳虚，宜益火，如四神丸，及沉香、桂、附、益智。以肾为胃关，开
窍于二阴也。故痢久先温脾，不应，即温肾。丹溪以先泻后痢为脾传
肾，为贼邪，难治；先痢后泻为肾传脾，为微邪，易愈。故治痢以脾
肾为要。

噤口痢由热气自下上冲而犯胃口，肠中传导，皆逆阻似闭，宜清
解热毒。如黄连、酒炒黄芩、白芍、石莲肉、广皮、银花、楂肉、木香汁。又方，五谷虫
焙黄研末，黑糖拌匀，新汲水送下，即愈。

痢症初起，有兼外感者，身必发热，表里俱病，其症最重，宜表
里并治。

痢疾初起，必兼湿热宿滞，宜用治痢散。葛根、苦参、松萝茶叶、麦芽、
山楂、赤芍、陈皮研末，每服四钱，加黄连尤效。此方出《医学心悟》，不论赤白皆效。葛
根，鼓舞胃气上行也。茶叶、苦参，清湿热也。麦芽、山楂，消宿食也。赤芍、陈皮，行血
调气也。腹痛里虚者，用橘饼半个，红枣十枚，沙糖五钱，煎汤服，立效。

《医通》曰：痢后风者，因痢后不善调摄，或多行，或房劳，或
受风寒，或感湿气，致两脚痿软肿痛。宜大防风汤。又痢后变成痛风，

皆调摄失宜所致。宜补中益气汤加羌活、续断、虎骨。

《病机沙篆》曰：痢起夏秋，湿热郁蒸因乎天，生冷停滞由乎人，当炎暑令行，不能保摄脾胃，多食瓜果肥甘，土气受伤，无以制湿，湿蒸热壅，气机阻逆，不得宣通，因而肠胃反窒，里急后重，小水赤涩。宜苦寒之药，燥湿涤热，佐以辛温，便能开郁运气。故行血则便脓自愈，调气则后重自除。然虚寒实热，浅深新久之不同，难一例治。

沈朗仲曰：痢症初起，形气尚强，胀实坚痛者，可速去积，积去痢止，此通因通用，症随痢减之法。若烦热喜冷，脉实腹满，或下纯红鲜血者，此湿热内盛，法宜清利。若经久正伤，有伤阴伤阳两途。伤阴者精血脂液，悉从痢去，多烦躁热渴之候，宜以清润养其阴。伤阳者脾肾元阳，悉从痢散，多滑脱厥逆之候，宜行温补回其阳。总之暴病多实，久病多虚，滑脱者多寒，涩滞者多热。参之脉症，合之新久，百无一失矣。

### 附倪涵初痢疾三方

[初起煎方]黄连去芦 黄芩 白芍 楂肉各一钱二分 枳壳去穰 厚朴姜汁炒 槟榔 青皮去穰，各八分 当归 地榆 甘草炙各五分 红花酒炒，三分 木香二分 桃仁研，一钱

如法炮制，水二碗，煎一碗，空心服。此方治红白痢，里急后重，身热腹痛者，皆宜。如痢纯白，去地榆、桃仁，加橘红四分，木香三分。如滞涩甚者，加酒炒大黄二钱，服一二剂，仍除之。若服过一剂，滞涩已去，不必再服。年幼者，大黄只用一钱。

上方用之三五日神效，旬日亦效，半月后则当加减。

[加减煎方]黄连酒炒，六分，生用四分 白芍酒炒，六分，生用四分 楂肉一钱 橘红 青皮 槟榔各四分 炙草三分，生用二分 当归五分 地榆四分 桃仁研粉，六分 红花三分 木香二分

如法制服，延至月余，脾胃虚弱而滑泄，当补理。

[**补理煎方**]黄连<sub>酒炒，五分</sub>　黄芩<sub>酒炒，六分</sub>　白芍<sub>酒炒，四分</sub>　橘红<sub>六分</sub>　当归<sub>五分</sub>　人参<sub>五分</sub>　白术<sub>盐炒，五分</sub>　炙草<sub>五分</sub>

如法制服，以上三方，如妇人有胎，去桃仁、红花、槟榔服。

一忌温补早。痢起于湿热蕴积，胶滞肠胃，宜清热邪，导滞气，行瘀血，其病即去。若用参、术等温补药，则热愈盛，气愈滞，血亦凝，邪何由去。

一忌大下。痢因邪热胶滞，用疏通则愈。若用大承气汤下之，胶滞未去，徒伤胃气，损元气耳。正气伤损，邪气不可除，壮者犹可，弱者危矣。

一忌发汗。痢发寒热，头目痛眩，由内毒熏蒸，自内达外，非表邪也。若发汗，则风剂燥热，愈助热邪，正虚于外，邪炽于内，鲜不毙矣。

一忌分利。痢因热邪胶滞，津液枯涩，若用五苓等分利其水，则津液愈枯，枯涩愈甚，缠绵不止。第清热导滞，则痢自愈，而小便自清。安用分利为？利小便为治水泻之良法，以之治痢，则大乖矣。

## 痢症脉候

下痢沉小微细者吉，洪大滑数者死。沉弦者重，脉大者为未止，微弱者为欲愈，虽发热不死。下利脉数，有微热汗出者即愈。下利发热而渴，脉弱者自愈。《医通》曰：痢白沫初起，脉小滑，能食者，易治；洪大急疾，四肢厥冷者，难治。久痢脉微弱小细者愈；数实，或虚大无根者危。下痢脓血，初起脉小滑，或弦软，身不热者，易治。数实滑大而身热者，势虽甚，犹或可治。若先不热，五六日后反发热，脉大者，必死。久则脉宜芤迟虚，不宜数盛滑实，身热不止，口噤不食，或久痢脉结代，反骤能食，为除中，皆死。下痢脉，六七日后最忌强盛。凡下痢脉浮身热，作风治。脉沉身重，作湿治。下痢为肠胃病，虽频进，而能食则吉。若噤口痢初起，脉数实可治，久痢反不能食，脉见有余者死。惟小弱流利者，当作胃虚治之。

## 附方

[调气]**四七汤**　见二卷咳嗽。

[调气]**木香化滞汤**　香　柴　陈　夏　归　草　草蔻　香附　红花　胸满加枳壳，腹胀加厚朴。

[和血]**四物地榆汤**　地　芍　归　芎　加地榆，或加阿胶。

[和营]**理阴煎**　见二卷咳嗽。

[清热]**芩连芍药汤**　白芍二钱　黄芩　黄连　木香　枳壳各钱半　陈皮一钱　炙草三分

[温寒]**香砂枳术丸**　木香　砂仁　枳　术

[寒滞]**香砂异功散**　木香　砂仁　参　术　苓　草　陈

[泄湿]**四苓散**　苓　术　泽　猪苓

[消食]**保和丸**　见二卷痰饮。

[导滞]**小承气汤**　见一卷温。

[和痛]**芍药汤**　归　芍　芩　连　桂　草　槟　木香　大黄

[升阳]**补中益气汤**　见一卷中风。

[摄滑]**赤石脂禹余粮丸**　赤石脂　禹余粮

[润涸]**猪脏汤**　取不落水猪大肠煮汁，吹去油面饮之。以脏补脏，且润枯涩，最为久痢妙方。

[润枯]**阿胶丸**　阿胶　黄连各一两　茯苓二两

[补固]**八珍汤**　见一卷中风。

[调补]**参苓白术散**　见三卷脾胃。

[清导]**导气汤**　芩　连　归　芍　槟　枳　木香　大黄

[温里]**香砂温胃饮**　温胃饮见一卷中风，此加木香、砂仁。

[温摄]**黑豆饮**　黑豆一两半　罂粟壳蜜炙，八钱　地榆　炙草各六钱

炮姜<sub>四钱</sub>　白芍<sub>三钱</sub>　分三四服，水煎。

[血痢]地榆丸　地榆　当归　阿胶　黄连　诃子肉　木香　乌梅肉<sub>各五钱</sub>　蜜丸。

[温脾]理中汤　参　术　姜　草

[黑痢]芩芍汤　芩　芍　草

[通治]香连丸　黄连<sub>吴萸拌炒</sub>　木香　醋糊丸。

[瘀血]桃仁承气汤　见一卷疫。

[清血]胃风汤　见本卷泄泻。

[五色]真人养脏汤　归　芍　术　草　参　桂　诃子肉　木香　肉果　粟壳

[通治]驻车丸　黄连　阿胶　当归<sub>各一两</sub>　干姜<sub>五钱</sub>　醋糊丸。

[赤白]连理汤　见一卷暑。

[湿郁]平胃散　术　朴　陈　草

[冷痛]附子理中汤　见一卷中风。

[厥逆]通脉四逆汤　生附子<sub>一枚</sub>　干姜<sub>一两</sub>　炙草<sub>二两</sub>　冷服，加葱九茎。

[脓痢]戊己丸　黄连　茱萸　白芍

[痢血]阿胶四物汤　四物汤加阿胶。

[发热]仓廪汤　参　苓　羌　独　柴　胡　枳　芎　草　前胡　桂枝　陈米　姜

[和营]小建中汤　见二卷咳嗽。

[救液]阿胶丸　阿胶　黄连<sub>各二两</sub>　当归　干姜<sub>各一两</sub>　木香黄芩　赤石脂　龙骨<sub>各一两</sub>　厚朴<sub>五钱</sub>

[救液]阿胶梅连丸　阿胶　黄连<sub>各三两</sub>　归　芍　苓　柏　乌梅<sub>各一两五钱</sub>　炮姜<sub>一钱</sub>　醋煮阿胶为丸。

[存阴]黄连阿胶丸　即阿胶丸。

[热痢]白头翁汤　白头翁　秦皮　黄连　黄柏

[后重]升阳除湿汤　见一卷湿。

[风邪]**三奇散** 黄芪 防风 枳壳

[虚滑]**桃花汤** 赤石脂 干姜 粳米

[里急]**苏子降气汤** 见二卷失音。

[胃虚]**治中汤** 见三卷饮食。

[呕痢]**吴茱萸汤** 见三卷呕吐。

[休息]**诃黎勒丸** 樗白皮<sub>二两</sub> 诃子肉<sub>五钱</sub> 母丁香<sub>三十枚</sub> 陈米汤下<sub>三钱</sub>。

[久痢]**大断下丸** 良姜 炮姜 细辛<sub>各一两半</sub> 龙骨 枯矾 肉果 诃子肉 赤石脂 牡蛎 附子<sub>各一两</sub> 石榴皮<sub>五钱</sub>

[风痢]**苍术防风汤** 苍术 防风 麻黄 姜

[冷痢]**诃子肉汤** 诃子<sub>炮</sub> 厚朴 炮姜 草蔻 陈皮 良姜 茯苓 神曲 麦芽 炙草

[暑痢]**薷苓汤** 见本卷泄泻。

[湿痢]**除湿汤** 夏 朴 苍术<sub>各钱二分</sub> 藿香 陈 苓<sub>各七分</sub> 木香 肉桂 甘草<sub>各五分</sub> 姜<sub>三片</sub> 枣<sub>二枚</sub>

[脾湿]**苍术地榆汤** 苍术 地榆

[气痢]**气痢丸** 诃子肉 陈皮 厚朴<sub>各五钱</sub> 蜜丸，米饮下。

[疫痢]**人参败毒散** 见一卷伤风。

[蛊痓]**乌梅丸** 见三卷呕吐。

[杀虫]**雄黄锐散** 雄黄 苦参 青葙子 黄连 桃仁 研细，捣生艾汁为丸，如枣核大，绵裹纳下部。

[虫痢]**芜荑丸** 芜荑<sub>炒</sub> 黄连<sub>各二两</sub> 蚺蛇胆<sub>五钱</sub> 蜜丸。每服二钱，杏仁汤下。

[疟痢]**东坡姜茶饮** 生姜 陈细茶<sub>各三钱</sub>

[产痢]**伏龙肝汤** 伏龙肝 赤石脂<sub>各一两</sub> 生姜 生地<sub>各两半</sub> 甘草 艾叶 当归 肉桂<sub>各六钱</sub>

[痢风]**大防风汤** 参 术 草 地 芍 羌 防 桂 附 川芎 牛膝 杜仲

[**通治**]**治痢散**　葛根　苦参　松萝茶叶　麦芽　山楂　赤芍　陈皮　研服四钱，加黄连尤效。

[**滋燥**]**黑地黄丸**　苍术　五味　熟地　干姜

[**润燥**]**六味丸**　见一卷中风。

[**益火**]**四神丸**　见三卷饮食。


## 痢脉案

**某**　感暑致痢，热渴烦冤，里迫后重，红白稠黏，此湿热蕴结也。用六一散加花粉、薏仁、薄荷梗、枳壳、赤苓、赤芍、丹皮。热退，后重亦减，去花粉、薄荷、丹皮，加黄芩、白芍俱酒炒、煨木香、陈皮。数服愈。

**幼子**　噤口秋痢，身热小腹坠痛，初痢稠红，次下血水，日夜无度，此热邪阻脘，气滞下焦，迫伤营分。初用枳壳、栝蒌仁俱炒、黑山栀、赤苓、苏梗、木香以导热而通逆。继用白芍、甘草炙黑、茴香、炮姜、黑楂肉以缓中而温下。后用石莲、潞参、茯神、砂仁、薏仁、熟地炭、山药、红枣、粳米以扶阳而和阴，渐次调理获痊。

**包氏**　春雨连旬，感湿成痢，脘闷食减，其治在脾。用平陈汤去甘草，加神曲、谷芽俱炒、薏米煎汤，一服便减。再加炮姜、砂仁，服愈。

**堂弟**　初秋患痢，因热渴多服梨、藕、莱菔，上吐下痢，口噤不食，奄卧昏沉，脉细欲绝，肢厥目瞑齿噤，汤药难下，急用附子理中汤去参、草。制川附二钱、炮姜二钱、制半夏三钱、白蔻仁八分，煎汤，用箸启齿，以匙挑与之。尽剂手足渐温，与粥汤不吐矣。前方加陈皮、茯苓、炙草、谷芽，再剂痢渐止。嗣用香砂六君子汤而安。

**孙**　数年久痢，必伤肾阴，但知健脾，不节腥腻，恐脾阳不复，肾阴益亏。用缪仲淳脾肾双补丸，人参、茯苓、山药、山萸、菟丝饼、砂仁、肉蔻、补骨脂、炮姜、南烛子、莲实，糊丸，一服而效。

**王**　痢久鲜红，里急肛坠，兼患三阴疟发，皆暑湿热之邪留恋经腑。但久痢伤肾，久疟伤脾，痢疟合邪，足三阴交损，势必支离困顿。依经旨热淫于内，以酸收，以苦发。用制厚朴、酒黄连各五分、乌梅二枚、甘草炙黑，一钱、白芍、赤苓、陈皮、黑荆芥各钱半、鲜夜交藤五钱、二服痢俱止。

**李氏** 滞下自秋入冬，脉缓能食，前用升提止涩两不效者，以症非气滑脱陷也。今小腹痛辄下稠垢，非温通不愈，勿以休息痢混，行补摄治。小茴香炒，八分、干姜八分、煨木香五分、广皮、炙草各六分、砂仁一钱、地榆酒炒，八分、数服止。

**张氏女** 冬初胸脘热痛，食后胀痢血，脉小数，左关尺为甚，阴阳两伤，天癸将至之年得此，惧延损怯。栝蒌仁炒，钱二分、枳壳、黄芩、白芍俱炒，钱半、厚朴制，五分、地榆酒炒，八分、生地炭钱半、诸症渐减，去栝蒌、黄芩、厚朴，加当归醋炒、香附便制。各钱半、红曲一钱、血痢亦稀，后服六味丸而安。

**朱** 少年血痢，由初春迄冬未瘳，阴络久损，中间秋凉感疟，经邪或夹食滞。治者不分经络，妄投大黄、枳实、延胡等，通降理瘀，元气益削，脉沉弱少神。今冬怯寒食少，日夜利血十数行，腹不痛而滑泄，治取温涩以摄真元。潞参、茯苓、黑甘草、炮姜、肉蔻、牡蛎醋煅、山药炒、诃子肉，一服已减，十数服全止。

**族某** 初春痛痢，痢后鲜血点滴，腹痛后重，脉大，口燥怯冷，动则气急。六旬以上，痢久阴伤及阳，大忌发热。仿驻车丸，去黄连，用乌梅、阿胶煨冲、当归、白芍、熟地俱炒、五味、木香煨、炙草，粳米汤煎。三服痢稀血止，去乌梅、木香，加参、陈、苓、莲、姜，十数服而平。

**谭氏** 六旬外，下痢旬余，犹然腹痛后重，溺涩脉洪，目赤颧红，窘烦口干。忽而香连丸，忽而粟壳汤，忽而大黄，忽而肉桂，用药前后不伦，失于疏理。先以荸荠粉、山栀、石斛、丹皮、赤苓、麦冬、白芍、木香汁、枳壳、地榆、灯心，一啜诸症减，纳粥糜矣。转方，用煨木香、陈皮、白芍、当归、茯苓、地榆、车前子、甘草梢，痢大减，惟腹痛不定一处，则虚气滞也。用葱姜末炒麦麸，绢包热熨，痛已，服调理药而安。

【点评】痢疾是肠道传染病，随着卫生条件的改善，其发病有所减少。本病多因外感邪毒，病久反复不愈，病位在大肠，因大肠传导失司而成腹痛、里急后重、下痢赤白脓冻之患。临床分为寒湿痢、湿热痢、疫毒痢、虚寒痢、休息痢、禁口痢、滑脱痢。其中疫毒痢、禁口痢最为凶险，前者急当凉血解毒，后者救以益气开胃。至于痢疾忌早用温补、忌大下、忌发汗、忌分利之说，系因早用温补助邪、大下易伤正，发汗则助热，分利伤津液，临床则因人而异，重在辨证论治，不必拘泥。书中有关猪脏汤，用猪大肠煮汤，以脏补脏之说，未必可信。

# 卷之五

## 头风论治 雷头风附

风邪上干，新感为头痛，深久则为头风。其症头巅重晕，或头皮麻痹，或耳鸣目眩，眉棱紧掣。旧素有痰火，复因当风取凉，邪从风府入脑，郁而为热为痛，甚则目病昏眩。头风不治必害眼。当分偏正、左右、寒热、气血治之。痛在正顶，多太阳经风郁，宜川芎、羌活、蔓荆、苏叶等散之。太阳经从额至颠，络脑后也。痛在左右，多少阳经火郁，宜甘菊花、丹皮、山栀、桑叶、钩藤等发之。少阳经从头角下耳，及耳之前后也。痛偏左为风虚，宜川芎、当归、防风、薄荷。痛偏右为痰热，宜苍术、半夏、黄芩、石膏。气虚者为劳，补中益气汤加川芎、天麻。血虚者善惊，四物汤加薄荷、白芷。热痛者恶热，消风散。冷痹者畏寒，追风散。寒热久郁，发时闷痛，欲绵裹者多痰，二陈汤加酒芩、荆芥、川芎、薄荷、石膏、细辛。风兼热者，茶调散、菊花散。寒挟湿者，导痰汤加苍术、白芷。痛连齿龈者，钩藤散加荆芥、薄荷。痛掣眉棱者，选奇汤。鼻流臭涕者，芎犀散，或透顶散搐鼻出涎。脑后筋掣者，钩藤、荷叶边、连翘、苦丁茶、甘菊。气上攻痛者，全蝎散。年久不愈者，乌头、南星末，葱汁调涂太阳穴。妇女血分受风者，养血祛风汤。其有因胆火上逆、为晕痛，治宜泄热者，用羚羊角、生地、丹皮、甘菊、苦丁茶、嫩桑叶。因肝阳乘胃，为呕吐，治宜熄风者，用茯神、甘菊炭、钩藤、半夏曲、薄荷、山栀。因肝阴虚，内风动，治宜滋液者，用复脉汤去参、姜、桂，加鸡子黄、白芍。因暑热上蒙清窍、治宜清渗者，用石膏、荷梗、薄荷、羚羊角、通草、苡米。因阴伤阳浮，齿痛筋惕，治宜镇摄者，用阿胶、牡蛎、生地、人参、白芍、钩藤。因内风头痛，泪冷目昏，治宜润养者，用杞子、首乌、茯神、白芍、柏子仁、甘菊炭。头脑鸣响，状如虫蛀，名天白蚁者，茶子末吹鼻效。头多白屑作痒者，零陵香、白芷煎汁，入鸡子白搅匀敷。雷头风肿痛起块，憎寒壮热，脑震如雷鸣者，清震汤、解雷汤。雷头风病在三阳，不可过用寒凉重剂，诛伐无过，河间立清震汤。脑风项背怯寒，脑户穴冷者，神圣散。首风因于新沐，汗多恶风者，川芎丸、白芷丸。余参头痛门治。

## 头风脉候

浮为风，紧为寒。浮滑为风痰，洪数为风热。阳弦为头痛，细而坚为湿。弦而涩为气虚，芤为血虚。滑为痰厥，头痛脉急短涩者死。凡诊寸脉短者头痛，寸口紧急，或浮或短或弦，皆主头痛。

## 附方

[气虚]补中益气汤　见一卷中风。

[血虚]四物汤　见一卷中风。

[热痛]消风散　见二卷失音。

[冷痛]追风散　炮川乌　煅石膏　炒僵蚕　荆　防　芎　草各五钱　天麻　制南星　白附子　羌活　地龙　全蝎　白芷各二钱半　乳香　没药各一钱二分　为末，每服五分，茶调下。

[痰痛]二陈汤　见一卷中风。

[风热]茶调散　见一卷伤风。

[风热]菊花散　甘菊花　旋覆花　防风　枳壳　羌活　石膏　蔓荆子　甘草各一钱五分　姜三片

[痰湿]导痰汤　见一卷中风。

[齿龈]钩藤散　钩藤　陈　夏　防　苓　参　草　麦冬　石膏　甘菊　或加生地、荆芥。

[眉棱]选奇汤　防风　羌活三钱　黄芩一钱　甘草八分

　　[臭涕]**芎犀散**　川芎　朱砂　石膏　片脑　人参　茯苓　炙草　细辛　犀角　山栀　麦冬　阿胶

　　[搐鼻]**透顶散**　细辛二茎　瓜蒂七个　丁香三粒　糯米七粒　冰片　麝香各一分半　研匀，用豆许，随病左右搐鼻，出涎即愈。

　　[气攻]**全蝎散**　全蝎二十一个　地龙六条　土狗二个　五倍子五钱　为末，酒调摊贴太阳穴。

　　[血风]**养血祛风汤**　芎　归　荆　防　羌　辛　地　夏　草　藁本　石膏　旋覆　蔓荆各五分　姜　枣

　　[滋液]**复脉汤**　见一卷中风。

　　[雷头]**清震汤**　升麻　苍术　荷叶四钱

　　[雷头]**解雷汤**　落帚子三钱　升麻　川芎　苍术各一钱　先煎荷叶水，加姜，再入药，煎七分服。

　　[脑风]**神圣散**　葛根半生半炒　麻黄　细辛　藿香　等分为末，薄荷荆芥汤下。

　　[首风]**川芎丸**　川芎四两　天麻一两　蜜和，每作十丸，以一丸细嚼，茶酒任下。

　　[首风]**白芷丸**　新白芷不拘多少，挫细，以萝卜汁浸，晒干研，蜜丸弹子大，每一丸细嚼，荆芥汤下，一名都梁丸。


## 雷头风脉案

　　薛　憎寒发热头痛，脑如雷鸣，一夕顶发块磊甚多，延及项后，都成疙瘩。俗医以为外症，用敷药罔效。诊其脉浮大，审知为雷头风，按东垣先生论此症状，类伤寒，病在三阳，不可过用寒凉重剂，诛伐无过，故刘河间立清震汤治之。用升麻三钱、苍术米泔浸，炒，四钱、青荷叶一枝、薄荷三钱，如法，二服立消。此痰火上升，故成结核肿痛。用苍术除湿痰，薄荷散风火，升麻、荷叶引入巅顶，升发阳气，自得汗而肿消。

【点评】头风，古称首风，即头痛。《素问·风论》中说"新沐中风，则为首风。"新沐是指洗头后头发未干，感受风邪，就会出现头痛恶风，头面汗多等症，称为首风。明代医家方隅著《医林绳墨·头痛》中说"浅而近者，名曰头痛；深而远者，名曰头风。"首将头风与头痛分论。本篇论头风辨治，"当分偏正、左右、寒热、气血治之。"介绍了头风辨治的整体思路，而书中又有经络辨证、病因辨证、脏腑辨证等法。至于雷头风则为头风之重者，用刘河间所创清震汤，或加虫类搜剔则效佳。

## 疠风论治　　肾脏风　绣球风　雁来风　蛇皮风　鹅掌风
赤白游风　紫白癜风　紫云风　癣疥癞斑附

疠风，恶疾也，俗名大麻风。其症皮肉麻顽，身面疙瘩，摄之则痒痛腐溃，渐至目红鼻赤，四体挛搐，头面突肿。盖中天地间一种风毒疠气，淫于腑脏骨髓，注于经络肢节，久而后发，亦有骨肉传染而得者。立斋分别五脏受病，谓眉先落者毒在肺，面发紫泡者毒在肝，足底痛或穿者毒在肾，遍身如癣者毒在脾，目先损者毒在心。一皮死，麻木不仁；二肉死，针刺不痛；三血死，溃烂流脓；四筋死，指脱趾堕；五骨死，鼻柱崩塌。至于声哑目盲，皆为难治。《内经》治法，以锐针刺其肿上，出恶血，重泄毒也。其恶血滞在肌表经络者，宜汗宜刺，汗用紫萍散，刺取委中穴。毒蕴腑脏，非荡涤不除，如凉膈双解之类。毒在外，非砭针不散，砭刺臂腿手足指缝出血。表里毒盛，非外砭内泄不退。上体患多，以醉仙散取毒血从齿缝中出，并刺臂腕指缝。下体患多，以再造散取虫积从谷道中出，仍针腿胫趾缝。上下相等，用必胜散兼取。治法内通腑脏，外达经络，养营益卫，补正逐邪。若妄投燥热，脓水淋漓，肝血益涸，风热益炽，肾水益伤矣。初起头面搔痒，发出红紫疹块者，用防风通圣散加苦参、天麻、蝉蜕数服，接服八珍汤、圣愈汤。外用白玉蟾浴汤加羌活、薄荷、葱白煎洗。浴后，白玉蟾擦药搽。凡遍体肿块，以生姜蘸擦药擦之。

其燥起白屑，系血不荣肤。四物汤加荆、防、白芷、地骨皮。搔如隔帛，系气不充表。养营汤。面部麻木，系气血不能上荣。补中益气汤加川芎、白附。瘾疹赤晕，系风热入营。实者胡麻散，虚者祛风丸。疙瘩破痒，系风毒伤血。羌活当归散，或当归饮加山栀、钩藤。指节挛拳，系阴火烁筋。加味逍遥散加钩藤，与换肌散间服。鼻赤眉落，属肺经风热。人参消风散加天麻、僵蚕。面发紫泡、属肝经风毒。栀子清肝汤加钩藤、金银花，兼服六味丸。筋骨挛痛，属肝肾阴虚。六味地黄汤。口眼㖞斜，属风动痉厥。用全蝎酒洗，盐焙，研，僵蚕、白附子末各七钱，每服钱半。寒热往来，小柴胡汤。阳虚怯冷，补中益气汤、十全大补汤。疮久溃烂，掺红玉散、敷坎离膏。足心穿破，服六味汤、掺香珠散。气血亏败，固命丹。通治风癞，豨莶丸、胡麻丸。一切毒疠危症，五龙丸、千年药、东华玉髓、冯夷琼浆，诸方选用。若夫疠疡类症，则有两臁如癣，虫蚀成疮者，为肾脏风。用四生散以去风邪，六味丸以滋肾水。肾囊湿痒者，为绣球风。蛇床子汤加川椒、茴香、葱。皮顽肌燥，至秋痒发者，为雁来风。宜羌活白芷散，或加味逍遥散。肤裂痒痛，形似蛇纹者，为蛇皮风。初用火龙散，继服补剂，外用雄黄、硫黄、朱砂、赭石、枯矾、川椒、樟脑研，香油调擦。掌心顽厚，白皮鳞屑者，为鹅掌风。内服大消风散，外用土槿皮、川椒煎汤熏洗，再用桐油调鸽粪擦之。臂腿瘰瘟，游走不定者，为赤白游风。赤用加味逍遥散，白用人参消风散。其肌肉斑驳，紫白为紫白癜风。通用川附、硫黄研末，姜汁调匀，茄蒂擦之，或用水银、轻粉，调姜汁擦之。身发紫斑，延晕如霞者，为紫云风。何首乌散加豨莶、蛇床子、夏枯草煎洗。牛皮顽癣，用火酒浸土槿皮、大枫子、雄黄、川椒、羌活、斑蝥、朝脑、红砒、烟膏、明矾，以穿山甲刮破，笔擦之。新久疥癞，一扫光。夏月汗斑，用密陀僧末、洋糖，醋调，黄瓜蒂擦之。雀斑酒刺，白屑风痒，玉肌散擦。此因疠风类及之。他如脱跟、鱼鳞、截蚝、蛇蚕、鸡爪等风，不过多立名色。前明沈氏专科，前明沈之问着《解围元薮》四卷，皆论风癞治法。以祛风、泻火、杀虫、排毒为先，补血、壮元、导滞、坚筋相济。忌用熏刺锋镰轻粉，戒房室，禁炙煿盐酱，大枫子性畏盐。及一切辛荤动风食品，方可延生，否则愈而再发，必死。昔孙真人治此症百余人，得免于死者二。朱丹溪治五人，得免者仅一妇人，然则疠岂易治哉？

### 疠风脉候

疠风阳脉浮弦关前，阴脉实大关后。两寸浮而紧，或浮而洪，浮缓者易治；洪大而数，或沉实者，难治。脉若沉而病反在上，浮而病反在下，皆不治。

## 附方

[发汗]**紫萍散**　紫背浮萍一味，晒干研末，每服三钱，以黑豆淋酒，临卧调服取汗，弱者间二三日再服。

[攻荡]**凉膈散**　见一卷中风。

[表里]**双解散**　见一卷疫。

[肺风]**桦皮散**　桦皮四两,炒灰　荆芥穗二两　炙草五钱　枳壳四两　杏仁二两　每服四五钱。

[上体]**醉仙散**　胡麻　牛蒡　蔓荆　枸杞俱炒,各一两　白蒺藜　苦参　防风　花粉各五钱　为末。每用一两五钱，入轻粉二钱拌匀，每服一钱，茶清调，晨午各一服。服至五七日，齿缝中出臭涎，令人如醉，下尽恶物，病根乃去。一方多乳香、没药、麝香、全蝎、蛤粉、大枫子、藿香等味。

[下体]**再造散**　郁金　角刺各五钱　大黄制一两　白牵牛取头末,半生半炒,六钱　为末，酒下五钱。

[上下]**必胜散**　槟榔　角刺各五钱　大黄制一两　白牵牛取头末,半生半炒,六钱　甘草生熟各半二钱　轻粉二钱　为末，分七服，糖五匙，姜汁五匙，调服。

[疹块]**防风通圣散**　荆　防　归　芍　芎　术　苓　栀　桔　草　连翘　麻黄　薄荷　大黄　芒硝　石膏　滑石　葱

[气血]**八珍汤**　见一卷中风。

[两补]**圣愈汤** 见二卷劳瘵。

[洗浴]**白玉蟾浴汤** 苍耳子 马鞭草 防风 荆芥 紫苏 苦参 银花 白芷 遍地香 泽兰

[外治]**白玉蟾擦药** 白芷 草乌 南星 杏仁 半夏 大枫子 白及 白蔹 蛇床子 等分为末，姜片擦之。

[血燥]**四物汤** 地 芍 归 芎

[血虚]**养营汤** 见二卷劳瘵。

[气陷]**补中益气汤** 见一卷中风。

[风热]**胡麻散** 胡麻<sub>两半</sub> 苦参 荆芥 首乌<sub>各八钱</sub> 威灵仙 防风 菖蒲 牛蒡 甘菊 蔓荆子 白蒺藜<sub>炒</sub> 炙草<sub>各六钱</sub> 每服三钱。

[风热]**祛风丸** 枳 防 芍 杞 草 地骨皮 生地 熟地 蜜丸。

[风毒]**羌活当归散** 归 芎 羌 防 荆 芩 翘 芷 草 黄连 牛蒡子 升麻<sub>各一钱</sub> 水煎。

[血热]**当归饮** 归 芎 地 芍 荆 防 蒺藜<sub>各钱半</sub> 草 首乌<sub>各一钱</sub> 水煎。

[血燥]**加味逍遥散** 见一卷火。

[肺风]**消风散** 见二卷失音。

[肢挛]**换肌散** 白花蛇 黑花蛇<sub>酒浸，各三两</sub> 地龙 当归 细辛 白芷 天麻 蔓荆 威灵仙 荆芥 菊花 苦参 紫参 沙参 木贼草 白蒺藜 不灰木 甘草 天冬 赤芍 九节菖蒲 定风草① 首乌 胡麻 草乌<sub>炮去皮脐</sub> 川芎 苍术 木鳖子<sub>各一两</sub> 研末，每服五钱，温酒调下。

[肝火]**栀子清肝汤** 柴 栀 丹<sub>各二钱</sub> 归 芍 苓 芎 牛蒡<sub>各七分</sub> 水煎。

[肾虚]**六味丸** 见一卷中风。

---

① 定风草：即天麻异名。

[寒热]小柴胡汤　见一卷温。

[阳虚]十全大补汤　见一卷中风。

[疮烂]红玉散　文蛤　白芷　当归　大黄　白及　草乌各一两乳香　没药　儿茶　雄黄　血竭　韶粉　东丹三钱　为末，香油调搽。

[外敷]坎离膏　血竭三钱　冰片一钱　轻粉　水银各二钱　大枫子一两　白蜡五钱　研极细，加熬熟香油调，入麝香二分。大风久烂，以甘草汤洗搽。

[足心]香珠散　木香　朱砂　赤石脂　东丹　车前子　各等分研细，先以茶叶、川椒煎汤洗净，再掺药，外用绵纸扎好。

[风虚]固命丹　人参　熟地各四两　杞子　麦冬各六两　茯苓　当归各十六两　仙灵脾取叶一斤去毛，酒拌蒸　为末蜜丸，每服四十丸，米汤下。

[通治]豨莶丸　豨莶草五月取赤茎者阴干，以蜜酒蒸晒，一斤　归　芍熟地各一两　川乌黑豆制，六钱　羌活　防风各一两　蜜丸，二钱，以酒下。

[通治]胡麻丸　胡麻一斤　苦参皮五斤，酒浸　荆芥穗四斤　豨莶草三斤　苍耳叶　紫背浮萍各二斤，晒　研末，酒糊丸。朱砂为衣每服百丸。

[追毒]黄龙丸　舶上硫黄打碎熔化，倾入醙醋内，取净硫一斤，入竹筒内以蜡封口，浸粪缸中，一年取起，放长流水中四十九日　松香熔化，加火酒煮七沸，倾入冷水内，但取净松香三两　茅术米泔浸，刮一斤　檀香　白胶香　川乌炮　川芎各四两　恶实　草乌　天麻各三两　地龙二两　研末，陈米糊丸，每服五十丸，开水下。

[涤秽浊]乌龙丸　肥皂角刮去皮筋子，水浸捶烂，绞去渣，取汁入瓦器，用黑牵牛末共捣，为丸桐子大。每服五十丸，白汤下，利三五次不伤正气。

[逐湿]白龙丸　乳香　没药　川乌　草乌　地龙　南星　酒糊丸。每服四十丸，或酒或荆芥汤下。

[除湿]花龙丸　苍术　黄柏　龟壳酥炙　牛膝　当归　草薢　防己　茄根皮各一两　酒糊丸，每服百丸。

[瘰痛]**赤龙丸** 麝香二钱半 乳香 没药 当归各七钱 地龙 白胶香各二两五钱 木鳖子三钱 川乌 五灵脂各二两 京墨 线胶炒 紫背浮萍各二两五钱 饭丸龙眼大，日服一丸，酒下。又名一粒金丹。

[驱风]**千年药** 苍术 羌活 乌药 风藤 防己 防风 白芷 大黄 独活 藁本 桔梗 草乌 柴胡 黄芩

[毒三十六种] 天麻 细辛 甘松 蔓荆子 五加皮 白蒺藜 川断 白芍 南星 大腹皮 角刺 薄荷各三两 荆芥 升麻各五钱 紫背浮萍一斤 麻黄六钱 当归 苦参各二两 煎去渣，炼成膏，用：人参 白术 乳香 没药 牛膝 香蛇 血竭 茯苓 胡麻 松脂 僵蚕 研末，以前膏和丸弹子大，朱砂为衣，金箔包裹。远年病服十丸，近年服五七丸，用麻姑酒磨服，汗出则愈。此方张真人《邂逅传》内，有蟾蜍、麝香、冰片、磁石、人牙等。

[尹仙传方]**东华玉髓** 大枫子研末，隔汤化油，四两 乳香 没药 血竭各二钱 牛黄一钱五分 麝香五分 阿胶一钱 琥珀 珍珠各三钱 雄黄五钱 地龙炙，七钱 冰片三钱 芒硝八分 大枫油调药，每服一钱，酒下。

[麻顽]**冯夷琼浆** 川乌 苦参 羌活 防风 胡麻 甘菊花 荆芥 连翘 甘草 风藤 白芷 黄连 当归 川芎 黄芩 白芍 牛膝 独活 僵蚕 蝉蜕 生地 何首乌 威灵仙 金银花各五钱 上药匀两帖，用酒二瓶，密封煮，每一日进一杯。治疙瘩挛拳，割剟不知痛者，轻则一料愈已。

[肾藏]**四生散** 白附子 独活 黄芪 白蒺藜炒 各等分为末，每服二钱，用猪腰子劈开，入药，湿纸裹，煨热，盐汤下。

[绣球]**蛇床子汤** 蛇床子 独活 苦参 防风 荆芥各三钱 枯矾五钱 煎汤熏洗。

[雁来]**羌活白芷散** 羌活 白芷 柴胡 荆芥 蔓荆子 防风 猪牙皂角 甘草 黄连 黄芩各一钱

[蛇皮]**火龙散** 人牙一两半 雄黄 辰砂 大黄酒蒸 代赭石醋煅，各一两 共研末，每服三钱。

[鹅掌]**大消风散** 防风 蒺藜 荆芥 苦参各十二两 乳香 没药各二两 黄芩一两 胡麻十两 大枫子五两 当归 黄柏各二两 麝香五钱 每服八钱，水煎。

[紫云]**何首乌散** 何首乌 防风 白蒺藜 枳壳 天麻 僵蚕 胡麻 茺蔚子 蔓荆子各一钱 茵陈五分 水煎服。

[疥癞]**一扫光** 防风 荆芥 苦参 地骨皮 薄荷 甘草 为末，每服三钱，蜜水调下。

[雀斑]**玉肌散** 绿豆粉八两 滑石一两 白芷一两 白附子五钱 为末，每晚用数钱搽面。

[擦药]**肥皂丸** 荆芥穗 藁本 白芷 羌活 防风 薄荷 甘松 山柰 朴硝各一两 为末，入肥皂角去子弦三斤，捣丸，晒干晨擦。


## 疠风脉案

**服叔** 传染毒疠，由足趾麻木，渐至肌肉不仁，身发红晕。常服京口专门治风丸散，大率泻毒品味，如苦参丸、必胜散等类。初服大便日三四行，红晕虽退而精神日削，缠绵数载，眉脱眼斜。予谓驱毒宜兼补元，否则正气陷下，邪毒留滞，非治法矣。用八珍丸料加制首乌、生杜仲、炙黄芪、蒸牛膝、玉竹、天麻、独活、秦艽、威灵仙、乳香、没药、蜜丸。兼服药酒，用白花蛇、穿山甲、松节、金毛狗脊、威灵仙、桑寄生、苦参、丹参、当归、玉竹、木瓜、桂枝，浸煮，温服一料，精神稍复，痹痛亦定。后仍服京口丸散，便泻食减，筋挛肉腐，卒成不效。

**某** 疠风初起，左足跟出水，左手麻痹不随，脉虚濡按之不起，此阴血虚而受风湿疠毒也。用熟地、当归、川芎、杞子、首乌、白术、黄芪、牛膝、生杜仲、五加皮、独活、桂枝、钩藤、姜黄，熬膏冲酒服，手足运掉得舒。然此症乃渗疠毒邪，乘虚袭入经络，经谓邪之所凑，其气必虚。若不远帷幕，慎调摄，久之筋骨刺痛，眉落眼斜，鼻塌肉腐，十不一生矣。

**周** 壮岁感前症，初由臂臑肿硬，手腕痹痛，延至遍体上下，骨节挛痛，面发红斑，湿毒淋漓，多在支节，诊之脉沉数。此疠毒从经络窜入骨髓，须用针砭去恶血以泄毒，非药力所及，辞不治。

【点评】疠风，即麻风病，古称恶疾，亦称大麻风，属传染性疾病。从书中医案看麻风晚期多不治，古用大枫子为该病专药，至于轻粉、水银剂当慎用。麻风病现在临床中较少见，为难治病症。明代医家沈之问《解围元薮》是为麻风辨治专著，本篇实系疠风与多种皮肤疾病之合论，虽以论疠风为名，其中掺杂了各种皮肤病的治疗，其中亦有论治口眼㖞斜之牵正散等，显得较为混乱。书中所载诸外用药，如蛇床子汤、一扫光、玉肌散、肥皂丸等，不失为治疗皮肤病的有效方药。

## 痹症论治

诸痹，风寒湿三气杂合，而犯其经络之阴也。风多则引注，寒多则掣痛，湿多则重着，良由营卫先虚，腠理不密，风寒湿乘虚内袭，正气为邪气所阻，不能宣行，因而留滞，气血凝涩，久而成痹。或肌肉麻顽，或肢节挛急，或半体偏枯，或偏身走注疼痛，其不痛者，病久入深也。故在骨则重而不举，在血则凝而不流，在筋则屈而不伸，在肉则麻木不仁，在皮则皱揭不荣，皆痹而不痛。盖痹者，闭而不通，邪在阴分也。故经以病在阳为风，在阴为痹，阴阳俱病为风痹。经言三气杂合，专言痹病所因也。在阴为痹，分言表里有殊也。阴阳俱病，表症更兼里症也。《经·痹论》曰：风寒湿三气杂至，合而为痹。痹非偏受一气。其风胜者为行痹，风行而不定，如走注之类。寒胜者为痛痹，寒凝则阳气不行，痛有定处即痛风。湿胜者为着痹，重着不移，或肿痛，或不仁，湿从土化，病发肌肉，即麻木也。以冬遇此为骨痹，冬气在骨。以春遇此为筋痹，春气在筋。以夏遇此气为脉痹，夏气在脉。以至阴遇此为肌痹，长夏气在肌肉。以秋遇此为皮痹，秋气在皮。行痹、痛痹、着痹痹症大纲。又以所遇之时而命名，非此外别有骨筋脉等痹也。五脏皆有合病，久而不去者，内舍于其合。经云：诸痹不已，亦溢内也。风胜者易已，留皮肤者易已，留筋骨者痛久，其入脏者死。凡痹逢寒则急，逢热则纵。故骨痹不已，复感于邪，内舍于肾；筋痹不已，复感于邪，内舍于肝；脉痹不已，复感于邪，内舍于心；血痹不已，复感于邪，内舍于脾；皮痹不已，复感于邪，内舍于肺。此经病入脏也。经论五痹之入脏者曰，肺痹烦满，喘而呕；心痹脉不通，烦则心下鼓，暴上气而喘，嗌干善噫，厥气上则恐；肝痹夜卧则惊，多饮，数小便，上为引如怀；肾痹善胀，尻以代踵，脊以代头；脾痹四肢懈惰，发咳呕汁，上为大塞。其入腑者，别有肠痹胞痹，另详本门。此五脏之痹，各以其时，重感于风寒湿之气也。风胜脉必浮，寒胜脉必涩，湿胜脉必缓。三痹各有所胜，用药以胜者为主，而兼者佐之。治行痹散风为主，兼去寒利湿，参以补血，血行风自灭也。防风汤。治痛痹温寒为主，兼疏风渗湿，参以益火，辛温解凝寒也。加减五积散。治着痹利湿为主，兼去风逐寒，参以补脾补气，土强可胜湿也。川芎茯苓汤加芪、术。其症有风湿，羌活胜湿汤、史公酒。有寒湿，苡仁汤、三痹汤。痹而身寒，如从水中出者，属寒湿，附子丸。有湿热，加味三妙散、苍术散。肩背沉重，肢节疼痛，下注足胫，属湿热。当归拈痛汤。有风热，肤麻瘾疹，消风散。有暑湿，清暑益气汤。有冷痹，风冷顽麻，巴戟天汤。有热痹，热毒流注骨节，千金犀角散。有营热，四物汤去川芎，加钩藤、丹皮。有营虚，当归建中汤。有卫虚，防己黄芪汤。有气痹，痹在气分，蠲痹汤。有血痹，痹在血分，因劳汗出，卧被风吹，血凝于肤，黄芪桂枝五物汤加当归。有瘀血，败血入络，桃红饮，煎成入麝香。有停痰，遍身走痛，二陈汤加羌活、白芥子、风化硝、姜汁泛丸。有支饮，臂痛不举，眩冒麻痹，指迷茯苓丸。有在经，木防己汤。有入络，活络饮加桑寄生、威灵仙、钩藤、牛膝，或活络丹。治法总以补助真元，宣通脉络，加活血丹合续断丹，或人参散之类。使气血流畅，则痹自已。

[风寒湿合痹] 气血凝滞，身重而痛，手足挛急。石顽改定三痹汤，或通痹散。

[周痹] 真气不能周于身，浑身痹痛。风寒湿气客于肉分，内不在脏，外未

发皮，命曰周痹。蠲痹汤加桂枝、白术、狗脊、薏米。

[**行痹**]遍身走注不定，上半身甚者，乌药顺气散。下半身甚者，虎骨散加减。

[**痛痹**]历节挛痛，疏风活血汤。痛甚者，五灵散。

[**着痹**]留着定处，身重酸疼，天阴即发，除湿蠲痛汤加蚕砂、防己、薏米。不应，补中益气汤加附子、羌活、黄柏。

[**骨痹**]即寒痹痛痹也，苦痛切骨，安肾丸。

[**筋痹**]即风痹也，风热攻注，筋弛脉缓，羚羊角散。若湿邪入筋，续断丹。

[**脉痹**]即热痹也。《金匮》云：经湿则痹，络热则痿。风湿郁热，经隧为壅。升麻汤去桂、麻，加萆薢、石膏，或秦艽四物汤，后用人参丸。

[**肌痹**]即湿痹着痹也。浑身上下左右麻木，属卫气不行。神效黄芪汤。皮肤麻木，属肺气不行。本方去荆芥，倍黄芪，加防风。肌肉麻木，属营气不行。本方去蔓荆，加桂枝、羌活、防风。丹溪曰：麻为气虚，木为湿痰败血。

[**皮痹**]邪在皮毛，搔如隔帛，或瘾疹风疮，宜疏风养血。秦艽地黄汤。

[**五脏痹**]经病入脏，邪胜正虚，五痹汤。肾痹，本方加独活、肉桂、杜仲、牛膝、黄芪、萆薢。肝痹，本方加枣仁、柴胡。心痹，本方加远志、茯神、麦冬、犀角。脾痹，本方加厚朴、枳实、砂仁、神曲。肺痹，本方加半夏、杏仁、麻黄、紫菀。

《入门》曰，痹初起，骤用参、芪、归、地，则气郁滞，邪不散，只以行湿流气药主之。久而不愈，宜峻补真阴，使气血流行，则病邪随去。参景岳论。

痹与痿相似，但痿属虚，痹属实。痿因血虚火盛，肺叶焦而成。痹因风寒湿邪侵入而成也。痹又为中风之一，然受病各异。痹兼三气，邪为阴受，中风邪为阳受也。《尊生书》曰，阳者表与上，阴者里与下也。痹与风痿，形症虽相似，医治之法，可相混乎？沈氏集说

治痹而用风门通套之剂，医之过也。痹症非不有风，然风入阴分，与寒湿互结，扰乱其血脉，致身中之阳不通于阴，故致痹也。古

方多有用麻黄、白芷者，以麻黄能通阳气，白芷能行营卫，然已入四君四物等汤中，非专发表也。致于攻里，则从无用之者，以攻里药皆苦寒，用之则阳愈结，其痹转入诸腑而成死症矣。《医通》

戴人曰：痹病以湿热为主，风寒为兼，其脉沉涩。乃治此者不分经络表里脏腑，便作脚气寒湿治，而用乌、附、乳、没燥热，以致便尿涩滞，前后俱闭，虚躁日甚，肌肉日削，饮食不下，虽华扁亦难措手矣。

## 痹症脉候

脉涩又紧，为痹痛。《脉经》 脉大而涩，为痹，脉急亦为痹。《玉机》 浮涩而紧，风寒湿三气皆备。《脉诀》 肺脉微为肺痹，心脉微为心痹。右寸沉而迟涩，为皮痹。左寸结而不流利，为血痹。右关脉举按皆无力而涩，为肉痹。左关脉弦紧，浮沉有力，为筋痹。《医通》

## 附方

[行痹]防风汤　见一卷湿。

[痛痹]加减五积散　见一卷湿。

[着痹]川芎茯苓汤　赤苓　桑皮各钱半　川芎　防风　麻黄　赤芍　当归各一钱　陈皮　炙草各五分　枣二枚

[风湿]羌活胜湿汤　见一卷湿。

[风湿]史国公酒　羌活　防风　白术　当归　牛膝　草薢　杜仲　松节　虎胫骨酥炙　炙鳖甲　蚕砂　秦艽　苍耳子　杞子　白茄根　各味粗研，绢袋盛浸。此方去鳖甲、苍耳子，加龟板、苍术，名换骨丹。

[寒湿]附子丸　附　姜　芍　苓　参　草　术　桂

[寒湿]苡仁汤　苡仁　归　芎　姜　桂　羌　独　防　术　草

川乌 麻黄

[寒湿]三痹汤 地 芍 归 芎 参 苓 草 防 独 杜仲 牛膝 续断 桂心 细辛 秦艽 姜 枣 水煎。

[湿热]加味二妙散 黄柏酒炒 苍术米泔浸炒 名二妙丸，此加当归 牛膝 防己 萆薢 龟板

[湿热]苍术散 苍术 黄柏各四两 虎骨酥炙，二两 防风一两 为末，每服二钱，白汤下。

[湿热]当归拈痛散 见一卷湿。

[风热]消风散 见二卷失音。

[暑湿]清暑益气汤 见一卷暑。

[冷痹]巴戟天汤 巴戟二钱 附子 五加皮 石斛 炙草 茯苓 当归各一钱 牛膝 萆薢各钱半 肉桂 防风 防己各五分 生姜 水煎。

[热痹]千金犀角散 犀角镑，二两 羚羊角镑，一两 前胡 黄芩 栀仁 大黄 升麻各用姜汁拌炒，五钱 射干酒炒黑，四钱 豆豉一升 研末。

[营热]四物汤 地 芍 归 芎

[营虚]当归建中汤 见三卷脾胃。

[卫虚]防己黄芪汤 见一卷湿。

[气痹]蠲痹汤 归 芍 羌 防 姜黄各一钱半 甘草五分 姜五片 枣二枚

[血痹]黄芪五物汤 芪 芍 桂枝各三钱 姜六片 枣二枚 日三服，一方加人参。

[瘀血]桃红饮 桃仁 红花 川芎 当归尾 威灵仙 煎好，加麝香少许冲服。

[停痰]二陈汤 见一卷中风。

[支饮]指迷茯苓丸 见二卷痰饮。

[经痹]木防己汤 木防己 石膏 桂枝 姜黄 杏仁 桑枝

[络痹]活络饮 术 归 芎 羌 独各一钱 甘草五分 姜

[通络]**活络丹** 川乌 草乌各炮去皮脐 南星胆套九次 地龙焙干，各一两 乳香 没药各二钱二分 酒丸，酒下。

[补虚]**活血丹** 熟地三两 参 术 归 芍 续断各一两 酒糊丸。

[经络]**续断丹** 续断 萆薢 牛膝 木瓜 杜仲各二两 蜜丸，酒下二钱半。

[镇补]**人参散** 人参二两 杜仲 黄芪 枣仁 茯神各一两 五味子 川芎 熟地 秦艽 羌活各五钱 细辛二钱 丹砂五钱 研服。

[合痹]**改定三痹汤** 参 苓 术 草 归 芍 芎 芪 桂心 防己 防风 乌头 细辛 姜 枣

[合痹]**通痹散** 天麻三两 独活 藁本 归 芎 术各二两 研服三钱，酒下，日二服。

[行痹]**乌药顺气散** 见一卷中风。

[行痹]**虎骨散** 虎骨二两 白花蛇 天麻 防风 牛膝 僵蚕 当归 乳香 肉桂各一两 炙草 全蝎各五钱 麝香一钱 每末服二钱。

[痛痹]**疏风活血汤** 归 芎 威灵仙 白芷 防己 黄柏 南星 苍术 羌活 桂枝各一钱 红花三分 姜五片

[痛痹]**五灵散** 五灵脂二两 川乌两半 没药一两 乳香五钱

[着痹]**除湿蠲痹汤** 苍术二钱 白术 茯苓 羌活 泽泻各一钱 陈皮一钱 甘草五分 姜汁 竹沥各三匙

[着痹]**补中益气汤** 见一卷中风。

[骨痹]**安肾丸** 肉桂 川乌各两半 白蒺藜 巴戟 山药 茯苓 石斛 萆薢 苁蓉 补骨脂各四两八钱 蜜丸。

[骨痹]**羚羊角散** 羚羊角 归 芎 防 独 枣仁 茯神 杏仁 薏苡 木香 甘草 姜

[热痹]**升麻汤** 升麻三钱 茯神 人参 防风 犀角 羚羊角 羌活各一钱 桂心三分 加竹沥半杯，和服。

[脉痹]**秦艽四物汤** 四物汤加 秦艽 薏苡 蚕沙 甘草

[镇补]**人参丸** 人参 麦冬 茯神 龙齿 石菖蒲 远志 肉芪 归 地 蜜丸。

[肌痹]**神效黄芪汤** 参 芪 芍 陈 草 蔓荆子 尿涩加泽泻，身热加丹皮。

[皮痹]**秦艽地黄丸** 四物汤加 秦艽 荆 防 羌 芷 升麻 蔓荆 甘草 大力子<sub></sub>各一钱

[五脏]**五痹汤** 参 苓 归 芍 芎 术 五味子 细辛 或加引经之药。

## 痹脉案

**李** 左臂自肩以下骨节大痛，经所谓寒胜则痛也。来势甚骤，若游走上下骨骱，即俗谓白虎历节风。痛如虎咬，刻不可忍，此非厉剂不除，投以川乌头<sub>炮去脐皮</sub>、草乌头<sub>炮去皮，姜汁制</sub>、松节油，一剂，服后饮酒以助药势达病所。夜半身麻汗出，平旦而病若失矣。此仿活络丹法。

**张** 五旬外，左臂素患肿痛，因涉江受风，一夜，全身麻痹，脉虚濡，此真气虚而风湿为病，乃痹中根萌也。经曰：营虚则不仁，卫虚则不用。营卫失调，邪气乘虚袭入经络，蠲痹汤主之，数服而效。《准绳》云，凡风痹偏枯，未有不因真气不周而病者。治不用黄芪为君，人参、归、芍为臣，桂枝、钩藤、荆沥、竹沥、姜汁为佐。徒杂乌、附、羌活以涸营而耗卫，未之能愈也。严氏蠲痹汤用黄芪、炙草以实卫，当归、白芍活血以调营，羌、防除湿疏风，姜黄理血中滞气，入手足而驱寒湿，用酒和服，专借以行药力也。

**王** 伤酒涉水，湿袭阴络，右腿痹痛，由髀骨直至委中穴。参用三痹汤内服，桂心、茯苓、牛膝、杜仲、白术、苍术、当归、独活、桑枝煎汤。外用防风、桂枝、木瓜、当归、豨莶、葱白煎汤熏洗，汗出为度。夫湿痹重着，今腿痛已定，通移膝胫，仍以逐湿通痹法治。

川乌、桂心、独活、牛膝、虎胫骨、归尾、没药，以溺少加茯苓、车前子。二服，兼用洗药，痛止能行。数十日内，戒酒肉风冷劳动。

**王氏女** 风寒湿合而成痹，蕴邪化热，蒸于经络，四肢痹痛，筋骨不舒。盖邪中于经为痹，中于络为痿。《金匮》云：经热则痹，络热则痿，倘经腑治失宣通，延为痿躄。杏仁、滑石、石膏、赤苓、威灵仙、蚕沙、薏仁，数服痛减，乃用白术、薏仁、茯苓、桂枝、片姜黄、钗斛、归身、玉竹、五加皮、桑枝煎汤，数十服肢体活动。又服丸剂平补肝肾，步履如常。

**族妇** 右臂痛手不能举，此为肢痹。用舒筋汤。片姜黄、当归、羌活、炙草、姜渣、海桐皮，加桂枝，四五服渐瘳。凡筋得寒则急，得热则纵，缫短为拘，弛长为痿。风寒湿三气杂至合而成痹。风胜为行痹，寒胜为痛痹，湿胜为着痹，宜宣风逐寒燥湿，兼通络。如臂痛，服舒筋汤，必腋下漐漐汗出，则邪不滞于筋节，而拘急舒矣。如气虚加参、芪，血虚加地、芍，肩背加羌活、狗脊、鹿胶，腰脊加杜仲、独活、沙苑子，臂指加姜黄、桂枝，骨节加油松节、虎膝，下部加牛膝、薏苡、五加皮、虎胫骨，经络加桑寄生、威灵仙、钩藤。久而不痊，必有湿痰败血瘀滞经络，加桂心、胆星、川乌、地龙、红花、桃仁以搜逐之。

**王** 有年，盛暑脉沉缓，身半以下酸痛，胫膝无汗，手足不温，便艰梦泄，皆湿热壅阻致痹，先通其壅。用蒸牛膝、当归、秦艽、川芎、玉竹、杏仁、陈皮、淡苁蓉。二服便润，去苁蓉、杏仁，专理经络湿邪，加桂枝、桑寄生、独活、薏苡、杜仲、熟地炒。十数服全瘳。

【点评】痹证为临床常见病，痹证论治始于《内经》而历代医家多有研究。《素问·痹论》首论病因曰"风寒湿三气杂至，合而为痹。"一是说痹的病因不是一种邪气，是多种邪气交织在一起而致病；二是说痹证的发病是多种病邪与人机体的不同部位相合而致病。所以，痹证有风胜之行痹，寒胜之痛痹，湿胜之着痹；又有骨痹舍于肾、筋痹舍于肝、脉痹舍于心、肌痹舍于脾、皮痹舍于肺，合称五脏痹；还有气痹、血痹、尪痹之分；临床中还可见热痹，顽痹等等。痹证为顽疾，临床中需要重视两个方面，一是辨证论治，辨证准确，选方合理，用药精当；二则是治疗要持之以恒，贵在坚持，即便是顽疾亦可治愈。

# 痿症论治

痿者，肢弱而无力，筋弛而不收，为热伤血脉之症。经曰：五脏因肺热叶焦，发为痿。夫五脏皆有痿，如肺热为皮毛痿，<sub>宜犀角桔梗汤。</sub>心热为脉痿，<sub>宜铁粉丸。</sub>肝热为筋痿，<sub>宜紫葳汤。</sub>脾热为肉痿，<sub>宜二陈汤加参、芪。</sub>肾热为骨痿，<sub>宜金钢丸。</sub>而经论痿躄必原肺热者，以肺为脏之长，体燥居上，主气而畏火。若金受火烁，则气伤而不能营摄一身，乃发为痿躄矣。其治痿独取阳明，何也？经曰：阳明者脏腑之海，主润宗筋，宗筋主束筋骨而利机关也。阳明虚则宗筋纵，带脉不引，故足痿不用。此治痿必使胃纳水谷，化精微，五脏得所禀，以行血气，濡筋骨，利关节也。河间论痿，主血衰不能营养百骸。子和谓痿，必火乘金，病多作于五六七月。<sub>午为少阴君火之位，未者湿土，庚金伏火之地，申者少阳相火之分。</sub>故病痿者，脉浮大。戴人主肾水衰，则骨髓枯竭，直言痿病无寒。丹溪云：泻南方则肺金清，而东方有制，土不受戕，补北方则心火降，而西方有养，金不苦燥。凡痿症不可作风治，而用风药。东垣治痿，以<sub>黄柏</sub>为君，<sub>黄芪</sub>为佐。士材论胃虚食减成痿，<sub>宜藿香养胃汤。</sub>治脾下陷足痿，<sub>用补中益气汤。</sub>石顽主阳明湿热，各具确见。今参而酌之，通治湿热成痿，脉洪滑者，主清燥。<sub>二妙丸、加味二妙丸，随症加减。</sub>湿热伤肺成痿者，主清土。<sub>如沙参、麦冬、玉竹、杏仁、石斛、百合、花粉、通草、山栀。</sub>湿热壅胃成痿者，主通腑。<sub>大豆黄卷、茵陈、滑石、石膏、草薢、茯苓、枳实、槟榔。</sub>湿热着筋骨成痿者，主理隧。<sub>金毛狗脊、地骨皮、知母、防己、</sub>

牛膝、龟甲、五加皮、或三妙丸。阳明脉虚，宗筋不约者，主润肺。人参、茯苓、杞子、当归、桑椹、肉苁蓉、桑寄生、芝麻、山药。肝胃阴虚，风动肢痿者，主通摄。熟地、牛膝、远志、杞子、石斛、钩藤。肝肾阴虚，足热枯痿者，填精髓。牛骨髓、猪骨髓、鹿筋胶、羊肉胶、熟地、杞子、牛膝、青盐、或滋阴大补丸。肾督阳虚，脊软腿酸者，壮筋骨。鹿角胶丸、四斤丸。太阳督脉虚，形俯痿废者，理腰脊。香茸丸。衰年足软肌麻，跷维不用者，以温行流畅奇络。橘络、木瓜、杞子、杜仲、狗脊、肉苁蓉、牛膝、当归须、鹿胶。病后阴伤骨痿，六味丸去丹、泽，加虎胫骨、龟甲、牛膝、当归。久病筋骨痿，不起于床，金刚丸、牛膝丸、煨肾丸、五兽三匮丹。阴虚挟湿热，脉滞而数，为痿厥，虎潜丸加减，不应，少加川附子。长夏暑湿成痿，清暑益气汤加减。肾伤暑暍痿厥，清燥汤加减。膏粱湿热伤精，胫膝痿弱，神龟滋阴丸、大补地黄丸。血衰筋缓不收，补血荣筋丸。气虚举动无力，四君子汤加肉桂、黄芪。半身偏痿，须分左右，审气血阴阳，十全大补汤加减。屈伸不利，行步艰难，安肾丸。肢软脉滑，腰膝麻木或肿，属湿痰。二术二陈汤加姜汁、竹沥。食滞脾气不得运于四肢成痿，脉必气口弦滑而恶食。木香槟榔丸加山楂、神曲、木瓜、防己。瘀血留于腰胯成痿，脉必沉涩而兼痛。四物汤加桃仁、莪术、穿山甲。心热亢，兼实积者，为脉痿。大承气汤。瘦人病痿，脉涩或大，多血虚有火，二妙四物汤。肥人病痿，脉滑或沉，多气虚有痰。二妙六君汤。

子和云：四末之疾，动而或劲，为风。不仁或痛，为痹。弱而不用，为痿。逆而寒热，为厥。风必兼热，痹必风寒湿合邪，痿必火乘金，厥则或寒或热，皆从下起。奈何不察其源，概谓风淫末疾，以风药例治耶！

## 痿症脉候

脾脉缓甚为痿厥。《内经》　诊痿躄，脉虚者生，紧急疾者死。《脉经》　尺脉虚弱，缓涩而紧，病为足痛，或为痿病。《脉诀》　痿脉多浮而大。子和

## 附方

[肺痿]**犀角桔梗汤** 黄芪 石斛 天冬 麦冬 百合 山药 犀角 通草 桔梗 黄芩 杏仁 秦艽

[心痿]**铁粉丸** 铁粉 银箔 黄连 苦参 石蜜 龙胆 龙齿 牛黄 秦艽 丹皮 白鲜皮 地骨皮 雷丸 犀角

[肝痿]**紫葳汤** 紫葳 天冬 百合 杜仲 黄芩 黄连 萆薢 牛膝 防风 菟丝子 白蒺藜

[脾痿]**二陈汤** 陈 苓 夏 草

[肾痿]**金刚丸** 见二卷虚损

[胃虚]**藿香养胃汤** 参 术 苓 草 苡仁 藿香 半夏曲 乌药 神曲 砂仁 荜澄茄 姜 枣

[脾虚]**补中益气汤** 见一卷中风。

[通治]**二妙丸** 见一卷湿。

[湿热]**加味二妙丸** 见本卷痹。

[湿热]**三妙丸** 二妙丸加酒蒸牛膝二两。

[阴虚]**滋阴大补丸** 熟地 山药 萸肉 茯苓 牛膝 杜仲 五味 巴戟 小茴香 肉苁蓉 远志 石菖蒲 杞子 红枣 蜜丸。

[阳虚]**鹿角胶丸** 鹿角胶 鹿角霜 熟地 人参 当归 牛膝 茯苓 菟丝子 白术 杜仲 虎骨 龟板

[壮筋]**四斤丸** 虎胫骨一两 牛膝 苁蓉各两半 川乌 天麻各一两 木瓜一斤 为末，以苁蓉捣膏，酒糊丸。加乳香、没药，名加味四斤丸。

[督虚]**香茸丸** 鹿茸三两 生当归二两 麝香一钱 生川乌五钱 雄羊肾三对，酒煮捣烂为丸。

[阴伤]**六味汤** 见一卷中风。

[温理]**牛膝丸** 见二卷虚损。

[益阳]煨肾丸　见二卷虚损。

[益阳]五兽三匮丹　鹿茸<sub></sub>酥炙　血竭　虎胫骨<sub>酥炙</sub>　牛膝<sub>酒浸</sub>　狗脊<sub>烧去毛</sub>。各一两　共为末，此五兽也。附子<sub>一个，去皮脐去中心入</sub>　辰砂<sub>末，一两，填满</sub>　木瓜<sub>一个，去皮去中心入附子于内，以附子末盖口</sub>　此三匮也。却以三匮正坐于瓷缸内，重汤蒸烂，和五兽末捣丸，木瓜酒下。

[痿厥]虎潜丸　见一卷中风。

[暑痿]清暑益气汤　见一卷暑。

[肺燥]清燥汤　芪<sub>钱半</sub>　苍术<sub>一钱</sub>　陈　术　泽泻<sub>各五分</sub>　五味子<sub>六粒</sub>　参　苓　升麻<sub>各三分</sub>麦冬　归　地　草　神曲　黄柏　猪苓<sub>各二分</sub>柴胡　黄连<sub>各一分</sub>　水煎。

[湿热]神龟滋阴丸　龟板<sub>酥炙，四两</sub>　黄柏　知母<sub>各盐酒炒，二两</sub>杞子　五味　锁阳<sub>酒炙，各一两</sub>　干姜<sub>五钱</sub>　为末，以猪脊髓和丸，每服五钱，盐汤下。

[滋燥]大补地黄丸　见一卷燥。

[筋痿]补血荣筋丸　苁蓉<sub>酒制</sub>　菟丝子<sub>酒煮，焙</sub>　天麻<sub>煨，各二两</sub>牛膝<sub>酒煮，四两</sub>　鹿茸<sub>酥炙，一对</sub>　熟地<sub>六两</sub>　木瓜<sub>姜汁炒</sub>　五味子<sub>焙，各一两</sub>为末，蜜丸，温酒下。

[气虚]四君子汤　见一卷中风。

[气血]十全大补汤　见一卷中风。

[阳衰]安肾丸　见本卷痹。

[湿痰]二术二陈汤　见二卷痰饮。

[食滞]木香槟榔丸　木　槟　术　枳　陈　香附　神曲糊丸。

[瘀血]四物汤　见一卷中风。

[热积]大承气汤　见一卷温。

[血虚]二妙四物汤　二妙合四物。

[气虚]二妙六君汤　二妙合六君。

## 痿脉案

萧　中年后肾亏火动，足膝酸软，脉虚驶而促。初用六味汤加怀牛膝，继用虎潜丸去锁阳，服后甚适。但坐久腰府热腾，小腹收引气升，脘膈不舒。症因冲督经虚，龙焰不伏，非理脏真所得效。拟龟鹿二仙膏加猪脊髓，同熬酒和服，得效。

李　疟邪失汗误药，湿邪入络，四肢痿废，用除湿理络，手足能运。然值冬寒气血敛涩，少腹逼窄，背脊拘急，胫膝麻顽，步履歪倒，知其阴阳维不司约束，侵及任督俱病也。用杜仲、狗脊强筋骨而利俯仰，五加皮、牛膝益肝肾而治拘挛，当归、白芍以和营，茯苓、萆薢以逐湿，秦艽、独活以治痹，玉竹、桑枝以润风燥，理肢节，加桑寄生通经络，煎服十数剂，诸症渐减。又将前方参入鹿胶、沙苑子、小茴香以通治奇脉，丸服酒下，获痊。

族儿　脊骨手足痿纵，此督脉及宗筋病。《内经》治痿，独取阳明，以阳明为宗筋之会，阳明虚则宗筋失养，无以束筋骨利机关也。童年坐卧风湿，虚邪袭入，遂致筋脉失司，欲除风湿，须理督脉，兼养宗筋乃效。方用归、芎、参、术、牛膝、鹿胶、茯苓、木瓜、寄生、桑枝、姜黄、威灵仙，十服肢体运动已活。去鹿胶、姜黄、川芎、木瓜、威灵仙，加杜仲、玉竹、杞子、虎胫骨，数十服行立复常。

张氏　四肢痿弱，动履艰难，脉涩且弱，为营虚之候。经言天癸将绝，系太冲脉衰，乃阴吹带浊，宿恙频兴。因知冲为血海，隶于阳明，阳明虚则冲脉不荣，而宗筋弛纵，无以束筋骨，利机关。法当调补营血以实奇经。人参、杞子、茯苓、牛膝<sub>酒蒸</sub>、熟地、当归、杜仲<sub>酒焙</sub>、山药<sub>炒</sub>、木瓜、姜、枣，水煎。十数服渐愈。

【点评】痿证，肢体痿弱不用。五脏热皆可为痿，肺热为皮毛痿，心热为脉痿，肝热为筋痿，脾热为肉痿，肾热为骨痿。《素问·痿论》说："治痿独取阳明。"盖因阳明为水谷之海，主润宗筋。《难经·七十五难》中提出"泻南补北法"，朱丹溪提出："泻南方则肺金清，而东方有制，土不受戕，补北方则心火降，而西方有养，金不苦燥"。朱丹溪主张用滋阴清热法治痿，如虎潜丸、大补阴丸、二妙丸等，为痿证治疗提供了更有效的方法。痿证辨治非常复杂，而且见效较慢，必当耐心调治。临床可配合针灸、饮食调养、运动康复等，更有利于痿证治疗。

## 痛风历节风论治

痛风，痛痹之一症也，其痛有常处。掣者为寒，肿者为湿，汗者为风，三气入于经络，营卫不行，正邪交战，故痛不止。《灵枢》谓之贼风，《素问》谓之痛痹，《金匮》谓之历节。后世更名白虎历节风，近世俗名箭风。初因寒湿风郁痹阴分，久则化热攻痛，至夜更剧。治以辛温，疏散寒湿风邪，开发腠理，宜十生丹。若痛处赤肿焮热，将成风毒，宜败毒散。如风湿攻注肢节疼痛，大羌活汤。其历节风，痛无定所，遍历骨节，痛如虎啮。又名白虎历节，盖痛风之甚者也。或饮酒当风，汗出浴水，因醉犯房，皆能致之。其手指挛曲，身多瘰疬，其肿如脱，渐至摧落，其痛如掣，不可屈伸，须大作汤丸，不可例以常剂治。乌头汤主之。因于寒，宜从温散。防风天麻汤。因于火，宜从清凉。犀角散加减。若筋脉挛痛，伸缩不利，系血虚燥。四物汤加木瓜、何首乌、甘杞子。肢节酸痛，脉沉短气，系有留饮。半夏苓术汤，或导痰汤加减。肢节注痛，得捶摩而缓者，系风湿在经。灵仙除痛饮。肢节肿痛，遇阴雨而甚者，系风湿入络。虎骨丸、没药散、或虎骨散。肢节烦痛，肩背沉重者，系湿热相搏。当归拈痛散。肢节刺痛，停着不移者，系瘀血阻隧。趁痛散。肢节热痛者，系阴火灼筋。加味二妙散，或潜行散，用四物汤间服。周身麻痛者，系气血凝滞。五灵丸。历节久痛者，系邪毒停留。乳香定痛丸、活络丹。肥人肢节痛，多风湿痰饮流注。宜导痰汤。瘦人肢节痛，是血枯。宜四物汤加羌活、防风。老人性急作劳，患腿痛。宜四物汤加桃仁、牛膝、陈皮、生甘草，煎成，入姜汁，或潜行散，有瘀积者，加热酒服，并刺委中穴出血。风气游行，痛无常处，如虫行遍体，日静夜剧者，麝香丸主之。痛风历节二症，宜参酌治之。

东垣以痛风多属血虚，主用芎归，佐以桃仁、红花、薄桂、威灵仙，或趁痛散。丹溪以痛风先由血主用四物黄芩、白芷。在上加羌活、桂枝、威灵仙、桔梗。在下加牛膝、防己、黄柏、木通。石顽以湿热挟痰挟血入络痹痛，症重日久，必加乌、附，驱逐痰湿，壮气行经，便阻必用大黄，或畏峻攻，不知邪毒流注经络，非乌附不能散结，燥热结滞肠胃，非硝黄岂能润燥乎？

## 痛风脉候

《金匮》云：寸口脉沉而弱，沉即主骨，弱即主筋。沉即为肾，弱即为肝。汗出入水，历节黄汗出，故名历节。

## 附方

[痛风]**十生丹** 归　芎　羌　防　独　天麻　川乌　草乌　何首乌　海桐皮　等分蜜丸，茶下一钱。

[风毒]**败毒散** 见一卷伤风。

[风湿]**大羌活汤** 羌活　升麻各钱半　独活一钱　威灵仙　苍术　防己　术　归　泽　苓　草各七分

[历节]**乌头汤** 麻黄六钱　黄芪　白芍三钱　炙草一钱　川乌头一枚　水煎。

[温散]**防风天麻汤** 归　芎　羌　防　荆　芷　天麻　草乌　白附子　滑石　甘草

[清凉]**犀角散** 犀角　羚羊角　前胡　黄芩　栀子　大黄　升

麻　射干　豆豉　研末。

[血燥]**四物汤**　地　芍　归　芎

[留饮]**半夏苓术汤**　苍术二钱　白术一钱半　半夏　南星　黄芩
香附各一钱　陈皮　赤苓各五分　威灵仙　甘草各三分

[去痰]**导痰汤**　见一卷中风。

[风湿]**灵仙除痛饮**　麻黄　赤芍各一钱　荆　防　羌　独　芩
归　芎　芷　枳　草　苍术　灵仙各八分

[风湿]**虎骨丸**　虎骨　五灵脂　白胶　僵蚕　威灵仙各一两　乌
头一两半　酒糊丸。

[风湿]**没药散**　没药　虎骨　等分为末，酒下二钱。

[风湿]**虎骨散**　虎胫骨　龟板　血竭　没药　自然铜　赤芍
当归　防风　牛膝　五加皮　白附子　桂心　白芷　骨碎补　天麻
研末服。

[湿热]**当归拈痛汤**　见一卷湿。

[瘀血]**趁痛散**　桃仁　红花　当归　地龙　五灵脂　牛膝　羌
活　香附　甘草各二钱　乳　没各一钱　为末，酒下二钱。

[阴火]**加味二妙散**　见本卷痹。

[阴火]**潜行散**　黄柏酒浸，焙，研每一钱，姜汁和酒调服。

[血滞]**五灵丸**　见本卷痹。

[久痛]**乳香定痛丸**　苍术二两　川乌　归　芎各一两　丁香五钱
乳　没三钱　枣肉为丸，酒下。

[行络]**活络丹**　见本卷痹。

[风气]**麝香丸**　川乌二个　全蝎二十一个　生地龙五钱　生黑豆二钱
半　麝香一字　糯米糊丸绿豆大，酒下七丸。


## 痛风脉案

**房弟**　胫膝痛肿，流走不定，筋惕足酸，风湿久痹，都从热化矣。古谓风从阳受，痹从阴受。始由络痹失宣，十数年忽止忽发。今秋痛自右移左，行立颇难，阴络受病。诊脉下元先虚，搜理络邪，宜兼滋化源，为有年阴虚痹症治法。熟地水煮、杞子、当归、牛膝、茯苓、木瓜、威灵仙、桑寄生、玉竹、独活、杜仲生、薏苡、地骨皮同熬膏，以虎胫骨胶收，开水化服，痛止。

**族某** 水湿与气互搏，走注上下表里经络不定。其走注处必略肿，肤热如芒刺，前自耳项，直下胸乡，走肠，别注茎囊；后自背膂，走腰注臀，行髀膝，至右胕，肿重。手按不即起，口燥咽痛，溺少便艰，此湿饮为风气鼓动，溢于支络，游走升降，肠腑郁痹，针刺罔效。治用表里宣泄。杏仁、石膏、山栀、赤苓、木通、秦艽、黑豆皮、大腹皮、黄柏酒炒，二服痹痛减，二便爽。再用宣理行痹。钩藤、薏苡三钱、山栀、杏仁、车前各一钱、茯苓、腹皮、川楝子、桑寄生各二钱、牛膝、狗脊、防己各钱半，四服诸症平。再去牛膝、狗脊、川楝等，加神曲、半夏、椒目以运水湿，而肿退。

**张** 长夏历节痛痹，身重肢软，风湿淫注，血脉失于宣通，治用驱风逐湿，通调血脉。独活、川乌制、当归、牛膝蒸、姜黄、威灵仙、防己、松节、乳香、桑枝、寻骨风，水酒各半煎，外用风药煎汤熏洗而康。

**族女** 风湿走注，骨节痛痹，四肢筋瘛，脉沉，由产后血虚留邪。当归、木瓜、秦艽、杞子、钩藤、茯苓、牛膝、薏苡、蚕砂、姜黄、桑枝，外用防风、豨莶、苍耳子、菖蒲根、葱、姜煎汤，浴取汗，六七次痛止如常。

【点评】中医的"痛风"不同于西医所说的代谢性疾病之"痛风"，中医的痛风属痹证，或为痛痹，或为热痹，包括西医的痛风病。所以，痛风（包括历节风）与痹证辨治法相同，治用散寒、祛风、化湿、通络等法。张元素创当归拈痛汤，朱丹溪的趁痛散，张仲景的乌头汤等，均为治疗痛风的有效方。

## 麻木论治

麻木，营卫滞而不行之症。《灵枢》云：卫气不行，则为麻木。《素问》云：营气虚则不仁，卫气虚则不用，营卫俱虚则不仁且不用。如人坐久，压着一边，亦为麻木。东垣以为气不行，当补肺气。丹溪以麻为气虚，木为湿痰败血，于不仁中，确分为二。盖麻虽不关痛痒，只气虚而风痰凑之，如风翔浪沸，木则肌肉顽痹，湿痰挟败血，阻滞阳气，不能遍运，为病较甚，俱分久暂治之。治麻以气虚为本，风痰为标。用生姜为向导，枳壳开气，半夏逐痰，羌活、防风散风，木通、威灵仙、白僵蚕行经络。手臂用桑枝，足股用牛膝，病减用补中益气汤，重加参、芪以固本。治本以桂、附为向导，乌药、木香行气，当归、杞子、桃仁、红花和血，穿山甲、牙皂通经络，病减，用八珍汤以培虚。此外如浑身麻木，卫气不行者，神效黄芪汤。皮肤麻木，肺气不行者，芍药补气汤加防风。肌肉麻木，营气不行者，八仙汤。暑月麻木，热伤元气者，人参益气汤。冷风麻痹，足屈不伸者，独活寄生汤。腿足麻木，忽如火灼，属湿热下注。二妙丸加牛膝，不应，加肉桂。手臂麻，属气虚。补中益气汤加桑枝、姜黄。立斋治何孟春，臂麻目泪，为气虚有痰，用补中益气汤，兼服六味丸而愈。十指麻木，属胃中湿痰败血。二术二陈汤加桃仁、红花，少加附子行经。指尖麻，属经气虚。沈氏桑尖汤。面麻木，属阳气虚。牛皮胶煨化，和肉桂末厚涂之。口舌麻木，吐痰涎。止麻消痰汤。气虚加人参，血虚加当归身。合目则浑身麻木，开眼则止，东垣以为阳衰，湿伏阴分。用三痹汤去乌头，加黄柏、苍术。腹皮麻痹，多煮葱白食之即愈。一块不知痛痒，遇阴寒益甚，属痰挟死血，宜活血行气。二陈汤加川芎、当归、怀牛膝、韭汁，白芥子研末，葱姜汁调敷外。专因血瘀，四物汤加韭汁、桃仁、红花。专因气滞，开结舒筋汤。有自头麻至心窝而死，或自足心麻至膝盖而死。麻骨方。妇人因悒郁气结，致发麻痹者，当舒郁。逍遥散加香附、川芎。《沈氏尊生书》曰：治麻木，须补助气血，不可专用消散。方书有谓大指次指，忽然麻木不仁者，三年内须防中风。<sub></sub>宜服地黄饮子，或十全大补汤加羌活、秦艽。若古法服<sub>愈风汤、天麻丸</sub>开其元腑，漏其真液，适以招风取中，预防云乎哉。

### 脉候

脉浮而濡，属气虚。关前得之，麻在上体；关后得之，麻在下体。浮而缓属湿，为麻痹；紧属寒，为痛痹。涩而芤，属死血，为木，不知痛痒。

### 附方

[治麻]补中益气汤　见一卷中风。

[治木]八珍汤　见一卷中风。

[卫气]神效黄芪汤　参　芪　陈　芍　草　蔓荆子

[肺气]芍药补气汤　芪　芍　陈　草

[营气]八仙汤　八珍汤加　陈　夏　羌　防　柴胡　桂枝　秦艽　牛膝

[清暑]人参益气汤　芪二钱　参　草各钱半　白芍七分　柴胡六分升麻五分　五味子三十粒　日二服。第二日：芪四钱　红花三分半　陈皮五分　泽泻三分　亦日二服。第三日：芪三钱　黄柏六分　陈皮钱半　升麻一钱　泽泻钱二分　白芍二钱半　炙草五分　五味子三十五粒　亦日二服。

[冷风]独活寄生汤　见一卷湿。

[湿热]二妙丸　见一卷湿。

[臂麻]六味丸　见一卷中风。

[指麻]二术二陈汤　见二卷痰饮。

[指尖]桑尖汤　嫩桑尖五钱　汉防己三钱　当归二钱　黄芪　茯苓各一钱半　威灵仙　秦艽各一钱　川芎　升麻各五分　加人参亦可。

[口舌]止麻消痰汤　芩　连　苓　夏　蒌　桔　陈　枳　草　天麻　南星　细辛

[合目]三痹汤　见本卷痹。

[行气]二陈汤　见一卷中风。

[血瘀]四物汤　见一卷中风。

[气滞]开结舒筋汤　紫苏　陈皮　香附　乌药　归　芎　羌夏　星　苍术各八分　桂枝　甘草各四分

[头足]麻骨汤　人粪烧灰，豆腐浆调服，即止。又方，川楝子烧灰为末，每服二五钱，酒下。

[舒郁]逍遥散　见一卷火。

[中风]地黄饮子　见一卷中风。

[补虚]十全大补汤　见一卷中风。

[通治]愈风汤　见一卷中风。

[诸风]天麻丸　天麻　牛膝　萆薢　元参各六两　当归　羌活各十两　杜仲七两　熟地一斤　附子三两　炼蜜为丸。

## 麻木脉案

眭氏　年近六旬，肢麻头晕屡发。今春头右畔麻至舌尖，言塞目红，龈浮齿痛，厥阳升逆，鼓煽痰火，入窍入络，轻为麻瞀，甚则口眼㖞僻，手足不随，偏枯类中，由来者渐矣。用滋阴镇阳以熄风，缓效为宜。熟地四钱、钩藤三钱、石斛、杞子、茯神、白芍、牡蛎、磁石各二钱、羚羊角七分、山栀、甘菊俱炒，各一钱。十数服症减，去磁石，加冬桑叶、黑芝麻，再去钩藤、栀、菊、羚角等，加潞参，以桑椹熬膏，及阿胶和丸。渐安。

【点评】李东垣在《东垣试效方·身体麻木》中说："久坐而起亦有麻木，谓如绳缚之人，释之觉麻木而不敢动，良久则自已，以此验之，非有风邪，乃气不行也。"由此得知，古人治麻木以风邪立论，东垣提出了不同的观点。并创补气升阳和中汤：黄芪五钱，人参三钱，炙甘草四钱，陈皮、白术各二钱，白芍三钱，生甘草一钱，去肾热，草豆蔻一钱半，益阳道，退外寒，升麻一钱，酒制黄柏一钱，泻火除湿，佛耳草四钱，当归身二钱，白茯苓、泽泻、柴胡各一钱，苍术一钱半。这是李东垣治疗李正臣夫人病身麻木获效的医案，本人曾经在临床上应用此方确实有效。书中关于"十指麻木，属胃中湿痰败血"之说，出自朱丹溪《金匮钩玄》中论"手木"，原文曰："手麻，此是气虚也。手木，东垣云：麻木气不行也，补肺中之气。十指麻是胃中有湿痰死血。"但朱丹溪并未设方。而本篇论治麻木，仍以东垣所治麻木法为主要大法，即以补气升阳，除湿通络法为主。当然临床中，麻木可见于多种病证，包括中风先兆证，血痹病等等，需随证辨治。林氏所举案例，即为中风先兆之类，而用滋阴潜阳息风法。至于麻骨汤用人粪烧灰，在现代看来未必可取。


# 痉症论治

痉症，体劲直而背反张，病在筋也。筋者血之所荣，伤于邪则成痉。经曰：诸痉项强，皆属于湿。亦有因寒因风而分刚痉柔痉者，有误汗误下而致痉者，有疮家发汗而痉者，有中风暴仆而痉者，有产后亡血而痉者，有小儿急慢惊而痉者，有破伤风湿变痉者，有暴病忽见口噤头摇戴眼反折者，皆痉病也。其症身热足寒，项强齿噤，手足抽掣，角弓反张，脉皆沉伏弦紧。其因多由血液虚燥，筋脉失荣，风寒湿热之邪，得以袭入经络而为病。此陈无择、薛立斋、张介宾诸贤，所以切指痉为亡血阴虚也。故宜滋营液以治本，疏风湿以治标。症属表者，如《金匮》云：太阳病发热无汗，反恶寒，为刚痉，葛根汤主之。太阳病发热汗出，不恶寒，为柔痉，栝蒌桂枝汤。属里者，痉病胸满口噤，卧不着席，脚挛急，必龂齿，属阳明，若便硬，可与大承气汤。属半表半里者，如《医通》云：一边牵搐，一眼喝斜，属少阳，若往来寒热，小柴胡汤加桂枝、白芍。此三阳痉也。若三阴痉，俱手足厥冷，筋脉拘急，汗出项强、脉沉，太阴则四肢不收，术附汤加甘草、生姜。少阴则闭目合面，参附汤加甘草、生姜。厥阴则头摇口噤，芪附汤加当归、肉桂。此三阴痉也。其血虚发痉，宜大营煎。血虚挟火，必脉洪烦热，一阴煎主之。火盛则阴血燥涸，保阴煎、玉女煎。液虚汗多，宜三阴煎。汗多兼火，当归六黄汤。痰火发痉，栝蒌枳实汤。风热痰壅发痉，祛风导痰汤。呕泻发痉，胃关煎，或温胃饮。身冷痉厥，脉沉细，参附汤、十全大补汤。暑风搐搦成痉，三物香薷汤加羌活、防风、黄芪、白芍。温邪劫液成痉，复脉汤，去姜、桂。产后血虚，汗多成痉，十全大补汤，不应，急加附子。三因用小续命汤，宜去麻黄。

陈无择曰：寒涩血，故无汗而恶寒，为刚痉。风散气，故有汗而不恶寒，为柔痉。原其所因，多由亡血，筋失所荣，故邪得袭之。徐忠可曰：发热恶寒无汗，本伤寒症，若成痉，是太阳寒湿相搏而侵少阴，故恶寒，寒性劲，故曰刚。发热有汗不恶寒，本伤风而并阳明症，若成痉，是太阳阳明伤湿兼风，风性温，故曰柔。仲景以葛根汤治刚痉，杜太阳项强，渐成阳明胸满之势也。以栝蒌桂枝汤治柔痉，润太阳既耗之液，使经气通，散风行湿也。以大承气汤治里症，以热邪入内，故直攻其胃而邪散也。

薛立斋曰：痉以有汗无汗辨刚柔，又以厥逆不厥逆辨阴阳，仲景虽曰痉皆身热足寒，然阳症不厥逆，其厥逆者，皆阴症也。

张介宾曰：筋脉拘急，故反张，血液枯燥，故筋挛。观仲景云：太阳病发汗太多，则致痉。风病下之则成痉。疮家不可发汗，汗之则痉。可知误汗伤液，误下伤阴，阴液伤而筋失所滋也。如中风之痉，必年力衰残，阴之败也。产归之痉，必去血过多，冲任竭也。溃疡之痉，必血随脓化，营气涸也。小儿之痉，或风热伤阴，为急惊，或吐泻亡阴，为慢惊，此虽不因误治，而总属阴虚之症。治此症者先以气血为主，邪甚者或兼治邪，若邪微则急培元气，元气复，血脉自行，微邪自去。若从风治，难乎免矣。

丹溪曰：痉与痫相似而不同，痫病身软，时苏。痉病身强直不时苏，甚有昏冒而遂亡者。

## 痉症脉候

太阳病发热，脉沉而细，名曰痉，为难治。痉脉按之紧如弦，直上下行。痉病发其汗已，其脉如蛇。腹暴胀大者为欲解，脉如故，反伏弦者痉。《金匮》 痉脉皆沉伏弦紧，但阳缓阴急，则久久拘挛，阴缓阳急，则反张强直。二症各异，不可不别。《三因》

## 附方

[刚痉]**葛根汤** 见二卷汗。

[柔痉]**栝蒌桂枝汤** 桂枝汤见四卷疟，加栝蒌。

[宜下]**大承气汤** 见一卷温。

[宜和]**小柴胡汤** 见一卷温。

[太阴]**术附汤** 术 附 草 姜

[少阴]**参附汤** 参 附 姜

[厥阴]**芪附汤** 芪 附 姜

[血虚]**大营煎** 见三卷关格。

[兼火]**一阴煎** 见二卷咳嗽。

[火盛]**保阴煎** 二地 白芍各二钱 山药 续断 黄芩 黄柏各钱半 生甘草一钱

[火盛]**玉女煎** 见一卷温。

[汗多]**三阴煎** 见二卷汗。

[兼火]**当归六黄汤** 见二卷衄血。

[痰火]**栝蒌枳实汤** 蒌 枳 栀 贝 桔 参 苓 陈 芩 归 麦冬 苏子

[风痰]**祛风导痰汤** 导痰汤见一卷中风，此再加羌 防术 姜

汁　竹沥

[呕泻] 胃关煎　熟地　山药各三钱　扁豆　白术各二钱　姜　草各一钱　茱萸五分

[吐泻] 温胃饮　见一卷中风。

[产后] 十全大补汤　见一卷中风。

[暑风] 三物香薷饮　见一卷中风。

[温邪] 复脉汤　见一卷中风。

[祛风] 小续命汤　见一卷中风。

## 痉脉案

**服侄**　少阴伏邪，夏至后发协热下利，口干脉数，舌绛目红，谵烦躁扰。服蔗梨西瓜等汁，转益狂躁，神昏不寐，症由心营受烁，势必液涸成痉。先用鲜菖蒲根汤下至宝丹开窍涤痰，二服神识略清，但指臂动掣，胫膝不温，痉厥已露，宵分齿噤口喎。摇头直视。此火风入筋劫烁血液，热深厥深之象。急救营液以熄火风。用阿胶水化、生地、犀角汁、麦冬、钩藤、木瓜、山栀、石斛、生藕汁煎，日再服，症定脉数减。去犀角，加生龟甲、龙胆草专退肝胆风热，渐平。同时一侄孙，症同脉更沉数，饮以腊雪汤、西瓜汁，暂定。超时辄复躁扰谵妄，服至宝丹稍静。予一见其舌干薄，齿如灰糕，决其肾水枯竭，勉用方。诸水煎生地、犀角、生龟甲、元参、石斛等，热势辄定，然卒不救。可知温热症由伏邪内发者，多死于阴虚水涸之体也。

【点评】痉证自《金匮要略》始分为刚痉、柔痉，辨从三阳、三阴论治。刚痉用葛根汤，柔经用栝蒌桂枝汤，阳明病痉用大承气汤，少阳病痉用小柴胡汤，太阴病痉用术附汤，少阴病痉用参附汤，厥阴病痉用芪附汤。后世论治痉证以《景岳全书》为最全，本篇中多种治法用方皆出于此。

# 眩晕论治

头为诸阳之会，烦劳伤阳，阳升风动，上扰巅顶。耳目乃清空之窍，风阳旋沸，斯眩晕作焉。良由肝胆乃风木之脏，相火内寄，其性主动主升。或由身心过动，或由情志郁勃。或由地气上腾，或由冬藏不密。或由高年肾液已衰，水不涵木。或由病后精神未复，阴不吸阳，以至目昏耳鸣，震眩不定，甚则心悸舌辣，肢麻筋惕，寐不成寐，动则自汗，起则呕痰。无痰不作眩。此经所谓诸风掉眩，皆属于肝也。顾内风肆横，虚阳上升，非发散可解，非沉寒可清，与治六气风火大异。法宜辛甘化风，或甘酸化阴。叶氏所谓缓肝之急以熄风，滋肾之液以驱热，肝风既平，眩晕斯止。条其治法，如上焦窍络火郁，用羚羊角、山栀、连翘、天花粉、丹皮、生地、桑叶、钩藤、天麻以泄热，从胆治也。如中虚风阳扰胃，用人参、山药、黄芪、小麦、炙草、龙眼肉以填补，从胃治也。肝风内扰，阳明正当其冲，故须补中。如下元水涸火升，用阿胶、熟地、石斛、何首乌、杞子、天冬、黑芝麻、磁石、五味子以摄纳，从肝肾治也。其阳冒不潜，用牡蛎、淡菜、龟甲。痰多作眩，用茯苓、川贝、橘红、竹沥、姜汁。心悸不寐，用枣仁、麦冬、茯神、龙骨。厥阳不敛，用萸肉、白芍、牛膝炭。土被木克，呕吐不食，宜泄肝安胃，用橘白、木瓜、半夏曲、茯苓。动怒郁勃，痰火风交炽，用二陈汤下龙荟丸。至于熄风之品，如甘菊炭、煨天麻、钩藤之属，皆可随症加入者也。

## 附方

**[除痰]二陈汤**　见一卷中风。
**[泻火]龙荟丸**　见一卷火。

## 眩晕脉案

**褚氏**　高年头晕，冬初因怒猝发，先怔忡而眩仆，汗多如洗，夜不能寐，左寸关脉浮大无伦。此胆气郁勃，煽动君火，虚阳化风，上冒巅顶所致。用丹皮、山栀各钱半、甘菊、白芍俱炒。各三钱、钩藤、茯神各三钱、柏子仁、枣仁生研。各八分、桑叶二钱、浮小麦二两、南枣四枚二服悸眩平，汗止熟寐矣。随用熟地、潞参、五味、茯神、麦冬、莲子、白芍，数服痊愈。凡营液虚，胆火上升蒙窍，须丹、栀、钩藤、桑叶以泄热，炒菊、芍以熄风和阳，再加茯神、枣仁、柏子仁、小麦以安神凉心，风静汗止，必收敛营液为宜。

**丰氏**　眩晕痞呕，多酸苦浊沫，肝木乘土，胃虚食减，瘀浊不降，得虚风翔，则倾溢而出，厥阳上冒，清窍为蒙，故眩晕时作。诊脉涩小数，两寸尤甚。先用降浊熄风。栝蒌霜、苏子、半夏、茯苓、杏仁、天麻、甘菊炭、钩藤、橘皮，诸症平，思纳食矣。又照原方去苏子、杏仁、钩藤，加茯神、莲子、钗石斛、荷叶煎汤，十数服而安。

**室人**　烦劳伤阳，无寐耳鸣，头晕欲呕，伏枕稍定，虚阳上巅，风动痰升，眩呕乃作。宜潜阳熄风。牡蛎煅研、白芍、五味、甘菊炭、天麻煨、半夏青盐炒、生地炒、茯神、枣仁、桑叶，二服随愈。

**肖**　劳力先曾失血数次，近日头眩耳鸣目昏，心悸脘闷，两尺浮大弦劲。相火易炎，龙雷失制，痰随火乘，上干清窍，所谓无痰不作眩悸也。养阴潜阳。淡菜、牡蛎、熟地炭、石斛、甘菊、白芍、贝母、茯神，数服得效后，宜服六味丸。

**许氏**　中年经行太多，目眩头晕。用摄阴和阳。熟地、白芍、甘菊俱炒，各二钱、当归醋炒八分、丹皮、牡蛎粉各钱半、甘草炙黑，一钱、嫩桑叶三钱、红枣三枚，二服愈。

**王**　伏暑病后失调，脉虚疾，头晕热渴而烦，虚风上巅，议苦辛泄热，佐以甘润。山栀、甘菊、丹皮、麦冬、钗斛、天麻煨、党参、花粉、甘草、嫩桑叶，二服而愈。

**堂兄** 瘄后舌辣，津不上朝，头眩肢麻，阳升风动。主和阳息风，佐酸味以生津。鲜生地、玉竹、石斛、白芍、五味、花粉、乌梅、甘菊炭、牡蛎粉、桑枝、黑芝麻，常服效。

**姜** 弱冠劳力伤阳，神疲头眩，发热口苦，食减呕浊，两寸脉数，厥气上冒，有风翔浪涌之势，治以镇阳泄浊。牡蛎、白芍、茯神、橘红、制半夏、吴茱萸、甘菊炭、金器同煎，二服浊降呕止，脉仍小数，头目不清，缘春温胆火上升。仿叶氏泄胆热法。丹皮、嫩桑叶、荷叶边、钩藤、白芍<sub>生</sub>、山栀、生地炭，数服眩除热减，去桑叶、生地炭，加玉竹、茯神、杞子<sub>焙</sub>、山药、熟地<sub>俱炒</sub>、潞参、莲、枣，脉平。

**肖** 冒雨后湿郁成热，蒸而为黄，宿恙又经操劳，屡次失血，当春虚阳升动，咳而头眩，口干目黄，怔忡失寐。治先清泄火风。生地、石斛、山栀心、茯神、丹皮、羚羊角、杏仁、钩藤、甘菊<sub>炒</sub>。四服头目清，怔忡息，食进寐稳矣，但神疲力倦。去生地，加参、芍、莲、枣以扶脾元，数服更适。后去羚羊角、杏仁、钩藤、甘菊，加茵陈、松罗茶叶，黄渐退。

【点评】眩晕一证古人多有论述，刘河间从风热立论，《黄帝素问宣明论方·风门》中说："曲直动摇，风之用也；眩运呕吐，谓风热之甚也。夫风热怫郁，风大生于热，以热为本，以风为标。"朱丹溪从痰火立论，《金匮钩玄·头眩》中说："头眩，痰挟气、虚火，治痰为主，挟补气药，并降火药。属痰，无痰则不能作眩；属火，痰因火动。"张景岳从虚立论，《景岳全书·杂证谟·眩晕》中说："眩晕一证，虚者居其八九，而兼火兼痰者不过十中一二耳。"龚廷贤则从风、火、痰、虚立论，《万病回春·眩晕》中说："肥人头眩者，属气虚湿痰也。……瘦人头眩者，属血虚痰火。……忽时眩晕倒者，是风痰。"等等，前人之论眩晕，是从不同的角度，完善了眩晕的治法。临床中治疗眩晕属风、火、痰者，常用天麻钩藤饮、镇肝熄风汤、半夏白术天麻汤等；属虚者常用补中益气汤、归脾丸、八珍汤、杞菊地黄丸等。

## 厥症论治

气自下逆上，手足冷为厥，厥者尽也，危候也。经曰：下虚则厥，故阳衰于下，则为寒厥，阴衰于下，则为热厥，阴阳之气不相顺接，则病厥逆，<small>手之三阴三阳，相接于手十指。足之三阴三阳，相接于足十趾。阳气内陷，阳不与阴相顺接，故手足厥冷也。</small>寒厥者，身寒面清，四肢逆冷，指甲冷，蜷卧不渴，便利，脉微迟，即阴厥也。热厥者，身热面赤，四肢厥逆，指甲暖，烦渴昏冒，便短涩，脉滑数，即阳厥也。按《内经》论十二经阴阳之厥详矣，而仲景以厥隶厥阴。《活人》亦谓诸手足逆冷，皆属厥阴，以肝脏风火，为厥逆之主。故厥症种种，类由肝风痰火，冲激闭塞，以至昏痉为多。今标举其目，有寒热、气血、食痰、尸蛔、煎薄、痿痹、风痫、喑郁、骨痛、肾色、暴疟诸厥，施治最所宜审。寒厥初病即肢冷，腹痛脉微，<small>附子理中汤。</small>或表热里寒，下利清谷，厥逆干呕咽痛，脉沉细而微，<small>四逆汤。</small>独指尖冷，名清厥。<small>理中汤。</small>热厥初病身热，烦躁脉滑，数日后忽肢冷，乍温，乃热深发厥。<small>火郁汤。</small>便秘，<small>大柴胡汤。</small>烦渴躁妄，失下而手足冷，乃阳极似阴，热极似寒，不可疑作阴症，轻用热药。热微厥亦微，<small>四逆散。</small>热深厥亦深，<small>承气汤。</small>如阴衰于下，足下热而厥者，<small>六味汤。</small>凡伤寒之厥，辨邪气，寒厥宜温，热厥可散可攻。若由阴阳之衰，则元气为重，寒厥宜补阳，热厥宜补阴。气厥症有二，气虚气实，皆能致厥。气虚而厥者，必形色消索，身微冷、脉微弱，为气脱。<small>参、芪、归、术、地黄、枸杞之属。</small>甚者，回阳饮、独参汤。气实而厥者，形色郁勃，脉沉弦而滑，胸膈喘满，为气逆。先理其气，<small>四七汤、排气饮，</small>再随症调之。血厥症有二，血脱血逆，皆能致厥。吐衄暴崩，及产后血大脱，则气随之，故猝仆。宜先掐人中，或烧醋炭以收其气，急煎人参汤灌之。但气不尽脱，必渐苏。血逆者，暴怒伤阴，血逆于上，先理其气，则血自行。通瘀煎、化肝煎，俟血行气舒，随症调之。食厥由醉饱过度，偶感风寒恼怒，食气填中，脾阳不运，忽仆不省，误作中风中气治，则死。煎姜盐汤探吐，食出则愈。如感风寒，藿香正气散。伤气滞，八味顺气散。纵饮痰升，猝仆者，名酒厥。二陈汤加青皮、葛根、砂仁。痰厥由痰热阻蔽心包，肢冷猝仆，先探吐其痰，瓜蒂散，痰开再治本病。火痰宜清降，寒痰宜温散，湿痰宜燥利。因脾虚者健脾，因肾虚者补肾。尸厥即中恶之候，因犯不正之气，忽手足厥冷，牙紧口噤，昏不知人。或由登塚吊死，飞尸鬼击，语妄面青，苏合香汤灌之，候苏，服调气平胃散。仲景云：尸厥脉动无气，气闭不通者，还魂丹。蛔厥多因胃寒，蛔虫攻胃，心腹痛不可忍，或吐涎沫，或吐蛔虫，发有休止，不宜用寒药。理中汤加炒川椒、槟榔，水煎，下乌梅丸，或安蛔散、芜荑散。蛔虫得苦则安，得酸则止，得辛则伏。吐蛔亦有阳症，口疮咽疼吐蛔，竟以冷剂取效者，不可专以胃冷概也。煎厥者，诸动属阳，烦劳则阳气暴张，劳火亢炎而精绝，迁延至夏，内外皆热，孤阳厥逆，如煎如熬。宜清心益肾，或咸寒降逆。人参固本丸加淡菜、阿胶、方诸水。薄厥者，肝本藏血，怒则火起于肝，迫血上行而厥。蒲黄酒降之。痿厥亦热厥症，厥从肝起，致四末不用，因水亏则阳风烁筋，络热沸腾，须血肉咸润之品，熬膏服以填其隙。鳖甲、龟板、阿胶、淡菜、生地、猪羊脊髓。痹厥脚气顽麻，初发必身痛，肢节肿。当归拈痛散。其自踝以下痛极者，五兽三匮丸、滋肾丸。风厥手足搐搦，身体强直，名痉厥。小续命汤。痫厥肝风发痉，肢掣液涸。固本丸加阿胶、鸡子黄、龙骨。喑厥乃类中风症，暴喑不语，经所谓内夺而厥，则为喑痱。地黄饮子加减。郁厥亦血厥症，平居无疾，忽默默无知，目闭口噤，恶闻人声，移时方寤，由热升风动，郁冒而厥，妇人多有之。羚羊角散。虚则填补奇经，杞子、当归、鹿角霜、茯苓、肉苁蓉。骨厥骨枯爪痛，六味丸。痛厥由胃阳久衰，肝木来乘，浊气攻胃。吴萸、半夏、茯苓、姜汁、广皮之属。肾厥火由背脊上升，肢逆吐沫。椒附汤。其有肾厥气逆至巅、头脑大痛。玉真丸。色厥乃纵欲竭情，精脱于下，气脱于上。独参汤。暴厥脉至如喘，气闭肢冷，若鼻及心腹微温，目中神采不变，口无涎，卵不缩，皆可救。备急丸。疟厥由疟邪陷阴，发厥不省，当和正以托邪。人参、半夏、知母、草果、乌梅、生姜之属。凡诸厥，脉大浮洪有力易醒，脉细沉伏数急不连贯，凶。厥仆大指掐拳内，凶；掐拳外，轻。面青，环口青，唇白，鼻青孔黑，人中吊，危也。

## 诸厥脉候

寸脉沉大而滑，沉为实，滑为气，实气相搏，猝厥。血气入脏，即死，入腑，即愈。唇青身冷为入脏，身温汗出为入腑。猝厥，脉大而缓者生，紧大而浮者死。尸厥脉伏者死。凡厥脉沉微为寒，沉数为热。细为气虚，芤大血虚。浮数滑为痰，脉至如喘为气，沉滑紧疾为食，洪大而滑为蛔，脾脉缓为痿，浮涩而紧为痹。

## 附方

[寒厥]**理中汤**　见一卷中风。

[寒厥]**四逆汤**　见一卷暑。

[热厥]**火郁汤**　见一卷火。

[便秘]**大柴胡汤**　见一卷温。

[散热]**四逆散**　见三卷肝火。

[荡热]**小承气汤**　见一卷温。

[滋阴]**六味汤**　见一卷中风。

[补阳]**补中益气汤**　见一卷中风。

[气脱]**四味回阳饮**　参　附　姜　草

[气逆]**四七汤**　一名七气汤，见二卷咳嗽。

[气逆]**排气饮**　见三卷积聚。

[血逆]**通瘀煎**　归尾　山楂　香附　红花　乌药　青皮　木香　泽泻

[怒伤]**化肝煎**　见二卷血。

[霍乱]**正气散**　见一卷中风。

[气滞]**八味顺气散**　见一卷中风。

[酒厥]**二陈汤**　见一卷中风。

[吐痰]**瓜蒂散**　见一卷中风。

[尸厥]**苏合香丸**　见一卷中风。

[尸厥]**调气平胃散**　见一卷中风。

[气闭]**还魂丹**　辰砂　雄黄　玳瑁　麝香　白芥子　安息香熔化为丸黍米大，每服五分。

[止蛔]**乌梅丸**　见三卷呕吐。

[止蛔]**安蛔散**　见三卷呕吐。

[杀蛔]**芜荑散**　见三卷积聚。

[煎厥]**固本丸**　见一卷中风。

[薄厥]**蒲黄酒**　蒲黄一两炒褐色，清酒十杯沃之，温服。

[痹厥]**当归拈痛汤**　见一卷湿。

[痹厥]**五兽三匮丸**　见本卷痿。

[泻热]**滋肾丸**　见一卷火。

[风厥]**小续命汤**　见一卷中风。

[喑厥]**地黄饮子**　见一卷中风。

[郁厥]**羚羊角散**　见本卷痹。

[肾厥]**椒附汤**　见四卷泄泻。

[头痛]**玉真丸**　硫黄　硝石　石膏　半夏　姜汁糊丸。

[暴厥]**备急丸**　大黄　干姜　巴霜各二两　蜜丸豆大，猝厥者酒下三丸，即活。

## 厥脉案

**房叔**　秋感时疠，烦闷吐泻，筋挚囊缩，手足厥逆，脉微，邪陷厥阴。与六和汤去扁豆、白术、杏仁，加吴茱萸、煨姜。吐泻止，手足温。忽发痉，项背强直，时或反张，头面冷至胸背，躁扰欲冷饮，目闭，心了了，口不能语。由吐泻后真阴大伤，厥气上逆，阴阳失交，虚风入络，故现痉厥重症，虽神明未昏，而肾水欲枯，微阳垂绝。勉用参二钱、附三分回阳，归二钱、芍三钱救阴，麦冬钱半、五味四分生津，木瓜、钩藤各钱半舒筋，茯神、远志各二钱敛神。服后阳回躁定，再剂诸症悉退。

**【点评】**厥证之"厥"字，有四肢逆冷及昏厥二意。临床上以突发一时性昏倒，不知人事，或伴有四肢逆冷为主要症状。本篇所论有寒厥、热厥、气厥、血厥、食厥、痰厥、尸厥、蛔厥、煎厥、薄厥、瘅厥、瘘厥、风厥、喑厥、郁厥、骨厥、痛厥、色厥、肾厥、暴厥、症厥等，二十余种厥证类型，多数只是某些疾病的危重阶段。现代论厥证则以气、血、痰、食厥为主。气厥有气脱与气逆；血厥有血脱与血逆；痰厥有火痰、寒痰与湿痰；食厥因醉饱过度至厥，皆随证治之。

## 脚气论治

脚气，壅疾也，多由蕴湿而成，经所谓缓风湿痹也。顽弱为缓风，痛着为湿痹。然有风湿、寒湿、湿热、厥逆、攻注等因。东垣谓南方多感寒湿，北方多伤湿热。《千金方》直谓风毒所中，由坐立湿地，风湿袭入经络皮肉，遂成脚气，初起甚微，人多不觉，惟猝起脚屈弱，不能动，或肿不肿，或顽痹，或缓纵，或挛急。其发也，身痛壮热，大类伤寒，或小腹不仁，或腹痛下利，或二便秘涩，或忡悸昏愦，呕逆转筋。但病起自脚，或肿满，或枯细，便作脚气治，勿用伤寒等药。其小腹顽痹不仁者，脚多不肿，顽后三日，令人呕吐，为脚气入心，死在旦夕。肾乘心，水克火也。丹溪以八味丸去山药救之。后人又以浮肿为湿脚气，当利湿疏风，不肿为干脚气，当润血清燥，干即热也。治法大要疏通其壅。气滞者，槟苏散、四七汤。食滞者，枳黄汤。风胜者，自汗走注，脉浮弦。越婢加白术汤。寒胜者，无汗，挛急掣痛，脉沉涩。酒下牛膝丸。暑胜者，身热渴烦，脉洪数。清暑益气汤。湿胜者，肿痛重着，脉濡细。除湿汤。寒湿胜者，顽弱无力，脉细缓。胡芦巴丸。热甚者，加味苍柏散。肿甚者，胜湿饼子、桑白皮散。脚气初发，浑身痛，肢节肿，二便秘，先用羌活导滞汤导之，后用当归拈痛散除之。风毒甚，头痛身热，肢节痛，或一脚偏软，小续命汤加木瓜。三阳经热毒注脚踝，焮赤肿痛，寒热如疟，败毒散加苍术。三阴经寒湿着胫膝，枯瘦色淡，少腹不仁，或腹急痛，上气喘急，八味丸加沉香。脚气入腹，冲胸欲绝，千金半夏汤。入胁作痞，杉木节汤。脚气冲心，为火气逆上，金铃子散加黄柏，别以附子末，津调敷涌泉穴。冲心满痛，二便俱阻，沉香导气汤。腹胀喘急，苏子降气汤，佐以养正丹。呕逆恶心，平胃散加木香。腿肚转筋，以蒜擦足心，令热，即安。仍以冷水食一瓣。其厥气升，湿浊不降，木黄汤。肾气虚，小溲不利，金匮肾气丸。气血虚，屈伸不利，独活寄生汤、羌活续断汤。脚气走注，痛不可忍，捉虎丹。骨节肿痛，五加皮丸。腿筋不舒，苎根汤。厥气上攻，便秘，三将军丸。腹胀喘急，威灵仙末二钱，酒下。足肿成疮，沈氏脚气汤。湿疮虫痒，甘蔗渣烧灰，生猪脂捣敷，油纸扎效。注踝成漏，人中白煅研，敷孔良。此症最忌房室，及一切牛羊鸡鸭鱼肉葱蒜酒面，犯之则成痼疾。

东垣云，脚气实由水湿，然有二焉。南方卑湿，清湿袭虚，则病起于下，此为外感。北方常食膻乳，饮酒太过，脾胃不能运化，水湿下注，此因内至外者也。脚气胫肿，是为壅疾，治当疏下，然太过则损脾，不及则病不去。南方多见两足粗大，与疾偕老，初起治宜槟榔汤、香苏散。并加槟榔、橘皮以宣通其气，不使其壅。壅既成，砭去恶血，然后服药。

《千金》论云：脚气有冷有热不同者，足有三阴三阳。寒中三阳，所患必冷。暑中三阴，所患必热。脾受阳毒，必热顽，肾受阴湿即寒痹。

《活人书》云：凡脚气服补药，及用汤药渫洗，逼邪入于经络者，皆医之大戒也。

《医通》云：脚气服补药太过，小便不通者，用姜汁炒山栀、木通、赤芍、赤茯苓、当归、甘草梢，不时煎服。脚气遍身肿满，喘促烦闷者，木通散。脚气上入少腹不仁者，八味丸。

凡脚气多从暑湿得之，故肿痛多属湿热，其兼寒兼风，当详春夏病因六淫治之。至于枯细而热者，属阴虚。瘦弱而寒者，属阳虚。当别以本症治之。


## 脚气脉候

脚气之脉，浮弦为风，濡弱为湿。迟涩因寒，洪数热郁。沉伏毒在筋骨，涩涩不调，毒在血分。夏暑脚膝冷，其脉阳濡阴弱，为湿温。浮大紧驶，及沉细而驶，皆恶脉。心下急，气喘自汗，脉促短数，呕吐不止者死。


## 附方

[顽痹]八味丸　见一卷中风。

[气滞]槟苏散　苍术二钱　香附　苏叶　陈皮　木瓜　槟榔　羌活　牛膝各一钱　甘草三分　葱白二茎　姜三片

[气滞]枳黄汤　枳实五分　酒浸大黄三钱　羌活钱半　当归一钱

[风胜]越婢加术汤　麻黄　石膏　白术　甘草　姜　枣

[寒胜]牛膝丸　牛膝二两　川椒五钱　附子一钱　虎胫骨六钱　酒

浸晒研，蜜丸，酒下，忌食动风物。

[暑胜]**清暑益气汤** 见一卷暑。

[湿胜]**除湿汤** 见一卷湿。

[寒湿]**胡芦巴丸** 胡芦巴<sub>酒浸一宿，焙</sub> 故纸<sub>炒，各四两</sub> 共研，以木瓜切顶去瓤，入药令满，签合蒸烂，捣丸。

[热甚]**加味苍柏散** 苍术<sub>一钱</sub> 白术<sub>八分</sub> 知母 黄柏 黄芩<sub>各六分</sub> 归 芍 地<sub>各四分</sub> 木瓜 槟榔 牛膝 木通 羌 独 防 草<sub>各三分</sub>

[肿甚]**胜湿饼子** 白丑 黑丑<sub>各二两，取头末五钱</sub> 甘遂<sub>五钱</sub> 荞麦面<sub>一两半</sub> 水调作饼如钱大，饭上蒸熟。空心服，以利为度。

[肿甚]**桑白皮散** 赤苓<sub>二钱</sub> 木香 防己 槟榔<sub>各一钱二分</sub> 桑皮 郁李仁<sub>各一钱</sub> 苏叶 木通 大腹子 青皮<sub>各七分</sub> 姜<sub>三片</sub>

[疏下]**羌活导滞汤** 大黄<sub>酒煨、二钱四分</sub> 羌活 独活<sub>各一钱二分</sub> 防己 归尾<sub>各七分</sub> 枳实<sub>五分</sub>

[湿热]**当归拈痛散** 见一卷湿。

[中风]**小续命汤** 见一卷中风。

[热毒]**败毒散** 见一卷伤风。

[胸闷]**半夏汤** 半夏 人参 桂心<sub>三钱</sub> 干姜<sub>二钱</sub> 附子 炙草<sub>各钱半</sub> 细辛 蜀椒<sub>各一钱</sub> 分三服。

[胁痞]**杉木节汤** 杉木节<sub>一升</sub> 橘叶<sub>切，一升，无叶则以橘皮代之</sub> 槟榔<sub>七枚</sub> 童便<sub>三升，煮一升半</sub> 分二服。

[火逆]**金铃子散** 见三卷郁。

[满阻]**沉香导气汤** 羌活 白芍 槟榔<sub>各一钱</sub> 川芎 香附<sub>各八分</sub> 枳壳<sub>七分</sub> 苏叶 苏子 木瓜 姜<sub>各六分</sub> 炙草 沉香<sub>各五分</sub>

[喘胀]**苏子降气汤** 见二卷失音。

[喘急]**养正丹** 见三卷呕吐。

[呕恶]**平胃散** 术 朴 陈 草 姜 枣

[肝气]**木萸汤** 木瓜 槟榔<sub>各二钱半</sub> 吴茱萸<sub>钱半</sub>

[肾虚]**肾气丸** 见二卷虚损。

[虚弱]**独活寄生汤** 见一卷湿。

[偏痿]**羌活续断汤** 羌 续 辛 防 芄 芷 参 地 归 芍 苓 桂 牛膝 杜仲

[走注]**捉虎丹** 五灵脂 白胶香 草乌<sub>黑豆同煮</sub> 木鳖子 地龙<sub>各两半</sub> 乳 没 归<sub>各七钱半</sub> 麝 京墨<sub>各三钱半</sub> 糯米糊丸，酒下。

[肿痛]**五加皮丸** 五加皮<sub>四两，酒浸</sub> 远志<sub>四两，酒浸</sub> 晒研，酒糊丸，酒下。

[筋急]**苎根汤** 杜仲<sub>三钱</sub> 当归 川断 胡桃肉 杞子 白苎根<sub>各二钱</sub> 桑枝<sub>炒，四钱</sub> 红花 秦艽 桃仁<sub>各一钱</sub> 煎服，将药渣乘热熨之。

[厥气]**三将军丸** 茱萸 木瓜 大黄 等分糊丸。专治脚气攻心，大便不通。

[疮烂]**脚气汤** 草薢<sub>五钱</sub> 茯苓 桑枝<sub>各三钱</sub> 苍术 薏仁 牛膝<sub>各二钱</sub> 秦艽 泽泻<sub>各钱半</sub>

[冲心]**槟榔汤** 槟榔 木香 茴香 等分，加童便、姜汁，温服。

[初起]**香苏散** 香附<sub>三两</sub> 苏梗<sub>二两</sub> 陈皮<sub>一两</sub> 甘草<sub>五钱</sub> 姜<sub>三片</sub> 葱白连根<sub>二茎</sub>

[肿满]**木通散** 木通 紫苏 猪苓<sub>各一两</sub> 桑白皮<sub>姜汁炒</sub> 槟榔 赤苓<sub>各二两</sub> 每服五钱，葱、姜水煎。

## 脚气脉案

**汤氏** 脚气宿恙，不离湿热，恰逢梅夏，阴雨溽蒸。舌痕灰黄，食少不饥，药忌浊腻，脾恶湿也。再以衰年肝肾脉虚，寒热，足肿带下，腰痛季胁，自左注右，不能侧卧，乃阳维带脉兼病，治从络脉，佐理脾阳。仿古饮子法，浊药清投。熟地炭<sub>钱半</sub>、沙苑子<sub>盐水炒</sub>、杞子<sub>焙，各二钱</sub>、牛膝<sub>酒炒炭</sub>、归须<sub>酒拌，各一钱</sub>、砂仁壳<sub>八分</sub>、茯苓、薏苡、生杜仲、桑寄生、续断<sub>各二钱</sub>、糯稻根须<sub>两半</sub>。一剂痛止，再剂食进，多服并脚气不数发。

【点评】脚气为古病名，最早见于《肘后备急方》卷三。古名缓风、壅疾，又称脚弱。现代将足癣俗称为脚气，或脚湿气，与本病不同。本病因外感湿邪风毒，或饮食厚味所伤，积湿生热，流注腿脚而致病。其症先见腿脚麻木、酸痛、软弱无力、或挛急、或肿胀、或枯萎、或发热、进而入腹攻心、小腹不仁、呕吐不食、心悸、胸闷、气喘、神志恍惚、语言错乱等。脚气辨治古代医籍中多有记载，宋代医家董汲撰《脚气治法总要》为本病辨治专著，可作为临床学习之参考书。

## 鹤膝风论治 膝游风　膝眼毒　膝痈附

膝者筋之府，屈伸不利，两膝壅肿，内外皆痛，腿细膝粗，如鹤之膝，是名鹤膝风。多由足三阴经亏损，风邪乘之使然。治在活血荣筋，兼理风湿。十全大补汤加杜仲、牛膝、羌活、独活。初起漫肿不红，屈伸不利，用葱熨法内消之，或隔蒜灸，内服大防风汤。切忌针刺。或用陈芥子研细，葱姜汁和白蜜调涂。一伏时，患上起泡，泡干皮脱，自愈。若寒热齐作，五积交加散加乌药、僵蚕。若皮色不变，大腿通肿，神效散。若无根虚火，倏忽发热，十全大补汤。血虚发热面赤，脉大而渴，当归补血汤。阴虚形瘦发热，六味地黄汤。若挟湿热，苍龟丸，或二妙散。若系风湿，换骨丹、散膝汤。若侵水湿，蒸膝汤。食少面黄，六君子汤。中气不足，补中益气汤。屈伸不利，活络丹。成脓溃烂，大防风汤。脓清肌肉不生，或头晕吐痰，八味地黄丸加鹿茸、牛膝。由脚软渐成鹤膝，独活寄生汤。但一膝引痛，上下不甚肿而微红者，名膝游风。防风通圣散加木瓜、牛膝，或换骨丹。或膝两旁肿痛，憎寒壮热，肿处手不可近者，名膝眼毒。胜金丹、仙方活命饮加牛膝。或膝盖上肿痛，亦发寒热，名膝痈。治同上。

《医通》曰：妇人鹤膝风，因郁怒致损肝脾，而为风邪所袭，或先肢体筋挛，膝渐大，腿渐细，如鹤膝状。其肿高赤痛者易治，漫肿不红痛者难治。二三月溃而脓稠者易治，半载后溃而脓清者难治。误用攻伐，复伤元气，尤为难治。宜固元气为主。其食少体倦，<sub>六君子汤</sub>。晡热内热，寒热往来，<sub>逍遥散</sub>。发热恶寒，<sub>十全大补汤</sub>。惊悸少寐，<sub>归脾汤</sub>。月经过期，<sub>补中益气汤</sub>。月经先期，<sub>加味逍遥散</sub>。肾阴虚弱，<sub>六味地黄丸</sub>。凡溃后宜大补脾胃，若脓出反痛，或寒热烦渴，皆属气血亏损，治以培补为宜。<sub>八珍汤</sub>。

　　小儿鹤膝风，多因先天肾气衰薄，阴寒凝聚于腰膝。古方以<sub>六味丸</sub>补肾水，以<sub>鹿茸</sub>引至骨节而壮里，此治本良法也。

　　喻嘉言曰：鹤膝风，即风寒湿之痹于膝者也，如膝骨日大，上下肌肉日枯，未可先治其膝，宜养气血，使肌肉渐荣，再治其膝可也。此与治偏枯之症，大同小异，急溉其未枯者，使气血流行而复荣。倘不如此，但用<sub>麻黄、防风</sub>等散风之药，鲜有不全枯者。故治鹤膝而急攻其痹，必并其足痿而不用矣。

## 附方

　　[温补]**十全大补汤**　见一卷中风。

　　[温散]**大防风汤**　地　归　芎　杜仲　防风<sub>各一钱</sub>　附子　川芎<sub>各七分半</sub>　羌活　人参　牛膝　炙草<sub>各五分</sub>　白术<sub>钱半</sub>　姜　枣

　　[温散]**加减五积散**　见一卷湿。

　　[退肿]**神效散**　人参<sub>二钱</sub>　归　芎　地　术　附　羌　防　杜仲　牛膝　甘草<sub>各一钱</sub>　姜<sub>三片</sub>

　　[补血]**当归补血汤**　当归　黄芪

　　[阴阳]**六味丸**　**八味丸**　俱见一卷中风。

　　[湿热]**苍龟丸**　二术　龟板<sub>各二两半</sub>　黄柏<sub>五钱</sub>　粥丸，每五十丸，四物汤加陈皮、甘草煎。

　　[湿热]**二妙散**　见一卷湿。

[风湿]**换骨丹**　当归—两　虎胫骨酥炙，一具　羌　防　独　草薢各二两　秦艽　牛膝　蚕砂　杞子　油松节各五两　白茄根八两　苍术四两　龟板—两　用无灰酒一坛浸，服尽，将药晒干，研末糊丸，酒下。

[风湿]**散膝汤**　黄芪五两　防风三钱　肉桂五钱　茯苓—两　水煎服，取汗。

[风湿]**蒸膝汤**　生芪八两　石斛　薏苡各二两　肉桂二钱　水煎二碗，先服一碗，复被取汗，再服汗透，二剂痊愈。

[补脾]**六君子汤**　见一卷中风。

[补气]**补中益气汤**　见一卷中风。

[舒筋]**活络丹**　见本卷痹。

[湿痹]**独活寄生汤**　见一卷湿。

[游风]**防风通圣散**　见本卷疠风。

[膝眼毒]**胜金丹**　白砒制　麝香各五分　蟾酥—钱　雄黄　辰砂　乳　没　血竭各钱半　全蝎　天龙　甲片各三钱　僵蚕五钱　为末，每三钱砂糖调，葱白酒送下。

[消毒]**仙方活命饮**　甲片　防　芷　草　赤芍　归尾　花粉　贝母　角刺各—钱　陈皮　银花各三分　乳没各—钱　水酒各半煎。

[除蒸]**逍遥散**　见一卷火。

[安神]**归脾丸**　见二卷劳瘵。

[培补]**八珍汤**　见一卷中风。

【点评】鹤膝风，即风寒湿热之痹于膝者，两膝肿痛，屈伸不利，多属肝肾不足，寒湿或湿热痹阻证。治疗以补肝肾，强筋骨，除寒湿，蠲痹痛为主。临床重在辨证论治，早期、急性期，祛邪治标为主，兼顾肝肾；迁延不愈则补肾强筋为主，兼用祛邪通络。

## 破伤风论治 破伤湿 破伤火附

凡金疮跌扑，损破皮肉，及疮疡溃后，切忌当风用扇，若为风邪所乘，皆能传入经络，名破伤风。其症寒热间作，牙关微紧。即宜威灵仙五钱，独头蒜一枚，同捣烂，热酒冲服，汗出愈。甚则发痉，口噤项强，体直杀人。急用独圣散，苏木为末三钱，酒服立效。或用生蟾二两半，切剉如泥，入花椒一两，同酒炒熟，再入酒二盏热服，少顷通身汗出，神效。其破伤重，亡血多，筋络失荣，贼风易袭，经所谓风邪乘虚入之也，此为风虚邪。宜桂枝汤，合当归补血汤。若因营热煽风，疮势焮肿，河间所谓热甚风搏，并于经络也，此为风火邪。当归地黄汤。夫伤风法当疏表，然不宜峻用汗剂者。仲景谓疮家不可发汗，汗之则变痉，故破伤症轻者，但用葱白香豉汤加白芷、当归、鲮鲤甲、麝香、蝎尾。症重者，亦用本方加防风、远志、黄芪、肉桂、犀角、鲮鲤甲。甚则用万灵丹煎葱豉汤下。若呕逆不食，系风引邪毒攻心，内用护心散，外用葱熨法。大便不通，但用蜜煎导。症势稍退，即宜保元汤，仍加远志、肉桂、犀角、鲮鲤甲解散余毒。如久不合口，疮毒内蕴，热甚生风，周遭起白痂，不甚肿，身发寒热，牙关微紧，急服玉真散，口噤者童便调下，即用此散敷疮口。倘疮势红肿，用杏仁泥和白面，水调敷肿处，即消。如身冷牙噤，腰脊反张，四肢强直，急服全蝎散，或大蜈蚣散。用小蜈蚣散擦牙，吐出痰涎，立苏。如服后不解，邪渐入里，发搐，目直视，二便秘，用左龙丸。其背后搐者，太阳也，为在表。太阳经行身后，背后搐，如角弓反张。无汗，急汗之，防风汤、九味羌活汤、小续命汤。汗过多，止之，防风当归散、白术防风汤。身前搐者，阳明也，为入里。阳明经行身前，身前搐，如头低视下，手足牵引。急下之，先用小芎黄汤二服，后用大芎黄汤下之。两旁搐者，少阳也，为半表半里。少阳经行身侧，两旁搐，如左右一目视，或左右一手一足搐。宜和之，小柴胡汤，或防风通圣散加减。此河间法也。其但言三阳，不及三阴者，谓风邪传入三阴，其症必危。惟天灵盖煅末一钱，鲮鲤甲半钱、麝香一字，同研，煎葱白香豉汤送下。若少腹满自利，口燥咽干，舌卷囊缩，额上珠汗不流，肢体痛极，不在伤处，终为死候。

凡通治破伤风，宜曹氏秘方：荆芥，黄蜡，鱼鳔各五钱，艾叶三片，无灰酒一碗，重汤煮一炷香，热饮，汗出愈。若发痉，宜蠲痉汤。病久衰弱，宜主调营。四物汤加防风、白芷、细辛。疮疡风邪攻注，身痛挛急，羌活防风汤加地骨皮、荆芥穗。如破伤肿，脓不透出。朱砂指甲散，酒调服。外用玉真散，姜汁调敷。又或用汤淋洗，湿气侵入，疮口流脓，其人昏迷沉重者，名破伤湿。先用除湿汤，后用白术膏。若艾灸火烘，火气逼入，疮口肿赤，其人烦躁发热者，名破伤火。小芎黄汤加薄荷、黑山栀、酒炒黄连。

《医鉴》曰：诸疮欲变痉，宜急风散。发汗多成痉，宜防风当归散。亡血多成痉，宜当归地黄汤。

## 破伤风脉候

破伤风脉浮而无力，太阳也。长而有力，阳明也。浮而弦者，少阳也。《正传》 洪数者伤火，芤细者伤湿，虚细而涩，皆不治。

## 附方

[伤风]桂枝汤　见四卷疟。

[血虚]当归补血汤　黄芪　当归

[营热]当归地黄汤　地　芍　归　芎　防　芷　藁本各一钱　细辛五分

[散表]葱白香豉汤　见一卷温。

[通治]万灵丹　归　芎　荆　防　辛　草　麻黄　天麻　川乌　草乌　首乌　茅术　石斛　雄黄　蜜丸。

[毒攻]护心散　绿豆粉一两　乳香三钱　辰砂　甘草各一钱　研细，早暮各服三钱，开水下。

[外治]葱熨法　大葱一握，隔汤蒸熟，以线扎，切平其底，乘

热熨背，冷即更换，得微汗为度，明日再熨。

[便秘]蜜煎导　用蜜熬，捏成如枣核，纳肛内。

[补元]保元汤　见一卷火。

[风痉]玉真散　防风　南星　等分为末，每服一钱，姜汁和酒调服。名定风散，以此蜜调敷疮，效。再加　白芷　天麻　羌活　白附子　等分杵末，调敷疮口，名玉真散。凡打伤欲死，唯是心头温者，用药末二钱，热酒童便下二服，效。

[身冷]全蝎散　蝎尾七个为末，热酒调服，日三次。凡破伤风，非此不除。

[风毒]大蜈蚣散　蜈蚣二条，鱼鳔炒　左蟠龙即鸽粪，炒烟尽，各五钱为末，每服二钱，防风汤下。

[去风]小蜈蚣散　蜈蚣一条　全蝎二个炒研　擦牙出涎。治口噤身反张，不省人事。

[入里]左龙丸　左蟠龙即鸽粪，炒　僵蚕炒　鱼鳔蛤粉炒，各五钱　雄黄一两　天麻二钱　饭糊丸桐子大，每服十五丸，温酒下，日三服。如症重，每药末一钱，饭糊中加入巴豆霜五厘，每服中加一丸渐加至十丸，以利为度，痛愈即止。一方，有大蜈蚣二条。

[无汗]防风汤　防　芎　羌　独各一钱二分半　水煎，调蜈蚣散，温服之，大效。

[通治]九味羌活汤　羌活钱半　防风　茅术各一钱　细辛五分　芎芷　芩　地各八分　炙草六分　葱白二茎　姜三片　枣一枚

[散风]小续命汤　见一卷中风。

[汗多]防风当归散　防　归　芎　地各一钱半

[固卫]白术防风汤　术　芪各二钱　防风四钱

[阳明]小芎黄汤　川芎　黄芩各一钱半　炙草一钱　葱白四茎　香豉四合　水煎。

[风秘]大芎黄汤　即小芎黄去甘草，加酒炒大黄三钱，羌活钱半，水煎。

[少阳]小柴胡汤 见一卷温。

[风热]防风通圣散 见本卷疠风。

[通治]曹氏秘方 荆芥 黄蜡 鱼鳔各五钱 艾叶三片 无灰酒一碗 重汤煎一炷香，热饮汗出愈。

[通治]蠲痉汤 羌 独 防 杏 地榆

[营虚]四物汤 地 芍 归 芎

[风痛]羌活防风汤 羌 防 芎 归 芍 草 藁本各一钱 地榆 细辛各五分

[透脓]朱砂指甲散 朱砂 南星姜制 独活各二钱 人手指甲六钱，烧存性 为末，分三服，酒下。

[伤湿]除湿汤 见一卷湿。

[伤湿]白术膏 一味生白术熬。

[变痉]急风散 麝香一字 辰砂一两 生黑丑二钱半 草乌三两，半生半焙，醋淬每末五分，酒下。

【点评】破伤风，为肌肤破伤后外邪入侵所致的危重病症，现代临床虽已少见，一旦罹患，极难治愈。在20世纪80年代前后破伤风依然时有发生。古人多用玉真散等解痉息风药及辨证论治，本人在临床工作中曾用一味蝉衣10克研末，酒煎，分两次服，治愈2例破伤风患者。现代人因出生后或有破伤后即注射破伤风疫苗，本病的发生极少。至于用天灵盖烧灰，炒鸽粪之类，在现代看来甚为不妥。另外，破伤湿之说出自元代危亦林著《世医得效方》，即破伤风见疮口流黄水，以湿邪入侵致病者，破伤火之说未见出处，待考证。

## 头痛论治 　大头痛　发颐　眉棱骨痛　眼眶痛附

　　头为天象，诸阳经会焉。若六气外侵，精华内痹，郁于空窍，清阳不运，其痛乃作。经曰：风气循风府而上，为脑风。新沐中风，为首风。犯大寒，内至骨髓，为脑逆头痛。以上风寒痛。下虚上实，为肾厥头痛。头痛耳鸣，九窍不利，为肠胃所生，头痛甚，脑尽痛，手足青至节，不治。阳气败绝，以上虚痛。条而列之，有因风、因寒、因湿、因痰、因火、因郁热、因伏暑、因伤食、伤酒、伤怒、与气虚、血虚、及真头痛、偏头痛、内风扰巅、肾虚水泛、肾虚气逆诸症。因风者恶风，川芎茶调散。因寒者恶寒，桂枝羌活汤。因湿者头重，羌活胜湿汤。因痰者呕眩肢冷，为太阴痰厥头痛，半夏天麻白术汤。因火者齿痛，连翘、丹皮、桑叶、羚羊角、山栀、薄荷、菊叶、苦丁茶。因郁热者心烦，清空膏加麦冬、丹参，或菊花散。因伏暑者口干，荷叶、石膏、山栀、羚羊角、麦冬。因伤食者胸满，香砂枳术丸。因伤酒者气逆，葛花解醒汤。因伤怒者血逆，沉香降气汤。气虚者脉大，补中汤加川芎、细辛。血虚者脉芤，或鱼尾上攻，眉尖后近发际为鱼尾。四物汤加薄荷。真头痛，客邪犯脑，手足青至节，黑锡丹，灸百会穴。偏头痛屡发日久不痊，菊花茶调散、芎犀丸、透顶散。内风扰巅者，筋惕，肝阳上冒，震动髓海，三才汤加牡蛎、阿胶、白芍、茯神、炒甘菊花。肾虚水泛者，头痛如破，昏重不安，六味汤去丹皮，加沉香，更以七味丸、人参汤下。因肾虚气逆，为肾厥，玉真丸、来复丹。外如雷头风，头痛起块，或鸣如雷震，清震汤。大头痛，头面尽肿，由天行时疫，甚则溃脓，普济消毒饮。轻者发颐，肿耳前后，甘桔汤加薄荷、荆芥、鼠粘子、连翘、黄芩。眉棱骨痛，由风热外干，痰湿内郁，<small>选奇汤</small>。眼眶痛，俱属肝经，肝虚见光则痛，<small>生熟地黄丸</small>。肝经停饮，痛不可开，昼静夜剧，<small>导痰汤</small>。

东垣曰：头痛每以风药治者，高巅之上，惟风可到，味之薄者，阴中之阳，自地升天者也。太阳头痛，恶风寒，脉浮紧，<small>川芎、羌活、独活、麻黄之类</small>为主。少阳头痛，脉弦细，往来寒热，<small>柴胡、黄芩</small>为主。阳明头痛，自汗寒热，脉浮缓长实，<small>升麻、葛根、白芷、石膏</small>为主。太阴头痛必有痰，体重腹痛，脉沉缓，<small>苍术、半夏、南星</small>为主。少阴头痛，足寒气逆，为寒厥，脉沉细，<small>麻黄附子细辛汤</small>主之。厥阴头项痛，或吐涎沫厥冷，脉浮缓，<small>吴茱萸汤主之。太阴少阴二经，虽不上头，然痰与气逆壅于膈，头上气不得畅而为痛也。</small>此六经头痛之治也。

## 头痛脉候

寸脉紧急，或浮弦，或短，皆头痛。浮滑为风痰，易治。短涩为虚，难治。浮弦为风，浮洪为火，细或缓为湿。

## 附方

[风痛]**川芎茶调散**　见一卷伤风。

[寒痛]**桂枝羌活汤**　桂　羌　防　草

[湿痛]**羌活胜湿汤**　见一卷湿。

[痰痛]**半夏天麻白术汤**　夏　麻　术　参　芪　陈　苓　姜　麦芽　神曲　苍术　泽泻

[郁热]**清空膏**　芩　连　羌　防　柴　芎　草　茶调三钱。

[风热]**菊花散**　见五卷头风。

[食积]**香砂枳术丸**　木香　砂仁　枳　术　陈　夏　荷叶包，陈米煨饭为丸。

[伤酒]**葛花解酲汤**　见一卷湿。

[伤怒]**沉香降气散** 见三卷郁。

[气虚]**补中益气汤** 见一卷中风。

[血虚]**四物汤** 地 芍 归 芎

[温肾]**黑锡丹** 硫黄 黑铅 加沉香 附子 肉桂 茴香 故纸 肉豆蔻 金铃子 木香 胡芦巴

[偏痛]**菊花茶调散** 即川芎茶调散，加菊花 僵蚕

[偏痛]**芎犀丸** 川芎 犀角 参 苓 辛 栀 麦冬 草 石膏 辰砂 片脑 阿胶

[偏痛]**透顶散** 见五卷头风。

[肝阳]**三才汤** 天冬 熟地 人参

[肾虚]**六味丸** **七味丸** 俱见一卷中风。

[肾厥]**玉贞丸** 见五卷厥。

[通利]**来复丹** 见三卷呕吐。

[大头]**普济消毒饮** 见一卷疫。

[耳肿]**甘桔汤** 甘草 桔梗 荆 防 杏 葛 石膏 鼠粘子 元参 前胡

[眉棱]**选奇汤** 见五卷头风。

[肝虚]**生熟地黄丸** 生地 熟地 甘菊 石斛 枳壳 防风 牛膝 羌活 杏仁 蜜丸。

[涤饮]**导痰汤** 见一卷中风。

[寒厥]**麻黄附子细辛汤** 麻 附 辛

[厥冷]**吴茱萸汤** 见三卷呕吐。


## 头痛脉案

**张氏女** 患头痛，每发须吐尽痰沫，痛乃止，诊其脉沉缓，知为太阴痰厥头痛。仿东垣半夏天麻白术汤加减，愈。按太阴头痛，必有痰也，苍术半夏汤主之。少阴头痛脉沉细，足寒而气逆，麻黄附子细

辛汤主之。太阴、少阴二经虽不上头，然痰与气逆壅于膈间，则气不畅而头为痛也。

侄　头右偏痛，右上牙龈迄耳根紧掣，右鼻亦窒。一医用大黄、滑石，失之沉降。一医用柴胡、升麻，失之升提。予谓火郁生风，宜清凉发散，用辛以散风，苦以降火，参气味主治。内用羚羊角、山栀、甘菊<sub>炒</sub>、连翘、天麻<sub>煨</sub>、桔梗、丹皮、薄荷、钩藤、青荷蒂。外用细辛、白芷、羌活、川芎、当归、苏叶，煎汤熏洗。日数次，汗泄鼻通，紧痛顿减。后于内服原方去连翘，加知母<sub>为其便燥</sub>，数服而平。此症多由少阳风火郁遏所致，其脉或左弦右沉，至阳升巅顶，两寸必较浮大，此其验也。

【点评】头痛，是以头部疼痛为主要症状的病证。本篇主要从病因辨治，分为"因风、因寒、因湿、因痰、因火、因郁热、因伏暑、因伤食、伤酒、伤怒、与气虚、血虚、及真头痛、偏头痛、内风扰巅、肾虚水泛、肾虚气逆诸症"。张景岳认为："凡诊头痛者，当先审久暂，次辨表里。盖暂痛者，必因邪气；久病者，必兼元气。"一般来说新病多外感，头痛较重，多为持续头痛，治以祛邪为主；久病多内伤，头痛较缓，时作时止，治当扶正为主。李东垣提出循经用药原则，即根据疼痛部位，辨属六经而分别用引经之药，对临床头痛治疗具有指导意义。至于真头痛，多为颅内病变，如肿瘤、颅内出血等，属危重病症。

# 耳症论治

足少阴肾窍于耳，肾气充则耳听聪，故经言精脱者耳聋也。又言肝病气逆，则头痛耳聋，以胆附于肝，而胆脉上贯耳中也。精脱失聪，治在肾。气逆闭窍，治在胆。凡耳聋以及耳鸣，治法悉准乎此。第就中条析之，有因劳力伤气者，<sub>补中汤加盐水炒黄柏、知母、茯苓、菖蒲。</sub>

有因房劳伤肾者，滋阴地黄汤、益肾散，加盐炒知、柏。有因阴虚火动者，磁石六味丸加减。有因病后虚鸣者，四物汤加盐炒知、柏。肾气丸加磁石、龟板。有因心肾亏，肝阳逆，虚风上旋蒙窍者，用填阴镇逆，佐以酸味入阴，咸以和阳。如山萸、地黄、磁石、龟板、天冬、麦冬、白芍、五味、牛膝、秋石。有脏气逆为厥聋者，流气散、当归龙荟丸。有风入络为风聋者，必兼头痛，防风通圣散。有因怒气壅者，流气散、清神散。有因惊火郁者，清胆汤。有气闭猝聋者，芎芷散。有年久耳聋者，胜金透关散。有小儿耳聋者，通鸣散。有肾经热，右耳重听，兼苦鸣者，地黄汤。有肝胆火升，常闻蝉鸣者，龙胆泻肝汤、清胆汤。有因痰火升而鸣者，加减龙荟丸。总之，由痰火者其鸣甚，由肾虚者其鸣微。又有耳中津液结块，名耳耵。栀子清肝汤。有风温上郁，耳耵右胀者，马勃散。有左耳耵痛，挟暑风上郁者，须辛凉轻剂。菊叶、苦丁茶、山栀、滑石、连翘、淡竹叶。有因暑邪闭窍者，鲜荷叶汤。有耳聤胀，少阳火郁，羚羊角汤。耳耵流脓，黄柏面，或甲片、麝末，研吹。小儿胎风耳脓，鱼牙散吹。耳忽大痛，如虫蠕动，蛇蜕烧存性，鹅管吹。寒热耳大痛者，疔也。以疔治之。内外红肿痛者，耳痈也。活命饮加升麻、桔梗。耳蕈耳痔，不寒热，不作脓，黄连消毒饮、活命饮。皆足少阴、手少阳肾与三焦风热上壅致之，此耳症大概也。

## 耳症脉候

尺脉浮而盛为风，洪而实为热，细而涩为虚，两尺数为阴火上冲。

## 附方

[补气]**补中汤**　见一卷中风。

[房劳]**滋阴地黄汤**　六味地黄加　归　芍　芎　菖蒲　远志　知母　黄柏

[伤肾]益肾散　磁石　巴戟　沉香　菖蒲　川椒　各研末二钱，用猪腰子一个切开，和葱白、食盐，纸包煨，空心酒下。

[阴虚]磁石六味丸　六味地黄加磁石。

[病后]四物汤　地　芍　归　芎

[病虚]肾气丸　见二卷虚损。

[气逆]流气散　参　苓　术　草　青　陈　芷　枳　槟　朴　藿　夏　桂　麦冬　香附　丁香　木香　木瓜　木通　腹皮　草果　蓬术　菖蒲　苏叶

[气逆]当归龙荟丸　见一卷火。

[风聋]防风通圣散　见五卷疠风。

[怒气]清神散　羌　防　荆　芎　菊　草　僵蚕　木通　木香　菖蒲

[火郁]清胆汤　青蒿　菊叶　薄荷　连翘　苦丁茶　荷叶

[气闭]芎芷散　川芎<sub>钱半</sub>　芷　辛　朴　夏　陈　苏　桂　草　苍术　木通<sub>各七分</sub>　姜<sub>三片</sub>　葱白<sub>二茎</sub>

[久聋]胜金透关散　鼠胆　川乌　细辛　胆矾　麝香

[小儿]通鸣散　菖蒲　远志　防风　柴胡　麦冬　细辛　杏仁　磁石　葶苈　葱白汤下。

[肾虚]六味汤　见一卷中风。

[肝火]龙胆泻肝汤　见三卷诸气。

[痰火]加减龙荟丸　芩　栀　归　柴　龙胆　大黄　青皮　青黛　芦荟　胆星　木香　麝香　神曲糊丸。

[耳聤]栀子清肝汤　见五卷疠风。

[风温]马勃散　马勃　薄荷　桔梗　杏仁　连翘　通草

[暑邪]鲜荷叶汤　鲜荷叶　青菊叶　夏枯草　芩　栀　苦丁茶　蔓荆子　连翘

[少阳]羚羊角汤　羚羊角　薄荷　丹皮　连翘　牛蒡　桑叶

[耳脓]鱼牙散　黄鱼齿煅研，和冰片、麝香末吹之。

[**耳痈**]**仙方活命饮**　见五卷鹤膝风。

[**蕈痔**]**黄连消毒饮**　即普济消毒饮，见一卷疫。

[**通治**]**耳中出脓方**　枯矾　干胭脂<sub>炙存性，各一钱</sub>　黄丹　龙骨　螵蛸<sub>各钱半</sub>　乳　没<sub>各钱二分</sub>　蛇蜕<sub>炙六分</sub>　明雄<sub>七分</sub>　麝香<sub>少许</sub>　研细，以棉蘸药，引入耳中。


## 耳症脉案

侄　肾开窍于耳，胆脉亦络于耳。夜读神劳，素有遗泄，弱冠内真阴未充，虚阳易于升动，故气闭清窍，若闻鸣响。宜用轻剂清少阳胆火之郁。鲜桑叶、丹皮、栀皮、连翘、甘菊<sub>炒</sub>，食后泡汤服，久之，一日耳中忽清亮，如凉风卷雾，豁然朗彻矣。

王　七旬耳猝刺痛，伏枕不减，右尺沉按有力。凡来势骤者莫如火，老人真阴涸，故相火易炎。权用镇摄法。灵磁石<sub>一钱</sub>、黄柏<sub>酒炒五分</sub>、山栀<sub>钱半</sub>、熟地<sub>三钱</sub>，二剂效。

【点评】耳证是一类生于耳部的疾病，肾开窍于耳，胆脉贯耳中，所以耳病与肾、胆关系密切。精脱失聪，治在肾；气逆闭窍，治在胆。然而，耳疾亦有外感与内伤之分，突发者多外感，有风寒、风热、暑湿闭阻耳窍，治宜宣散清降，祛邪为主；久病多内伤，有气虚、痰浊、气逆、精亏，治宜益气、化痰、疏肝、补肾扶正为主。


## 目症论治

经云：五脏六腑之精气上注于目而为之睛，睛之窠为眼，骨之精为瞳子，筋之精为黑眼，血之精为白眼，肉之精为约束裹撷。故肝属木，为黑睛，曰风轮；心属火，为二眦，曰血轮；脾属土，为上下胞，曰肉轮；肺属金，为白仁，曰气轮；肾属水，为瞳神，曰水轮；此五轮也。胆之府为山廓；大肠之府为天廓；膀胱之府为泽廓；肝之府为风廓；肾之府为水廓；命门之府为火廓；脾胃之府为地廓；小肠之府为雷廓，此八廓也。八廓有名无位。或蕴积风热，或郁结七情之气，各随五脏所属而见。风则散之，热则清之，气结则调之。瞳胞自痒，清泪赤痛，是谓风眼。洗肝散。乌轮突起，胞硬红肿，是谓热眼。黄连汤、泻青丸。眼昏而泪，胞肿而软，酸涩微赤，怒则目疼，是谓气眼。宜石决明、草决明、楮实、蝉蜕、香附、木贼、川芎、甘草等。子和云：目不因火则不病。气轮赤，肺火也；肉轮赤，脾火也；水风轮翳遮，肝肾火也；赤脉贯目，火自甚也。治目者专主治火，一句可了。东垣云：目得血而能视，五脏六腑之精，皆禀受于脾，治目者宜理脾胃，养血安神为主。二者皆有见地，不可执一也。

[**目痛**]目痛有二，一目眦白眼痛，一目珠黑眼痛。眦白属阳，昼痛，点苦寒药则效。珠黑属阴，夜痛，点苦寒药反剧。治目珠夜痛，夏枯草散。风热痛，泻青丸、洗肝散。天行赤热，怕热羞明，涕泪交流，酒煎散、大黄当归散。暴风客热，白仁壅起，包小乌睛，疼痛难开，泻肺汤。赤肿痛甚，泻肺汤加黄连。目赤痛而头目浮肿，普济消毒饮。怕热羞明，头目肿痛，选奇汤。珠疼如针刺，心经实火，洗心散。热结膀胱，小便不通，五苓散。雷头风，目痛便秘，清震汤。阳邪风症，眉棱骨痛，兼火者，选奇汤、还睛丸。阴邪风症，脑后枕骨疼，三因芎辛汤。巅顶风症，顶骨内痛，连及目珠胀急瘀赤，外症之恶候也，若昏眇则内症成矣。外症，用羌活胜风汤。内症，用冲和养胃汤。

[**目赤**]戴复庵云：眼赤皆血壅肝经所致，属表者，羌活胜风汤。属里者，泻肝散。赤久生翳膜者，春雪膏、蕤仁膏，并用碧云散吹鼻。凡赤而肿痛，当散湿热；赤而干痛，当散火毒；赤而多泪，当散风邪；赤而不痛，当利小便。其或血灌瞳神，大黄当归散。赤脉贯睛，凡外障有此，颇为难治。洗心散、导赤散。赤丝乱脉，点以石燕丹，服用大黄当归散、酒煎散。

[**目肿**]肿有胞肿珠肿不同，胞肿多湿，珠肿多火，暴风客邪，

胞肿如杯。洗肝散、龙胆饮。五轮壅起，目胀不能转，若鹘之睛，酒煎散。
风毒湿热，瘀血灌睛，胞与珠胀出如拳，石膏散加羌、辛、芎、芍、薄荷。
若珠烂则无及矣。至于气轮平，水轮亦明，惟风轮泛起，或半边泛
起，服以凉膈散，点以石燕丹。若水轮高而绽起如螺，为肝热甚，点以石燕丹、
春雪膏、内服双解散，或六味丸加知、柏。神珠自胀，麻木泪痛，因五脏毒风
所蕴，大黄当归散。

[目痒]风热，四生散。血虚，四物汤加羌、防、蒺藜、黄芪。大凡有病之
目，痒一番则重一番，而病源非一，微痒则属虚火。治宜姜粉、枯矾、硼
砂，津唾调如米大，时将一丸纳大眦，及盐汤蒸洗，或用珍珠膏点之。

[外障]属风热上壅，上下胞胬肉蓓蕾，磨荡其睛，久之生翳，
宜消风散热，外用点药退之。或如云雾，如丝缕，如秤星，在睛外遮
暗，皆凉药过多，脾胃受伤，生气不能上升所致。自内眦而出者，羌
活胜风汤加蔓荆。自锐眦而入者，上汤加胆草、藁本。自上而下者，上汤加黄连、
倍柴胡。自下而上者，上汤加木通。搐鼻，以碧云散。点药，皆用春雪膏、蕤仁
膏，或以地栗粉和人乳点之。如去老翳，则以石燕丹、春雪膏、熊胆膏选用。张石
顽曰：外障内治之药虽多，咸以神消散、皂角丸为主。外治之药不一，
莫如石燕丹为最。血翳包睛，破血药兼硝黄下之，或红翳如轻霞映日之
状，治宜去风散血。若黄膜上冲，服神消散，点以石燕丹。黄膜下垂，
遮满瞳神，蝉花散加石膏、胆草、大黄，点以石燕丹。赤膜下垂，神消散去二蜕，
加皂荚、石决明，点绛雪膏。凝脂翳在风轮上，急用神消散、皂荚丸。花翳白
陷，龙胆饮。破坏风轮，神膏绽出，凸如蟹睛，防风泻肝散。斑脂翳色白
而带青黑，内服神消散，外点石燕丹。有翳从上而下，贯及瞳神，状如悬
胆，服以石膏散，点以石燕丹。乌珠上白颗如星，蝉花散去苍术，加蒺藜、谷精，并
用碧云散吹鼻。乌珠上细颗，或白或黄，或聚或散，或顿起，或渐生，
多由痰火。服羚羊角散，或补肾丸。肉起于大眦，渐侵风轮，掩过瞳神，
宜和血清火。点以石燕丹。大眦起红肉如鸡冠一块，害及气轮，宜三黄丸
加芒硝、点以绛雪膏。此治外障法也。

[内障]属虚挟气郁，外似好眼，而不能照物，不痛不痒，惟瞳
神里面有隐隐青白者，皆脏腑中邪，乘虚入而为翳也。青风障，内有

气色，如晴山笼淡烟之状，急宜治之，免变绿色。羚羊角汤。绿风障，瞳神浊而不清，久则变为黄风。方同上。黑风障，与绿风相似，但时时黑花起。先与去风，后用补肾磁石丸。黄风银风障，不治。丝风障，瞳神内隐隐有一丝横经。宜六味丸加细辛、蒺藜。偃月障，如新月复垂。先与三因芎辛汤，后用补肾丸。仰月障，瞳神下半边，有白气一湾，如新月仰从下而上。补肾丸。银障，瞳神白色如银。初服羚羊补肝散，次服补肾丸。金障，治同上。绿映瞳神，瞳神内隐隐绿色。先服黄连羊肝丸，后服补肾磁石丸。其自视如蝇飞花堕，旌旆飘扬，或黄或白，或青或黑。黄白者痰火伤肺，皂荚丸。青黑者宜补肾，补肾磁石丸。瞳神散大，六味丸加五味子、石决明，或补肾磁石丸。瞳神紧小，先服黄连羊肝丸，后服六味丸加二冬，或用滋肾丸。瞳神敧侧，六味丸加蒺藜、当归。暴盲，经云：气脱者，目不明。急用大剂独参膏。雀盲，蛤粉丸、煮肝散。至于膏伤珠陷，神水将枯，并宜大补肾精，不可寒凉。又有目珠上下转运如辘轳，甚则瞳神反背，补中益气汤加羌活。此治内障法也。

[杂症]能远视，不能近视，阴气不足也，治在心肾。加减地芝丸，或六味丸。能近视，不能远视，阳气不足也，治在胆肾。加味定志丸，或八味丸。倒睫拳毛，由目紧皮缩所致，久则赤烂，神水不清。以三棱针刺目眶，泻其湿热。后服防风饮子。搐鼻，以碧云散，更以木鳖子一枚为末，左塞右，右塞左，一夜即直。睥翻粘睑，血壅于内，皮急吊于外，宜劆剔开导法。风沿烂眼，年久不愈而多痒者，服柴胡饮子，点蕤仁膏。若迎风赤烂，川芎茶调散、洗肝散。因风流泪，菊花散。其实热生疮，宜泻心火，祛风热。椒疮生于睥内，红粒如椒而坚硬者，是也，宜祛风热。粟疮亦生睥内，色黄而软如粟，宜退湿热。五疳症，木疳生于风轮，青碧色。实者，泻青丸。虚者，补肾丸。火疳生于睥眦及气轮，初起如椒疮，三黄汤、导赤散。土疳俗呼偷针眼，泻黄散。金疳生于睥内，与玉粒相似，失治则变漏。泻肺汤。水疳生睥眦及气轮，状如黑豆，若在风轮，目必破损，头风人多有此。清空膏。至于疮久成大眦漏，金花丸加羌活、蝎尾。小眦漏，导赤散加透风清热药。正漏生风轮上，流脓如痰，急宜泻肝。偏漏生气轮

371

上，流出白水，急宜泻肺。更有精神乱而妄见，视定反动，视正反邪，生晕变色，皆阴精亏也。驻景丸、益气聪明汤，或点百草膏。又或目为物伤，积血青紫，撞破白仁黄仁，宜酒煎散。渐生翳障，犀角地黄汤加大黄、当归。飞丝入目，宜头垢点之。上论根据石顽《医通》，与其大略如此。

## 用药例

表药：连翘、薄荷、黄柏、胆草、蔓荆、细辛、厚朴、桑皮、前胡、甘草。以上各味为君。红，加赤芍、丹皮。散血，加红花、桃仁、当归尾。血热头痛，加郁金、黄连、黄芩、地骨。有风，加防风、羌活、荆芥。有毒，加升麻、花粉。有肿，加朴硝、大黄。有泪，加木贼、胆草、苍术。有痒，加蝉蜕、蒺藜。凡虚弱年老人，宜里不宜表。

里药：熟地、防风、茯苓、薄荷、厚朴、枳壳。以上各味为君。虚红，加归尾、乌梅、川芎、丹皮。风，加防己、白芷。肿，加荆芥、车前、元明粉。泪，加青盐、夏枯草、香附。

心经：黄连、山栀、知母、黄芩、柴胡、连翘、薄荷、麦冬、羚羊、款冬、菊花、牛蒡。肝经：白芍、黄柏、胆草、款冬、青葙子、草决明、夏枯草、细辛、石斛、楮实。脾经：石膏、元参、朴硝、厚朴、黄柏、茯苓、地肤子、广皮、前胡。肺经：羚羊角、桑皮、桔梗、五味、人参、花粉、枳壳、贝母、天冬、百部、麻黄、山栀、槟榔、葶苈。肾经：枸杞、巴戟、牛膝、地黄、菟丝子、当归、磁石、白芍、青盐、知母、覆盆子、苁蓉、黄芪、川椒、茯苓、黄柏、元参。

去翳：青葙子、木贼、蒺藜、密蒙花、夜明砂、石决明、谷精草、草决明、犀角、人参、朴硝、瞿麦、蝉蜕。止泪：夏枯草、蔓荆、香附、甘菊、胆草、白附子、皮硝、青盐。去风：防风、羌活、薄荷、独活、升麻、甘菊、防己、藁本、元参、细辛、白芷、蝉蜕。退肿：大黄、朴硝、白芍、赤芍、楮实、郁金、元明粉、秦皮、枳壳、甘菊。散血：归尾、苏木、赤芍、紫草、茺蔚子、生地、青皮、乌梅、苦参、牛膝、延胡、蒺藜、熟地、当归。治盲：夜明砂、石决明、密蒙花、胆草、地黄、蝉蜕、磁石、石斛。去膜：蒺藜、铜绿。明目：青葙、枸杞、菟丝子、石决明、草决明、夜明砂、望月砂、甘菊、茺蔚子、羚羊角、元明粉、槐角。退热：黄连、黄芩、黄柏、栀子、连翘、赤芍、柴胡、元参、石膏、甘草、犀角、朱砂，胆草、大黄、朴硝、郁金、元明粉。**止痛**：乳香、没药。

## 附方

[**风眼**]**洗肝散**　薄荷　当归　羌活　防风　山栀　甘草各一两酒制大黄二两　川芎八钱　每服三钱，日三服。

[**热眼**]**黄连汤**　黄连　甘草

[**热痛**]**泻青丸**　胆草　山栀　大黄　川芎　当归　羌活　防风蜜丸。

[**珠痛**]**夏枯草散**　夏枯草　制香附　甘草　茶调服，或痛久血伤，加当归　白芍　生地　黄芪

[**赤翳**]**酒煎散**　汉防己　防风　炙草　荆芥　当归　赤芍　牛蒡子　甘菊　加酒煎。

[**壅肿**]**大黄当归散**　酒制大黄　酒炒黄芩各一钱　红花二钱　苏木当归　酒炒黑山栀　木贼各五钱

[**外障**]**泻肺汤**　羌活　元参　黄芩　地骨　桑皮　大黄　芒硝甘草各八分

[**大头**]**普济消毒饮**　见一卷疫。

[**胀痛**]**选奇汤**　见五卷头风。

[**积热**]**洗心散**　麻黄　当归　大黄　白术　芍药　荆芥　甘草薄荷　姜

[**便闭**]**五苓散**　见一卷温。

[**雷头**]**清震汤**　见五卷头风。

[**风疼**]**还睛丸**　生白术　菟丝子　蒺藜　木贼　羌活　青葙子密蒙花　防风　炙草　等分，蜜丸。

[**阴风**]**三因芎辛汤**　附子　川乌　南星　干姜　细辛　川芎各一钱　炙草五分　姜七片　茶一撮

[**外症**]**羌活胜风汤**　羌活　生白术各一钱　川芎　桔梗　枳壳

荆芥　柴胡　前胡　黄芩各八分　白芷六分　防风五分　细辛二分　薄荷
甘草各四分　水煎，食后服。

[内症]冲和养胃汤　补中益气汤去陈皮，加　羌活　防风　黄
连　白芍　五味　姜

[赤肿]泻肝散　栀子　荆芥　大黄　甘草

[点翳]春雪膏　一名绛雪膏。炉甘石四两，银罐内固脐煅，水
飞。预将黄连一两，当归五钱，河水煎汁，去滓，入童便半盏。将炉
甘石丸如弹子，多刺以孔，煅赤淬药汁内，以汁尽为度，置地上一
宿，去火气，收贮待用。硼砂研细，水调盏内，炭火缓缓炖干，取
净一钱半。黄丹、乳香、乌贼骨烧研、白丁香各一钱半，麝香、轻粉
各五分，炼白蜜四两，先下制净炉甘石末一两，不住手搅，次下后
七味，搅至紫金色不粘手为度，捻作挺子，每服少许，新水磨化
点之。

[点翳]又方　用炉甘石一两煅赤，以羊胆汁、青鱼胆汁、荸荠
汁、梨汁、人乳、白蜜等分相和淬之。再煅再淬，汁尽为度，入冰
片、麝香、青盐、硼砂各二分，研匀，每用少许，井花水调点大
小眦。

[点翳]蕤仁膏　蕤仁去皮，研极细，纸包压去油，再研再压，
数次，取净蕤仁霜五钱。浓煎秦皮汁调和，隔纸瓦上焙熟，有焦者去
之，涂净碗内。以艾一钱，分作三团，每团置蜀椒一粒，烧烟起时，
将碗复烟上，三角垫起，熏之烟尽，晒干再研，入朱砂、麝香各五
分，瓷罐收贮，如点老翳，加硼砂少许，日点大眦二次。

[风热]又方　蕤仁如上压去油，取霜五钱，入龙胆五分，炼白
蜜一钱五分，再研匀，收贮点之。此局方春雪。

[生翳]又蕤仁膏　蕤仁如上压去油五钱，入麝香、朱砂水飞各
五分。

[吹鼻]碧云散　鹅不食草嗅之即嚏者真　青黛　川芎各半两，研　先
噙水满口，每用绿豆许搐鼻内，以嚏为度。

[赤脉]导赤散　见一卷温。

[诸翳外障]石燕丹　炉甘石四两，用黄连一两，归身、木贼、羌活、麻黄各五钱，河水二升，童便一升，同煮去滓，将炉甘石煅淬，制法如春雪膏，取净一两　硼砂铜勺内同水煮干　石燕　琥珀朱砂水飞，各取净钱半　鹰屎白一钱，如无以白丁香代之　冰片　麝香各分半

上为极细末，每用少许点大眦，如枯涩无泪，加熊胆一分，白蜜少许。血翳加阿魏。黄翳加鸡内金。风热翳加蕤仁。热翳加真珠、牛黄。老翳倍硼砂加猪胰子。冷翳加附子尖、雄黄。

[胞肿]龙胆饮　黄芩　犀角　木通　车前　黄连　元参各一钱　栀子　大黄　芒硝各钱半　胆草　淡竹叶各八分　黄柏炒，五分　水煎，分二次服。

[头风]石膏散　生石膏三两　藁本　生白术　炙草各两半　白蒺藜炒，一两　茶调服四五钱。

[泻火]凉膈散　见一卷中风。

[热极]双解散　凉膈散去竹叶，加麻黄　石膏　滑石　生白术　防风　荆芥　桔梗　川芎　当归　芍药　姜

[肝热]六味丸　见一卷中风。

[目痒]四生散　白附子　黄芪　独活　蒺藜　等分为散，用猪肾批开，入药，湿纸裹煨熟，稍入盐，温酒下。

[昏雾]珍珠膏　羊胆一个洗净，刺一孔出汁，白蜜对匀和搅，名百草膏。以点老人眼效，此加珍珠一二钱。

[老翳]熊胆膏　炉甘石煅过水飞，丸如弹子大，每净一两分作十丸，用黄连三钱，浓煎去滓，煅淬汁尽为度。每料净者二钱　琥珀五分　玛瑙水飞，三分　珊瑚水飞，三分　珍珠煅飞，三分　朱砂水飞，五分　冰片　麝香各二分　和匀点。

[一切黄膜]神消散　黄芩　蝉蜕　炙草　木贼各一两　苍术便浸麻油炒　谷精各二两　蛇蜕四条

[外障一切膜翳]皂角丸　蛇蜕炙七条　蝉蜕　元精石　甲片炮　当归　生白术　茯苓　谷精草　木贼草　白菊花　猬皮蛤粉炒　胆草

赤芍　连翘各一两半　猪爪三十枚蛤粉炒　人参一两　川芎五钱　共为细末，一半入牙皂十二挺，烧存性和匀，炼白蜜为丸。每服一钱半，空心，杏仁汤送下。一半入淫羊藿一两，每服三钱，用猪肝三片批开，夹药煮熟。临卧原汁送下，或以生熟地黄丸并进。

［黄膜］**蝉花散**　蝉蜕五钱　蛇蜕二钱　川芎　防风　羌活　炙草　当归　茯苓各一两　赤芍　石决明煮研　苍术麻油拌炒，各一两半　茶调下二三钱。

［蟹睛］**防风泻肝散**　防风　羌活　桔梗　羚羊　赤芍　元参　黄芩各一两　细辛　甘草各五钱

［翳障涩痛］**羚羊角散**　羚羊角镑，一两　白菊花　川乌头炮　川芎　车前　防风　羌活　半夏　薄荷各五钱　细辛二钱　为散，每服二钱，姜汤调，薄荷汤送下。陷翳加升麻五钱、肉桂二钱。

［翳障］**补肾丸**　巴戟　山药　补骨脂　丹皮各二两　茴香一两　苁蓉　枸杞各四两　青盐五钱　蜜丸。

［实热］**三黄丸**　黄连　黄芩　大黄　蜜丸，一名三黄汤。

［青风］**羚羊角汤**　羚羊角　人参各一钱半　元参　地骨皮　羌活　车前子各一钱二分

［黑风肾虚］**补肾磁石丸**　磁石醋煅　甘菊　石决明煅，各一两　菟丝子酒煮　苁蓉酒浸，各二两　为末。雄雀十五只，去皮嘴留肠，以青盐二两，水三升，煮雀至烂为度，捣如膏，和药为丸。每服三十丸，温酒下。

［肝风］**羚羊补肝散**　羚羊角　人参　茯苓　防风　细辛　元参　车前子　黄芩　羌活　米汤调。

［赤脉］**黄连羊肝丸**　黄连一两　羯羊肝一具，去筋膜　和捣为丸。

［肾火］**滋肾丸**　见一卷火。

［雀盲］**蛤粉丸**　蛤粉　黄蜡　等分，熔蜡投蛤粉捏作饼，每饼重三钱。以猪肝二两，竹刀批开，裹药一饼，麻线缠，入砂锅内泔水煮，乘热熏目。至温吃肝并汁，以愈为度。杨氏方有乌贼骨六两，黄蜡三两。

［雀盲］**煮肝散**　夜明砂　蛤粉　谷精草各一两　为散，每服三钱。

以猪肝竹刀批开，纳药在内，线扎米泔煮，熏眼吃肝。

[目动]**补中益气汤** 见一卷中风。

[不能近视]**加减地芝丸** 生熟地黄<sub>各四两</sub> 天冬 枸杞<sub>各三两</sub> 甘菊 当归<sub>各二两</sub> 麦冬 萸肉<sub>各三两</sub> 五味子<sub>一两</sub> 蜜丸，每服百丸，酒下。

[远盲]**加味定志丸** 远志 石菖蒲<sub>各二两</sub> 人参 炙黄芪<sub>各四两</sub> 茯苓<sub>三两</sub> 肉桂<sub>一两</sub> 蜜丸。

[眦烂]**防风饮子** 蔓荆 黄芪 黄连 炙草 防风 葛根<sub>各一钱</sub> 细辛<sub>三分</sub> 虚加人参<sub>一钱</sub> 当归<sub>七分</sub>

[眶烂]**柴胡饮子** 柴胡 羌活 防风 赤芍 桔梗 荆芥 生地<sub>各一钱</sub> 炙草<sub>五分</sub>

[风痛]**川芎茶调散** 见一卷伤风。

[因风流泪]**菊花散** 苍术<sub>半斤，同皂荚三挺，砂锅内煮一日，去皂荚，将苍术刮去皮，切片，盐水炒，净三两</sub> 木贼 草决明 荆芥 旋覆花 甘草 菊花<sub>各半两</sub> 茶调服。或加蛇蜕、蝉蜕。

[偷针]**泻黄散** 见一卷火。

[头风]**清空膏** 见本卷头痛。

[热毒]**金花丸** 黄连 黄芩 黄柏

[肾虚]**驻景丸** 熟地<sub>六两</sub> 当归 枸杞<sub>各四两</sub> 车前 五味<sub>各二两</sub> 楮实<sub>五两</sub> 椒红<sub>一两</sub> 菟丝饼<sub>二两</sub> 蜜丸。

[阴亏]**益气聪明汤** 保元汤加 升麻 葛根 蔓荆 黄柏

[凉血]**犀角地黄汤** 见一卷温。

## 目脉案

**李氏** 有年血衰，肾之精华不能上注于目。常时似有黑物护蔽锐，低头则如黑灰纷扑。左脉短涩，此肝肾阴亏，瞳神失敛也。仿东垣明目地黄丸。用熟地、杞子、山药、茯神、当归、五味、柴胡、白芍蜜丸，遂愈。

**一小儿** 夜热溺数，面肿目眴羞明，白睛微黄，此脾虚不能约制，而为肝经风热所乘。用薏仁、丹皮、茵陈、山栀、钩藤、甘菊、甘草、茯神。二服汗津津，热退溺缩，加潞参、白芍，又数服，诸症悉平。

**族妇** 久患目赤，产后郁怒，赤肿难开，服散火解郁之剂，未效。诊其脉脾弱肝强，议扶土制木，目疾可瘳。砂仁、陈皮、白茯苓、白术、天麻、炙草、甘菊、川芎、山栀、草决明加枣。外用洗药，蚕砂、夏枯草、冬桑叶、菊叶，煎汤熏洗，数次而病若失。

**马氏** 左目久昏，右目复眊，服眼科苦寒之剂，畏冷减食，脉弱如无，此有年阳衰，神水欲竭。惟补养神膏，右目可复。用党参、杞子、鹿角胶、沙苑子、当归、玉竹、桑叶、龙眼，接服补中汤二剂后，再服前药加故纸、核桃，数十服，右目复初。

**张氏** 目大眦脉赤，浮膜渐入风轮。按大眦属心为君火，风轮属肝为风木，子能令母实，火动风生，宜抑火以退风。用木贼、谷精消膜，赤芍、连翘泻火，枳壳、当归通元府，甘菊散风，龙眼归目，四服全消。

**王** 春初两目肿痛难开，旬日后白睛通赤入上眦，中裹白膜，视物无睹，服散风火退浮翳之药不应，更用挑针点药益剧。诊之脉虚疾，予谓前法俱非也，此肝肾受损，阴火上乘耳。用杞菊地黄汤大剂煎服，数日而明复，膜渐消。

**李** 精散则视歧，精虚则目暗。今病后未复，再伤肾阴。脉虚大，头震眩，目赤，纹内障视眊，心烦不眠。治宜补坎镇离，切忌寒凉清降。仿东垣先生法。熟地、菖胜子、枸杞子、五味子、茯神、龙齿、枣仁、当归、龙眼肉，数剂而明复障消。

【点评】临床中眼疾是作为一门专科来论治的，本篇只论述了眼科的常见疾病及其用药范例。眼的生理，即"五脏六腑之精气皆上注于目而为之睛"，眼睛和五脏六腑的联系，可以用五轮、八廓来阐述。八廓则有名而无位，眼科辨证以五轮学说为主。关于眼疾治疗，张子和主清火，李东垣主补脾，各有所长。具体疾病治疗则用五轮之病，辨五脏寒热虚实。书中记载了很多眼疾的外治法，有点眼、吹鼻、熏眼法等，现已很少应用。在论述眼科疾病辨治方面，古代文献中比较好的专著，当数明代医家傅仁宇著《审视瑶函》，可以参阅。

# 鼻口症论治

肺窍于鼻，脾窍于口。鼻别香臭，不闻香臭者，病在肺。经云：肺和则鼻知香臭。口别五味，不知味者，病在脾。鼻之呼吸通脑肺，肺感风寒，则鼻塞声重。参苏饮、羌活汤。若风热壅肺，亦致嚏涕声重，宜疏散。菊花茶调散。肺火盛，鼻塞，宜清解。黄连清肺饮。鼻塞甚者，往往不闻香臭。荜澄茄丸。有脑漏成鼻渊者，由风寒入脑，郁久化热，经云：胆移热于脑，令人鼻渊。宜辛凉开上宣郁。辛夷消风散加羚羊角、苦丁茶叶、黑山栀。有流涕成鼻鼽者，肺受寒而成，宜温散。苍耳散、川椒散。有精气不足，脑髓不固，淋下并不腥秽，天暖稍止，遇冷更甚者，宜温补。天真丸。有瘜肉如枣核，生鼻中，为鼻痔，由胃有食积，热痰流注。星夏散，瓜矾散。有肺热极而生瘜肉，如榴子下垂，闭塞鼻窍，气不得通，由风热郁滞。辛夷消风散，以瓜矾散塞。有瘜肉痛甚，由膏粱积热，湿蒸肺门，如雨雾泥地，突产菌芝。泻白散、胜湿汤，外以白矾末加硼砂吹其上，即化水而消。有鼻端红肿赤疱，名酒皶鼻，由饮酒不节，致风热上攻，血热不散。疏风散，荆防泻白散，外用密陀僧二两研细，人乳调涂。有不饮酒而鼻色赤，名肺风，由血热郁于肺。清肺饮。有鼻生粉刺，枇杷叶丸。此三症，忌火酒辛热诸品，鼻症之概也。《灵枢经》曰：鼻色青为痛，色黑为劳，色赤为风，色黄为便难，色鲜明为留饮。口之津液通脏腑，肝热则口酸。小柴胡汤加龙胆草、青皮。胆热则口苦，龙胆泻肝汤。心热亦口苦，黄连泻心汤。脾热则口甜，泻黄散加佩兰。胃热则口臭，<sub>清胃汤。</sub>虚则口淡，<sub>养胃进食汤。</sub>肺热则口辣，<sub>泻白散。</sub>甚则口腥，<sub>加减泻白散。</sub>肾热则口咸，<sub>滋肾丸。</sub>胸胃热郁则口臭，<sub>加减甘露饮。</sub>口糜者，<sub>凉膈散。</sub>口疮者，<sub>赴筵散掺之。</sub>通治俱用龙脑鸡苏丸。唇病因火居多，凉药必兼发散。上唇属肾，下唇属脾，两腮牙关属胃。有心脾热，唇口燥裂者，<sub>泻黄饮子。</sub>有唇口紧小，不能开合，名茧唇者，<sub>苡仁汤，外用黄柏散敷之。</sub>口症之概也。

## 鼻口症脉候

《正传》曰：左寸浮缓为伤风，鼻塞流涕，右寸浮洪为鼻衄。《回春》曰：口舌生疮，脉洪疾速，若见脉虚，中气不足。《脉诀》曰：左寸洪数，心热口苦；右寸浮数，肺热口辛。左关弦数，胆虚口苦；倘若洪实，肝热口酸。右关沉实，脾热口甘；脉数则口疮。

## 附方

[风寒] **参苏饮** 参 苏 苓 夏 陈 葛 枳 桔 草 前胡 木香

[鼻塞] **羌活汤** 羌 防 辛 芎 芷 地 芩 草 苍术 葱 姜 枣

[风热] **菊花茶调散** 见本卷头痛。

[肺火] **黄连清肺饮** 黄连 山栀 豆豉

[塞甚] **荜澄茄丸** 薄荷<sub>二钱</sub> 荆芥穗<sub>一钱</sub> 荜澄茄<sub>二分</sub> 蜜丸，含化。

[宣郁] **辛夷消风散** 辛夷 细辛 本 芎 芷 防 草 升麻 木通

[鼻衄] **苍耳子散** 苍耳子 辛夷 薄荷 白芷 等分为末，服二钱。

[温散]川椒散　川椒　细辛　芎　姜　桂　附　吴萸　皂角等分醋浸，脂油熬，绵蘸塞鼻中。

[温补]天真丸　人参　精羊肉　苁蓉　山药　当归　黄芪　白术　天冬

[鼻痔]星夏散　星　夏　辛　芷　芩　连　草　苍术　神曲

[外治]瓜矾散　瓜蒂　甘遂　枯矾　草乌灰　螺壳灰　麻油调作丸，日一次塞鼻内近痔处，即化水而愈。

[瘜肉]泻白散　见一卷火。

[热湿]胜湿汤　见一卷湿。

[酒皶]疏风散　荆　防　归　芍　芩　草　薄荷　蒺藜　灯草

[赤疱]荆防泻白散　泻白散加　荆　防

[肺风]清肺饮　见二卷咳嗽。

[粉刺]枇杷叶丸　枇杷叶八钱　黄芩四钱　花粉二钱　甘草一钱酒丸。

[肝热]小柴胡汤　见一卷温。

[胆热]龙胆泻肝汤　见三卷诸气。

[心热]黄连泻心汤　大黄　黄连

[脾热]泻黄散　见一卷火。

[胃热]清胃汤　生地四钱　升麻钱半　丹皮五钱　当归　黄连各三钱分三服。

[口淡]养胃进食汤　参　苓　术　朴　陈　曲　草　麦芽苍术

[口腥]加减泻白散　桑皮二钱　桔梗钱半　地骨皮　炙草各一钱黄芩　麦冬各五分　五味十五粒　知母七分　日二服。

[肾热]滋肾丸　见一卷火。

[热郁]加减甘露饮　参　葛　藿　术　苓　草　泽泻　木香滑石　寒水石　石膏

[口糜]凉膈散　见一卷中风。

[口疮]**赴筵散** 芩 连 栀 柏 姜 辛 等分。又方：铜绿
白矾各一钱 为末，掺舌上，温醋漱之，亦名赴筵散。

[通治]**龙脑鸡苏丸** 薄荷一两六钱 生地六钱 麦冬四钱 蒲黄
阿胶 木通 柴胡各二钱 甘草钱半 人参 黄芪各一钱 蜜丸。

[唇燥]**泻黄饮子** 芩 芷 防 夏 升 枳 石斛各一钱 甘草
五分

[茧唇]**苡仁汤** 见五卷痹。

【点评】鼻口病证治，是将鼻病与口病合论。肺开窍于鼻，鼻
病多与肺有关。风寒、风热犯肺为外感，治宜宣散；肺热、肺风
为内热，治宜清降；鼻鼽、脑漏为虚寒，宜温散；鼻渊、息肉、
酒齄为胆、胃郁热，宜清宣湿热。脾开窍于口，脾和则能知五
味，口中之津通脏腑，口病既与脾相关，亦与脏腑相关。口苦，
属心、胆热；口酸，属肝热；口甜，属脾热；口辣、腥，属肺
热；口咸，属肾热；口淡，属脾虚；口臭，属胃热。又有口糜、
口疮、茧唇属心脾热。这里的口病，主要是指口味异常和口唇的
病变，只是口腔科疾病的一部分。

## 齿舌症论治 牙痛 骨槽风 牙疳 多骨疽附

齿为肾之标，舌乃心之苗，故齿舌多心肾见症。条而析之，上齿
则胃络所经，喜寒饮而恶热饮。下齿则大肠络所贯，嚼物能动，喜热
饮而恶寒饮。其为病，或痛摇宣露，疏豁枯落，不外风火虫虚。其风
热痛，齿龈肿，犀角升麻汤，荆芥煎汁含漱。风冷痛，龈不肿，日渐动摇，
温风散，以开笑散含漱。肠胃积热痛，龈肿腐臭，凉膈散加石膏。客寒犯脑，
齿连头俱痛，羌活附子汤、细辛散。温邪上冒，痛连巅顶，玉女煎。少阳火
郁，结核龈痛，羚羊角、山栀、丹皮、元参、金银花、连翘、知母。痰火注络攻
痛，二陈汤加细辛、枳壳。瘀血攻龈，痛如针刺，加减甘露饮，以醋煎五灵脂含

漱。齿龈有孔，虫蚀龋痛，一笑散，定痛散噙漱。龈腮俱痛，连头面肿者，实火也。升麻石膏汤。齿龈肿痛，头面不肿者，虚火也。滋阴抑火汤。齿龈黑烂，由肾虚者，安肾丸。胃火上攻，齿缝出血者，清胃散。齿龈腐烂，血出不止者，犀角地黄汤，掺人中白散。牙宣出血，丝瓜藤烧灰搽效。牙挺出一二分，常咋生地黄炒。牙日长出，妨食，名髓溢。白术煎汤效。牙痛由阳明毒热，先刺出血，后服清胃散。骨槽风名穿腮毒，生耳下及项，由小核渐大如胡桃，齿龈肿痛，牙关紧急，用鹅翎探吐风痰，内服黄连解毒汤、仙方活命饮加柴胡、桔梗、元参、黄芩。忌刀针点药。若肾元虚，牙龈宣露动摇，宜大补。六味丸，还少丹。又小儿牙疳口疮，其色通白，及为风疳蚀透。僵蚕炒黄，去毛研末，蜜调服效。齿龈突出胬肉，生地汁一杯，皂角数片，炙热淬汁内，再炙再淬，晒研服效，齿齘乃睡中上下齿相摩有声，由胃热也。齿䶚由食酸也。嚼胡桃肉良。又齿龈或上腭生多骨疽，肿硬腐脱，属肾虚，肾主骨也。补中汤、肾气丸多服，其骨自出。骨脱后仍服补剂。若生他处，依法治之。此皆齿所生病也。舌病多属心，木舌由心经壅热，舌肿大塞口，不能转掉，不急治，杀人。黄连汤，清热如圣散，琥珀犀角膏。外以针刺令血出则肿消，再敷药。龙脑破毒散，又硼砂末以生姜片蘸指效。重舌，亦由心火太盛，舌根下生，形如小舌，口不能声，饮食不入，急泻心火，青黛散掺之，内服黄连汤。外以针刺出恶血。以竹沥调黄柏末涂搽。舌菌，生舌上，如菌状，色红紫，多因气郁所致。舌症主方，掺青黛散。舌垫，舌下肿起核，舌垫方。舌出不收，片脑末掺舌上，应手而缩。产妇舌出不收，朱砂敷舌上。舌肿硬，血出如涌泉，蒲黄散。不硬但肿痛流血，凉血清脾饮、犀角地黄汤。舌肿满口，蒲黄散。舌猝肿满口，如猪脬，不治杀人。醋调釜底墨涂舌下，脱则更敷即消。舌卷囊缩，为肝绝，死。舌生苔，由邪气传里，津液结搏。邪在表，舌无苔。邪初传里，胸中之寒，与丹田热火相激，则苔生而滑，迨寒变为热，则舌苔不滑而涩，以热耗津液，滑者已干也。再热聚于胃，则苔黄；至热已极，则苔黑。黑为肾色，病传少阴。若舌淡黑，如淡墨，乃肾虚火炎，为无根之火。若生芒刺，皆由热结。用绢蘸薄荷汁揩之。舌心绛干，胃热心营受灼也；舌尖绛干，心火上炎也；白黄碎点，当生疳也。苔如碱，胃中宿滞也；白如粉而滑，边色紫绛，温疫病初入募原也。舌无苔，而有如烟煤隐隐者，不渴肢寒，阴病也。黑而短缩，肾气竭也。黑而滑者，水来克火，为阴症。当温之。淡红无色，胃津伤也。炙甘草汤。

## 齿舌症脉候

尺脉洪大而虚，主齿动疏豁。右关洪数，主木舌、重舌。

## 附方

[**通治**]**齿症主方** 元参 丹皮 知母 白芍 甘草 地骨皮 山栀 黄柏 车前子 热甚加煅石膏为君，炒黑升麻为佐。有风加荆芥，虚加杞子、熟地，去山栀。穿腮毒用消肿解毒之品，加紫花地丁、甘菊，小便不利，煎剂内加六一散，甚效。

[**风热**]**犀角升麻汤** 犀角三钱 升麻钱半 羌 防各二钱二分 白芷 黄芩 白附子各六分 炙草四分

[**风冷**]**温风散** 归 芎 辛 芷 荜茇 本 蜂房各一钱 煎服。

[**含漱**]**开笑散** 白芷 细辛 良姜 荜茇 川椒 香附 蜂房等分为末，水煎含漱，或擦之。

[**积热**]**凉膈散** 见一卷中风。

[**寒痛**]**羌活附子汤** 羌 防 升 芷 草 麻黄 苍术 生附子 僵蚕 黄柏 有嗽加佛耳草。

[**寒痛**]**细辛散** 荆芥 细辛 白芷 川椒 荜茇 草乌 皂角为末擦之。

[**温邪**]**玉女煎** 见一卷温。

[**痰火**]**二陈汤** 见一卷中风。

[**瘀血**]**加减甘露饮** 见本卷口鼻。

[虫痛]一笑散　川椒末　巴豆一粒　研成膏，饭丸，棉裹安蛀孔。

[虫痛]定痛散　辛　芷　椒　姜　归　地　翘　连　桔　草　乌梅　苦参　漱口后咽下。

[实火]升麻石膏汤　荆　防　归　芍　翘　桔　芩　草　升麻　石膏　薄荷　灯心　热甚加大黄。

[虚火]滋阴抑火汤　归　地　荆　防　丹　草　知　柏　蒺藜　灯心

[肾虚]安肾丸　见五卷痹。

[胃火]清胃散　或作汤，见本卷口鼻。

[腐烂]犀角地黄汤　见一卷温。

[吹掺]人中白散　人中白　儿茶　黄柏　薄荷　青黛　冰片　吹走马疳，出涎口外。

[骨槽]黄连解毒汤　见一卷温。

[风痛]仙方活命饮　见五卷鹤膝风。

[肾虚]六味丸　见一卷中风。

[肾虚]还少丹　见一卷中风。

[补中]补中汤　见一卷中风。

[多骨]肾气丸　见二卷虚损。

[心热]黄连汤　连　栀　归　芍　地　麦　草　犀角　薄荷　水煎。

[木舌]清热如圣散　翘　连　蒡　栀　柴　荆　桔　草　花粉　薄荷　灯心

[热壅]琥珀犀角膏　人参　枣仁　茯神各二钱　犀角　琥珀　辰砂各一钱　冰片一分　蜜丸，麦冬汤下。

[木舌]龙脑破毒散　盆硝四钱　蒲黄五钱　马勃三钱　僵蚕　甘草　青黛各八钱　麝香　龙脑各一钱

[重舌]青黛散　连　柏　牙硝　朱砂　雄黄　牛黄　硼砂　冰

片　研掺。

[舌菌]**舌症主方**　连　栀　地　芍　丹　麦冬　翘　草　犀角　木通　灯心　兼口唇加石膏，郁痰加贝母，便秘加元明粉。

[舌垫]**舌垫方**　荆　防　辛　芷　羌　独　陈　香附　灯心

[出血]**蒲黄散**　螵蛸　炒蒲黄　研掺。

[流血]**凉血清脾饮**　归　地　芩　芍　防　翘　草　薄荷　石菖蒲

[津伤]**炙甘草汤**　见一卷中风。

## 齿舌脉案

**王氏**　风热牙痛，用辛凉解散。荆芥、薄荷、桔梗、山栀、防风、赤芍、甘草，二服愈。

**房兄**　胃火牙痛。用石膏煅研，开水冲服，随手而效。

**堂妹**　牙痛。由情志抑郁，致患左下牙龈肿痒，日久撑出多骨，外科用推车散不效，腐孔血水淋漓。近又寒热，食减神疲，宜扶正为要。用潞参、茯苓、白术、当归、熟地、山栀、白芍俱炒，六七服效。

**刘**　舌根肿。自用黄连泻心，两旬后寸脉犹浮大，舌边紫泡，咽肿妨食，耳痛，乃上焦火风阻络，宜辛凉轻剂。薄荷、连翘、桔梗、山栀、钩藤、灯心、苦丁茶叶、菊叶、竹叶心，服愈。

【点评】齿舌证论治，是齿证与舌证合论。齿与肾、胃及大肠相关。肾主骨，齿为骨之余。胃络经上齿，大肠络经下齿。齿病之因，不外风火虫虚。风寒、风热外袭，肠胃郁热，肾虚骨枯，虚火上浮，都可致齿龈肿痛，或不肿而痛。又有虫蚀龋痛，小儿牙疳，皆为齿病。齿齘俗称磨牙，但不一定是齿病。一般来说有胃热脾虚，或有颞颌关节病变所致。舌为心苗，舌病多属心。舌病之因，有瘀热火毒虚。木舌、肿舌、重舌、舌萎、舌菌、舌衄皆为舌病。至于舌质、舌苔，则与五脏相关，亦主胃气盛衰，并与外邪侵扰相关，非舌病也。看舌苔是中医诊病手段之一，用于临床辨证之参考。

## 喉症论治 <sub>烂喉痧附</sub>

喉以纳气而通于天，咽以纳食而通于地。会厌管乎其上以司开阖，惟其为心肺肝肾呼吸之门，饮食声音吐纳之道，关系死生，为害速矣。经云：一阴<sub>手少阴心</sub>一阳<sub>手少阳三焦</sub>结，谓之喉痹。以君相二火经脉并系咽喉。热结则肿痹，痹者闭也，闭则痰塞以死，将发先三日，胸必不利，一二日肿痛，三四日势定有形，第三日必发寒热，或头痛兼风寒者须疏散。察其二便秘结系实火者，以重剂润下，去其积热。<sub>壮实者用硝黄，弱者但滋燥润肠，虚者宜蜜煎导法。</sub>大便行，乃可清利上焦痰热。<sub>清上丸。</sub>若虚火便涩，心脉数，肾脉微，宜滋阴降火。<sub>养金汤。</sub>其症喉痹为总名，有缠喉风、乳蛾、喉癣、喉痈、喉菌、喉闭、蟹舌、喉杵等症。而缠喉风，及伤寒喉闭，症为尤险。

[**喉痹**]肿痛闭塞，为风痰郁火热毒上攻之症。去风痰，解热毒，自愈。咽喉总络，系肺胃，急清此二经之热。<sub>牛蒡汤，外用通隘散。</sub>如恶寒，寸脉小，一时患者皆同，为天行邪气，宜先表散。其病之由来有二，一者少阳司天，三阳之气，民病喉痹。<sub>仲景用桔梗汤，依阳毒施治。</sub>一者太阴湿胜，火气内郁，民病喉痹。又太阴在泉，湿淫所胜，病喉肿喉痹。<sub>仲景用半夏甘桔汤。依阴毒施治。</sub>若不恶寒，寸脉大滑实，为阳盛阴虚，下之愈。<sub>酌用大小承气汤。</sub>其轻者可缓治，<sub>喉痹散。</sub>不可骤用寒凉，以痰实结胸，遇寒不运，渐至喘塞不治也。其气急闭塞欲死者，缓则<sub>僵蚕炒末，姜汤下，立愈。或马兰根苗捣汁，和醋含漱。</sub>急则用吹法，<sub>硼砂、胆矾末吹患处，或皂角末吹鼻喷嚏，亦开。</sub>吐法，<sub>捣皂角水灌入，或新汲水磨雄黄，灌入即吐，或鸡鹅翎蘸桐油探吐。</sub>针法，<sub>用砭针于肿处刺出血，若口噤针不能入，刺少商穴。左右皆刺二分出血，立愈。</sub>或捽顶心头发一把，力拔之，其喉自宽。又有阴虚阳浮

痰结于上，脉浮大，重取或涩者，作实症治，必死。加减八味丸。喉痹连项肿，芩连消毒饮。

[缠喉风]喉肿大，连项痛，喉有红丝缠紧，且麻且痒，指甲青，痰壅肢厥，由平时多怒，两日前胸不利，痰塞气促，症最急。过一日夜，目直视，齿嚓喉响，灯火近口即灭，此气已离根，不治。治法：如喉痹，用金碧二丹频吹，内加牛黄，效更速。针法，手足冷，以水温之，针照海、然谷四穴，使血出如珠。若刺少商穴，出血散而不收者，不治。照海穴，在内踝下四分，软骨陷中。然谷穴，在内踝前大骨下陷中，皆肾经穴也。

[乳蛾]有单双，有连珠。单轻双重，连珠尤重。多因酒色郁热而生，单蛾生会厌一边，一日痛，二日红肿，三日有形，如细白星，发寒热者凶。吹药先用碧丹五、金丹一，后用金丹二、碧丹三，内服喉症主方。俟大便行，自痊。如至三日，喉中但红肿无细白星，即是喉痈，宜辨。双乳蛾生会厌，左右两边俱有细白星，药照前用，左属心，右属肝。煎药于主方内，左加黄连、犀角。右加赤芍、柴胡。双蛾则兼用之。大便秘加枳壳、元明粉。连珠蛾，一二白星上下相连，用药照前。或外用成吹药加冰片吹之，内服三黄桔梗汤。

[喉癣]为虚火上炎，肺受燥热，致咽喉生红丝如哥窑纹，如秋海棠背纹，干燥而痒，阻碍饮食，虽不丧命，不能速愈。吹用碧丹、噙化青灵膏，内服喉症主方加土贝母。须戒忧怒、酒色，忌盐酱，及一切动风助火之物，一月可愈。

[喉痈]红肿而痛，别无形状，因过食辛辣炙爆厚味而发。症属胃大肠二经，重则寒热头痛。犀角地黄汤，吹用金丹一、碧丹十。四五日可愈。若鼻中出红涕，为毒攻脑，不治。

[喉菌]因忧郁气滞血热，妇人多患之，状如浮萍略高，面厚色紫，生喉旁。初起吹碧丹九、金丹一，后用金丹二、碧丹三，内服喉症主方，勿间断。轻则半月，重或经月，亦须守戒忌口。

[蜒舌喉痈]肥人感热性燥者，多患此。犀角地黄汤加减，吹用金丹。但须吹至舌根下两旁，时刻勿间，方能速愈。喉内吹用碧丹十、金丹一，亦须勤吹。凡舌下小舌，为蜒舌。连喉肿痛，即为喉痈，不痛者非痛。大约

蟮舌兼喉痛而发，十有六七其势凶。煎药多加<sub>黄连、山栀、犀角</sub>。

[**喉闭**]伤寒后，发为气闭不通，无形无声，难治。<sub>喉项强硬。目睛上视，故多不治。</sub>

[**喉杵**]喉极痛肿。<sub>甘桔射干汤，外点烧盐散。</sub>

此外又有咽嗌痛。由阴虚火炎者，<sub>喉痹饮倍荆芥、元参。</sub>有喉中结块，饮食不通者，<sub>百岁丸，重者不过二丸。</sub>有悬痈喉痛，<sub>生上腭，有紫泡如豆大，用簪脚挑破，血出愈，或口疳药吹，亦可。</sub>风热上搏者，<sub>启关散。</sub>有悬痈垂长，咽中烦闷者，<sub>枯矾盐花研细，箸头点上去涎。</sub>有喉中生肉者，<sub>棉裹箸头，蘸盐揩之，日数次。</sub>有梅核梗塞咽中、咯不出、咽不下，因为七情郁结者，<sub>四七汤、噙化丸。</sub>有喉痛因于相火，用凉药不愈者，<sub>六味丸加桔梗、元参、知母、黄柏。</sub>有风火上郁，咽痛头胀项肿，当用辛凉者，<sub>滑石、连翘、杏仁、桑皮、西瓜翠衣。</sub>近世烂喉痧最重，初起憎寒壮热，咽痛渴烦，先宜解表，务令透达，或兼清散。若骤服寒凉，外邪益闭，内火益焰，咽痛愈剧，溃腐日甚矣。至丹痧透发，已无恶寒等症，则宜寒凉泄热，不宜杂进辛散煽动风火，致增肿腐，必至滴水下咽，痛如刀割。盖此症由感风火湿热时邪而发。治法：因风热者，主清透，<sub>普济消毒饮去升麻、柴胡。</sub>因湿热者，主清渗，<sub>甘桔汤加栝蒌、通草、灯心。</sub>因痰火凝结者，主消降，<sub>消气化痰丸去半夏，加贝母、淡竹茹。</sub>邪达则痧透，痧透则烂止，<sub>利膈汤、清咽太平丸选用。</sub>然症有可治不可治。其口气作臭，喉色淡黄，或深黄者，系痰火所致，皆可治；若烂至小舌，及鼻塞目闭，元气日虚，毒气深伏，色白如粉皮者，皆不可治。其愈后四肢酸痛，难于屈伸者，由火灼阴伤，络失所养，宜进滋阴，勿与痹症同治。

## 验症诀

尤氏曰：凡喉痹属痰，喉风属火，总因火郁而兼热毒，致生乳蛾等症。治法，去风豁痰，解热开郁，其症自痊。若喉症初起，寒战发后，身凉，口不破碎，又无重舌，二便俱利，不可误认热症，皆由阴气虚寒而发，其痰即精神所化，不宜去尽，先以药吹之，使咽喉通。

即便服药，首剂发散和解，第二宜温补，若三四日后，再发寒战，
或心痛，骨胁肋痛，半属难治。发时牙关紧急，喉舌俱痛肿，口碎
而臭，或有重舌，或舌上起黄屑，发后，下午再发寒热，二便闭
者，即是热症，用石膏排毒散治之。如起三四日后而寒热者，其症
虽凶无害，惟症未减，牙关反不紧急，不肿胀，如无病人，不治。
或舌肿满，口如胡桃，如茄子，并不治。如以箸按舌，则起白色，
去箸则生红紫，此其身内之血已死。又或口有臭气，口渴气急，而
多稠痰如桃胶者，一颈俱红肿者，红带紫而青带白，神气短少者，
不语者，面色少神，爱坐低处者，喉症无痰者，伤寒患连珠蛾及喉
痹者，小儿口疳臭烂而黑者，舌下紫筋，下通于肾，色白而肿者，
皆不治。

## 附方

[痰热]**清上丸**　熊胆　雄黄　薄荷　青盐　硼砂　胆矾　蜜丸，
压舌下化之。

[滋阴]**养金汤**　见二卷失音。

[肺胃]**牛蒡汤**　升麻　牛蒡　黄药子　元参　紫背浮萍　花粉
桔梗　甘草

[吹喉]**通隘散**　硼砂二分　儿茶　青黛　滑石　寒水石各一分　连
柏　蒲黄　枯矾各半分　冰片二厘　研吹。

[阳毒]**桔梗汤**　桔梗　甘草各三钱

[阴毒]**半夏甘桔汤**　夏　桔　草

[下火]**大小承气汤**　俱见一卷温。

[喉闭]**喉痹散**　荆　蒡　桔　贝　草　元参　薄荷　僵蚕　前
胡　花粉　款冬　灯心　散亦作饮。

[补虚]**加减八味丸**　八味丸见一卷中风，此加五味，减附子。

[喉痹]**芩连消毒饮**　即普济消毒饮，见一卷疫。

[喉痹]喉痹急方　火硝五钱　硼砂钱半　薄黄一钱　冰片　儿茶各五分　珍珠一分　为末吹喉，大吐痰涎，数管即愈，并治口疳牙疳牙关紧闭者。

[通治]十宝丹　梅矾　薄荷　儿茶各一两　甘草五钱　乳石三钱　血竭　珍珠　琥珀各二钱　冰片三分

梅矾：取大青梅切下圆盖，去核，将矾研细入梅，覆用圆盖，以竹钉钉好，炭火煅之，去梅取矾，轻白如腻粉，味极平酸，收贮听用。此方凡喉口症皆可效。

[喉闭]金锁匙　火硝钱半　硼砂五钱　僵蚕一钱　冰片一分　雄黄二钱　研吹，再刺少商穴。

[吹药]碧丹　炼矾　牙硝各三分　百草霜　硼砂各五分　薄荷末三分　灯草灰　冰片各一分　甘草二分

炼矾法：明矾研细，倾入银罐内，小半罐，入炉，用浮炭火煨烊，以铜箸入扰，无矾块为度，即将研细铇硝投入矾内，十分之三，次将细研白硼砂投入，亦十分之三，少顷再投生矾末，逐渐投下，候矾烊尽，照前投硝硼少许，逐渐投完。待矾铺出罐口，高如馒头而止，加炭烧至矾枯干，乃用瓦片覆罐上，一时取起，将牛黄少许为末，以水五六匙，调滴矾内，将罐仍入火烘干，取罐覆净地上，七日收贮，炼矾须轻松无竖纹者佳，此即名玉丹，最贵多制，时候愈久愈妙。

煅灯草灰法：拣肥白灯草，铺桌上喷湿，将笔套用水湿管，以湿纸塞紧一头，将湿灯草捏入管内，以竹箸筑实，再以湿纸塞口，入炭火煅之，烟尽为度，取出置地上，碗盖之，去管口纸，取灰，黑成团者佳。煅时勿令笔套炮碎，碎则不堪用，不可太过，过则灰白无用，不可不及，不及则不成灰而不可用，此丹最轻，时又难得法，须平日多制待用可也，此即名元丹。

取百草霜：烧茅柴者佳，须近锅底者，用。若锅心及锅口边者，不用。须刮去面上一层，取中间用之，着锅者亦无用。

配药法：即碧丹，每炼矾三分，加百草霜半匙，研细。次入灯草灰一厘，研匀，如瓦灰色，再入甘草末三匙，薄荷末三分，研。再入冰片半分，研匀。入瓷瓶，塞口，勿令出气。此丹须当时配合，如过五日，即不堪用。若遇阴雨，一日即无效，如欲出痰，加牙皂末少许，吹之。

喉痛及单乳蛾轻症，单用碧丹，<small>又名青药。</small>即效。若遇重症，须兼黄药，<small>即金丹。</small>

凡初起，令病者低头开口，溜出痰涎，初起用青药九分，配黄药一分，吹过五管，次用青八黄二，再次用青七黄三。如症重，青黄药兑半用，至吹五次，痰涎必不壅，然后用青三黄六，若症重甚，用黄八青二，尤效。

青药消风痰，解热毒，性尚缓，不及黄药消肿除热，开喉痹，出痰涎为效。然初起黄药不可多用，因其直走入内，与病不入也。

[吹药]金丹　即黄药。蒲黄<small>二分</small>　硝<small>九分</small>　硼砂　冰片　薄荷叶末<small>各一分</small>

制硝法：马牙硝，长白厚大者，温汤蘸过棉纸挹干，仍用纸包好，放灶上明管洞内，自干白如霜。

配药法：即金丹。每牙硝一钱，蒲黄生用四分研细，次下僵蚕炙末一分，牙皂末一分半，共研极细，如淡鹅黄色，加冰片一分，研匀。此药可留久，惟冰片临时加用可耳。

金丹能消肿出痰，若遇牙叉蝉舌穿牙疔，专用此治之。如咽喉症，则兼用青药，看症轻重用之，症重者，再加牛黄。如喉痹及缠喉风。加僵蚕、牙皂，余只用牙硝、硼砂、薄荷、蒲黄、冰片即可。

喉症即重，三日前未成脓，药能消散，五日脓成穿破，必烂成窠，烂处须用口疳药，多龙骨、珍珠。

[吹喉]口疳药　薄荷叶<small>研细，三分</small>　儿茶末<small>二分半</small>　制黄柏末<small>一厘</small>龙骨末<small>二厘</small>　白芷末<small>如肿痛用三四厘，如不肿痛用二厘半</small>　生甘草末<small>用五厘</small>　珍珠末<small>五厘</small>　冰片<small>三厘</small>　研匀，瓷瓶封固。凡遇口碎及各种口疳，皆效。

若初起，肿而热甚者，多加薄荷、冰片，取其辛凉发散也。若患不肿，热甚而痛，则以长肉药为主。

[吹喉]长肉药　即前口疳药，多用儿茶末，龙骨末，配成紫色，此方专治喉症口碎者。若用此治走马牙疳、穿牙毒、小儿胎毒口疳，则本方加牛黄，倍珍珠。如黑烂者不治。至痧痘后口疳，非此不除，则去黄柏、龙骨，加牛黄五厘，倍珍珠末六厘。

[通治]喉症煎药主方　牛蒡子炒研　前胡　银花　连翘　山栀　甘草　枯芩炒黑　元参　桔梗　花粉　薄荷　灯心　泉水煎。如发寒热加柴胡，头痛加石膏，胸闷加枳壳，郁热而发加赤芍、贝母，口渴加麦冬。

[癣菌]蜜调药　薄荷叶末为君，炼矾为臣，灯草灰、川贝母为佐，百草霜、冰片、甘草末为使。先将炼矾、百草霜研和，入灯草灰，再研，后入薄荷、贝母、冰片研匀，成青灰色，用白蜜调。此方专治喉癣喉菌。时刻噙咽，内服喉症煎药主方，此方一名青灵膏。

[连珠蛾]成吹药　硼砂一分　儿茶二分　龙骨五分　青黛一分　本药三分　追风二分　冰片三厘　再加胆矾、麝香。

附　追风散方　牛膝　川乌　草乌　冰片　麝香　青黛

以上诸方，皆尤氏秘传方法，名为《尤氏喉科》，世少传本，识者珍之。

[连珠]三黄桔梗汤　芩　连　柏　栀　蒡　芍　桔　草　薄荷　元参　水煎。食后服。

[喉痈]犀角地黄汤　见一卷温。

[喉杵]甘桔射干汤　桔梗二钱　射干　山豆根　荆　防　蒡　翘　元参各一钱二分　甘草五分　加竹叶十四片。

[喉杵]烧盐散　取橡斗大者，实盐满壳，烧存性，以碗覆地，入麝香少许，研细点之。

[结块]百灵丸　百草霜　蜜丸芡实大，水化服。

[风热]启关散　牛蒡子　生甘草　水煎。

[梅核]四七汤　陈　芩　夏　朴　槟　苏　青　枳　蔻　曲

砂仁　益智　姜

[梅核]噙化丸　冰片　射干　钟乳粉　升麻　牙硝　黄芪　大黄　甘草　生地　蜜丸。

[相火]六味丸　见一卷中风。

[风热]普济消毒饮　见一卷疫。

[湿热]甘桔汤　见本卷头痛。

[痰火]清气化痰丸　星　夏　陈　枳　杏　蒌　芩　苓　姜汁糊丸。

[痧烂]利膈汤　银花　荆　防　芩　桔　连　栀　翘　蒡　薄荷　元参　大黄　朴硝　粉草

[痧烂]清咽太平丸　芎　防　桔　草　薄荷　犀角　柿霜蜜丸。

[喉痹]玉液上清丸　薄荷十四两　柿霜五两　桔梗四两五钱　甘草二两五钱　川芎二两八钱　百药煎五钱　防风一两六钱　砂仁四钱五分　青黛三钱　冰片　元明粉　白硼砂各二钱　研细，蜜丸芡实大。每服一丸，噙化不拘时候。专治风痰上壅，头目不清，咽喉肿痛，口舌生疮，服之生津液，化痰涎。昔宋神宗患喉痹，服此药一丸立愈。

[牙疳]犀角丸　犀角　粉草　朴硝各二钱　桔梗一两　赤茯　生地　连翘　牛蒡子　元参各五钱　青黛一钱　蜜丸龙眼大，每一丸，薄荷汤下。专治小儿走马牙疳。

[吹喉]三仙散　胆矾六分，半生半炒　广木香三分　熊胆三分　共研极细，用番木鳖一个，磨碎和匀，吹在患处。治喉风口噤，死在须臾，以箸开口，吹入即愈。

[敷药]牙疳方　妇人溺桶中白垢火煅一钱　铜绿三分　麝香一分五厘各研，和匀，敷上立愈。


## 喉脉案

**房侄**　舌下地丁左畔略肿，诵读劳倦则发渴颊红，脘闷痰稠，呼吸不利，脉沉少力，或进寒凉药，腹痛食减。此素禀阴气不足，神劳则五志火动，脾气困倦，故痰气壅而成痹也。经言一阴一阳结谓之喉痹，一阴少阴君火也，一阳少阳相火也，二经之脉，夹咽循喉，火动痰升，结而不散，其源总由肾阴素虚，水不制火使然。用六味丸。熟地<sub>砂仁末拌蒸</sub>、丹皮<sub>酒炒</sub>、加参、麦、贝、膝、藕粉蜜丸。服而平。

**尹氏** 久患梅核，气塞如梗，妨咽不利，非火非痰，乃气郁为患。用郁金、木香、贝母、桔梗、陈皮、栝蒌皮、甘草，数服效。

【点评】喉证，属专科疾病。包括咽、喉两部分病变。咽喉为饮食声音吐纳之道，临床中咽喉疾病最为紧急。尤以缠喉风为最危急，其病名最早出自《圣济总录》，症见咽喉红肿疼痛，项强而喉颈如蛇缠绕之状。即西医的急性喉炎，喉头水肿之类。因发病迅速，病情危急，而称为"风"，中医用清瘟败毒饮及吹药急救。至于喉痹、乳蛾、喉癣、喉痈、喉菌诸病，均可参考专著，如清·邵凤池编著的《尤氏喉科》，是本篇中参照较多的一部著作。另外，清代郑梅涧编撰《重楼玉钥》等，为喉科疾病证治的临床参考书。

# 胸痹论治

胸痹，胸中阳微不运，久则阴乘阳位而为痹结也。其症胸满喘息，短气不利，痛引心背，由胸中阳气不舒，浊阴得以上逆，而阻其升降，甚则气结咳唾，胸痛彻背。夫诸阳受气于胸中，必胸次空旷，而后清气转运，布息展舒。胸痹之脉，阳微阴弦，阳微知在上焦，阴弦则为心痛，此《金匮》《千金》均以通阳主治也。《金匮》云：胸痹喘息，咳唾，胸背痛，短气，寸口脉沉迟，关上小紧数，栝蒌薤白白酒汤。胸痹不得卧，心痛彻背，栝蒌薤白半夏汤。胸痹气急胸满，胁下逆抢心，<sub>枳实薤白桂枝汤</sub>。胸痹气塞短气，<sub>茯苓杏甘汤</sub>、橘枳生姜汤。胸痹缓急者，薏苡附子散。心中痞，诸逆，心悬痛，桂枝姜枳汤。心痛彻背，背痛彻心，乌头赤石脂丸。《千金》治胸痹达背痛，细辛散。胸中逆气，心痛彻背，少气不食，前胡汤。胸中满，噎塞，喉燥唾沫，橘枳生姜汤。不应，治中汤。胸背闭满，上气喘急，下气汤。胸背疼痛，熨背散。大约阳微者用甘温，苓桂术甘汤。阴凝者用温通，理中汤。饮逆者用辛泄，吴茱萸汤。痞阻者用辛滑，栝蒌薤白半夏汤。喘逆者用苦降，桂枝加朴杏汤。痹久者兼通络，旋覆花汤。只在旋转上焦清阳，疏利膈间痰气，不与胸痞结胸等症混治，则得之矣。

喻嘉言曰：胸中阳气，如离照当空，旷然无外，设地气一上，则窒塞有加。故知胸痹者，阳气不用，阴气上逆之候也。然有微甚不同，微者但通其不足之阳于上焦，甚者必驱其厥逆之阴于下焦。仲景通胸中之阳，以薤白、白酒，或栝蒌、半夏、桂枝、枳实、厚朴、干姜、白术、人参、甘草、茯苓、杏仁、橘皮。选用对症，三四味即成一方，不但苦寒尽屏，即清凉不入，盖以阳通阳，阴药不得预也。甚者用附子、乌头、川椒。大辛热以驱下焦之阴，而复上焦之阳，补天浴日，独出手眼。世医不知胸痹为何病，习用豆蔻、木香、诃子、三棱、神曲、麦芽等药，坐耗其胸中之阳，其识见亦相悬哉。

## 胸痹脉候

脉阳微阴弦，即胸痹痛。《金匮》 寸口脉沉迟，关上小紧数，阳衰，胃以上阴寒结聚。

## 附方

[阳微]栝蒌薤白白酒汤　栝蒌　薤白　白酒
[不卧]栝蒌薤白半夏汤　蒌　薤　酒　半夏
[饮邪]枳实薤白桂枝汤　枳　薤　桂　蒌　朴

[虚寒]人参汤　参　术　姜　草

[利肺]茯苓杏甘汤　苓　杏　草

[疏胃]橘枳生姜汤　橘　枳　姜

[复阳]薏苡附子散　薏仁　附子

[痞逆]桂枝姜枳汤　桂　姜　枳

[温填]乌头赤石脂丸　赤石脂　乌头　附子　干姜　川椒

[温散]细辛散　细辛　甘草各六钱　枳　姜　蒌　地　术各一两　桂心　茯苓各两半　酒服。

[下气]前胡汤　前胡　夏　芍　草各二钱　参　归　苓各一钱　姜三片　枣三枚　竹叶一握

[理气]治中汤　见三卷饮食。

[下气]下气汤　杏仁　槟榔　童便煎。

[外治]熨背散　乌头　桂　附　羌　辛　芎　椒　为末，绵裹，烘令暖。

[阳虚]苓桂白术甘草汤　苓　桂　术　草

[阴凝]理中汤　见一卷中风。

[饮逆]吴茱萸汤　见三卷呕吐。

[喘逆]桂枝加朴杏汤　桂　芍　草　朴　杏　姜　枣

[络瘀]旋覆花汤　旋覆　葱管　新绛


## 胸痹脉案

赵　有年，胸痹食阻，由举重伤气所致。脉小弱是阳结欲闭之候，述数月前膈痛，饮糜粥辄阻，自谓膈噎已成。今作胸痹治，通其脘中欲闭之阳。参《金匮》法，栝蒌、薤白、桔梗、杏仁、橘白、丁香，用辛滑温通，胸脘俱爽，食入不拒，竟进粥饭，然病初愈，恣意粉团干饭，非高年祝噎所宜。

马　病后脉弦胸痛，金不制木，当节劳戒怒。栝蒌、橘白、白芍、茯神、杏仁、炙草、煨姜，二服愈。

**糜氏** 中年脘痞，食减不饥，吐沫，渐成胸痹。乃上焦气阻，腑失通降。治者以为噎膈，专用术、附、蔻、朴，燥脾破气劫津，渐致阴伤液涸，大便不通，下焦壅则上焦益加胀满，恐延关格重症矣。宜辛通苦降法。蒌仁、杏仁、郁李仁、贝母、枳壳、苏梗、郁金汁、薤白汁，五七服胸膈舒，大便润而食进。

**金氏** 诸阳受气于胸中，喻氏谓胸中阳气所经，如离照当空，旷然无外，设地气一上，则晦塞有加。今脘闭食胀，清阳不旋，浊气失降，午后足肿，阳益下陷矣。用升清降浊。桔梗、半夏、橘白、升麻、砂仁壳、枳壳、茯苓，加姜枣煎。服愈。

**赵** 脉缓胸痹，阳气不舒。用苓桂术甘汤加砂仁壳，数服效。

**蒋** 胸右偏痛，呼号欲绝，日夕不能卧。医初疑胃气，疏香燥破气方，不应，改用乳香、当归、延胡、灵脂，由气分兼入血分，乃益痛，更谓心痛彻背。予问曾呕吐否，曰未也。予谓痛不在心胃，乃胸痹耳。症由胸中阳微，浊阴上干。仲景治胸痹喘息短气，用栝蒌薤白白酒汤通阳豁痰，复加半夏，正合斯症，仍加橘红，一啜遂定。

【点评】胸痹，胸中阳微不运，久则阴乘阳位而为痹结，故治胸痹主张用通阳法。林氏之论主要出自《金匮要略》《千金方》，论为胸痹之治"只在旋转上焦清阳，疏利膈间痰气。"并注重与胸痞、结胸的鉴别。尊喻嘉言《医门法律》中有关胸痹之论，反对时医用"豆蔻、木香、诃子、三棱、神曲、麦芽等药，坐耗胸中阳气者。"

## 心痛论治　　心疝　心痛附

心当歧骨陷处，居胸膈下，胃脘上，心痛与胸脘痛自别也。心为君主，义不受邪，故心痛多属心包络病。若真心痛，经言旦发夕死，夕发旦死。由寒邪攻触，猝大痛，无声，面青气冷，手足青至节，急用麻黄、桂、附、干姜之属温散其寒，亦死中求活也。若五脏之邪，干心包致痛，通用必应散。经云：邪在心则心痛，喜悲，时眩仆。此包络受邪，在腑不在脏也。经云：手少阴之脉动，则病嗌干心痛，渴而欲饮。此言支脉受邪，在络不在经也。经云：厥心痛与背相控，如从后触其心，伛偻者，肾心痛也。神保丸。腹胀胸满，胃脘当心痛，上支两胁，胃心痛也。草豆蔻丸、清热解郁汤。如以锥针刺其心，心痛甚者，脾心痛也。诃子散、复元通气散。色苍苍如死状，终日不得太息，肝心痛也。金铃子散，加紫降香。卧若徒居，心痛，间动作，痛益甚，色不变，肺心痛也。七气汤加枳壳、郁金。肾厥心痛，由阴火上冲。胃厥心痛，由胃中停滞。脾厥心痛，由中焦寒逆。肝厥心痛，由火郁血分。肺厥心痛，由上焦气分不清。经之论厥心痛，以诸痛皆肝肾气逆上攻致之，但分寒热两种。寒厥心痛者，身冷汗出，手足逆，便利不渴心痛，脉沉细，术附汤。热厥心痛者，身热足厥，烦躁心痛，脉洪大，金铃子散、清郁汤。凡暴痛非热，久痛非寒，宜审。经又云：阳明有余，上归于心，滑则病心疝。生韭汁和五苓散，小茴香煎汤下。又心疝宜疝气门求治。心痛引少腹满，上下无定处，溲便难者，取足厥阴肝。心痛腹胀啬然，大便不利，取足太阴脾。心痛短气不足以息，取手太阴肺。心痛引背不得息，取足少阴肾。以上皆他腑脏之邪，干心而致痛，须加各腑脏药治之。《金匮》云：九痛丸治九种心痛。《医通》曰：九种心痛，乃久客之剧症，即肾水乘心，脚气攻心等别名也。痛久血瘀，阴邪团结，故用参、附、干姜温气散邪，加野狼毒、巴霜、吴茱萸驱之，使从阴窍出。药虽峻利，而改汤为丸，取缓攻，不取急荡也。后人因分九种心痛：曰饮：恶心烦闷呕水，由停饮蓄注也。胃苓汤，甚则小胃丹。曰食：饱闷噫败卵气，由生冷食物过多也。青皮丸加砂、枳。曰寒：外受寒，宜温散；桂枝七气汤。内受寒，宜温利。术附汤加蔻、朴、枳、陈。寒久郁则成热，用山栀为热药向导，佐以生姜，多用川芎开之。虚寒宜温补，归脾汤加干姜、桂心、菖蒲。肾寒乘心痛，则心悬如饥，泄痢下重。五积散。寒客背俞，则脉血涩，注于心，相引痛。桂枝七气汤、神效丸。曰火：痛不时发，姜汁炒山栀、少加炮姜、甘草。若热郁痛，脉数，口渴便秘，清中汤。曰气：脉沉结或弦，胸中气壅，攻刺作痛。沉香降气散。中气虚，按之则痛定，二陈汤加炮姜，不应，理中汤。久服破气药太过，脉大无力，六君子汤加炮姜。曰血：好饮热酒，血留胃口，脉必涩或芤，饮作呃。手拈散加桔梗开提其气。虚人血瘀，四物汤加桃仁、穿山甲、桂心、降香。曰悸：心痛而烦，发热动悸，此为虚伤。辰砂妙香散、加味七气汤。曰虫：面有白斑，唇红口沫能食，蕱红丸。因蛔动则呕，痛有休止，乌梅丸、妙应丸。曰疰：鬼疰心痛，昏愦妄言，或猝倒口噤，由感恶也。苏合香丸。此为九种心痛。若心痛脉微欲绝，手足逆冷者，桂心三钱煎服。猝心痛，脉洪数者，黄连三钱煎服。若脉弦数，木克土也，小建中汤。取芍药酸收，于土中泻木。如脉沉细，水侮土也，理中汤。取干姜味辛，于土中泄水。大寒客心胸，呕逆不食，气上冲痛，不可触近，金匮大建中汤。寒痛绵绵不绝，术附汤加草果、厚朴。凡按之痛减者，气虚也，参术散。按之痛甚者，气实也，栀萸丸。又有心痈发胸乳间，一名井疽，状如豆大，发如蜂窠，系心热盛，宜疏导心火，凉血饮。缓则不救。小便涩者，清心散，或凉膈散去硝黄，加白芷、天花粉、木通、瞿麦。大便秘者，内固清心散，凉膈散去硝黄，加白芷、花粉、生地。

丹溪曰：心胃痛须分新久，若明知身受寒，口食冷物而得，其初当与温散，如桂枝七气汤。或温利之，如九痛丸。若得之稍久则成郁，郁久必生热，热久必生火，若温散温利，即助火添邪。由是方中以山栀为热药之向导，则邪易除，正易复，痛易安。又曰：心胃痛，须用劫药，痛乃止。如仓猝散：山栀四十九枚连皮炒，大附子一个炮去皮脐，共为粗末。每三钱，水一盏，酒半盏，煎七分，入盐少许服。加川芎尤妙。能治气自腰腹间挛急疼痛，不可屈伸，痛不可忍，自汗如洗，手足冷而垂死者。又如愈痛散：五灵脂、延胡索、蓬术、良姜、当归，等分为末，每三钱，醋汤调服。治急心胃痛。

### 心痛脉候

心脉微急为痛，短而数或涩，皆心痛。浮大弦长者死，沉细者生。胃脉微滑为痰饮，滑实为宿食。沉紧为冷积、沉涩为气滞。数为火，弦涩或芤为死血，忽大忽小为虫，痛甚脉必伏。心痛在寸，腹痛在关，下痛在尺。

## 附方

[通治]**必应散**　延胡　香附　艾灰　归身　砂仁　生姜

[肾心痛]**神保丸**　全蝎七个　巴霜十粒　木香　胡椒各二钱半　辰砂为衣，姜汤下。

[胃心痛]**草蔻丸**　枳壳二个　草蔻煨　白术各一两　麦芽　神曲　半夏各五钱　干姜　青陈各二钱　炒盐五分

[同上]**清热解郁汤**　山栀钱半　枳芎　香附各一钱　黄连　苍术各七分　陈皮　姜炭　炙草各五分　姜三片

[脾心痛]**诃子肉汤**　见四卷痢。

[同上]**复元通气汤**　白丑二两　炙甲片　茴香炒，各一两五钱　陈皮　延胡　炙草各一两　木香五钱　为末，每服二钱，姜汤下。

[肝心痛]**金铃子散**　见三卷郁。

[肺心痛]**七气汤**　见二卷咳嗽。

[寒厥]**术附汤**　术　附　草

[热厥]**清郁汤**　陈　夏　苓　曲　连　栀　苍术　香附各一钱　川芎六分　炮姜五分　炙草三分　姜三片

[心疝]**五苓散**　见一卷温。

[通治]**九痛丸**　附子三两　茱萸　人参　炮姜　巴霜各一两　野狼毒五钱　蜜丸桐子大，温酒下三五丸。

[饮痛]**胃苓汤**　见一卷中风。

[饮痛]**小胃丹**　芫花　甘遂　大戟　大黄　黄柏　以白术煎膏和丸。

[食痛]**青皮丸**　青皮　山楂　神曲　麦芽　草果

[温散]桂枝七气汤　七气汤见二卷咳嗽，此加桂　芍　参　陈　草

[虚寒]归脾汤　见二卷劳瘵。

[肾寒]加减五积散　见一卷湿。

[血涩]神效散　青　陈　枳　曲　桂　芍　草　芷　木香　麦芽　三棱　蓬术　延胡　补骨脂各七分　丁香　荜澄茄各三分　姜　枣

[火痛]清中汤　连　栀　陈　苓　夏　草　草蔻　姜

[气痛]沉香降气散　见三卷郁。

[有痰]二陈汤　见一卷中风。

[中虚]理中汤　见一卷中风。

[补虚]六君子汤　见一卷中风。

[血痛]手拈散　延胡醋炙　五灵脂醋炒　草蔻　没药　每服三钱，酒下。

[血痛]四物汤　见一卷中风。

[悸痛]辰砂妙香散　见四卷健忘。

[悸痛]加味七气汤　七气汤加　远志　炙草各五分　茯神　菖蒲各钱半　姜　枣

[虫痛]囷红丸　莪术　三棱　雄黄　木香　槟榔　干漆　陈皮　大黄　贯仲　糊丸，米汤下。

[蛔痛]乌梅丸　见三卷呕吐。

[蛔痛]妙应丸　见三卷积聚。

[痊痛]苏合香丸　见一卷中风。

[和胃]小建中汤　见二卷衄血，去黄芪。

[寒呕]大建中汤　见三卷积聚。

[气虚]参术汤　参　术　姜　陈　草　豆蔻　砂仁　丁香各一钱　姜三片　或加炒蚌粉二钱尤妙。

[气实]栀萸丸　山栀一两半　吴萸　香附各二钱五分　生姜汤下。

[心痛]凉血饮　荆　芷　地　麦冬　芍　栀　翘　草　木通

瞿麦　薄荷　花粉　车前子各八分　灯心十条　竹叶二十片

[溺涩]**清心散**　地　芍　麦冬　草　远志　赤苓　知母各一钱　姜三片　枣二枚　加黄连尤妙。

[便涩]**凉膈散**　见一卷中风。

[便秘]**内固清心散**　白蔻　人参　朱砂　赤苓　雄黄　绿豆　朴硝　甘草　皂角各一钱　冰片　麝香各一分　每服一钱。

[心胃痛]**仓猝散**　山栀连皮炒，四十九枚　大附子一个，炮去皮脐为末，每三钱水一盏，酒半盏煎七分，入盐少许服，加川芎尤妙。

[心痛]**愈痛散**　五灵脂　延胡　蓬术　良姜　当归　等分为末，每二钱，醋汤调下。

[通治]**心头痛方**　乌梅三个　元枣三个　杏仁七个　麝香一字　捣如泥，黄酒一杯煎，温服。

【点评】本篇之心痛，但以歧骨陷处疼痛。而谓心当歧骨陷处，则误矣！从内容看则包括心痛、胃脘痛及腹痛等病证。认为真心痛多不治，"急用麻黄、桂、附、干姜之属温散其寒，亦死中求活也。"若五脏之邪干于心包致痛，则当分别论治，有肾心痛、胃心痛、脾心痛、肝心痛、肺心痛，总属厥心痛，又分寒厥心痛、热厥心痛以及心疝，有通治及分治法，并有针灸治法。引用《张氏医通·心痛胃脘痛》之论，分述九种心痛证治。因为古人对胃脘痛与心痛鉴别不清，有混论之嫌，临床尚需酌酌。

## 胃脘痛论治　胃脘痛附

胃脘当心下，主吸受饮食，若烦劳冷热，致气血痰食停瘀作痛，或肝气犯胃，及肾寒厥逆，皆能致之。症与心痛相似，但胃脘痛必见胃经本病，如胀满、呕逆、不食、便难、面浮、肢倦，与心痛专在包络者自别。治法须分新久，初痛在经，久痛入络，经主气，络主血也。初痛宜温散以行气，久痛则血络亦痹，必辛通以和营，未可概以香燥例治也。其因胃阳衰而脘痛者，食入不运，当辛甘理阳。香砂六君子汤加桂枝、良姜。因肝乘胃而脘痛者，气冲胁胀，当辛酸制木。吴萸、白芍、青皮、木瓜、厚朴、延胡、金橘。因肾寒厥逆而脘痛者，吐沫呕涎，当辛温泄浊。吴茱萸汤。因烦劳伤气而脘痛者，得食稍缓，当甘温和中。小建中汤。因客寒犯膈而猝痛者，呕逆不食，当温中散寒。大建中汤加白蔻仁。积寒致痛，绵绵不绝，无增无减，当辛热通阳。术附汤加厚朴、草蔻。火郁致痛，发则连日，脉必弦数，当苦辛泄热。姜汁炒黄连、山栀泻火为君，香附、川芎、陈皮、枳壳开郁为臣，反佐炮姜，从治为使。痰积脘痛必呕恶，清中汤加海石、南星、香附。停饮脘痛必吞酸，胃苓汤、左金丸。食滞脘痛必嗳腐，香砂枳术丸加半夏曲。气郁脘痛，必攻刺胀满，沉香降气散。伤力脘痛，必瘀血停留，郁金、归尾、桃仁、苏木、或手拈散。怒气脘痛，必呃逆胸痞，半夏泻心汤。蛔动脘痛，必有休止，安蛔丸。痛久不愈，必入血络，归须、桃仁、延胡、紫降香、或失笑散，效。若痛而肢冷，脉微欲绝，桂心煎服甚效。凡痛有虚实，按之痛止者为虚，按之痛反甚者为实。虚者，参术散。实者，栀黄丸。痛甚者脉或伏，用药不宜守补，参、芪、术、地之属。以痛则不通，通则不痛故也。若膈间肿痛，不能进食，但喜水饮，或咽肿，人迎盛而气口紧者，当作胃脘痈治。

[**胃脘痈**]由热毒攻聚胃口而发。《灵枢经》曰：中脘穴属胃，隐隐痛者，胃脘痈也。《圣济总录》曰：胃脘痈，不比肺痈之可认，苟不呕脓血，未免他误矣。其症气逆于胃，脉必沉细，或阳气为风寒所遏，不得上升，人迎必盛。人迎者，胃脉也，盛则热矣。诊得此脉，即胃脘痈之候。其人必寒热如疟，身皮甲错，咳呕脓血，若脉洪数，则脓已成，急宜排脓。如脉迟紧，乃属血瘀，急当议下，否则毒气内攻，肠胃并腐。如初起寒热如疟，咳吐脓血，射干汤。若风热固结，唇口䐃动，薏苡仁汤。积热不散，清胃散、芍药汤。毒成未溃，内消沃雪汤。未溃毒盛，东垣托里散。胸乳间疼，吐脓腥臭，牡丹散。若在膈下，脓出大便，排脓汤。脓稀，太乙膏。虚者，八珍汤加黄芪、忍冬、连翘。

胃经穴人迎，在结喉两旁，动脉应手，其脉见于左手。人迎盛，则热聚胃口为痛，肺痈咳脓如米粥。胃痛但呕脓，以其结聚胃脘，从湿化也。凡舌苔经久不退，色黑垢腻，口甜气秽，即胃脘发痛之候。用凉膈散加石斛、连翘。下尽宿垢，再以保元汤加苓、橘。调理可安。

## 胃脘痛脉候

弦为痛，涩为痛。胃脉微滑为痰饮，滑实为宿食。沉紧为冷积，沉涩为气滞。数大为火，芤弦为血，忽大忽小为虫。沉小者生，实大浮长者死。

## 附方

[阳衰]**香砂六君子汤**　六君子汤加木香、砂仁。

[肝乘]**枳壳煎**　枳壳汁五匙　乌药汁七匙　白芍汁二十匙　木香汁五匙　灯心土一钱　砂仁五分　二味煎冲诸汁服之。

[肾厥]**吴茱黄汤**　见三卷呕吐。

[烦劳]**小建中汤**　桂　芍　草　姜　饴　枣

[客寒]**大建中汤**　见二卷汗。

[积寒]**术附汤**　见五卷痉。

[火痰]**清中汤**　见本卷心痛。

[饮痛]**胃苓汤**　见一卷中风。

[肝火]**左金丸**　见一卷火。

[食痛]**香砂枳术丸**　见本卷头痛。

[气郁]**沉香降气散**　见三卷郁。

[血滞]**手拈散**　见本卷心痛。

[痞痛]**半夏泻心汤**　见一卷温。

[蛔动]**安蛔汤**　见三卷呕吐。

[络痛]**失笑散** 灵脂 蒲黄<sub>俱炒</sub> 等分，水酒煎。

[虚痛]**参术散** 参 术 草

[实痛]**栀萸丸** 山栀 吴萸

[初起]**射干汤** 射干<sub>去毛</sub> 山栀 赤茯 升麻<sub>各一线</sub> 赤芍<sub>钱五分</sub> 白术<sub>五分</sub> 煎去渣，入地黄汁一合，煎服。

[风热]**薏仁汤** 薏仁 防己 赤小豆 炙草 等分。

[积热]**清胃散** 见二卷衄血。

[积热]**芍药汤** 赤芍 石膏 犀角 麦冬 木通 朴硝 荠苨 升麻 元参 甘草

[毒成]**内消沃雪汤** 归 芍 翘 芷 贝 陈 乳 没 甘草 节 角刺 花粉 甲片 银花<sub>各五分</sub> 水酒煎。

[毒盛]**东垣托里散** 银花 当归<sub>各二钱</sub> 大黄 牡蛎 花粉 角刺 连翘 朴硝<sub>各六分</sub> 赤芍 黄芩<sub>各四分</sub> 水酒煎。

[脓臭]**牡丹散** 丹皮 地榆 薏仁 黄芩<sub>各钱半</sub> 赤芍 桔梗 升麻 甘草 败酱<sub>各一钱</sub>

[已溃]**排脓汤** 汤或作散，见二卷肺痈。

[脓稀]**太乙膏** 地 芍 归 芷 桂 元参 大黄<sub>各二两</sub> 麻油 二斤，熬，去渣再熬，下黄丹。

[调补]**八珍汤** 见一卷中风。

[呕脓]**凉膈散** 见一卷中风。

[调补]**保元汤** 见一卷火。


## 胃脘痛脉案

**房叔** 胃脘痛，脉细涩，服香砂六君子汤去白术，加煨姜、益智。痛定后，遇劳复发，食盐炒蚕豆，时止时痛。予谓昔人以诸豆皆闭气，而蚕豆之香能开脾，盐之咸能走血，痛或时止，知必血分气滞，乃用失笑散，一服痛除。

**巢氏** 素有胃气，或用温胃之剂，不效，延至痛引背胁，脉短涩。予谓短为宿食，涩为气中血滞，宜痛无已也。用延胡、五灵脂<sub>酒炒</sub>、当归、红曲、降真香末，痛止。

**史** 脘痛日久，血络亦痹，理用辛通。当归须、延胡索、橘络、香附、枳壳、降香、郁金汁，服效。

**张** 操劳伤阳，脉迟小，胃口隐痛，绵绵不已，治用辛温理气。制半夏、良姜、金橘皮、茯苓、檀香、归须、韭子<sub>炒研</sub>，一啜痛止。

**薛** 痛久热郁，口干内烦，不宜香燥劫液，询得食痛缓，知病在脾之大络受伤，由忍饥得之。甘可缓痛，仿当归建中汤法。炒白芍<sub>二钱半</sub>、当归<sub>钱半</sub>、炙草<sub>一钱</sub>、豆豉<sub>炒，钱半</sub>、橘白<sub>八分</sub>、糯稻根须<sub>五钱</sub>、饴糖<sub>熬，三钱冲</sub>，数剂痛定。常时食炒粳米粥，嗣后更与调养胃阴。杏仁、麦冬、白芍、当归、萎仁、半夏<sub>青盐炒</sub>、南枣。数服痛除。

【点评】胃脘痛与心痛鉴别，胃脘痛是胃脘部疼痛，伴有胃肠不适症状，如恶心、呕吐、纳差、腹胀等；心痛是胸骨下、心前区疼痛，伴有心悸、怔忡、胸闷、失眠等。古人称的心痛，多是指胃脘痛。所以，本篇可与上篇互参。胃脘痛有外感与内伤不同，有久病与新病差异，还有因饮食与情志所伤的问题。外感者祛邪止痛，感寒者温散，受热者清降，湿阻者芳化；内伤热壅者清热，寒凝者温阳，气滞者行滞，气逆者降逆，脾胃不和者健脾和胃，肝胃不和者疏肝和胃，食滞者消食行滞，伤饮者化饮行滞；新病多实证，祛邪为主，久病者入络，当配合活血。胃脘痛者，有生胃脘部体表痈肿，或生于胃内痈肿，皆按痈证辨治。

## 胁痛论治

肝脉布胁，胆脉循胁。<sub>肩下曰膊，膊下曰臑，臑对腋，腋下曰胁，胠下曰肋，胁后曰肋，肋下曰季肋，俗名肋梢，季肋下为腰。</sub>故胁痛皆肝胆为病，而胆附于肝。凡气血食痰风寒之滞于肝者，皆足致痛。气郁者，大怒气逆，或谋虑不遂，皆令肝火动甚。<sub>清肝汤、小龙荟丸。</sub>血瘀者，跌扑闪挫，恶血停留，按之痛甚。<sub>复元活血汤。</sub>痰痛者，痰饮流注其经，嗽则气急。<sub>控涎丹，以二陈汤下，或白芥子汤。</sub>食积者，食滞胁下，有一条扛起。<sub>消食丸。</sub>风寒者，外感之邪，留着胁下，<sub>小柴胡汤加桔梗、枳壳。</sub>左痛多留血，右痛为肝邪入肺，为气，痰食亦在右。风寒则不论左右，胁痛多实，不可轻用补肝，致令肝胀。亦有虚痛者，<sub>补肝散。</sub>怒伤者，<sub>香附汤。</sub>郁伤者，<sub>逍遥散。</sub>初痛在经，久必入络。经主气，络主血，有营络虚寒，得食痛缓者。辛温通络，甘缓补虚。<sub>当归桂枝汤。</sub>有肝阴虚者，热痛嗌干，宜凉润滋液。<sub>三才汤加柏子仁、白芍。</sub>有液虚风动者，胁气动跃，宜滋液熄风。<sub>复脉汤去桂、姜。</sub>有郁热胀痛者，宜苦辛泄降。<sub>川楝子、黄连、山栀、郁金、降香末。</sub>有因怒劳，致气血皆伤，肝络瘀痹者，宜辛温通络。<sub>旋覆花汤加归须，小茴、新绛、延胡、青葱管。</sub>有痞积攻痛者，宜辛散通瘀。<sub>桃仁、鲮鲤甲、乳香、没药、丹皮、归须、牡蛎粉、泽兰。</sub>有气逆呕涎，由胁攻胃者，用酸泄和肝。<sub>木瓜、白芍、金橘皮、枣仁、橘叶、代赭石。</sub>按《内经》治肝，不外甘缓、辛散、酸泻三法。凡胁痛，药忌刚燥，以肝为刚脏，必以柔济之，乃安也。

丹溪曰：肝苦急，是木气有余，急食辛以散之。用<sub>川芎、青皮、醋炒。</sub>又曰，肝火盛，两胁痛，不得伸舒。先以<sub>琥珀膏贴患处，以</sub>姜汤下当归龙荟丸，最妙。咳引胁痛，宜舒肝气。<sub>用青皮、枳壳、香附、白芥子之类。</sub>两胁走痛，<sub>控涎丹。</sub>

《正传》曰：凡胁痛，皆肝木有余。<sub>小柴胡汤加川芎、青皮、芍药、龙胆草，甚者加青黛、麝香。</sub>凡性急多怒之人，常患腹胁痛。<sub>小柴胡汤加川芎、青皮、白芍，下龙荟丸甚效。</sub>

《入门》曰：肝热郁，则胁必痛，发寒热，胁痛似有积块，必是饮食太饱，劳力所致。<sub>当归龙荟丸。</sub>肝气实，胁痛者，烦燥不安卧，<sub>小柴胡汤加川芎、白芍、当归、青皮、龙胆草。</sub>肝气虚，胁痛者，悠悠不止，耳目睆睆善恐，<sub>四物汤加柴胡、青皮。</sub>

《医鉴》曰：胁痛必用青皮<sub>醋炒</sub>，煎服，末服并效。以青皮乃肝胆二经药，多怒，胁有郁积，宜此解之。若二经气血不足，当先补血，少用青皮。

## 胁痛脉候

肝脉搏坚而长，当病堕若搏，因血在胁下，令人喘逆。寸口脉弦，胁痛拘急，双弦者，两胁痛。肝脉沉之而急，浮之亦然，胁痛支满，引小腹痛，小便难，得之有所堕坠。脉沉涩，气郁胸胁痛，宜作郁治。

## 附方

[肝郁]**清肝汤** 白芍<sub>钱半</sub> 当归 川芎<sub>各一钱</sub> 山栀 丹皮<sub>各四分</sub> 柴胡<sub>八分</sub>

[肝郁]**小龙荟丸** 龙胆草 芦荟 归 芎 栀 连 大黄 木香 麝香 粥丸，姜汤下。

[肝瘀]**复元活血汤** 见二卷吐血。

[痰饮]**控涎丹** 见二卷痰饮。

[痰痛]**二陈汤** 夏 陈 苓 草

[痰痛]**白芥子汤** 白芥子 木鳖子 没药 桂心 木香 等分为末，每一钱煎。

[食积]**消食丸** 楂 曲 青 陈 麦芽 莱菔子 香附 阿魏

[肝邪]**小柴胡汤** 见一卷温。

[肝虚]**补肝散** 地 芍 归 芎 羌 防

[怒伤]**香附汤** 香附 归 芍 柴胡 青皮

[郁伤]**逍遥散** 见一卷火。

[和营]**当归桂枝汤** 归 桂 芍 草 姜 枣

[滋液]**三才汤** 天冬 熟地 人参

[熄风]复脉汤　见一卷中风。

[通络]旋覆花汤　旋覆　新绛　葱

[外贴]琥珀膏　见三卷积聚。

[肝火]当归龙荟丸　见一卷火。

[肝虚]四物汤　地　芍　归　芎

[右胁]推气散　片姜黄　枳壳　桂心<sub>各五钱</sub>　炙草<sub>二钱</sub>　每服<sub>三钱</sub>，姜汤调下。

[左胁]芎枳散　川芎　枳实<sub>各五钱</sub>　炙草<sub>二钱</sub>　每服<sub>三钱</sub>，姜汤调下。


## 胁痛脉案

**某氏**　左胁痛，卧必偏右，咳则气急，痰带血丝，症由五志怫抑，损伤营络。仿《内经》肝苦急，急食甘以缓之。潞参、茯苓、甜杏仁、白芍、杞子、枣仁、川贝母<sub>俱炒</sub>、桑皮<sub>蜜炙</sub>、金橘皮、炙草、红枣，煎服效。

**沈氏**　气攻肋胁左右，上入乳际，痛引胸背，子夜特甚。思人身气血，于子丑时注肝胆，<sub>子时注胆，丑时注肝。</sub>今肝阳上升，诸气皆逆，势必营卫失度，瘀浊不降，呕逆便艰，有自来矣，用微苦微辛以泄降。杏仁、当归须、青皮<sub>醋炒</sub>、延胡、郁金、枳壳<sub>炒</sub>、栝蒌、广木香<sub>汁冲</sub>，二服随定。

**堂弟**　右胁久痛，牵引背膊，呼吸不利，咳则痛甚，坐必体伛，食入稍安，右脉浮弦。此操劳所伤，损动肺络，当春木旺，痛难遽止。夫诸气膹郁，皆属于肺。然痛久则入络，姑用苦辛宣通。老韭根、当归须、郁金、杏仁、川贝母、陈皮、佛手柑，二服痛减。按其胁仍觉痞硬，仿咸以软坚。用旋覆花、牡蛎粉、白芍、金橘皮、延胡、当归、降香，二服，转用甘缓理虚，以参、苓、归、芍、陈、贝、甘草，痛缓。其亲戚一医以为肝肾阴虚，用熟地滋腻，竟成单胀矣。

**郭** 去秋肋痛痰血，见症于肝，不足于肾，入春医用通摄奇经，未效。改用桂心、蒺藜等药平肝，不知肝为刚脏，药忌刚燥，痛宜益加矣。延至夏初，木火相乘，体羸食减，日晡寒热，咳嗽气促，口干舌腻，坐则胁背牵引刺痛，脉来弦数无神。症由情志不遂，肝胆寄居之相火，上侮肺金，以至痰红气急，日就羸怯，此以水涵木之法，急宜进商也。阿胶、麦冬、白芍、贝母各二钱、五味子五分、石斛、黑豆皮各三钱、丹皮钱半，二服寒热止，嗽痛减，食加餐矣。又令晨服燕窝汤，晚服生脉散，症有起色。

**韩** 右胁有块，梗起攻胸，气痹食少，宵胀引背。此肝强胃弱，升降失和，泄肝通胃可效。厚朴、枳壳、杏仁、蒌仁、青皮、旋覆花、降香末、木瓜，三服而平。

【点评】胁痛，为肝胆经络阻滞所致。凡气滞、血瘀、食积、痰浊、风寒、湿热阻滞肝胆之络，都可产生胁肋疼痛。临床中胁痛实证为多，常用祛邪通络，疏肝解郁等辨因施治之法，而肝为刚脏，体阴用阳，药忌刚燥，宜用柔润，或用滋水涵木之法。林氏学宗叶天士，在本篇医案中表现得尤为明显，对于"久痛入络""滋水涵木"理论的理解与应用，确有独到经验。

## 腹痛论治 <small>腹中窄狭附</small>

人身背为阳，腹为阴。中脘属太阴，小腹左右属厥阴，脐腹正中属少阴、冲任。经论寒痛十一条，热痛一条，寒热痛二条，血虚痛一条，此泛言猝痛，而腹痛赅之矣。其症有暴痛久痛，实痛虚痛，有痛在气分血分，在腑在脏，在经络之辨。凡暴痛非热，久痛非寒；虚痛喜按，实痛拒按。痛在气分者，攻注不定；在血分者，刺痛不移。痛在腑者，脉多弦滑；在脏者，脉多沉微。初痛邪在经，久痛必入络。

经主气，络主血也。感寒腹痛者，气滞阳衰，喜热手按，脉沉迟，治在温中。<small>香砂理中汤去白术。</small>感寒呕痛者，气虚兼痰，脉弦滑，治在健运。<small>香砂六君子汤去白术。</small>气滞兼食者，腹中有一条扛起，利后痛减，脉沉滑，治在消导。<small>香砂枳术汤加神曲、麦芽，或保和丸。</small>寒气滞痛，兼胀满者，治在温通。<small>排气饮加砂仁，去泽泻。</small>胃虚肝乘，吐酸浊者，治在辛泄。<small>吴茱萸汤。</small>伤寒腹急痛，阳脉涩，阴脉弦，治在甘缓。<small>小建中汤。</small>太阴寒痛，自利脉沉，<small>理中汤。</small>厥阴寒痛，肢厥脉细，<small>当归四逆汤。</small>少阴寒痛，四肢沉重，咳呕下利，脉沉细，<small>真武汤。</small>外感兼宿食，或中暑霍乱吐泻，<small>藿香正气散、六和汤。</small>胸腹绞痛，上不得吐，下不得泻，名干霍乱，脉沉伏，<small>急以烧盐汤探吐，再服藿香正气散。</small>火郁痛，时作时止，热手按而不减，脉洪疾，<small>清中汤，或二陈汤加栀、苍、连、芍、郁金。</small>热厥痛，时作时止，<small>金铃子散。</small>七情气郁，攻冲作痛，<small>三因七气汤、五磨饮。</small>理气不应，脉芤涩，痛如芒刺，为血郁，<small>手拈散。</small>血虚腹痛，饥劳必甚，<small>芍药甘草汤加桂、枣、当归。</small>气血虚寒，腹痛脉微，按之温之必稍缓，<small>大营煎、理阴煎。</small>当脐疗痛，审系肝脾络血瘀结，<small>失笑散加归须、桃仁、韭汁。</small>若肾虚任脉为病，<small>六味丸加龟板。</small>凡痛久必入血络，非香燥可劫，治宜宣络。<small>旋覆花汤加归须、桃仁、生鹿角。</small>死血痛，由血络阻痹，<small>桃仁承气汤加苏木、红花。</small>积聚痛，由宿有癥痕，<small>木香槟榔丸去大黄、牵牛，加郁金。</small>有热，<small>阿魏丸，</small>跌伤痛，由血瘀胁腹，<small>复元活血汤。</small>酒积痛，由湿热阻滞，<small>曲蘖丸。</small>小腹满痛，由经闭血滞，<small>玉烛散去硝黄，加延胡索、香附。</small>思伤脾气，疗结悸痛，<small>归脾汤去白术。</small>怒伤肝火，痞结刺痛，<small>柴胡疏肝散，或左金丸。</small>虫痛时作时止，有块梗起，口吐清水，唇有红点，脉乍大乍小，<small>理中安蛔散、乌梅丸加减。</small>疝气痛，必引睾丸，<small>香橘散、立效散。</small>肠痈痛，身皮甲错，小便如淋，腹皮急，按之濡右左，足屈者大小，肠痈。<small>牡丹皮饮、十味排脓散。</small>中恶腹痛，霍乱吐利，<small>苏合香丸。</small>大抵腹痛，寒淫为多，热淫为少，以阴寒尤易阻塞阳气也。腹痛气滞者多，血滞者少，理气滞不宜动血，理血滞则必兼行气也。古谓痛则不通，通则不痛，故治痛大法，不外温散辛通，而其要则初用通腑，久必通络，尤宜审虚实而施治者矣。

[腹中窄狭]《医通》云：肥人乃是湿痰留滞，气不升降，当行气燥湿。越鞠丸、平胃散为主。瘦人乃是阴虚火旺，熏蒸脏腑，当降火开郁。逍遥散、左金丸为主。肥人腹中辘辘有声，须作痰治，二术二陈汤。气虚者，加人参。

## 腹痛脉候

阴弦腹痛，细小紧急，皆腹痛。濡滑为痰饮，短滑为宿食。芤涩为死血，沉伏为气滞。尺脉紧，脐下痛。弦急，小腹痛，痛甚者，脉必伏。大为病久，细小而迟者易治；实大坚疾，紧数浮长者，难治。大痛而喘，人中黑者，死。阴弦或紧，宜温，沉弦滑实，可下。

## 附方

[温中]香砂理中汤　理中加木香、砂仁。
[健运]香砂六君汤　六君子汤加木香、砂仁。
[消导]香砂枳术丸　见本卷头痛。
[消导]保和丸　见二卷痰饮。
[温通]排气饮　见三卷积聚。
[辛泄]吴茱萸汤　见三卷呕吐。
[甘缓]小建中汤　桂　芍　姜　草　枣　饴
[厥阴]当归四逆汤　归　桂　芍　辛　草　通草　枣
[少阴]真武汤　见二卷喘。
[霍乱]藿香正气散　见一卷中风。
[和解]六和汤　见一卷暑。
[火郁]清中汤　见本卷心痛。
[痰热]二陈汤　夏　陈　苓　草
[热厥]金铃子散　见三卷郁。
[气郁]七气汤　见二卷咳嗽。

[行气]**五磨饮** 四磨饮见二卷哮，此去人参，加枳实、木香、白酒磨，名五磨饮。

[血郁]**手拈散** 见本卷心痛。

[和营]**芍药甘草汤** 芍 草 脉缓伤水，加桂枝、生姜。脉洪伤气，加黄芪、大枣。脉涩伤血，加当归。

[血虚]**大营煎** 见三卷关格。

[气血]**理阴煎** 见二卷咳嗽。

[络瘀]**失笑散** 见本卷胃脘痛。

[补阴]**六味丸** 见一卷中风。

[宣络]**旋覆花汤** 旋覆 新绛 葱

[通瘀]**桃仁承气汤** 见一卷疫症。

[积聚]**木香槟榔丸** 见三卷积聚。

[热积]**阿魏丸** 连翘 黄连各五钱 山楂 阿魏各一两 醋煮阿魏糊丸，白汤下。

[跌伤]**复元活血汤** 见二卷吐血。

[酒积]**曲蘗丸** 神曲 麦芽 枳实 白术

[经闭]**玉烛散** 四物汤加 大黄 芒硝 甘草

[伤脾]**归脾汤** 见二卷劳瘵。

[痞结]**柴胡疏肝散** 见二卷劳瘵。

[肝火]**左金丸** 黄连 吴萸

[虫动]**理中安蛔散** 见三卷呕吐。

[蛔厥]**乌梅丸** 见三卷呕吐。

[疝痛]**立效散** 楂肉一两 川楝子 茴香盐水炒 枳实 茅术 香附 山栀姜汁炒 青皮醋炒，各五钱 吴萸三钱 为末，每服五钱。

[肠痛]**大黄汤** 丹皮 栝蒌各三钱 桃仁 大黄 芒硝各二钱

[肠痛]**牡丹散** 见本卷胃脘痛。

[肠痛]**排脓散** 见一卷肺痈。

[中恶]**苏合香丸** 见一卷中风。

[六郁]**越鞠丸**　见三卷郁。

[利湿]**平胃散**　术　朴　陈　草

[降火]**逍遥散**　见一卷火。

[除痰]**二术二陈汤**　见二卷痰饮。

## 腹痛脉案

**夏氏**　当脐疗痛，触寒屡发，痛来饮食都废，神色清减，脉虚弦。据述服和肝调气不应，数年前曾以鸦片烟脚为丸，服下痛止。夫鸦片能行下体经络，此症明系血络阻滞为患，况痛久入络，宜辛温以通之。若但如四七汤、四磨饮仅开气分。昔贤谓经主气，络主血，不分经络，安能应手。用当归须酒拌、延胡、小茴酒焙、新绛、桃仁研、旋覆花绢包煨，服效。

**薛**　寒热咳嗽，数日后小腹掣痛，疑为肠痈。诊脉浮弦，全不沉数，乃络虚气聚，非肠痈也。用杏仁、栝蒌、茴香、橘核、当归、延胡俱酒焙、木瓜，二服全瘳。

**沈氏**　冬寒小腹瘕聚，左胁撑痛，上攻胸背，大小便不通，胀闷欲绝，汤饮不下，兼发寒热，脉短涩，宜先导其瘀滞，古云痛则不通也。枳壳、桃仁各二钱、厚朴姜制、青皮麸炒各七分、延胡酒炒、归尾酒润，各钱半、苏梗、郁李仁各二钱、沉香磨汁三分，二服痛定，二便通调，惟左胁偶一隐痛。原方去桃仁、归尾、苏梗、延胡，加郁金、香附，沉香改木香，仍磨汁冲服。又将煎剂挫为细末，服愈。

【**点评**】本篇腹痛辨治颇具特色，从久暴、虚实、气血、脏腑、经络辨，"凡暴痛非热，久痛非寒；虚痛喜按，实痛拒按。痛在气分者，攻注不定；在血分者，刺痛不移。痛在腑者，脉多弦滑；在脏者，脉多沉微。初痛邪在经，久痛必入络。经主气，络主血也。"腹痛一证，病机复杂，牵及肝、胆、脾、胃、肾及冲任。有外感、内伤，有气滞、血瘀、痰郁、湿热、寒凝以及寒热错杂诸证。至于虫痛，现在已较少见，但也是腹痛的一个重要因素。腹中窄狭之说，最早出自《丹溪心法》，即患者自觉腹中窄狭，影响进食，分胖人与瘦人而治。

# 肩背手臂痛论治

经曰：背者胸中之腑，背曲肩随，腑将坏矣。又曰：肺病者，喘咳逆气，肩背痛汗出。又曰：肺盛有余，则肩背痛，风寒汗出，中风，小便数而欠，气虚则肩背寒，少气不足以息，溺色变。又曰：邪在肾，则肩背痛，是肾气上逆也。盖肩背为太阳经所循，又为肺脏分域，凡太阳经及肺俞为病，固足致痛，而肾气逆攻，亦足致痛焉。故肩背痛，不可回顾，此手太阳经气郁不行，宜风药散之。防风通气散。肩背痛、脊强，腰似折，项似拔，此足太阳经气郁不行。羌活胜湿汤。如肺受风热，而肩背痛，羌活散。肺气虚而肩背寒，补中益气汤加麦冬、五味。肾气逆冲，挟脊而上攻背痛者，系督脉主病，治在少阴。宜川椒、桂枝、茯苓、附子、牛膝、远志、沉香、小茴香。亦有肝浊逆冲，从腹而上攻背痛者，系冲任主病，治在厥阴。宜干姜、川椒、桂枝、乌梅、川连、白芍、细辛、川楝肉。伤湿而肩背重痛者，当归拈痛汤。寒饮伏结，肩背冷痛者，白术附子汤。素有痰饮，流注肩背手臂作痛者，导痰汤。因于气滞者，乌药顺气散。因于血虚者，四物汤加秦艽、姜黄。因营虚络脉失养，风动筋急者，舒筋汤。阳明脉衰，肩胛筋缓不举而痛，宜调补络脉。生芪、於术、当归、防风根、姜黄、桑枝、甘杞子、橘络。督脉虚，背痛脊高突，鹿角霜、杞子、归身、杜仲、茯苓、沙苑子。劳力或坐久而致脊背痛者，补中益气汤，或八珍汤加黄芪。凡背痛，通用姜黄散，更须加防风、羌活引经。肥人喜捶而痛减者，属痰，宜除湿运痰，兼补脾气。六君子汤加木香。瘦人多由营弱卫衰，宜调气养血。圣愈汤加桂枝、白芍。手臂为手六经交会，或为风寒湿所搏，或因饮液流入，或因提挚重物，皆能致痛。因风湿者，除湿蠲痛汤加姜黄、当归、桂枝。因风热者，秦艽地黄汤。因寒湿者，五积散加减。湿痹经络者，蠲痹汤。肢节痛，臂不能举者，舒筋汤加油松节、威灵仙。骨痛筋挛，血脉凝涩者，透经解挛汤。痰饮流入四肢，肩背手臂酸痛软痹者，导痰汤加姜、炒白术、姜黄、木香。中脘停痰伏饮，脾不能运，臂战不举，脉来沉细者，指迷茯苓丸。挈重伤筋臂痛，宜和气调血，十全大补汤。血不荣筋者，四物秦艽汤加玉竹。手屈而不能伸者，病在筋，薏苡仁汤。伸而不能屈者，病在骨，白术附子汤。手肿痛连臂，蠲痹汤加桑枝。凡用薄桂，能横行手臂。片子姜黄，能引至手臂，油松节，能透入骨节。丹溪治臂痛，以二陈汤加酒炒黄芩、苍术、羌活。是风痰湿热兼治也。

## 附方

[散风]**防风通气散**　羌　防　荆　栀　术　归　芍　芎　翘　薄荷各五钱　桔梗　黄芩　石膏各一两　甘草　滑石各二两　每服八钱，加姜、葱，水煎。

[除湿]**羌活胜湿汤**　见一卷湿。

[风热]**羌活散**　羌　防　辛　芎　枳　菊　芩　苓　草　蔓荆　前胡　石膏　加姜煎。

[升提]**补中益气汤**　见一卷中风。

[伤湿]**当归拈痛汤**　见一卷湿。

[寒饮]**术附汤**　见五卷痉。

[痰饮]**导痰汤**　见一卷中风。

[气滞]**乌药顺气散**　见一卷中风。

[血虚]**四物汤**　地　芍　归　芎

[营虚]**舒筋汤**　姜黄四两　草　羌各一两　归　术　赤芍　海桐皮各二两　每服五钱，姜水煎。

[劳力]**八珍汤**　见一卷中风。

[通用]**姜黄散**　姜黄四两　炙草　羌活　白术各一两　每服一两，

水煎。

　　[补脾]六君子汤　　见一卷中风。

　　[气血]圣愈汤　　见二卷劳瘵。

　　[风湿]除湿蠲痛汤　　一名除湿蠲痹汤，见五卷痹。

　　[风热]秦艽地黄汤　　见五卷痹。

　　[寒湿]加减五积散　　见一卷湿。

　　[湿痹]蠲痹汤　　见五卷痹。

　　[挛痛]透经解挛汤　　炮甲片三钱　羌　防　归　荆　草　红花 苏木　蝉蜕　天麻各七分　白芷一钱　连翘　川芎各五分　水煎。

　　[停饮]指迷茯苓丸　　见二卷痰饮。

　　[挈重]十全大补汤　　见一卷中风。

　　[血虚]秦艽四物汤　　见五卷痹。

　　[筋不伸]薏仁汤　　薏苡　归　芍　麻黄　官桂　苍术　甘 草　姜

　　[痰注]二陈汤　　见一卷中风。

　　【点评】肩背手臂痛证，包括肩背痛与手臂痛两部分。肩背手臂痛既有局部病变，亦有脏腑经络病变所致者。肩背为肺域，膀胱与督脉经络所过部位，督脉又与肾相关。所以，肩背痛与肺、膀胱、督脉及肾有关。导致肩背痛的病因有风寒、风热、寒湿、湿热、痰湿、气虚、阳虚、气滞、血瘀等，治疗除辨因论治以外，也可配以引经之药，如防风、羌活、葛根、桑枝、姜黄等，以助药达病所。脾主四肢，手臂为六经交会之处，又与筋骨有关。所以，手臂痛与脾、筋骨及相关经络相关。风、寒、湿、热、痰、瘀等阻滞手臂经络的因素，皆可致手臂痛，皆当随证治之，再加桑枝、桂枝、片姜黄等直达手臂之药。

## 腰脊腿足痛论治 腰酸 腰偻废 腰软 尻 膝 跟附

经云：腰者肾之腑。又云：太阳所至为腰痛，惟肾与膀胱相表里，故腰在经则属太阳，在脏则属肾。经言太阳腰痛者，外感六气也。经言肾经腰痛者，内伤房劳也。而又为冲任督带之要会，其所由致痛者，以肾气本虚，而风寒湿热之邪，皆可乘虚而入，即诸奇经亦多统系焉。凡腰脊酸痿，绵绵作痛，并腿足酸软者，肾虚也。遇阴雨则隐痛，或久坐觉重者，湿也。得寒则痛，喜近温暖者，寒也。得热则痛，喜近清凉者，热也。闪挫痛，或跌扑损伤者，血瘀也。肝脾伤，由忧思郁怒者，气滞也。负重致痛者，劳力也。凡此皆属标，而肾虚为本，详其治法。肾虚痛者，多由房欲，但察其既无表邪，又非湿热；或年力衰颓，或情志怫郁；或行立不支，而坐卧少可；或疲倦无力，而动劳益甚；或面色惨晦，脉候虚微，皆肾经不足也。但肾阳虚者，脉微无力，小便清利，神疲气短，宜益火之源。肾气丸、鹿茸丸。肾阴虚者，脉洪而数，虚火时炎，小便黄赤，宜壮水之主。地黄汤、大补丸。肾阴阳俱虚者，脉虚而大，宜水火平调。无比山药丸。其六气乘虚，侵犯太阳，如伤风腰痛，症必寒热，脉必浮，痛连背脊，牵引两足。小续命汤加减。伤寒腰冷如冰，脉必紧，得热则减。姜附汤加肉桂、杜仲，外用摩腰膏。伤湿，由坐卧湿地，或伤雨露，身重，脉缓，天阴更甚，腰溶溶如坐水中。宜茯苓皮、木防己、晚蚕砂、滑石、厚朴、草薢、薏苡、渗湿汤、肾着汤。湿兼风，一身尽痛，羌活胜湿汤、独活寄生汤。湿兼寒，腹痛自利，姜附汤。湿兼热，郁久化火，当归拈痛汤。风寒湿痹痛，川乌头三个，生捣为末，少加盐水，调摊帛上，贴痛处立止。热痛脉必洪数、口渴便秘，甘豆汤加续断、天麻。如阴虚火盛，当滋阴降火，滋阴八味丸。闪挫跌扑诸痛，肝脉搏坚而长，两尺实，不可俯仰，复元通气散酒调下。若血瘀痛，转动如刺，大便黑，或秘结，四物汤加红花、桃仁、穿山甲、延胡索、大黄。外用酒糟、葱白、生姜捣烂罨之，尤效。气滞腰痛，脉沉弦，或结伏，<small>乌药顺气散，不应，八味顺气散</small>。肝气失畅，卧觉腰痛，频欲转侧，晓起则止，<small>柴胡舒肝散</small>。痰注痛，脉滑或沉，痛在一块，<small>导痰汤加香附、乌药、枳壳</small>。伤力腰痛，<small>大补汤下青娥丸</small>。腰肋如带束引痛，此带脉为病，宜辛散其结，甘缓其急。<small>用延胡、归须、桑寄生、杞子、小茴、沙苑子，或调肝散</small>。痛久络虚，宜调补奇脉。<small>用核桃、当归、杜仲、羊腰、鹿角、杞子、牛膝、补骨脂</small>。老人虚人肾亏腰痛，不能转侧。<small>宜二至丸，或立安丸</small>。腰酸属房劳肾虚，宜峻补。<small>青娥丸</small>。若走精，<small>六味丸去泽泻，加鱼鳔、沙苑子、五味子</small>。妇女腰酸，<small>六味丸加杜仲、续断</small>。腰偻废，乃热邪深入，血脉久闭。<small>桃仁承气汤、多用肉桂，少用熟附子行经</small>。痛者可治，不痛久废者，不可治。腰软湿袭经络者，<small>肾着汤</small>。风袭腰背者，<small>牛膝酒</small>。斫丧太过者，<small>八味丸、补髓丹</small>。脊者，督脉及太阳经所过，项脊常热而痛者，阴虚也。<small>六味丸加麋茸</small>。常寒而痛者，阳虚也。<small>八味丸加鹿茸</small>。太阳经脊痛项强，腰似折，项似拔，<small>羌活胜湿汤</small>。脉浮紧为伤寒，<small>麻黄汤</small>。沉缓为风湿，<small>柴胡汤加减</small>。尻乃足少阴及督脉所经，兼属厥阴，尻痛属肾虚者，<small>七味丸，不应，加鹿茸</small>。肥人属湿痰，<small>二陈汤合二妙散</small>。腿足为足六经所至，痛有阴虚、阳虚、血虚、血寒、肾虚、风袭、寒湿、风湿、湿热之症。阴虚者体羸，足心及股胫热痛，左尺细数，或两尺数盛。<small>虎潜丸去陈皮，加肉桂</small>。阳虚者足浮肿无力，大便泻，右尺虚大，或两尺浮迟，脾与命火俱衰。<small>先用补中益气汤加炮姜，再用八味丸</small>。血虚者足不任地，行则振掉，脉细弱。<small>六味汤加续断、鹿茸、杜仲</small>。血寒者，筋急脉沉，喜近汤火，<small>舒筋三圣散</small>。肾虚风袭，则下体痿弱，骨节疼痛，尺中浮大而数。<small>安肾汤</small>。寒湿者，两腿隐痛，或麻顽作肿，身重，肢节痛，脉沉者，<small>白术附子汤</small>。脉浮涩者，<small>除风湿羌活汤</small>。风湿者，肿痛走注，<small>独活寄生汤</small>。湿热者，或上或下，或红或肿，溺赤，脉濡数。<small>当归拈痛汤</small>。更有腿转筋，上冲入腹，宜<small>瓜蒌散，详脚气门</small>。膝者筋之腑，屈伸不利，行则偻俯，筋将惫矣。其膝痛在筋，则屈不能伸而肿，多挟风热，<small>二妙散加羌、防、升、柴</small>。兼阴虚则热而不肿，<small>虎潜丸</small>。若膝胫痹弱重痛，多挟风湿，<small>独活寄生汤</small>。夏月湿热肿痛，<small>当归拈痛汤</small>。屈伸不利，<small>活络丹</small>。虚寒兼挟风湿作痛，<small>虎骨四斤丸</small>。虚

热筋痿，颤掉作痛，<sub>鹿茸四斤丸。</sub>足跟痛，属肾阴虚者，胫热跟痛，<sub>六味</sub>
<sub>丸加肉桂、龟板。</sub>肾阳虚者，不能久立，<sub>八味丸。</sub>挟湿者，必重着而肿，<sub>换</sub>
<sub>骨丹。</sub>足心为少阴肾经涌泉穴所注，足心及踝骨热痛者，为肾虚湿着，
<sub>肾着汤下六味丸。或用二至丸、立安丸。</sub>

## 附方

[阳虚]**肾气丸**　见二卷虚损。

[阴虚]**鹿茸丸**　鹿茸<sub>焙去毛</sub>　菟丝子<sub>各一两</sub>　硫黄<sub>五钱</sub>　为末，以
羊肾两对酒煮烂，去膜，研如泥，和丸，盐酒汤下。

[阴虚]**六味地黄汤**　见一卷中风。

[阴虚]**滋阴大补丸**　见五卷痿。

[阳虚]**无比山药丸**　熟地　萸肉　牛膝　茯神　巴戟　泽泻　赤
石脂<sub>各一两</sub>　杜仲　菟丝子　山药<sub>各三两</sub>　肉苁蓉<sub>四两</sub>　蜜丸，酒下<sub>三钱</sub>。

[气痛]**小续命汤**　见一卷中风。

[湿寒]**姜附汤**<sub>炮附子</sub>　苓　术　草　朴　苍术　杜仲　牛膝
干姜　淡姜　枣

[外用]**摩腰膏**　川附尖　川乌尖　南星<sub>各二钱半</sub>　朱砂　雄黄
樟脑　丁香<sub>各一钱半</sub>　干姜<sub>一钱</sub>　麝香<sub>五分</sub>　为末，蜜丸龙眼大，以姜汁
化开，擦腰间。《医通》有蜀椒，无朱砂，云以膏蘸手掌，每日饱后
用一丸，烘热摩腰痛处，即以帛束定，少顷热如火。

[湿痛]**渗湿汤**　见一卷中风。

[湿痛]**肾着汤**　见一卷湿。

[湿风]**羌活胜湿汤**　见一卷湿。

[湿风]**独活寄生汤**　见一卷湿。

[湿热]**当归拈痛汤**　见一卷湿。

[热痛]**甘豆汤**　黑豆<sub>二合</sub>　甘草<sub>二钱</sub>　续断<sub>二钱</sub>　天麻<sub>一钱</sub>　加姜，
水煎。

[降火]**滋阴八味丸**　六味丸加知、柏，各酒炒。

[闪挫]复元通气散　见本卷心痛。

[血瘀]四物汤　地　芍　归　芎

[气滞]乌药顺气散　见一卷中风。

[气滞]八味顺气散　见一卷中风。

[肝气]柴胡疏肝散　见二卷劳瘵。

[痰注]导痰汤　见一卷中风。

[伤力]十全大补汤　见一卷中风。

[伤力]青娥丸　骨脂　杜仲　等分为末，以核桃肉研膏，加炼蜜为丸，每酒下四钱。

[和肝]调肝散　半夏一两　官桂　木瓜　归　芎　牛膝各五钱　细辛　石菖蒲　枣仁　炙草各三钱　每服四钱，加姜五片，枣二枚，水煎。

[肾虚]二至丸　桂　附　杜仲　骨脂　鹿茸　鹿角胶　麋茸　青盐　糊丸。

[肾虚]立安丸　牛膝　杜仲　故纸各四两　黄柏　茴香各二两　蜜丸，每服五钱，空心盐酒汤下。

[血闭]桃仁承气汤　见一卷疫。

[风袭]牛膝酒　羌　芎　草　地骨　五加　薏仁　牛膝各一两　海桐皮二两　生地十两　酒二斗浸。

[补火]八味丸　见一卷中风。

[补肾]补髓丹　即上青娥丸加鹿茸。

[伤寒]麻黄汤　麻　桂　杏　草

[风湿]柴胡汤　羌活钱半　苍术　柴　桂　归　芎　草各一钱　独活　红曲各五分　防风　防己各三分

[肾虚]七味丸　见一卷中风。

[湿痰]二陈汤　见一卷中风。

[湿痰]二妙丸　见一卷湿。

[热痛]虎潜丸　见一卷中风。

[补中]补中益气汤　见一卷中风。

[血寒]舒筋三圣散　当归　肉桂　延胡　为末，每服五钱。

[风袭]安肾汤　骨碎补　萆薢<sub>俱炒</sub>　牛膝　桃仁　海桐皮　当归　桂心　槟榔<sub>各五分</sub>　赤芍　附子　川芎　枳壳<sub>各三分</sub>　姜　枣煎。

[寒湿]术附汤　见五卷湿。

[风湿]除湿羌活汤　见一卷中风。

[脚气]瓜萸散　见五卷脚气，即木萸汤。

[湿热]活络丹　见五卷痹。

[风湿]虎骨四斤丸　见五卷痿。

[虚热]鹿茸四斤丸　虎骨四斤丸去附子、虎骨，加鹿茸二具　菟丝子　熟地　杜仲

[挟湿]换骨丹　见五卷鹤膝风。

## 腰足痛脉案

孙　中年，肾阳虚，腰痛溶溶如坐水中，形色苍，不胜刚燥，用温养少阴，兼理奇脉。杞子、补骨脂、核桃肉、当归、牛膝<sub>酒蒸</sub>、续断、杜仲<sub>炒</sub>、沙苑子<sub>炒</sub>、酒浸服，效。

耿　腹痛旧恙，行走劳倦辄发，今由少腹痛引腰，卧则少缓，脉来虚软，少神，乃冲督经病。用小茴香、沙苑子、补骨脂、降香末、杜仲<sub>姜汁炒</sub>、核桃肉、鹿角霜，三服痛除。

巢氏　中年经断，两尺芤弱，下元先亏，腰膝酸痛，宜温补下焦，必月事来乃望体安。杞子、熟地<sub>俱炒</sub>、牛膝<sub>酒蒸</sub>、当归、沙苑子、菟丝饼、茯苓、核桃肉，十数服而如常。

魏氏　秋间崩漏数次，胫膝宵热，曾用摄补而安。今经止数月，腰痛由季胁控引少腹，辄疑瘀动将崩。诊脉左寸动，胎也，非瘀也。痛引季胁，必带脉虚为病，按冲任二脉循腹胁，夹脐旁，皆络于带，而带脉之病，实太阴所主，故《素问》言邪客太阴之络，令人腰痛引小腹控䏚，不可以养息。而王叔和谓带脉为病，左右绕脐，腰脊痛

也。宜治带脉以固胎元。如所服参、芪、地、术呆补，不能入奇经，安望有效。沙苑子、杞子、小茴香、归须、续断、杜仲、桑寄生、补骨脂、糯稻根须，数服痛止，又用膏方而胎固。

**吉氏** 有年，久嗽痰红，头眩脘闷，咳则腰痛若折，少腹筋掣痛注，右腿艰于起坐，卧必偏左，脉左沉弦，右沉弱，症属肝肾亏损。但先从气分调补，勿用血药滞腻。沙苑子、橘核、当归俱酒炒、杜仲盐水拌、茯苓、砂仁壳、川贝母、蒌霜、甜杏仁炒、白芍炒、核桃肉，三服痛止嗽稀。更订膏方，用血燕根、猪脊髓、桑寄生、杞子、核桃肉、制首乌、玉竹、潞参、当归、茯神、湘莲子、鹿角胶收膏，每用膏六钱，开水和服，痊愈。

**族兄** 小腹右偏痛，直注大股正面、侧面而下至膝盖止，因行走劳顿，寒热痛发，必是小腹先受寒袭于腿经，故痛而发寒热也。宜温通，勿使成痹，但在高年，不宜过剂。橘核酒炒、木香、木瓜、归须、牛膝、小茴香、桑寄生、生姜、葱白，再服微汗，而痛如失。

【点评】腰脊腿足痛，包括腰痛、腿痛、足跟痛。腰为肾之府，又是足太阳膀胱经循行部位，还是冲任督带之要会。而腰痛与肾虚关系最密切，肾与膀胱相表里，冲任督带皆与肾相关。肾虚则易感外邪、跌仆损伤、情志劳欲皆可导致腰痛。寒热虚实，随证治之。"腿足为足六经所至，痛有阴虚、阳虚、血虚、血寒、肾虚、风袭、寒湿、风湿、湿热之症"。腿足痛亦与肝脾肾相关，肾主骨，肝主筋，脾主肉，腿足痛多属肝脾肾失养。肾虚则骨痛，肝虚则膝痛，肌肉酸痛多因脾湿，足心为肾经之始，足跟痛亦为肾虚。腰腿足痛，虽有风寒热湿痹阻有关，但都先有肾虚。

# 身痛论治

一身尽痛，凡伤寒、伤暑、伤湿、霍乱、阴毒，及一切寒湿、湿热、内伤、寒热、气血经脉不和诸症，皆有之。如伤寒发热，身痛拘急，脉浮紧。麻黄汤，或九味羌活汤。汗后身仍痛，脉沉迟。桂枝加人参汤。中暑伤气，自汗身痛，神倦脉虚。清暑益气汤。中湿身痛，身重不能转侧，脉细缓。在表，除湿汤。里，五苓散。霍乱吐泻身痛，口渴溺少，脉伏。五苓散。阴毒身痛如被杖，面青咽痛，脉沉细而疾。升麻鳖甲汤。寒湿相搏，但头汗出，背强身痛，脉沉涩。甘草附子汤。风湿相搏，一身尽痛，脉虚浮而涩。除湿蠲痹汤。湿热相搏，遍身烦痛，脉滑而疾。当归拈痛汤。内伤劳倦，兼风湿身痛，补中益气汤加羌活、防风。寒热身痛，胸胁不舒，肝血虚而火郁，加味逍遥散。浑身走注作痛，或经脉牵引，但行气活血。三痹汤。凡肢节痹痛属火，身体沉重属湿，拘急属寒，肿属湿，游走不定属风，痛在一处，如冰冷属痰，下体痛而溺少，宜分利。五苓散。下体肿痛，脉浮，自汗恶风，宜泄湿，兼实表。防风黄芪汤。尤宜察其兼症而审治之。

## 身痛脉候

伤寒六脉俱紧，为太阳表症。身如被杖，脉沉紧，为阴毒。发汗后，脉弦迟，身痛，为气血不和。一身关节尽痛，而脉沉弦，为中湿。肢体重痛，微肿，汗出恶风，关节不利，不可转侧，脉缓为风湿。遍身痛，脉弦小，或滑大，为气血虚损。

## 附方

[伤寒]麻黄汤　麻　桂　杏　草

［伤寒］羌活汤　见五卷破伤风。

［伤寒］桂枝加人参汤　桂枝　芍药　甘草　生姜　大枣　人参

［中暑］清暑益气汤　见一卷暑。

［中湿］除湿汤　见一卷中风。

［霍乱］五苓散　见一卷温。

［阴毒］升麻鳖甲汤　升麻　鳖甲　当归　甘草　川椒　雄黄

［寒湿］甘草附子汤　草　附　芍药

［风湿］除湿蠲痹汤　见五卷痹。

［湿热］当归拈痛汤　见一卷湿。

［内伤］补中益气汤　见一卷中风。

［肝火］加味逍遥散　见一卷火。

［走注］三痹汤　见五卷痹。

［泄湿］防己黄芪汤　见一卷湿。


　　【点评】身痛，既是独立的病证，可见于多种疾病一个症状。外感六淫、内伤七情、气血阻滞、经脉不和皆可发为身痛。身痛游走不定属风，肿重着痛属湿，拘急疼痛属寒，红肿烦痛属火，痛如针刺属瘀，走注窜痛属气滞。隐痛多虚，剧痛多实。还有风寒湿热交阻、虚实夹杂致痛者，则"宜察其兼症而审治之。"

# 卷之七

## 肠鸣论治

肠虚则鸣，寒气相搏，或火激其水，肠亦鸣。经曰：中气不足，肠为之苦鸣。宜六君子汤加炙芪，或补中益气汤。又曰：脾虚则腹满肠鸣，飧泄食不化。香砂六君子汤加神曲。又曰：肠中雷鸣，上冲胸，邪在大肠。半夏泻心汤。又曰：土郁之发，肠鸣而为数后。平胃散加茯苓、半夏、木香。又曰：热淫所胜，病腹中肠鸣，气上冲胸。葶苈木香散。如脏寒有水，理中汤加桂、苓、车前。胃寒泄泻，智半汤。下气暂止复鸣，益中汤。火激动其水，二陈汤加芩、连、山栀。

## 附方

[气虚]六君子汤　见一卷中风。

[升举]补中益气汤　见一卷中风。

[飧泄]香砂六君子汤　六君子汤加木香、砂仁。

[胸痞]半夏泻心汤　见一卷温。

[土郁]平胃散　术　朴　陈　草

[热淫]葶苈木香散　二苓　术　泽　桂　为五苓散，再加　葶苈　木香　木通　滑石　甘草

[脏寒]理中汤　参　术　姜　草

[泄泻]智半汤　益智仁　半夏各五分　苍术四钱　防风二钱　术　芍　苓各一钱　加姜煎。

427

[下气]益中汤 参 术 芩 连 姜 枳 草
[动痰]二陈汤 陈 夏 苓 草

【点评】肠鸣，即腹中有鸣声。有气虚、湿阻、气滞、虚寒、痰饮或寒热错杂所致者，肠鸣多伴有脾胃不和或腹胀、泄泻等症状。治疗当以健脾、行滞、散寒、化痰、降逆等。

## 大小肠痈论治

小肠在脐之左，关元穴属小肠。患痈则左腿不能伸。大肠在脐之右，天枢穴属大肠。患痈则右腿不能伸。部位虽分，为病相似，治亦略同，故《金匮》《千金》概名肠痈也。其症小腹痞肿，按之痛，小便数似淋，发热，时自汗出，复恶寒，身皮甲错，腹皮急如肿状，脉迟紧者脓未成，可下之，桃仁承气汤。脉洪数者脓已成，大黄牡丹汤。脓从疮出，或有出脐者，惟大便下脓血者自愈。按小便数似淋，或小便出脓血者，为小肠痈。大便出脓血者，为大肠痈。脓从脐中出者，为盘肠痈，多不治。此症总因湿毒瘀血，结滞肠内而成。其始发热恶寒，小腹满痛，反侧不便，或腿缩难伸，即肠痈确候。其腹皮急，按之濡，不烦渴者，属阴寒。牡丹散、内托十宣散。其小腹痞坚，按之痛而烦热者，属结热。大黄牡丹汤。或脉迟紧，则脓尚未成，急解毒，通肠饮，或大黄煎。若脉滑数，则脓已成，宜排脓，太乙膏、排脓散。如脉洪数，小腹胀痛，不食溺涩，为脓壅滞，宜疏通，薏苡仁汤排之。有瘀血，小腹硬痛，四物延胡汤。若腹濡痛，时下脓，由元气虚，宜排脓药中兼补益，丹皮散。或溃后痛甚，淋脓不止，由气血大亏，须峻补，参芪地黄汤。凡患肠痈者不可惊，惊则肠断而死。坐卧转侧宜徐缓，饮食不宜过饱，庶可保生。

### 肠痈脉候

肠痈之脉滑而数，滑则为实，数则为热；滑则为营，数则为卫；卫数下降，营滑上升；营卫相干，血为败浊。《脉经》关内逢芤肠里痈。《脉诀》

### 附方

[未脓]**桃仁承气汤**　见一卷疫。

[脓成]**大黄牡丹汤**　大黄　芒硝各一钱半　栝蒌　丹皮　桃仁各二钱半　一方有冬瓜仁。服下有脓即出，无即下血。

[寒症]**牡丹皮散**　参　苓　丹　薏　芷　归　芎　天麻　桃仁各一钱　官桂　甘草各五分　木香三分

[寒症]**内托十宣散**　参　归　芎　防　芷　桔　朴　桂　草为末调，以酒下三钱。

[未成]**通肠饮**　忍冬藤　归尾　角刺　花粉　乳　没　芷　薏草　或用黄占、矾为丸。

[未成]**大黄煎**　大黄　朴硝各一钱　丹皮　白芥子　桃仁各二钱下后，以参　芪　补托。

[已成]**太乙膏**　见六卷胃脘痛。

[溃后]**排脓散**　芪　归　防　芷　蒌　翘　草　银花　甲片各一钱

[脓滞]**薏苡仁汤**　薏苡　蒌仁各三钱　丹皮　桃仁各三钱

[血瘀]**四物延胡汤**　当归　延胡各一钱　芎　芍　生地各五分　桃仁　红花　牛膝各七分　水煎。

[峻补]**参芪地黄汤**　参　芪　苓　地　丹　萸　肉　山药　姜　枣

## 肠痈脉案

**李氏** 寒热脉数，少腹左偏痛引内䐃，数日一更衣，左足不伸，此小肠痈也。盖小肠火腑，由气血壅滞经隧，发为痈毒。宜先彻其在里瘀热，则痛势缓而痈内消。用大黄三钱、硝石一钱、归尾钱半、赤芍二钱、桃仁一钱。数服痛减，次用乳香、甘草节、金银花、连翘、当归、木瓜、薏米、牛膝，数服而消。

【**点评**】肠痈，最早见于《素问·厥论》："少阳厥，机关不利，机关不利者，腰不可以行，项不可以顾，发肠痈，不可治，惊者死。"由此看出，《内经》中提出肠痈的病名，并没有阐述肠痈的症状与治疗方法。《金匮要略》提出了大黄牡丹皮汤、薏苡附子败酱散治疗肠痈的具体方法。宋代《圣济总录》卷第一百二十八《痈疽门》中说："关元隐隐而痛者，小肠疽也。上肉微起者小肠痈也。"而在书中的"肠痈"部分并未分大、小肠痈。清代医家高秉钧著《疡科心得集·辨大肠痈小肠痈论》明确提出了大肠痈、小肠痈的辨治方药，是从外科专业角度进行的阐述，可以参考。本篇中所谓"凡患肠痈者不可惊，惊则肠断而死。"并不可信，或许是作者对《内经》中"肠痈"相关论述的曲解。

## 疝气论治

疝气者，小腹坠痛，控引睾丸，见症于肝，而原于任脉。故经谓：任脉为病，男子内结七疝，女子带下瘕聚。任起中极之下，上毛际，循腹里，上关元，故疝为任病，瘕聚即妇人之疝也。经言七疝：冲、狐、厥、癫、瘕、瘄、癃也。经云：从少腹上冲心而痛，不得前后，为冲疝。言气上冲心，二便不通，能上而不能下。木香散。又云：肝所生病，为狐疝。言卧则入腹，立则入囊。仲景用蜘蛛散，后人用二香丸。又云：黄脉土脉之至也，大而虚，积气在腹中，有厥气，名曰厥疝。言脾受肝克，气逆上升。《宝鉴》当归四逆汤、苦楝散。又云：三阳为病发寒热，其传为㿗疝。言小肠膀胱之邪，传为㿗疝，囊丸肿大如栲栳，顽痹不仁。三层茴香丸、荔枝散。又云：脾传之肾，病名疝瘕。少腹冤热而痛，出白。言脾失运化，而传于所胜，则瘕聚成形，痛出白淫。乌头栀子汤加橘核、桃仁、吴萸。又云：足阳明之筋病㿉疝，腹筋急。又云：肝脉滑甚为㿉疝，言肝木乘胃，或至溃脓下血，荔枝橘核汤、橘核散。又云：肾脉滑甚为癃㿗。又云：厥阴之阴盛，脉胀不通，为癃疝。言内里脓血，外小便闭。加味通心散。此《内经》所谓七疝也。《金匮》论疝者主寒。至巢氏分厥厥逆心痛、癥气积如臂、寒食冷腹痛、气乍满乍减、盘脐旁作痛、胕脐下有积、狼腹痛引阴大便难七疝。张子和非之，别列寒、水、筋、血、气、狐、㿗七种。谓诸疝不离乎肝，以肝脉络阴器故也。其曰：寒疝囊冷如石，阴茎不举，《宝鉴》当归四逆汤。水疝囊如水晶，湿痒出水，加味五苓散去术，或肾气丸。筋疝茎痛筋急，或挺纵不收，龙胆泻肝汤。血疝状如黄瓜，在小腹两旁，复元通气散。气疝上连肾，下及囊，因怒气胀，气疝饮。狐疝、㿗疝，治同前。丹溪云：自《素问》而下，皆以疝为经络有寒，收引则痛，不知始由湿热壅遏在经，又感外寒，湿热被郁，不得疏散，故痛。盖醉饱则火起于胃，房劳则火起于肾，大怒则火起于肝，大劳则火起于筋，火郁湿生，浊液凝聚，进入血隧，流于厥阴。肝性急速，为寒所束，宜其痛矣。宜枳实、桃仁、山栀、吴萸、山楂、生姜。若湿胜成㿗疝，加荔枝核。痛甚，加盐炒大茴香。痛处可按，加桂。士材论寒则多痛，热则多纵，湿则肿坠，虚亦肿坠。在血分者不移，在气分者多动，皆足补前人所未备。今按疝症初起，必由虚寒劳力致之，积久腑络阻痹，遂聚湿热。用药不离辛泄苦降，以肝司疏泻也。其触寒骤痛，兼犯生冷，用荔香散。若火注阴分而为热痛，必有热症热脉，或便闭渴烦，宜大分清饮。若食积疝痛，近脐必有块梗起，立效散。瘀血疝痛，在腹必有形不移，金铃子散加桃仁、五灵脂。因怒动肝胁胀，必坠入腹，宜木香、青皮、山栀、香附、归须、青葱管。举重伤力气虚，必下穿囊，举元煎加法。火腑留邪，内行苦泄，胃苓汤加枳壳、山栀、黄柏。肾囊流湿，外用汤熏，以蛇床子、川椒、熟矾煎汤熏洗，再用灶心土炒热，加川椒、小茴末拌匀，绢袋盛，安肾囊下，冷则易之。气聚络虚，理须疏导，宜延胡、山甲、木香、归须、小茴、芦巴、橘核等。胃虚浊逆，法在温通，宜干姜、吴萸、茯苓、木通、草豆蔻。房劳疝发，温摄下元，宜杞子、沙苑子、菟丝子、茯苓、鹿角胶、苁蓉、当归。筋结疝癫，治同木肾，宜穿山甲、全蝎、木瓜、萆薢、茯苓、归尾、乳香、白芷、酒糊丸，盐汤下。少腹偏坠，散结为先，香橘散加穿山甲，或穿山甲、茴香研末。酒调下。阴丸肿大，逐湿可效，荔枝核十枚，煅研，火酒调如糊服，效。别有小肠气，名曰气癃。痛引腰脐，天台乌药散。膀胱气，名曰水癃。不得小便，加味五苓散。又如奔豚响疝，是气水冲突下焦。丹溪用理中汤去术，加桂心、茯苓。或一捏金散。或木通、川楝各一钱，茴香五分。飞盐酒调服。丹溪云：桂能泄奔豚，茯苓能伐肾邪，苦白术则助土克水，燥肾闭气，故宜去之。凡癫儿疝，睾丸偏肿。由啼哭动伤阴器。导气汤，或用全蝎一钱、核桃肉一两。蜜丸弹子大，日一丸。大约疝气上攻者，宜吴萸、桂心、枳壳、茴香、茯苓等。下坠者，宜川楝子、香附、橘核、木香、胡芦巴等。按之大痛者为实，宜楂肉、延胡、青皮、枳实、桃仁、牛膝等。不痛者为虚，宜参、苓、归、杞、韭子、核桃等。痛处寒者必寒积，宜川乌、胡椒、官桂、沉香、小茴、乳香等。痛处热者必湿热，宜山栀、川楝、木通、茯苓、橘核、苍术、厚朴、黄柏等。茎缩者宗筋受寒，宜虎潜丸去知、柏。或鹿茸、沙苑子、苁蓉、补骨脂、韭子等。肾疝者客邪在肾，酒煮当归丸。卵大小上下不常者，属气分，聚香饮去肉桂。囊肿胀坚顽不移者，属血分，橘核丸，若结硬者加朴硝。盖疝之上攻者冲病，下注者任病，偏坠者小肠病，闭癃者膀胱病，卵癃出白者肾病，余则筋急囊肿，瘕聚浊逆，肝胃病为多。日久沉痼虚滑，正气陷，邪气留，行立穿囊，顽不知痛。下焦路远，药力难到，遂成宿疴，迄乎无子。丹溪云：不痛断房事及厚味，不可治，信夫。

## 疝气脉候

心脉搏滑急为心疝，肺脉沉搏为肺疝，肾脉肝脉大急沉，皆为疝。肝脉滑甚为癀疝，心脉微滑为心疝，肾脉滑甚为癃痻，脉急者曰疝瘕，小腹痛。《内经》 疝瘕积聚，脉弦急者生，虚弦小者死。《脉经》寸口脉弦而紧，弦紧相搏，则为寒疝。《正传》 脉弦急搏皆疝。弦数宜清热，弦紧宜温经，兼浮宜汗，兼实宜下。弦细为寒湿，弦濡为湿热。《医通》

## 附方

[冲疝]**木香散** 木香 陈皮 良姜 诃子 干姜 枳实各一钱半 草豆蔻 黑牵牛 川芎各一钱水煎。

[狐疝]**蜘蛛散** 蜘蛛十四枚，微炒 桂心五分 为末，每服一钱，白汤下。

[狐疝]**二香丸** 木香 香附各三两 楂肉二两 三棱 蓬莪术醋炒 姜黄 南星各一两 黄连炒 吴萸 橘核 桃仁 山栀各五钱 姜汁糊丸。

[厥疝]**宝鉴当归四逆汤** 归尾七分 附子 官桂 茴香 柴胡各五分 白芍四分 延胡 川楝子 茯苓各三分 泽泻二分 水煎。

[厥疝]**苦楝散** 木香 川楝子巴豆拌炒，去巴豆 茴香盐炒 等分为末，每服二钱，酒调下。

[厥疝]**蟠葱散** 苍术 甘草各一钱 三棱 莪术 茯苓 青皮各七分 丁香 砂仁 槟榔各五分 延胡 肉桂 干姜各三分 共为末，加葱白一茎煎。

[癫疝]**三层茴香丸** 大茴香盐拌炒 川楝子去核炒 沙参 木香各一两 为末，水煮米糊丸桐子大。每服三钱，空心盐汤下，日三服，服完接服第二层，此名第一层。第二层前方加 荜茇一两 槟榔五钱 丸法如前，再不愈，接服第三层。第三层即前二方加入茯苓四两 川附一两 丸法如前。此方虽数十年之久，阴囊肿大如升如斗，甚者大如栲栳，服之皆可除根。

[癫疝]**荔枝散** 荔枝核十四枚，烧灰 沉香 大茴香炒 木香 青

盐　食盐各一两　川楝子　小茴香各二钱　为末。每服三钱，酒调下。

[癫疝]蠲痛丸　延胡一两　川楝肉　茴香各五钱　白丑头末　当归
良姜　青皮　木香　乌药各二钱半　全蝎七个　姜汁糊丸，烧棉灰调酒
送下。

[瘕疝]乌头栀子汤　川乌头炮　栀子炒，各三钱　水二钟煎服。

[㿗疝]荔枝橘核汤　荔枝　橘核　桃仁　山楂　延胡　苍术
枳　草

[㿗疝]橘核丸　见三卷肝。

[㿗瘕]加味通心散　瞿麦　木通　苓　栀　翘　枳　草　川楝
归尾　桃仁　山楂　等分为末，灯芯煎。

[水疝]加味五苓散　猪苓　茯苓　白术各一两　泽泻八钱　茴香四
钱　肉桂钱半　为末。每服四钱，加盐八分，水煎，日三服。

[水疝]肾气丸　见二卷虚损。

[筋疝]龙胆泻肝汤　见三卷诸气。

[血疝]复元通气散　见六卷心痛。

[气疝]气疝饮　黄连二钱，用吴茱萸煎水浸炒　人参　白术各一钱　白
芍　陈皮各七分　甘草三分　姜三片

[热疝]大分清饮　见四卷泄泻。

[食积]立效散　见六卷腹痛。

[瘀血]金铃子散　见三卷郁。

[气虚]举元煎　见三卷饮食。

[湿热]胃苓汤　见一卷中风。

[偏坠]香橘散　见六卷腹痛。

[小肠气]天台乌药散　川楝子十个，巴豆同炒　乌药　木香　茴香
良姜　青皮各五钱　槟榔三钱　为末，每服一钱，酒下。

[奔豚]理中汤　见一卷中风。

[奔豚]一捻金　延胡　川楝肉　全蝎　茴香　等分研末，每服
二钱，酒下。

[儿癞]导气汤　见三卷积聚。

[茎缩]虎潜丸　见一卷中风。

[肾疝]酒煮当归丸　当归　附子<sub>炮</sub>　茴香<sub>各一两</sub>　川楝子<sub>酒煮，去皮核，五钱</sub>　上四味，以酒三升，煮酒尽，焙干，入丁香　木香<sub>各三钱</sub>　延胡<sub>一两</sub>　全蝎<sub>十四个</sub>　为末，酒糊丸，酒下。

[气分]聚香饮　乳香　沉香　檀香　藿香　木香　丁香<sub>各八分</sub>　姜黄　乌药　桔梗　肉桂　甘草　延胡<sub>各四分</sub>　姜<sub>三片</sub>　枣<sub>二枚</sub>

[久疝]香楝散　石菖蒲　青木香　荔枝核　川楝肉　草薢　每末二钱，入麝香少许，茴香盐炒研末，同热酒冲调服。

## 疝气脉案

李　疝病不离乎肝。然经谓任脉为病，男子内结七疝，女子带下瘕聚，皆奇经主之。宿病不理，奇脉病结不解，今触寒辄发，动气有声，痛引睾丸。宜导滞通络，仿茴香丸。小茴、橘核、胡芦巴、延胡<sub>俱酒炒</sub>、当归、鹿角胶，和丸，酒下效。

王　由吞酸传为少腹偏坠，囊肿丸痛。夫酸为肝郁，气注下为疝，皆湿热之邪。经云：邪客于足厥阴之络，令人卒疝暴痛，以肝脉络阴器也。子和治疝，用金铃子散，泄肝导逆，与此颇符。用吴茱萸、川楝子、橘核、茯苓、青皮、延胡、青葱管、木通，数服而安。

赵　疝发自下，冲上猝痛，下引睾丸，此七疝中冲疝也。经言督脉生病，从少腹上冲心，而痛不得前后为冲疝。用山栀、川楝子<sub>去核酒炒</sub>、荔枝核、橘核、延胡<sub>俱酒焙</sub>、当归、赤苓、降香。夫暴疝多寒，久疝多热，异热疏滞，肿痛自已。

王　腹左偏坠，睾丸肿痛，寝息略定，乃举重劳力所致。盖肝脉络阴器，络虚努挣，气穿入囊，延久则成筋疝。古人治疝，必用辛香流动之品。以肝得疏泄，其痛乃缓，服药兼宜节劳。香附<sub>盐制</sub>、升麻、小茴香、橘核、延胡<sub>酒焙</sub>、丝瓜筋、薏米，长流水煎二服愈。

吕　因劳偏坠，脉软弱，少年宿疴，补以升之。潞参三钱、鹿角霜、炙黄芪、当归、杜仲、熟地、杞子焙，各二钱、升麻六分、橘核酒炒、续断各钱半、姜、枣煎。十服效。

【点评】疝，古病名。最早出自《素问·长刺节论》："腹痛不得大小便，病名曰疝。"历代论疝有多种疾病，范围较广。疝大抵可分为两种：一指体腔内容物向外突出，兼有气痛的症状；或腹部剧烈疼痛而兼有二便不通的证候。二指生殖器、睾丸、阴囊部位的病症，如男女生殖器肿溃流脓，溺窍流出败精浊物，睾丸或阴囊的肿大疼痛等症；或可兼有腹部症状。书中论述了多种疝证，不外从任脉、肝经论治，并列举了历代医家治疝的经验。

## 淋浊论治

肾有两窍，一溺窍，一精窍。淋出溺窍，病在肝脾；浊出精窍，病在心肾；同门异路，分别宜详。《内经》论淋，由于脾湿郁热，病源谓肾虚则小便数，膀胱热则水下涩，数而且涩则淋沥引痛。凡小肠有气，则小便胀；小肠有血，则小便涩；小肠有热，则小便痛。症有五：石淋、劳淋、血淋、气淋、膏淋也。石淋系膀胱蓄热，溺则茎中急痛，频下沙石，如汤瓶久受煎熬，底结白碱也。宜清其积热，涤去沙石，水道自利。神效琥珀散、如圣散。石淋初起，宜石膏、滑石、琥珀、木通，或加味葵子散。盖重则为石，轻则为沙。二神散。劳淋有二，因思虑烦忧，负重远行，劳于脾者，补中汤加车前、泽泻。专因思虑者，归脾汤。因强力入房，劳于肾者，生地黄丸加麦冬、五味子。老人精衰入房，溺涩腹胀，牵引谷道者，肾气丸。血淋热甚搏血，失其常道，以心主血，与小肠为表里，血渗胞中，与溲俱下，须辨血瘀、血虚、血热、血冷。如小腹坚，茎痛，脉沉弦而数者，为血瘀。鸡苏散，或四物汤加牛膝、丹皮、木通。脉虚弱者为血虚，六味丸加侧柏叶、车前子、白芍、八珍汤，送益元散。如血色鲜红，脉数有力，心与小肠实热也。大分清饮加生地、黄芩、龙胆草。如血色黯淡，面枯白，尺脉沉迟者，肾与膀胱虚冷。肾气汤。血淋小肠热甚者，牛膝、山栀、生地、犀角、藕节、车前子。血虚热者，生地三两，黄芩、阿胶各五钱，柏叶少许。血淋茎中痛，淡秋石宜之，或服薏苡根汁，或日用黄茧丝煮汤服。气淋气化不及州都，胞中气胀，少腹满痛，溺有余沥，沉香散、瞿麦汤。如气虚，八珍汤倍茯苓，加杜仲、牛膝。气虚下陷，补中汤。膏淋便有脂腻如膏，浮于溺面，此肾虚不能约制脂液而下流也。海金沙散、鹿角霜丸、菟丝子丸、大沉香丸。膏淋溺不痛者，须固精，六味合聚精丸。有热淋茎中痛者，导赤散加滑石、灯芯。茎不痛而痒者，八味丸去附子。溺艰涩如淋，不作痛，为虚，六味加鹿茸、肉苁蓉。老人气虚成淋，补中益气汤。又有寒客下焦，水道不快，先寒战而后溲便，由冷气与正气争，则寒战成淋，正气胜，则战解得便，是为冷淋。肾气丸、肉苁蓉丸。有过服金石，入房太甚，败精瘀隧而成淋者，海金沙散。有湿痰渗注而成淋者，渗湿汤。有淋而小腹胀甚者，滑利通阳，韭白汁、小茴、桂枝、归尾、两头尖、牛膝。妇人产后成诸淋者，白茅汤，不论石、膏淋皆治。以上淋症治法。此外有风寒湿客于胞中，气不能化，胞满而水道不通，按之内痛而涩者，为胞痹，肾着汤、肾沥汤。亦溺窍病也。至赤白浊，由心动于欲，肾伤于色，强忍不泄，败精流溢窍端，时有秽物，如疮之脓，如眼之眵。淋沥不断，由精败而腐居多，亦有湿热流注而成者，须分便浊精浊。浊在便者，色白如泔，乃湿热内蕴，由过食肥甘辛热炙爆所致。苓术二陈煎，或徙薪饮。浊在精者，相火妄动，或逆精使然，至精溺并出。牛膝、赤苓、黄柏、远志、细生甘草。或血不及变精，乃为赤浊。远志丸、加味清心饮。当分精瘀精滑，精瘀者先理其离宫腐浊，古方用虎杖散。继与补肾。六味丸。精滑者乃用固摄，秘元煎、菟丝煎。浊久而滑，则任督脉必伤，须升固奇经。青囊斑龙丸，或鹿茸、龟甲、杞子、核桃、杜仲、补骨脂、沙苑子、茯神。大法，夹寒者脉迟，萆薢分清饮、内补鹿茸丸。夹热者脉数，清心莲子饮、二苓清利饮。湿痰流注者，苍术二陈汤，心经伏暑者，四苓散加香薷、麦冬、人参、石莲，或导赤散。小便如常，少顷澄浊在底，或如米泔色者，萆薢分清饮。稠黏如胶，茎中涩痛者，肾气汤去桂、附。

积想心动，烦扰伤精者，加味清心饮、瑞莲丸。肾虚气下陷者，补中汤。以上浊症治法。此外有溺血症，其原由于肾虚。无比山药丸去巴戟、苁蓉。加阿胶、丹皮、麦冬、赤芍。非如血淋因乎湿热，但以痛不痛为辨，痛为血淋，不痛为溺血也。有白淫症，经言思想无穷，所愿不得，意淫于外，入房太甚，发为筋痿，及为白淫，宜降心火。半苓丸、清心莲子饮。又精伤白浊，小便推出髓条，痛不可忍者，乃由房事失节。宜使出髓条方。凡此皆精窍病也。

[诸淋]皆肾虚膀胱生热，故小水涩而不利也。治法初起，宜清解结热，疏利水道，通用五淋散加藕汁。不用补涩。淋而渴属上焦气分，宜淡渗轻药，如茯苓、通草、灯心、瞿麦、泽泻、琥珀、车前子之类。清肺气以滋水之上源。淋而不渴，属下焦血分，宜味厚阴品，如知柏滋肾丸。滋肾阴以泄水之下流。如肺燥不能生水者，生脉散加减。心火及小肠热者，导赤散。肺脾积热，移于膀胱者，黄芩清肺饮。肾水亏，小便赤涩者，加减一阴煎。沙淋膀胱涩痛者，牛膝汤加秋石。劳淋脾肾不足者，朝用补中益气汤，夕用六味丸。血淋茎中热痛者，淡秋石泡汤。溺涩不痛者，一味琥珀末，薄荷、灯芯汤调服。气淋脐下妨闷，木香、沉香、枳壳、甘草梢、滑石、木通。膏淋乃精溺并出，精塞溺隧，故小便涩痛。初用海金沙散、加茯苓。若不痛，须摄固其精，勿与通利。宜鹿角霜、菟丝子、莲须、山药、芡实。后以六味丸，合聚精丸调补。冷淋寒客胞中，欲溺先发寒栗。肾气丸加鹿胶、沉香。热淋溺赤如血而少，时烦渴者，导赤散。伏暑成淋，六一散。虚者，生脉散。因怒致淋，宜青皮、山栀、沉香、木通等。因思虑成淋，归脾汤。暑月汗多津液不降，参泽汤。妊妇病淋，葵子汤。

[赤白浊]茎中热痛，如火灼刀割，溺浊或赤或白。赤伤血分，白伤气分也。赤浊有溺赤，有血赤，其纯见鲜血，当从溺血条治。法见前论。若溺色黄赤，固多火症，然必赤而痛涩，兼见火脉，方可清利。若劳倦伤中气，酒色伤肾阴，溺短欠而无痛涩等症，则系水亏液涸，不可清利，经所谓中气不足，溲溺为之变，但滋补下元，气化则水自清。加减六味丸、鹿茸地黄丸。白浊有浊在溺者，白如泔浆，此湿热内

生。有浊在精者，由相火妄动。精离其位，不能闭藏，与溺并出，或移热膀胱，溺孔涩痛，皆白浊之因于热也。久之则有脾气下陷，土不制湿，而水道不清者，有相火已杀，心肾不交，精滑不固，而遗浊不止者，皆白浊之因于虚也。热者当辨心肾而清之，虚者常求脾肾而固之举之。

[溺浊] 如泔，为胃中湿热下流。二陈汤加萆薢、黄柏、泽泻、姜汁。精浊如膏，乃精溺并出，涩痛甚者，先清火，抽薪饮。久则涩痛去，精浊未止，宜固摄，固阴煎、元菟丹。胃中湿热浊痰，下渗膀胱，为溺浊，与肾无干。若牵腻如膏，心动即遗，或溺后遗出，皆精病，与浊无干。肥人多白浊，系湿痰，二术二陈汤。瘦人多赤浊，系肝火，龙胆泻肝汤。心虚遗浊者，金锁玉关丸。脾虚下陷者，补中益气汤。心脾两虚者，菟丝煎。虚寒带浊者，五味丸。淋沥湿浊者，威喜丸。浊久足膝痿弱，溅脚澄下如糊者，六味丸加萆薢、麦冬。茎中大痛，溺赤，脉滑数，宜清热利水，生地、麦冬、山栀、知母，加六一散。肾虚淫火易动，精滑黏腻如膏，九龙丹收摄之。若忍精不泄而成白浊者，四苓散。丹方治白浊，杞子钱半、菟丝子、车前子、韭子各一钱、莲子二十粒、共入猪尿脬内煮，加葱酒啜汁，并食猪脬莲子，连服二三次效。赤浊者，猪苓汤，并加麝香、杜牛膝，以通瘀腐之在隧窍者。有溺时结块，阻窍作痛，块中蓄水泡者，必醉酒使内，酒湿乘虚袭入精窍也。治同上。

## 淋症脉候

少阴脉数，妇人则阴中生疮，男子则气淋。盛大而实者生，虚小而涩者死。

## 浊症脉候

赤白浊，脉大而涩，按之无力，或微细，或沉紧而涩，为虚，动滑为实。尺脉虚浮急疾者，皆难治，迟者易痊。

## 附方

[石淋]**神圣琥珀散**　琥珀　桂心　滑石　大黄　腻粉　磁石　木通　木香　冬葵子　灯芯汤下。

[石淋]**如圣散**　马蔺花　白茅根　甜葶苈　车前子　麦冬　檀香　连翘　各等分，渴加黄芩。

[石淋]**加味葵子散**　葵子三两　茯苓　滑石各一两　芒硝半两　生草　肉桂各二钱半　为散。服方寸匕。

[沙淋]**二神散**　海金沙七钱五分　滑石五钱　为末，每二钱，入蜜少许，以木通、麦冬、车前子煎汤下。

[补中]**补中益气汤**　见一卷中风。

[补脾]**归脾丸**　见二卷劳瘵。

[劳淋]**生地黄丸**　生地　黄芪各一两半　防风　鹿茸　茯神　远志　栝蒌仁　黄芩各一两　人参一两二钱五分　当归五钱　赤芍　蒲黄　戎盐各七钱五分　炙甘草七钱　车前子　滑石各二两　蜜丸。

[劳淋]**肾气丸**　见二卷虚损。

[血淋]**鸡苏散**　鸡苏　木通各二两　生地　滑石各三两　每服五钱，竹叶煎服。

[血淋]**四物汤**　地　芍　归　芎

[血淋]**六味丸**　见一卷中风。

[血淋]**八珍汤**　见一卷中风。

[血淋]**益元散**　六一散加辰砂。

[血淋]**大分清饮**　见四卷泄泻。

[溺血]**琥珀散**　琥珀末二钱　车前根叶　灯芯　薄荷　等分为末。

[血淋]**柿蒂汤**　黄柏　黄连　生地　丹皮　白芍　侧柏叶　木通　茯苓　泽泻

[气淋]**沉香散**　沉香　石韦去毛　滑石　当归　瞿麦各五钱　赤芍　冬葵子　白术各七钱半　炙草二钱半　王不留行五钱　为末，每服二钱，大麦心汤下。

[气淋]**瞿麦汤**　瞿麦穗　木通　大黄　黄连　桔梗　当归　延胡　枳壳　羌活　肉桂　射干　大腹皮　牵牛

[膏淋]**海金沙散**　金沙　滑石各一两　甘草二钱半　每服二钱，灯芯汤下。

[膏淋]**鹿角霜丸**　鹿角霜　茯苓　秋石　等分糊丸。每服二钱。

[膏淋]**菟丝子丸**　菟丝子酒蒸　桑螵蛸炙，各五钱　泽泻二钱半　蜜丸，米饮下。

[膏淋]**大沉香散**　沉香　陈皮　黄芪各七钱半　瞿麦三两　榆白皮　韭子炒　滑石各一两　黄芩　炙草各五钱　为末，每服二钱，米饮下。

[固精]**聚精丸**　黄鱼鳔胶一斤，切碎蛤粉炒　沙苑蒺藜八两，马乳浸隔汤煮一炷香　捣丸。

[冷淋]**肉苁蓉丸**　苁蓉酒蒸焙　熟地　山药　石斛　牛膝　官桂　槟榔各五钱　附子　黄芪各一两　黄连七钱半　细辛　甘草各二钱　蜜丸，盐酒下二钱。

[心火]**导赤散**　见一卷温。

[热淋]**八味丸**　见一卷中风。

[湿热]**渗湿汤**　见一卷中风。

[产淋]**白茅汤**　白茅根五钱　瞿麦　茯苓各一钱半　冬葵子　人参各一钱二分半　蒲黄　桃胶　滑石各七分　甘草五分　紫贝煅二个　江鱼牙煅四个　分二帖，加生姜三片，灯心二十茎，煎服。

[胞痹]**肾着汤**　见一卷湿。

[胞痹]**肾沥汤**　麦冬　五加皮　犀角各钱半　赤芍　桔梗　桑螵蛸　木通　杜仲各一钱

[湿浊]**苓术二陈煎**　猪苓　茯苓　泽泻各一钱半　白术　半夏各二钱　陈皮一钱　炙草八分

[**热浊**]**徙薪饮** 陈皮八分 黄芩二钱 麦冬 白芍 黄柏 茯苓 丹皮各一钱半

[**赤浊**]**远志丸** 远志八两 茯神 益智子各二两 研末酒煮，面糊丸、枣汤下。

[**赤浊**]**加味清心饮** 茯苓 石莲各钱半 益智 麦冬 人参 远志 石菖蒲 白术 泽泻 甘草 车前子各一钱 灯心二十茎煎服。有热加薄荷。

[**精瘀**]**虎杖散** 虎杖三两 古方用虎杖草汁，今世不识，代以杜牛膝，加麝香一分，炖服。

[**精滑**]**秘元煎** 见四卷三消。

[**心脾**]**菟丝煎** 人参 山药各二钱 当归 枣仁 茯苓各钱半 菟丝子四钱 远志四分 炙草一钱 鹿角霜二钱

[**任督**]**青囊斑龙丸** 鹿角胶 鹿角霜 熟地 菟丝子 柏子仁 茯苓 补骨脂 等分为末，酒化胶杵丸。

[**挟寒**]**萆薢分清饮** 益智仁 萆薢 石菖蒲 乌药各一钱 加盐一捻煎服。

[**挟寒**]**内补鹿茸丸** 鹿茸 刺蒺藜 沙苑蒺藜 肉苁蓉 菟丝子 蛇床子 桑螵蛸 肉桂 阳起石 炙黄芪 制附子 紫菀 蜜丸。

[**心火**]**清心莲子饮** 见一卷火。

[**茎痛**]**二苓清利饮** 二苓 二冬 地 草 芩 柏 牡蛎 泽泻 车前子。

[**湿痰**]**苍术二陈煎** 二陈汤加苍术。

[**暑浊**]**四苓散** 见一卷温。

[**思伤**]**瑞莲丸** 茯苓 石莲炒 生龙骨 天冬 麦冬 柏子仁 紫石英煅研 远志 当归 枣仁 龙齿各一两 乳香半两为末，蜜丸。

[**溺血**]**无比山药丸** 见六卷腰痛。

[**白淫**]**半苓丸** 半夏 茯苓

[**髓条**]**便出髓条方** 枣仁 参 苓 术 茴香 补骨脂 益智

442

仁　牡蛎　等分，盐酒糊丸，米汤下。

[热淋]**五淋散**　茵陈　竹叶各一钱　木通　滑石　甘草各一钱半　山栀　赤芍　赤茯各二钱

[血分]**知柏滋肾丸**　见一卷火。

[肺燥]**生脉散**　见一卷暑。

[肺热]**黄芩清肺饮**　见一卷火。

[肾亏]**一阴煎**　见二卷咳嗽。

[沙淋]**牛膝汤**　杜牛膝　水煎加麝香

[淋渴]**参泽汤**　四苓散加人参，或再加甘草。

[妊淋]**葵子汤**　冬葵子　桑白皮　木通　赤苓　瞿麦各一钱　黄芩　白芍　枳实　车前子各五分　姜五片

[补摄]**加减六味丸**　地　苓　丹　黄　山药　莲须　芡实　菟丝子各二两　龙骨　牡蛎　泽泻各一两　五味子五钱　蜜丸。

[补摄]**鹿茸地黄丸**　熟地五两　山萸酒炒　山药炒，各三两　鹿茸一具，酥炙　龙骨煅，一两半　蜜丸。

[渗湿]**二陈汤**　苓　夏　陈　草。

[清火]**抽薪饮**　见四卷痢症。

[固精]**固阴煎**　见二卷脱症。

[摄肾]**元菟丹**　菟丝子十两，酒炒　五味七两，酒浸　茯苓　莲肉各三两　为末，另研山药末六两，酒煮糊丸，米饮下。

[湿痰]**二术二陈汤**　见二卷痰饮。

[肝火]**龙胆泻肝汤**　见三卷诸气。

[心虚]**金锁玉关丸**　芡实　莲子　莲须　藕节　茯苓　茯神　山药　等分为末，金樱子熬膏杵丸。

[虚寒]**五子丸**　菟丝子　韭菜子　益智子　茴香炒　蛇床子去皮炒　等分为末，酒糊丸。

[浊湿]**威喜丸**　茯苓　猪苓　黄蜡

[清热]**六一散**　见一卷温症。

[摄肾]九龙丹　见二卷虚损。

[赤浊]猪苓汤　猪苓　茯苓　阿胶　滑石　泽泻。

[治浊]丹方　杞子钱半　菟丝子　韭菜子各一钱　车前子五分　莲子二十粒　入猪尿脬内煮，加葱酒啜汁，并食猪脬莲子。连服二三次效。

## 淋浊脉案

丁　血淋溺痛，左寸脉洪数，此心移热于小肠，搏于血脉，入于胞中，与溲俱下。因瘀热迫注溺窍，并茎中亦痛也。当先清利火腑，用导赤散加赤苓、丹皮、麦冬、归尾、灯心、木通。一剂淋痛减，后用生地、茯苓、归身、丹参、远志、丹皮、侧柏叶、鲜藕。数服寻愈。

周　游幕县署。淋症失调，晡后寒热如疟。医误以为阴虚，杂进补涩，病益剧。又进散剂，疑不敢服。涕泣求诊，脉虚软而浮。用补中汤数服，寒热止，淋亦渐瘳，后用六味丸加减而愈。

王二　给役书馆，夜私出。初便浊，秘不言。后乃不便自遗，瘦怯不任起立，常如欲溺状，或前欲溺而后亦不禁。此浊久气虚下陷也。或以泻热之剂与服，病益剧。予用升举法，佐以利湿。升麻、茯苓、猪苓、白术、半夏、炙草、莲须、莲子。仿治浊固本丸意，滑泄自止。

贡　淋症愈而忽发，色苍形瘦，食减便溏，咽干膝痛，脉沉濡，左寸稍大。是心热移于小肠，而与湿相搏。参萆薢分清饮。赤苓、生薏米各三钱、生白术、泽泻各八分、石斛、麦冬各二钱、防己、甘草各一钱、萆薢、通草各钱半、滑石飞三分。数服淋愈，但脉来沉小，食少足酸。乃脾阳肾阴素亏，宜兼调为治。熟地、杞子、益智仁煨、茯神、甘草炙、薏米、山药、莲子俱炒、归身。同研末，加粳米屑调服，日二次，食进而足亦健步。

岳　劳淋是膀胱气分病。近日大便秘结，食顷必胀，足胫冷诊脉弦而迟。乃阴结胃气，不主下行，而膀胱之转输不利，乃为淋也。治宜温通，勿进止涩。川附、生术、缩砂壳，陈皮白、韭子、蒌仁、苏子俱炒研、茯苓、海金沙。四服逆气平，胀秘良已，脉亦和。去川附、蒌仁，加牛膝蒸、莲子服愈。

江　溺前涩痛，茎端宿有瘀腐。向服瞿麦汤痛减，导火下行故也。然脉来洪实搏指，不特膀胱瘀热未尽，抑且心肾根源未清，故痛减淋不减也。宜收心节欲，勿扰肾脏，戒酒薄味，静养可安。茯苓、生地、石斛、萆薢、莲须、甘草梢、灯心、泽泻。数服而效。

王　便浊而数，且痛，午后寒热不时，头眩神倦，脉弱，自秋延春，兼溺血点。乃劳力伤阴，阴火迫注膀胱。先用分利法，导赤散加赤苓、莲须、归尾、赤芍、丹皮、栀子、灯草。二服眩痛止，去木通、竹叶，改熟地、归身，又加萆薢，三服诸症俱瘳。又令服六味丸愈。

族某　劳淋，初用分清饮，涩痛已减。后服单方，通利太过，反致溺后精沥，腰足酸软，畏冷，左脉虚涩少神，肾气不摄，乃成虚滑，摄固为宜。沙苑子、菟丝子、杞子、莲子、破故纸、熟地砂仁末炒、杜仲。数服而效，后加鹿胶、潞参、归身、茯苓、山药乃固。

眭　劳力伤阴，脉右弦左大，腹痛溺涩出粉，此为沙淋。海金沙六分、杜牛膝一钱、当归尾八分、薏仁三钱、灯心八分、赤苓二钱、小茴香盐水炒八分。数服涩痛止，去前三味，加杞子、沙苑子、益智子俱炒、钗斛、怀牛膝酒蒸，数服甚适。此温通之剂，能节劳则淋可不发。

族某　膏淋溺面浮油，有时便中推出髓条，此积劳损伤肾阴所致。宿恙经年，近又兼病阴痿，真元日惫，饮食无味，益肾必先补脾。潞参、茯神、山药、生白术、薏仁、杜仲、芡实、莲子俱炒、何首乌、沙苑子，十数服痊愈。

陈　色苍体长，木火之质，阴分易亏。五旬外纳宠，急图嗣续，月前因浊成淋，溺数而欠，着枕仍然遗泄，延至血水滴沥而痛，是为血淋。精室既伤，心火犹炽，诊两尺左弦右数，宜腰膝痿软，足心如烙也。夫不痛为溺血，痛为血淋。虽肾虚挟火，然导赤厘清，如方凿圆枘，五苓八正，亦抱薪救焚。急用生料六味作汤，可济燃眉。熟地六钱、生地三钱、怀山药炒二钱半、茯苓三钱、丹皮、泽泻各一钱、生莲子不去心，一两、莲子须、麦冬各二钱、五味子五分。数服痛止淋减，汤丸兼进而安。

【点评】淋浊，是淋证与尿浊两种病证。"肾有两窍，一溺窍，一精窍。"是传统中医区分淋证与尿浊的一种说法，而现代看来淋证与尿浊的主要区别在于有无小便涩痛。痛者为淋，不痛者为浊，也有淋证与尿浊并见者。淋证之名始见于《素问·六元正纪大论》："热至则身热……血溢血泄，淋闷之病生矣。"《金匮要略》中说："淋之为病，小便如粟状，小腹弦急，痛引脐中。"《诸病源候论》中对淋证病机进行了高度概括："诸淋者，肾虚而膀胱热故也。"淋证的辨证在古代有五淋：石、劳、气、膏、热淋；六淋：石、劳、气、血、膏、热淋；七淋：石、劳、气、血、膏、寒、热淋；八淋：冷、热、虚、实、气、劳、膏、砂淋等不同说法。现代多将淋证分六种：气淋、血淋、膏淋、劳淋、石淋和热淋。本书中论述有冷淋、伏暑成淋、因怒至淋、妊娠病淋、产后诸淋等，对淋证的辨治则更为详细。尿浊，古称溺浊，或赤白浊，即小便混浊。书中淋与浊有分论，也有混论。而"肥人多白浊，系湿痰……瘦人多赤浊，系肝火"的论述，只是浊证的一般现象，临床上肥人也有赤浊，瘦人也有白浊，须根据患者症状表现而定。关于赤浊与尿血的鉴别，本书提出"纯见鲜血，当从溺血条治"的观点，在现代看来，尿血并不一定尿出鲜血，通过显微镜检查，发现尿中有一定数量的红细胞，即为血尿；尿浊可见于乳糜尿或蛋白尿，现在常见于高尿酸血症患者，至于赤浊已较为少见，或可见于血精者。

# 遗泄论治

凡脏腑之精，悉输于肾，而恒扰于火，火动则肾之封藏不固。心为君火，肝肾为相火，君火一动，相火随之，而梦泄焉。其交则心之神，肝之魂，所幻而接也。<small>经曰：恐惧不解则伤精，时自下。又曰：厥气客于阴器，则梦接内。</small>然有有梦而泄者，有无梦而自遗者。昔人谓梦而后泄者，相火之强为害；不梦自遗者，心肾之伤为多。且谓五脏有见症，宜兼治，终不如有梦治心，无梦治肾，为简要也。乃详求所因，则有心阳暗炽，肾阴内灼者，宜凉心摄肾。<small>补心丹加减。</small>有肾精素亏，相火易动者，宜厚味填精。<small>熟地、鱼鳔、杞子、羊肾、猪脊髓、青盐、五味子之类。</small>介类潜阳，<small>龟甲、牡蛎、淡菜之类。</small>佐以养阴固摄。<small>山药、莲子、芡实、菟丝子、桑螵蛸之类。</small>有龙相交炽，阴精走泄者，宜峻补真阴，承制相火。<small>三才封髓丹、滋肾丸、大补阴丸。</small>有用心过度，心不摄肾者，宜交心肾。<small>远志丸、佐灵砂丹。</small>有思虑积劳，郁损脾气者，宜舒养脾营。<small>归脾汤。</small>亦有脾虚下陷者，<small>宜补中益气汤。</small>有肾虚不固者，<small>五倍子二两、茯苓四两，丸服效。</small>有积想不遂者，宜安神固气，解郁疏肝。<small>妙香散吞玉华白丹。</small>有精关久滑不梦而泄者，宜固摄止脱。<small>桑螵蛸散、金锁玉关丸。</small>有房劳过度，下元虚惫，寐则阳陷而精遗不禁者，宜升固八脉之气。<small>固精丸，或六味汤加鹿茸、菟丝、五味、龙齿、苁蓉。</small>有壮年久旷，精满而溢者，宜清火安神。<small>生地、知母、黄柏、菖蒲、远志、茯神、莲子。</small>有阴虚不摄，湿热下注而遗者，宜泄热导湿。<small>萆薢、黄连、黄柏、茯苓、泽泻、薏苡，或秘精丸。</small>有因醇酒厚味，酿成脾胃湿热，留伏阴中，而为梦泄者，宜清痰火。<small>二陈汤加二术、升、柴。</small>有因经络热注，夜则脊心热而遗者，<small>猪苓丸、清心饮。</small>亦有鬼魅相感者，其状不欲见人，独言笑，时悲泣，脉乍大乍小，或绵绵不知度数，颜色不变，乃其候也。<small>宜苏合香丸服之效。</small>此其所因不同，为遗为泄亦异，皆当分别施治。大约阳虚者急补气，<small>鹿茸大补汤。</small>阴虚者急益精，<small>大补阴丸、大造丸。</small>阳强者急泻火而已，<sub></sub>宜补阴泻火汤，滋阴降火汤。

## 遗泄脉候

遗精白浊：当验于尺，结芤动紧，二症之的。《脉诀》

## 附方

[凉心]天王补心丹　见一卷火。

[滋肾]三才封髓丹　天冬　熟地<sub>各二两</sub>　人参<sub>一两</sub>　黄柏<sub>三两</sub>　砂仁<sub>一两半</sub>　炙草<sub>七钱半</sub>　面糊丸。苁蓉酒煎送下。

[泻火]滋肾丸　见一卷火。

[泻火]大补阴丸　见一卷火。

[安心]远志丸　见四卷痫。

[镇坠]灵砂丹　见二卷喘。

[养脾]归脾汤　见二卷劳瘵。

[升提]补中益气汤　见一卷中风。

[安神]妙香散　见二卷衄。

[固气]玉华白丹　钟乳粉<sub>一两</sub>　阳起石<sub>煅</sub>　白石脂<sub>煅，各五钱</sub>　左牡蛎<sub>煅，七钱</sub>　糯米粉糊丸。

[摄肾]桑螵蛸散　人参　茯神　远志　菖蒲　桑螵蛸　龙骨　龟板　当归

[闭精]金锁玉关丸　见本卷淋浊。

[镇固]固精丸　牡蛎　菟丝子　韭子　龙骨　五味　桑螵蛸　白石脂　茯苓

[补肾]六味丸　见一卷中风。

[导湿]秘精丸　白术　山药　茯苓　茯神　莲子<sub>各二两</sub>　芡实<sub>四两</sub>　莲须　牡蛎<sub>各一两五钱</sub>　黄柏<sub>五钱</sub>　车前子<sub>三两</sub>　共研末，金樱膏丸。气

虚者加人参一两。

[补气]**十补丸** 芪 术<sub>各二两</sub> 茯苓 山药<sub>各一两半</sub> 参 归 白芍 远志<sub>各一两</sub> 熟地<sub>三两</sub>山萸 杜仲 续断 枣仁<sub>各二两</sub> 五味 龙骨 牡蛎<sub>各七钱五分</sub> 金樱膏为丸。

[化痰]**二陈汤** 苓 夏 陈 草 姜

[痰迷]**猪苓丸** 半夏 猪苓

[精滑]**清心饮** 参 归 地 草 连 茯神 枣仁 远志 莲子

[鬼魅]**苏合香丸** 见一卷中风。

[阳虚]**鹿茸大补汤** 苁蓉 杜仲<sub>各一钱</sub> 参 术 桂 附 芍 夏 五味<sub>各七分</sub> 归 地 芪 苓 鹿茸<sub>各五分</sub> 甘草<sub>三分</sub>

[滋阴]**大造丸** 紫河车<sub>蒸捣，一具</sub> 生地<sub>四两</sub> 龟板 天冬 杜仲 黄柏<sub>各两半</sub> 牛膝 麦冬 归身<sub>各一两二钱</sub> 五味<sub>五钱</sub> 米糊丸。

[阳强]**补阴泻火汤** 地 芍 归 芎 术 草 知母 天冬 黄柏

[泻火]**滋阴降火汤** 四物汤加 知母 黄柏 元参

## 遗泄脉案

某 无梦而遗，劳心辄泄，乃心肾失交症。用茯神丸参六味。人参、熟地、茯神、远志、当归、山药、莲须、枣仁、五味、龙骨、莲实。糊丸服。数料痊愈。

吉 己巳同会试前数日，同寓约观梨圆，座中遗泄如注。归寓后寒热咳嗽吐痰，此阴虚兼外感也。令服补中汤，寒热退，但脉虚而沉细欲绝，断为肾损难治。粗毕场事，神愈疲乏，劳热喘促，痰嗽食减，乃脾肺虚而气不归源也。必用人参乃定。彼吝费，一友赠高丽参二钱，予谓代用效减，自须全投，书人参养营汤去熟地与桂，加茯神、山药、莲实。彼又将高丽参二钱分作四服。予哂之，服后喘热减，饮食颇加。又两服，改用潞参，而效更减矣。

**族某** 梦泄。宿痂腰痛，新兼脘痛，脉弦细。此伤精候也。妙香散去黄芪、麝、辰砂，加砂仁、马料豆<sub>炒</sub>，服效。

**吕** 少年未室，每十日一梦泄。积久疲乏，面少神采，素服滋阴敛涩等药，不效。改服镇心安神等剂，亦不效。予谓肝肾脉虚，非相火为害，但精关久滑，气少固摄耳。询之，果有时无梦亦泄，遂重用参、芪，佐以五味、茯神、山药、莲子、菟丝、芡实、杞子<sub>俱炒</sub>。滑泄竟止。更用丸剂，加鱼鳔<sub>炒研</sub>而固。

**幼侄** 宵读神劳即梦泄，夜热易饥，左关脉搏按。丹溪云：主闭藏者肾，司疏泄者肝，二脏皆有相火。而其系上属于心，心君火也，感物而动，君火动则相火随之，虽不交会，精亦暗流矣。又隐庵谓：肾之阴虚则精不藏，肝之阳强则气不固，故梦而精脱也。先用六味汤加减，熟地、山药、茯神、丹皮、远志、潞参、麦冬、芡实、莲心、石斛。数服而效，后加龙骨、白芍、五味、炼蜜为丸，服愈。此补肝肾参养心之剂。君火安则神魂敛而龙雷不扰矣。

**刘** 试场受惊，心惕精走于下。延为怔忡悸恐，心君虚不主令，相代其权，乃至有梦无梦皆遗，腰膝酸软乏力。诊左寸沉数，左关尺沉细如丝，右尺微弦。此心营损极，神不摄精。宜补养心神，固纳肾真。<small>经言：怵惕思虑则伤神，神伤则恐惧流淫不止。又云：恐惧不解则伤精，精伤则骨酸痿厥，精时自下，大抵怵惕伤心，恐惧伤肾，心肾失交，精关不固。必精生神，神摄精，乃能却病。</small>且情志之病，尤在静养善调，勿希速效。潞参、熟地、茯神<sub>各三钱</sub>、龙骨、山药<sub>各二钱</sub>、枣仁、远志、当归<sub>各钱半</sub> 金樱子<sub>一钱</sub>、五味子、柏子仁<sub>各六分</sub>、莲子<sub>十粒</sub>。二服甚适。诊左寸绵绵不绝，惟尺泽空，精腑少藏耳。若滋填精室，旬日内漏卮勿泄，尺脉可起。又夜半易饥便滑，前方去当归、柏子仁、熟地、山药焙用，加鱼鳔<sub>三钱</sub>、菟丝饼<sub>二钱</sub>。十服神安精固，惟骨节时酸，胁肉时瞤，坐卧恍惚，如在波浪中。此病后神未复元，虚阳浮越也。宜招集散亡，封固管钥，更用潜阳填髓丸：熟地<sub>八两</sub>、湖莲、芡实<sub>俱炒</sub>、线胶、淡菜、茯神、山药<sub>各四两</sub>、五味<sub>一两</sub>、龟板、远志、麦冬<sub>朱砂拌炒各二两</sub>、猪脊髓<sub>熬</sub>，为丸。

又经云：精不足补之以味。午用猪心肾海参煨食，晨用牛乳同糯米煮食，调理数月渐安。

【点评】遗泄，是指遗精与早泄。遗精，是不因性生活而精液自动排出，多与心肾相关，有梦而遗者为心火旺，无梦而遗者为肾气不固。心火旺者治在心，用凉心摄肾；肾精亏则治在肾，补肾填精，承制相火。早泄，是指射精过快。与肝失疏泄，肾精不固，湿热积滞，相火妄动有关。遗精与早泄可以同时存在，凡脾虚不固，肾精亏损，肝失疏泄，皆可致遗泄，则健脾、补肾、疏肝法治之。若滑脱不禁，精关不固者，则需固摄止脱。阴虚湿热，脾胃积热，皆可扰动精室致遗泄，当泄热导湿。所谓鬼魅相感之说，实为精神错乱，当开窍固摄。

## 阳痿论治　丸冷　茎缩　茎纵　强中　下疳附

男子二八而精通，八八而精绝。阳密则固，精旺则强，伤于内则不起。故阳之痿，多由色欲竭精，或思虑劳神，或恐惧伤肾，或先天禀弱，或后天食少。亦有湿热下注，宗筋弛纵，而致阳痿者。盖前阴为肝脉督脉之所经，经云：足厥阴之脉，入毛际，过阴器，抵少腹。又督脉起少腹以下骨中央，入系女子廷孔，循阴器。男子循茎下至篡。又为宗筋之所会。景岳云：阴阳总宗筋之会，会于气街，而阳明为之长。此宗筋为气血之孔道，而阳明实气血之化源，阳明衰则宗筋不振。故见症多肝肾主病云，伤色欲者须辨水衰火衰。水衰真阴亏乏，归肾丸、还少丹、地黄汤。火衰精气虚寒，右归丸、八味丸，甚者加人参、鹿茸，或加肉苁蓉、杞子。若火衰不甚，斫丧太过，补骨脂丸。伤思虑者，心脾郁结。阳事不举，归脾汤、妙香散。郁伤少阳，生气日索，加味逍遥散。伤恐惧者，胆虚精却，大补元煎加枣仁、鹿角胶。先天精弱者，房后神疲，固阴煎、秘元煎。胃虚食少者，水谷不充，精髓失旺，脾肾双补丸、七福饮、玉母桃。其湿热伤及肝肾，致宗筋弛纵，为阳痿者，如筋角近火则软，得寒则坚，<small>宜滋阴八味丸，或龙胆泻肝汤。</small>经谓：肾欲坚，急食苦以坚之也。然必脉症果系湿热，方用苦坚淡渗。若肝肾虚热，仍宜养肝滋肾，<small>地黄汤加龟板、元参、天麦冬、五味子。</small>又有心肾失交，梦泄致痿，<small>远志丸加熟地、枣仁、白芍。</small>劳伤筋骨，阳道痿弱，<small>无比山药丸、大造固真丹。</small>肾虚无子，精冷精滑，<small>七宝美髯丹。</small>通治阳事不起，<small>如赞化血余丹、鹿茸地黄丸、三子丸、青娥丸等。</small>此治法大概也。若夫元阳既伤，真精必损，必兼血肉温润之品缓调之，<small>如斑龙丸、聚精丸、二至百补丸之类。</small>纯用刚热燥涩之剂，恐有偏胜之害，其审而裁之可耳。

[丸冷]阴痿弱而两丸冷，阴汗如水，溺有余沥，此肝经有湿。<small>柴胡胜湿汤。</small>肾脉强大，右尺尤盛，此相火盛而反痿。<small>滋肾丸、地黄丸。</small>有阴茎内缩，乃肝之筋受寒。<small>四逆汤加参、桂。</small>阴纵不收，肝之筋伤热。<small>小柴胡汤加酒炒黄柏。</small>又强中症，茎举不衰，精流不止，或由肝火太强，或由金石性发，宜泻火解毒。<small>用知母、石膏、元参、生地、大豆、甘草等。</small>夏子益奇疾方，治玉茎长硬不痿，精自出，捏之脆，痒如针刺，<small>用补骨脂、家韭子各一两，研末。每服三钱，水煎，日三次。</small>玉茎溃烂，谓之下疳，先用米泔水温洗，<small>用炉甘石、乳香、血竭、黄连各一钱，轻粉五分，冰片一分。研末搽，立效。</small>

## 附方

[滋阴]归肾丸　熟地<small>八两</small>　山药<small>炒</small>　萸肉　茯苓　当归　杞子杜仲<small>盐水炒</small>　菟丝子<small>酒浸炒。各四两</small>　蜜丸

[益阴]还少丹　见一卷中风。

[滋阴]六味丸　见一卷中风。

[益火]右归丸　见二卷虚损。

[益肾]八味丸　见一卷中风。

[通补]补骨脂丸　补骨脂<small>炒香</small>　菟丝子<small>酒蒸，各四两</small>　核桃肉<small>一两</small>沉香<small>钱半</small>　蜜丸盐汤下。

[心脾]归脾丸　见二卷劳瘵。

[调郁]妙香散　见二卷衄。

[畅肝]加味逍遥散　见一卷火。

[填精]大补元煎　见一卷中风。

[摄肾]固阴煎　见二卷脱。

[摄肾]秘元煎　见四卷三消。

[脾肾]脾肾双补丸　人参　莲子　山药　山萸　五味　菟丝子　巴戟　砂仁　橘红　肉蔻　车前　补骨脂　蜜丸。忌羊肉。

[双补]七福饮　见三卷郁。

[扶脾]玉母桃　冬白术泔浸炒　熟地酒蒸杵　何首乌九蒸　巴戟肉甘草汁浸炒　杞子　等分蜜丸。

[滋阴]滋阴八味丸　六味丸加知柏，俱盐水炒，各三两。

[泄热]龙胆泻肝汤　见三卷诸气。

[安心]远志丸　见四卷痫。

[补肾]无比山药丸　见六卷腰痛。

[益精]大造固真丹　补骨脂　杞子各六两　山药　菟丝子各四两　核桃肉　萸肉各三两　巴戟　苁蓉　人参　鹿茸各二两　五味子　小茴香各一两半　熟地十二两　於术六两　紫河车一具　蜜丸。酒下。

[补阳]七宝美髯丹　赤白何首乌各一斤，黑豆拌蒸　茯苓乳蒸　牛膝酒蒸　当归　杞子酒浸　菟丝子酒浸，各半斤　故纸芝麻拌炒，四两　蜜丸盐汤下。

[通治]赞化血余丹　血余煅，八两　熟地八两　杞子　当归　鹿角胶　菟丝子　杜仲　巴戟　小茴香　茯苓　苁蓉　核桃肉　何首乌各四两　人参随宜。

[填精]鹿茸地黄丸　见本卷淋浊。

[通治]三子丸　蛇床　五味　菟丝　蜜丸。

[补火]青娥丸　见六卷腰痛。

[督脉]斑龙丹　见本卷淋浊。

[益精]聚精丸　见本卷淋浊。

[填精]斑龙二至百补丸　鹿角胶　黄精　杞子　熟地　菟丝饼　金樱子　天冬　麦冬　牛膝　楮实　龙眼肉　以上熬成膏，加炼蜜，调入后药末：鹿角霜　参　苓　地　黄　味　芡实　山药　知母　共十味为末，和前膏杵丸。

[驱湿]柴胡胜湿汤　升　柴　羌　苓　泽　草　黄柏　龙胆草　归尾　麻黄根　防己　五味子　水煎。

[湿热]滋肾丸　见一卷火。

[阴缩]四逆汤　见一卷暑。

[和解]小柴胡汤　见一卷温。

【点评】阳痿，又称阴痿，是男性勃起功能障碍。其形成与肝、肾、脾、胃相关。肝主疏泄，肝经循阴器；肾藏精，主生殖；脾为后天之本，气血化生之源；胃为水谷之海，主宗筋。宗筋，是指三阴三阳的经筋，会合于前阴部，也指男性生殖器。肝、肾、脾、胃之功能失常，有先天不足、后天失养、情志损伤、房劳过度、湿热阻滞等不同因素，临床中则根据不同的形成因素进行辨证论治。需要注意的是，治疗阳痿不可"纯用刚热燥涩之剂，恐有偏胜之害"。关于丸冷、茎缩、茎纵、强中、下疳之证，书中各有专方论治，随证加减即可。下疳一证，所用轻粉有毒，此法现代已不用，清创及使用抗生素治疗则效果更好。

## 蓄血论治

凡跌扑伤损，及努力负重，忿怒气逆，皆使瘀血停蓄。其症寒热发黄，胸胁小腹满痛，手不可近。宜分上中下治之。如吐衄停瘀，属上部，必漱水不欲咽，<sub>犀角地黄汤</sub>。血结胸膈，属中部，必燥渴谵语，<sub>桃仁承气汤</sub>。少腹硬满，大便黑，属下部，必发狂善忘，<sub>抵当汤、代抵当汤</sub>。

三焦蓄血，必狂躁便实，生地黄汤。蓄血初起，胸腹痛，香壳散。从高坠下，恶血留停，腹胁痛不可忍，复元活血汤。努伤血滞，沉香降气散。胸前血瘀，生韭汁和童便服。夹血如见祟状，当归活血汤。身寒热发黄，脉弦细而伏，《千金》用大黄、芒硝、归尾、桃仁、人参、桂心，为末。酒服二方寸匕。蓄血下黑如漆、最危，必神脉不变，方可治。瘀血燥结，玉烛散。头面身体发黄，以绢包生姜渣擦之，自退。

## 附方

[上部]**犀角地黄汤** 见一卷温。或加 当归 桔梗 陈皮 甘草 藕汁 红花

[中部]**桃仁承气汤** 见一卷疫。

[下部]**抵当汤** 水蛭三十个，熬 虻虫三十个炒 桃仁二十个 大黄酒浸，三两

[下部]**代抵当汤** 见二卷血。

[三焦]**生地黄汤** 生地汁一升 干漆炒，五钱 生藕汁半升 蓝叶一握 虻虫二十个 水蛭十个 大黄一两 桃仁五钱 水煎。分二服。

[胸痛]**香壳散** 香附炒，三钱 枳壳炒，二钱 青皮 陈皮 乌药 赤芍 蓬术醋炒，各一钱 归尾三钱 红花五分 炙草二分 生草三分 研末，每服四钱。

[腹胁]**复元活血汤** 见二卷血。

[怒伤]**沉香降气散** 见三卷郁。

[见祟]**当归活血汤** 归 芍 地 姜 桂 苓 枳 柴 草 桃仁 红花

[燥结]**玉烛散** 见六卷腹痛。

【**点评**】蓄血，即体内瘀血停蓄。蓄血辨治，宜从上、中、下三焦分论。上焦蓄血，为吐、衄停瘀，必漱水不欲咽，用清热凉血之犀角地黄汤；中焦蓄血，必燥渴谵语，用桃仁承气汤；下焦

蓄血，必发狂善忘，用抵挡汤。有三焦蓄血，跌扑损伤蓄血等，必当随证辨治。本书较好地总结了古人对瘀血病证辨治的方法，而对瘀血治疗取得突破的，当属王清任之《医林改错》中所阐述的各种逐瘀汤，对瘀血病证治疗更为有效。

## 溺血论治

溺血与血淋异，痛为血淋，出精窍；不痛为溺血，出溺窍。痛属火盛，不痛属虚。然经云：胞移热于膀胱，则癃溺血。膀胱者胞之室。惟房欲损肾，热注膀胱，肾与膀胱相表里。故血随溺出，亦火所迫也。其脉洪数，法当滋化源。六味饮加生牛膝。如肺肾阴虚，口干腰酸，六味丸合生脉散。小肠火盛，血渗膀胱，导赤散。肝火脉洪，不能藏血，龙胆草汤加法。胆火溺血，头痛眩晕，当归饮。溺血日久，肾液虚涸，六味阿胶饮。阴虚火炎，一切溺血血淋，保阴煎。小溲自利，后沥血点，痛如血淋，小蓟饮子。小水不利，赤浊淋闭，大分清饮。通治溺血，益母草捣汁一升，服效。槐花炒、郁金煨各一两，研。每用三钱，豆豉煎汤下效。治血淋，琥珀研细，以灯心、薄荷煎汤下二钱。脾虚不能摄血，久而滑脱，妙香散去桔梗、麝，加煅龙骨、益智仁。

## 附方

[化源]**六味汤**　见一卷中风。

[阴虚]**生脉散**　见一卷暑。

[小肠]**导赤散**　见一卷温。

[肝火]**龙胆草汤**　一味龙胆草煎服。

[胆火]**当归饮**　当归　羚羊角　赤芍各二钱　生地　刺蓟叶各一钱

[液涸]**六味阿胶饮**　六味汤加阿胶、童便。

[虚火]**保阴煎**　见五卷痉。

[血淋]**小蓟饮子** 蓟 栀 归各一钱 地 藕节各钱半 滑石 蒲黄炒，各钱二分 通草 甘草 竹叶各八分

[淋闭]**大分清饮** 见四卷泄泻。

[脾虚]**妙香散** 见二卷衄。

【点评】溺血，即小便出血。与血淋的区别在于，小便痛与不痛。痛则为血淋，不痛则为溺血。溺血多因为火，有实火，亦有虚火。肾虚兼有湿热伤络者，益肾填精、清热凉血；肝胆之火伤络者，清利肝胆、凉血止血；心火伤络者，清心凉血；阴虚火旺、损伤血络者，滋阴清热；脾不统血者，健脾摄血。书中既有溺血，亦有血淋证治之法，而溺血通治法，则为独特之处，或可一试。溺血一证，现代可见于尿检中红细胞增多，或潜血阳性，可见于多种病症，如泌尿系感染、肾病、结核、肿瘤等，多需辨病论治。

# 便血论治 肠风 脏毒附

便血与痢血异，便血宿疾，痢血新邪，兼有脓杂。与肠风脏毒尤别。便血火淫，肠风风淫，脏毒湿热淫，兼积毒。便血由肠胃火伤，阴络血与便下，治分血之远近虚实新久，不可概行凉血涩血。《金匮》以先便后血为远血，黄土汤。先血后便为近血，赤小豆当归汤。其血色鲜稠为实热迫注，多醇酒厚味酿成，约营煎、地榆丸。色稀淡为脾胃虚寒，归芍异功散加炮姜。色瘀晦为阳衰不摄。因中寒食冷，气滞血凝必腹痛呕泻，附子理中汤倍炮姜。思伤心脾，气不统血，或年衰病久，归脾汤。惟初起血中伏火，用桂圆肉、包鸦胆子肉十枚，匀两包，四五服效。若未止，用刘寄奴五钱，松萝茶一钱，乌梅肉一枚，煎服效。久而气陷血脱，补中益气汤。血滑不止，举元煎下玉关丸。若面色萎黄，下元虚惫，加味六君子汤，下断红丸，或十全大补汤去茯苓，加防风。其结阴便血，脉必虚涩，系厥阴肝血内结，阳失统运，渗入肠间。诸家谓阴寒内结，非也。遵《医通》补中益气汤，倍黄芪，加炮姜。宿有血症，因

感湿热，血下紫黑，乃湿毒肠澼。升阳益胃汤。凡便血及肠风服药不效，山楂子散。大便燥结，肛头血出，熟地一两蒸食。

[肠风]血清色鲜，远射四散如筛，风性疏也，经言：久风入中，则为肠风飧泄。加减四物汤加秦艽，虚者人参胃风汤。肠风夹湿，下如豆汁。或瘀紫，升阳除湿防风汤，有热加黄连、当归、甘草。若湿热内蕴，下血腹满，槐花散。初起血热，槐花饮。久则兼夹寒湿，厚朴丸。血滑不止，惜红煎。脾脉浮缓，土虚风湿交乘，加味六君子汤，十全大补汤。肠风兼泻，米豆散。

[脏毒]血浊而色暗，系湿热蕴毒，轻者猪脏丸，重者脏连丸。酒毒酿湿热下血，聚金丸。若肛门血射如线，或点滴不止，为痔血，秦艽白术丸去皂角、枳实、泽泻。加槐花、生地黄蜜丸。痔与痢血，另详本门。

## 附方

[远血]黄土汤 术 附 地 芩 草 阿胶各钱半 灶心土如鸡子大一枚，打碎，水煎澄清，再煎诸药。

[近血]赤小豆当归汤 赤小豆二升，浸出芽晒干 当归三两 研末。调服方寸匕，日三次。

[热迫]约营煎 生地 赤芍 黄芩 地榆 续断 甘草 槐花 荆芥等分 乌梅二个 水煎。

[血痢]地榆丸 见四卷痢症。

[脾虚]归芍异功散 参 苓 术 草 陈 归 芍

[心脾]归脾汤 见二卷劳瘵。

[气陷]补中益气汤 见一卷中风。

[气陷]举元煎 见三卷饮食，如兼滑脱，加乌梅、文蛤。

[血滑]玉关丸 白面四两，炒 枯矾 文蛤各二两，醋炒 五味炒 诃子各一两、炒 研末，熟汤和丸。

[脾虚]加味六君汤 六君汤见一卷中风，再加黄芪、柴胡。

[下虚]断红丸 侧柏叶 续断各三钱 鹿茸一具 阿胶为丸。

[虚惫]十全大补汤　见一卷中风。

[肠澼]升阳益胃汤　炙芪<sub>钱半</sub> 参　草<sub>各一钱</sub> 术　归　陈　黄芩　神曲<sub>炒，各五分</sub> 升麻　柴胡<sub>各三分</sub> 姜　枣煎。

[去瘀]山楂子散　楂肉<sub>炒研</sub> 艾汤调下。血鲜者加山栀、槐花。

[肠风]加减四物汤　地　归　芎　侧柏叶<sub>各八分</sub> 枳　荆　草　槐花<sub>各四分</sub> 地榆　条芩　防风<sub>各六分</sub> 乌梅<sub>二个</sub> 姜<sub>三片</sub>

[胃风]胃风汤　见四卷泄泻。

[夹湿]升阳除湿防风汤　防风<sub>二钱</sub> 苍术<sub>泔浸蒸</sub> 白术<sub>饭蒸</sub> 苓　芍<sub>各一钱</sub> 姜<sub>一片</sub>

[湿热]槐花散　槐花<sub>二钱</sub> 苍术　厚朴　陈皮　当归　枳壳<sub>各一钱</sub> 乌梅肉　炙草<sub>各五分</sub>

[血热]槐花饮　生地<sub>三钱</sub> 当归<sub>二钱</sub> 侧柏叶<sub>炒</sub> 荆芥<sub>炒</sub> 槐花<sub>炒</sub> 川芎　枳壳<sub>各一钱</sub> 炙草<sub>五分</sub> 如血不止，加升麻、阿胶。

[寒湿]厚朴丸　厚朴　生姜<sub>各四两，同炒</sub> 术　曲　麦芽<sub>各炒一两</sub> 研末，米糊丸。

[血滑]惜红煎　术　草　荆　芍　五味　山药　地榆　续断　乌梅　水煎。

[止泄]米豆散　马料豆<sub>炒</sub> 籼米　陈仓米　粟米　锅焦<sub>俱炒研</sub> 白糖调服四钱。

[脏毒]猪脏丸　用猪脏二尺，洗净，入槐花二两，扎紧蒸，捣，焙干研，糊丸。

[脏毒]脏连丸　黄连<sub>一两，酒炒研</sub> 槐花<sub>二两，炒研</sub> 陈仓米<sub>三合</sub> 入猪脏内蒸，杵丸。

[酒毒]聚金丸　黄芩　防风<sub>各二两</sub> 黄连<sub>四两，半生半酒炒</sub> 研末、醋糊丸，米饮下。

[痔血]秦艽白术丸　秦艽　白术　归尾　桃仁<sub>各一两</sub> 枳实　皂角子<sub>烧存性</sub> 泽泻<sub>各五钱</sub> 地榆<sub>二钱</sub> 面糊丸。

## 便血脉案

**夏** 便红，遇劳辄甚，初服苦参子<sub>俗名鸦胆子</sub>，以龙眼肉裹，开水送下十粒效。后屡试不验，予按东垣论脾为生化之源，心统诸经之血，思虑烦劳，致心脾不司统摄。宜用归脾丸或暂服加味归脾汤，其血自止，如言而瘥。<sub>汤丸内俱去焦白术。</sub>

**幼侄** 鼻衄便红，寒热无汗，食减神疲，脉大而数。此脾肺气虚，阴火乘络，致血从清浊道横溢而出。用补中益气汤去升麻，加山栀、白芍。一服，五更大热，比晓微汗身凉。次日寒热除，脉顿敛，三服而病已。

**服侄** 壮岁，便后沥血色鲜，乃肠胃远血，症属肠风。用升降法，荆芥、当归<sub>俱醋炒</sub>、白芍、槐米<sub>俱酒炒</sub>、黑山栀、生地、甘草<sub>炙黑</sub>、侧柏叶。三服愈。

**张** 辛苦佣作，日夜便血数次，由冬入夏未止。阴络已伤，渐至食减无味，神色惨悴，脉来沉细而数，势必寒热，延成损怯。勉用摄血，佐以益脾，以脾统血也。仿驻车丸，<sub>去黄连。</sub>阿胶<sub>水化</sub>、炮姜、当归<sub>土炒</sub>、白芍、熟地、甘草<sub>俱炒黑</sub>、莲子<sub>炒</sub>、红枣、南烛子、茯神。三服红痢减，寒热亦止，口中和。据述，腹不痛，但里急，必连便二次，此属气虚不摄。专用潞参、炙芪、茯苓、山药、地榆<sub>酒炒</sub>、赤石脂，便血遂止。

**何** 童年便血，面黄瘦，能食。此脾气郁而生火也，用清理湿热。山栀、赤苓、生白芍、生薏仁、石斛、当归、柿饼<sub>炭</sub>、陈皮、地榆，数服效。

**朱** 春正痢血，一载未瘥。阴络大伤，秋间三疟历冬，曾用常山劫剂未效。面浮足肿，食减神疲，憎寒宵热，脉虚近数。阴伤及阳，延成损怯矣。今痢纯红，日夜十数次。即培阳摄阴，尚恐不及。乃阅所服方，仍用制军辈，屡次通里，是欲竭其漏厄乎？毋怪愈治愈剧也。用潞参、茯苓、山药、白术炒、白芍、甘草炙黑、荆芥醋炒黑、乌梅、阿胶煨。一服血减，明日不甚怯寒矣。又加减十数剂，疟痢渐瘳。

【点评】便血、痢血、肠风、脏毒的鉴别不难。便血，是大便带血，先血后便为近血，先便后血为远血；肠风亦属便血，因外感而得之，血清而色鲜，多在便前，属自大肠气分而来的便血；脏毒，因内伤而得，血浊而色暗，多在便后，自小肠血分而来，是脏中积毒，亦有将痔漏称脏毒者；痢血是痢下赤多，以腹痛里急后重为特征，当从痢疾辨治。

# 二便不通论治

肾主五液，开窍于二阴。至前后不通，气机闭室，胀满不食，气逆喘急，危候也。揆病所由，有因三焦热结者，宜黄连、黄芩、山栀、郁金、枳实、海金沙、槟榔。有因三焦湿滞者，宜薏苡、通草、厚朴、茯苓、广皮、泽泻、大腹皮。有因湿热阻气者，宜石膏、滑石、知母、莱菔子、郁李仁、车前子、木通。有痰隔中脘，气痹上焦者，二陈汤加木通探吐。有肺气不降者，麦冬、杏仁、通草、枳壳、知母、赤茯。有胃实燥结者，小承气汤、大分清饮，或凉膈散。有小肠气痹者，小温中丸。有火腑热结者，有厥阴热秘者，火腑用更衣丸，厥阴用龙荟丸。有腑阳不行者，玉壶丹、半硫丸，热药多秘，惟硫黄性缓而通。玉壶丹、半硫丸，皆取通阳之义。有血液枯燥者，通幽汤。有气虚血热者。人参固本丸。有阴囊肿胀，热蕴便闭者，三白散。按经云：女子督脉入系廷孔，男子循茎下至篡，所生病不得前后。据此则二便不通，又宜通奇络。如桂心、川楝子、小茴、香附、当归、五灵脂、桃仁、麻仁等。热蕴腹胀，或用田螺加盐，和壳捣碎，帛系脐下一寸三分，前后皆通。有因膀胱溺满，支撑回肠，阻大便者，五苓散加木通、车前。溺行便自出，亦有先通大便，水道自利者。圆机活法，在乎审症而施治焉。

[大便不通]有实秘、虚秘、热秘、冷秘、风秘、气秘。有阳结、阴结。仲景云：脉浮数，能食不大便，为阳结。脉沉迟、不能食，身重，大便反硬为阴结。东垣云：实秘、热秘，即阳结也，宜散。虚秘、冷秘，即阴结也，宜温。气燥，以杏仁、枳实行之。血燥，以桃仁、大黄通之。风燥，以麻仁、大黄利之。气涩不通，以郁李仁、皂角子润之。气壅便秘，以参、归、麻仁、大黄开之。叶氏治肠痹，必开降肺胃。如杏仁、栝蒌、冬葵子、枇杷叶、郁金汁、紫菀以降肺。半夏、花粉、竹茹、橘红、枳实汁、姜汁以和胃。即丹溪开上窍以通下窍之微旨也。今即其症分别言之，由胃实者，善饮食，小水赤，七宣丸。由胃虚者，不能食，小便清利，厚朴汤。由热秘者，面赤，脉实数，胀闷欲得冷，四顺清凉饮、润肠丸。由冷秘者，面白，脉沉迟，欲得热，正气散加官桂、枳壳吞半硫丸，或木香顺气散。由风秘者，风搏肺脏，传入大肠，润肠丸加防风、皂角，或去大黄，加煨阿胶。妇人风秘，大麻仁丸。由气秘者，气不升降，谷气不行，善噫，苏子降气汤加枳壳。由肺气不通降，失于传送者，杏、蒌、枳、桔、栀、豉、郁金、橘白。由三焦不和，胸膈痞满者，搜风顺气丸加栝蒌、广皮。由大肠实者，腹满便硬，麻仁丸。由肾虚液少便燥者，六味汤去茯苓，加苁蓉、白蜜。由血热便难者，当归润燥汤。由风热郁滞者，疏风润肠丸。由血燥兼气秘者，润麻丸。由血虚秘结者，益血润肠丸。由津液枯涸者，苁蓉丸，五仁丸。由幽门不通者，通幽汤。由素有风病而便秘者，皂角丸。由病后气血未复，及老人津液衰少，产后去血多者，八珍汤、倍当归、加苁蓉、苏子、杏仁、阿胶、黑芝麻。由久病气虚下陷，致便难者，补中益气汤，加杏仁、苏梗。老人阳虚风秘者，半硫丸。老人气秘，橘杏丸、二仁丸。老人血秘，苏麻粥、三仁粥。又有脾约症，伤寒阳明症，自汗出小便数，津液内竭，其脾为约。用脾约丸。攻荡为治，然亦滋其阴血为稳，宜当归润燥汤主之。如阴寒秘结，当用温药，须略加清润以去结秘。若病本虚寒，标现躁热，亦宜于通阳药中，稍佐苦寒以去躁热，躁止勿加。如阴躁刻欲就冷，两尺虚，或沉细迟，勿用寒剂，理中汤冷服。或不效，用外导法。蜜煎入盐五分，皂角烧灰研五分，和捻尖，热纳肛中。冷秘者，蜜煎中加草乌头末，和捻如上。热秘者。猪胆汁导之。又有求通努力，虚气迫注肛门，里急后重，气逆呕恶，不堪通利，不

堪升提，宜人参、枳壳、当归、陈香橼。或用川芎、当归煎汤。入秽桶，乘热坐熏之，亦效。**风秘发寒热，**生何首乌两许煎，加蜜服。或用固本丸熬膏服。**失血后，烦渴便结，**一味生地黄汁煎服。**血液燥结，**熟地蒸热，每服五钱效。**若轻用硝黄利药，则秘愈甚。**

[**小便不通**]经云：膀胱者，州都之官，津液藏焉，气化则能出矣。三焦者决渎之官，水道出焉。是知膀胱主藏溺，必待三焦气化，乃能出水也。详列所由，有肺燥不能生水者，用清润法，生脉散加沙参、茯苓、桑皮、车前。有气闭不能通调水道以下输者，用探吐法，以沉香、木香、陈皮、枳壳、小茴、木通，煎汤探吐。有气虚下陷，升降不利者，用升举法，补中益气汤。孕妇胎重压胞，小水闭者，用补中汤探吐。气升则水降，如滴水之器，开其上则下自通矣。有火郁小肠，溺短而痛者，用清降法，导赤散加滑石。有湿壅三焦，致闭癃者，用分清法，通草、滑石、芦根、薏苡、茯苓、车前。有暑湿泄泻，气不化水者，用化气法，五苓散。有湿胜而渴，小水不利者，用分利法，四苓散。有湿热闭阻经府气分，致便不通者，用宣通法，石膏、杏仁、厚朴、防己、大腹皮、海金沙、合六一散。由肾水燥热，致不利者，用滋清法，知母、黄柏、黄芩、泽泻、通草。有阳亢阴衰，孤阳不化者，用补阴抑阳法，化阴煎。若火不甚亢，但由水亏者，用补水法，大剂六味汤。经言无阳则阴无以生，无阴则阳无以化。热在下焦而不渴，服淡渗药，腹胀不通益甚者，滋肾丸。其阴阳大亏，气不化者，肾气汤。溺闭转筋，喘急欲死者，八味丸料大剂煎服，缓则不及。其血结而致闭者，牛膝汤。痰盛而致闭者，导痰汤。火闭者，七正散。气虚溺不利者，独参汤，少加广皮效。**通治小水不通法，**用独囊蒜头数枚，栀子三枚，盐少许，烂捣，摊纸贴脐上，良久即通。或用食盐半斤，炒热，布包熨之。**诸药不效者，**用白菊花根捣烂，以生白酒冲和。取酒汁温服神效。**又法：**用活田螺一个，连壳捣如泥，入麝香细研末少许，置脐上，以蛤蜊合之，以帛扎定，效。

## 大便不通脉候

脾脉沉数，下连于尺，为阳结。尺脉沉细虚迟，为阴结。右尺脉浮，为风结。

## 附方

[痰气]二陈汤　见一卷中风。

[胃实]小承气汤　见一卷温。

[热结]大分清饮　见四卷泄泻。

[火盛]凉膈散　见一卷中风。

[气痹]小温中丸　见三卷肿胀。

[火府]更衣丸　朱砂五钱　芦荟七钱　各研，酒和丸。每服一钱二分。

[厥阴]龙荟丸　见一卷火。

[通阳]玉壶丹　硫黄八两　配麻油八两。微火熬，以桑条搅，候溶尽，即倾入水。去油面再溶，倾入豆腐内煮，糯米粉为丸。

[通阳]半硫丸　制半夏　硫黄　等分，蒸饼姜汁和丸。治老人虚秘、冷秘。

[液燥]通幽汤　见一卷燥。

[虚热]人参固本丸　见一卷中风。

[囊肿]三白散　白牵牛头末，一两　桑白皮　白术　木通　陈皮各二钱半　研末，姜汤下一钱。

[利溺]五苓散　见一卷温。

[胃实]七宣丸　大黄　木香　槟榔　诃子皮　桃仁　研末，蜜丸。

[胃虚]厚朴汤　朴　陈　术　草　枳实　半夏曲　姜　枣

[热秘]四顺清凉饮　见一卷火。

[热秘]润肠丸　麻仁　羌活　大黄　归尾　桃仁　蜜丸，加防风、皂角，名疏风润肠丸。

[冷秘]正气散　见一卷中风。

[冷秘]木香顺气散　木香　草蔻　益智　苍术各三分　厚朴四分　陈皮　青皮　半夏　吴萸　升麻　柴胡各五分　茯苓八分

[风秘]**大麻仁丸**　麻仁　熟大黄<sub>各三钱</sub>　木香　枳壳　槟榔<sub>各五钱</sub>蜜丸。

[气秘]**苏子降气汤**　见二卷失音。

[气秘]**搜风顺气丸**　大黄　麻仁　郁李仁　山药　山萸　车前牛膝　菟丝　防风　独活　槟榔　枳壳蜜丸。

[实秘]**麻仁丸**　见一卷燥。

[液虚]**六味丸**　见一卷中风。

[血秘]**润燥汤**　见一卷燥。

[气血]**润麻丸**　麻仁　桃仁　生地　当归　枳壳<sub>各一两</sub>　蜜丸。

[血虚]**益血润肠丸**　归　地　荆　枳　麻仁　杏仁　苁蓉　苏子　蜜丸。

[津少]**苁蓉丸**　苁蓉<sub>二两</sub>　沉香<sub>一两</sub>　麻仁汁糊丸，米饮下。

[津枯]**五仁丸**　桃仁　杏仁<sub>各一两</sub>　柏子仁<sub>五钱</sub>　郁李仁　松子仁<sub>各三钱三分</sub>　橘红<sub>四钱</sub>　蜜丸。

[风秘]**皂角丸**　羌　防　杏　枳　陈　芷　桑皮　槟榔　麻仁牙皂　蜜丸。

[气血]**八珍丸**　见一卷中风。

[气虚]**补中益气汤**　见一卷中风。

[气秘]**橘杏丸**　橘皮　杏仁　等分，蜜丸。

[气秘]**三仁丸**　杏仁　麻仁　枳壳　诃子肉　等分，蜜丸。

[血秘]**苏麻粥**　苏子　麻仁<sub>水浸研汁</sub>　和粳米煮粥。

[血秘]**三仁粥**　桃仁　松子仁　郁李仁　捣汁和粳米煮粥。

[伤寒]**脾约丸**　酒蒸大黄　枳实　厚朴　赤芍　麻仁　杏仁蜜丸。

[虚寒]**理中丸**　见一卷中风。

[清润]**生脉散**　见一卷暑。

[清降]**导赤散**　见一卷温。

[分利]**四苓散**　见一卷暑。

[宣通]六一散　见一卷温。

[阳亢]化阴煎　二地　牛膝　猪苓　泽泻　黄柏　知母　绿豆
龙胆草　车前　水煎。

[阴阳]滋肾丸　见一卷火。

[气化]肾气丸　见二卷虚损。

[喘急]八味丸　见一卷中风。

[血结]牛膝汤　牛膝　桃仁　当归　黄芩　水煎。

[痰盛]导痰汤　见一卷中风。

[火闭]七正散　车前　赤苓　山栀　木通　胆草　甘草梢　蓄
竹叶　灯心


## 大便不通脉案

朱　八旬，公车抵都，途次委顿，浃旬，苦不得便。脉洪大，右
尺虚。予谓大肠主液，此阳明液干，热秘象也。宜润肠丸。因高年血
液燥热，仿东垣润燥汤。用生熟地黄、麻仁、桃仁、当归、红花，蜜
冲服，效。

房兄　病后便秘脉虚，于润补剂中参升降法。潞参、熟地黄、当
归、升麻、杏仁，服愈。熟地可加倍两许用。

石氏　老年风秘，兼痔血肿痛，脉洪而虚。用滋燥养营汤，加荆芥
醋炒、地榆酒炒、胡麻、升麻、苁蓉蒸，炼蜜为丸，服效。滋燥养营汤见燥症。

李氏　腑失传送，胁痛脘胀便艰，皆气机阻窒为患。宜先导其腑
气。用杏仁、苏梗、厚朴、郁金、橘白、郁李仁、当归，四服痛胀
止。兼令服牛乳，便亦通润。后左胁钻痛，得汤浴则止，乃肝气滞由
脏及腑。用麸皮炒熨，兼用延胡酒炒、白芍炒、当归、金橘皮煎汤，
降香、木香俱磨汁服而平。

族妇　大便旬余一行，或劝服大黄，艰秘益甚，两尺沉大，此清
气陷下也。用补中益气汤去柴胡、白术，加桃杏二仁，数服而复常。

## 小便不通脉案

邓氏　阴虚阳搏谓之崩，崩久成漏，冲任经虚可知。据述五月间因悲思血下成块以后，红白相间，至仲冬后淋沥未止，服药不效。近又少腹重坠，两拗掣痛如束，小便至夜点滴不通，或以为气粗窒痛。用茜草、归须、桃仁等通络。不应，又以为血虚滑脱。用蒲黄、石脂、石英等镇摄。淋痛更剧，脉沉弦。予谓此症乃漏久而膀胱气陷也，通络则漏厄益渗，镇摄则胞门益坠。法宜温而升之，固以摄之，于理为近。用升麻六分、菟丝饼、赤苓各三钱、延胡、当归俱醋炒。各二钱、阿胶、棕灰各一钱半、茴香、补骨脂俱酒炒。各一钱、沙苑子二钱，一服得溺而掣痛止，数服淋漏俱除。

【点评】二便不通，是指大、小便不通，或大便不通，或小便不通，或大小便皆不通。二便不通，病多危急。其病因有三焦热结、三焦湿滞、痰隔中脘、肺气不降、胃实燥结、小肠气痹、火腑热结、厥阴热秘、阳虚气闭、液亏血枯、气虚血热、督脉闭阻等，致气机闭窒为病。治疗根据不同病因，审因论治。有利小便而大便自行者，有通大便而小便自利者，依法而治。大便不通者，有虚秘、实秘、热秘、冷秘、风秘、气秘的不同，皆需辨证论治，不可轻用硝黄利药，否则适得其反。小便不通者，有肺燥、气闭、气陷、转胞、火郁、湿壅、暑湿、湿热、燥热、阴虚阳亢、水亏、阴阳两虚、血结、痰盛、气虚等证，而各有方法。又有通治之法，有炒盐热敷、田螺敷脐、白菊根冲酒服，皆为可用之法。

## 闭癃遗溺论治　胞痹附

闭者，小便不通。癃者，小便不利。遗溺者，小便不禁。虽膀胱见症，实肝与督脉三焦主病也。经云：膀胱之胞薄以懦，得酸则蜷缩，约而不通，水道不行。又云：膀胱不利为癃，不约为遗溺，此但主膀胱言之也。夫膀胱仅主藏溺。主出溺者，三焦之气化耳。故经云：三焦下腧，并太阳正脉，入络膀胱，约下焦，实则闭癃，虚则遗溺。又云：肝脉过阴器，其病闭癃。又云：女子督脉入系廷孔，男子循茎下至篡。病不得前后，此闭癃遗溺，所由兼责诸经也。分言之，闭癃为实，遗溺为虚。闭为暴病，癃为久病。闭则点滴难通，全资气化，或疏通利窍，或用丹溪吐法，以升提其气。诸溺闭治法，已见小便不通论中。此特详溺癃治法。癃为滴沥不爽，惟滋养真阴，清热化气，升提非所宜矣。仲景云：阴虚则小便难。经曰：阳入阴分，则膀胱热而小便难。东垣云：小便不通，皆邪热为病。治分在气在血。以渴与不渴辨之，渴而不利，或黄或涩，热在上焦气分也。宜清肺气而滋水源，黄芩清肺饮。闭而不渴，热在下焦血分也。宜润肾燥以导其流，滋肾丸。若服淡渗之味，则阳无以化，而阴愈闭塞矣。其阴虚血热，渴而涩痛淋沥者，导赤散，切忌用五苓。或大便水泻，小便涩少，五苓散渗泄之。若湿热传于下焦，水道不利，益元散清利之。若气机闭塞，升降不通，二陈汤去半夏，加木通、滑石、升麻以提之。若右寸数大，肺燥不能生水，是气化不及州都。生脉散去五味，加紫菀、车前子、茯苓。左寸数大，心火盛，移热于小肠，天冬、麦冬、犀角、黄连、赤茯、白芍。或肾火衰，水不能化，金匮肾气丸。或元气下陷，宜升清降浊，补中益气汤加木通、车前。或血瘀下焦，小便闭涩，代抵当汤。此治闭癃大概也。若遗溺一症，有睡中自遗者，有气不摄而频数不禁者，有气脱于上，则下焦不约，而遗失不知者，睡中自遗，幼稚多有，俟其气壮乃固，或调补心肾自愈。寇氏桑螵蛸散。惟水泉不止，膀胱不藏，多是年衰气弱，以气为水母，水不能蓄，由气不固摄也。宜参、芪、归、术、益智、五味、补骨脂、升麻。甚至气脱而遗失不知，惟类中风症，及大病后有之。宜独参汤。大抵遗溺失禁，由肺肾膀胱气虚。肺虚，补中益气汤加五味、牡蛎。肾虚，菟丝子散。膀胱虚，固脬丸。夹寒，家韭子丸。夹热，白薇散。滑脱，秘元丹、牡蛎丸。命火衰，右归饮、巩堤丸。治水必先治气，治肾必先治肺，惟巩堤丸一方，凡心脾肺肾之属皆宜。有因恐惧辄遗者，此心气不足，下及肝肾而然，宜归脾汤或五君子煎。下元亏损，固精丸。睡中自遗，多属下元虚冷，宜螵蛸丸。然遗失不知，必交通心肾，寇氏桑螵蛸散。小儿自遗多属热，沈氏闷泉丸。间或因寒，闷泉丸去山栀，加山萸、补骨脂。老人不禁，多虚寒，大菟丝子丸加减。间亦有热，草薢分清饮。节斋谓：老人溺频数者，由膀胱血少，阳火偏旺。宜滋肾中真阴，补膀胱津液。六味丸加麦冬、五味。戴氏云：老人溺多者，由下元虚寒、肾不摄水，以致渗泄，宜八味丸、生料鹿茸丸。其滴沥不禁者，为真阳不固，宜固脬散，若不效，加减桑螵蛸散。昼甚为阳虚，补中益气汤。夜甚为阴虚，八味丸。脬气不足，溺频昼甚者，缩泉丸。夜间溺多者，八味丸加五味。溺频而少为热，宜渗之，四苓散加滑石、甘草。频数久而益甚者，属脾虚气弱，补中益气汤加五味、山药。若溺涩得补益甚者，为膀胱热结，宜山栀、茯苓、木通、滑石、甘草、竹叶、灯芯。溺涩而茎中痛者，属肝肾湿热，龙胆泻肝汤。溺后余沥，属肾气虚，茯菟丸加覆盆子、益智仁。咳而遗溺，属膀胱急，茯苓甘草汤。不应，五苓散可效。妊妇溺出不知，或由脬热，加味逍遥散。或由脾肺气虚，补中益气汤。或由肝肾阴虚，六味丸。产后小便不禁，或脬损，固脬丸、八珍汤，补脬饮加参、术或猪羊脬煎。俟饥时大剂饮之，令气血骤长，迟则难效。产育不顺，致伤膀胱，或收生不谨，损破尿脬，皆能致小水失禁也。或由膀胱气虚，加味补中汤。此治遗溺大概也。

[胞痹]胞居膀胱之中，受气化以藏溺出溺者也。经曰：胞移热于膀胱，盖膀胱内别有胞，得气化而为溺以出也。若气痹不通，必由膏粱积热于上，作强伤精于下，湿热乘虚，结于胞中，故痹也。经曰：胞痹者，小腹膀胱，按之内痛。若沃以汤，涩于小便，上为清涕。盖以膀胱既虚，不能上吸肺气，肺气不清，不能下通水道，所以痹塞不利。得热汤之助，则小便涩涩微通，其气循经蒸发，肺乃暂开，清涕亦得上泄矣。条其治法：由膀胱伤湿，致痹而溺涩者，肾着汤加草薢。由实热致痹而溺痛者，葵子丸。由湿热致痹而溺不利者，肾沥汤。由虚寒致痹而溺闭者，巴戟丸。其艰涩如淋不痛者，非胞病，属肾阴虚，六味丸加肉苁蓉、鹿

茸。其老人精气已衰，犹不绝欲，小便涩痛，少腹胀闭，牵引谷道者，<sub>肾气丸</sub>。昼苦溺涩，夜则遗溺者，属肾气大亏，<sub>地黄饮子</sub>。其膀胱气坠，溺道不爽者，<sub>补中益气汤</sub>。石顽有治胞痹案数则，医者忽之，今特标为论焉。

## 附方

[气分]**黄芩清肺饮**　见一卷火。

[血分]**滋肾丸**　见一卷火。

[淋痛]**导赤散**　见一卷温。

[化气]**五苓散**　见一卷温。

[湿热]**益元散**　见一卷温。

[痰气]**二陈汤**　见一卷中风。

[肺燥]**生脉散**　见一卷暑。

[肾虚]**肾气丸**　见二卷虚损。

[升清]**补中益气汤**　见一卷中风。

[瘀闭]**代抵当汤**　见二卷血。

[遗溺]**寇氏桑螵蛸散**　见本卷遗泄。

[肾虚]**菟丝子散**　菟丝子　五味　苁蓉　杜仲　牡蛎　鸡肶皮<sub>炒</sub>研末，服二钱。

[膀胱]**固脬丸**　茴香<sub>三两</sub>　附子<sub>五钱</sub>　戎盐<sub>一钱</sub>　桑螵蛸<sub>炙，五钱</sub>制菟丝子<sub>三两</sub>　酒糊丸。

[夹寒]**家韭子丸**　家韭子<sub>炒，六两</sub>　鹿茸<sub>酥炙，四两</sub>　苁蓉　牛膝熟地　当归<sub>各二两</sub>　菟丝子　巴戟肉<sub>各两半</sub>　杜仲　石斛　桂心　干姜<sub>各一两</sub>　为末，酒糊丸。

[夹热]**白薇散**　白薇　白蔹　白芍　等分

[滑脱]**秘元丹**　龙骨<sub>煅，三两</sub>　灵砂<sub>二两</sub>　砂仁<sub>一两</sub>　诃子肉<sub>炮，十个</sub>　为末，糯米粥丸。空心酒下三十丸。

[火衰]右归饮　见二卷虚损。

[火衰]巩堤丸　熟地　菟丝子<sub>酒煮</sub>　白术<sub>各二两</sub>　五味　益智仁　补骨脂<sub>各酒炒</sub>　附子　茯苓　韭子<sub>炒，各一两</sub>　为末，山药糊丸，加人参尤妙。

[心脾]归脾丸　见二卷劳瘵。

[肝肾]五君子煎　参　苓　术　草　炮姜

[精虚]固精丸　见本卷遗泄。

[虚冷]螵蛸丸　桑螵蛸<sub>炙，三十个</sub>　鹿茸<sub>酥炙</sub>　炙黄芪　各三两　牡蛎　赤石脂　人参<sub>各二两</sub>　为末，山药糊丸，盐汤下。

[儿遗]沈氏闼泉丸　益智仁　茯苓　白术　白蔹　黑山栀　白芍　水煎。此沈芊绿先生自制方，自云用之颇效。

[老人]大菟丝子丸　桂　附　菟丝子　鹿茸　石龙芮<sub>各一两</sub>　地黄　牛膝　茯苓　杜仲　苁蓉　巴戟　茴香　沉香　续断　故纸<sub>各三两</sub>　桑螵蛸　覆盆子　五味子<sub>各五钱</sub>　蜜丸。

[湿热]萆薢分清饮　见本卷淋浊。

[水火]六味丸　八味丸　俱见一卷中风。

[溺多]鹿茸丸　鹿茸<sub>酥炙</sub>　椒红<sub>炒</sub>　桂心　附子　牡蛎　补骨脂　石斛　苁蓉　鸡肶胵<sub>炙</sub>　沉香<sub>各一两</sub>　桑螵蛸<sub>四钱</sub>　为末，酒糊丸，酒下。

[失禁]固脬汤　桑螵蛸<sub>酒炒，二钱</sub>　黄芪<sub>酒炒，五钱</sub>　沙苑子　黄肉<sub>三钱</sub>　当归<sub>酒炒</sub>　茯神　益母子<sub>各二钱</sub>　生白芍<sub>钱半</sub>　升麻<sub>五分</sub>　羊脬一个，煎汤代水，再煎。此沈芊绿先生《尊生全书》自制产后胞损失禁方，与固脬丸各别。

[昼频]缩泉丸　乌药　益智仁<sub>煨</sub>　等分为末，酒煮山药糊丸，盐汤下。尤治小儿遗尿。

[渗热]四苓散　见一卷暑。

[涩痛]龙胆泻肝汤　见三卷诸气。

[余沥]茯菟丸　制菟丝子<sub>五两</sub>　茯苓<sub>三两</sub>　石莲肉<sub>二两</sub>　为末，酒

糊丸。盐汤或米汤下三五十丸。

[咳遗]**茯苓甘草汤**　茯苓　桂枝<sub>各二两</sub>　甘草<sub>一两</sub>　生姜<sub>三两</sub>

[妊妇]**加味逍遥散**　见一卷火。

[产后]**八珍汤**　见一卷中风。

[产妇]**补脬饮**　生黄丝绢<sub>一尺剪碎</sub>　白牡丹根皮　白及<sub>各一两</sub>　为末，水煮必绢烂如饧。空心服，不得作声，作声即不效。

[湿痹]**肾着汤**　见一卷湿。

[热痹]**葵子丸**　冬葵子　赤茯　猪苓　枳实　瞿麦　滑石　木通　黄芩　甘草　车前子<sub>各一钱</sub>　姜<sub>五片</sub>

[湿热]**肾沥汤**　见本卷淋浊。

[虚痹]**巴戟丸**　巴戟<sub>一两半</sub>　桑螵蛸　远志　生地　山药　附子　川断　苁蓉<sub>各一两</sub>　杜仲　石斛　鹿茸　龙骨　菟丝子　五味子　山萸　官桂<sub>三钱</sub>　蜜丸。

[肾亏]**地黄饮子**　见一卷中风。

## 癃遗脉案

**族女**　产后嗽热，小水失禁，脉虚数无力。由真元不固，临产艰难，损伤胞脉所致。宜摄固真元，佐以甘温退热。用潞参、茯神、杞子、黄芪、白芍、五味子、川贝、石斛、牡蛎<sub>煅研</sub>、桑螵蛸<sub>炙</sub>、炙草。五服嗽热减，加远志、熟地、菟丝饼，十服前症渐瘥。

**族姑**　衰年病后失调，遗溺不禁，两尺濡弱。症由膀胱血虚，溺孔不能约制水液。用归身、白芍、杞子、沙苑子、覆盆子、杜仲<sub>炒</sub>、核桃肉、红枣、熟地<sub>炒</sub>。煎服效，后用补中益气汤而固。

【**点评**】癃闭遗溺，是癃闭和遗溺。癃即小便不畅，闭即小便不通。小便不通在上一篇中已有阐述，本篇重点在于癃证及遗溺辨治。癃证多见于久病及老年患者，现代称前列腺炎及前列腺增生症之类，有阴虚湿热、气化失司、痰浊瘀阻、清阳不升诸证，临床中用知柏地黄汤、济生肾气丸、桂枝茯苓丸、补中益气汤等加减多有佳效。本篇中癃、闭、淋多有混论，临床中亦有兼夹为病者，可仿此篇辨治。遗溺即小便不禁，是膀胱不约之证。癃闭实证多，亦有虚损；遗溺多虚证，实证者少。遗溺病在肺、肾、膀胱，亦与三焦有关。在肺者，多因气虚；在肾者，多因肾气不固、命门火衰、阴虚火旺；在膀胱者，多因膀胱不约、湿热侵扰；在三焦者，多因气化不利，或下元不固。又有妊娠、产后遗溺，多由脾肺气虚、肝肾阴虚或膀胱湿热所致，皆当随证辨治。胞痹之证，即今之尿潴留，亦与癃闭相关。

# 转胞交肠论治

水液自小肠泌入膀胱，胞受气化，变溺以出，胞盖居膀胱中，主藏溺泄溺者也。<small>东垣曰：膀胱虽为津液之腑，至受盛津液，则又有胞居膀胱之中。故经曰：胞移热于膀胱。</small>若忍溺入房，或溺急疾走，水逆气迫，则胞系屈戾，名曰转胞。其症脐下急痛，小水不通，与寻常溺闭自异。《直指》曰：此症孕妇多有，或忍溺入房，使小肠气逆而不通，大肠气与之俱滞，外水不得入膀胱，内水不得出膀胱，淋沥急数，大便亦里急频并，因而腹胀。治用凉药疏利小肠，仍与通泄大肠，胞即归正，小水自流。丹溪曰：妊妇转胞，疏通无效，因思胞为胎压，展在一边，胞系了戾不通尔。胎若举起，悬在中央，胞系得舒，小水自行。宜升举其气，<small>补中益气汤。</small>或再以渣煎服探吐，或令孕妇卧榻上，将榻倒竖起，则胎不压而溺自通。若临盆之际，胎压膀胱小便不通者，以手指托起其胎，小水自出。丹溪治一妇患此，诊之两手似涩，重取则弦。此得之忧患，涩为血少气多，弦为有饮，以<small>参术饮</small>空心服。以指探吐，少顷又与一服，凡与八服而安，后历试皆验。<small>或用参术汤。</small>强忍房事，致胞转而闭者，非<small>沉香</small>不治。老人转胞，困笃欲死，<small>六味汤，倍泽泻。</small>少年溺涩，蒲黄散、滑石散。惊忧暴怒，气乘膀胱，致胞转溺闭，葱白汤。交肠症，由大小肠失于传送，致清浊混淆也。或因病后，因嗜酒，大便前出，小便后出。丹溪治一妇嗜酒，常痛饮，忽糟粕出前窍，溲尿出后窍，六脉沉涩，用四物汤加海金沙、木香、槟榔、桃仁、木通，服愈。《回春》曰：一妇病愈后，前阴出屎，先服五苓散二剂，又用补中益气汤而愈。则此症惟妇人有之耳。

## 附方

[气虚]**补中益气汤**　见一卷中风。

[妊妇]**参术饮**　参　术　陈　草　夏　地　芍　归　芎　姜枣　服后探吐。

[妊妇]**参术汤**　参　术　陈　草　夏　芍　归　服后探吐。

[老人]**六味地黄汤**　见一卷中风。

[通治]**蒲黄散**　蒲黄　滑石　等分为末。服三钱，鸡蛋清调下。

[清利]**滑石散**　寒水石二两　滑石　血余炭　车前子　木通各一两冬葵子一合

[惊忧]**葱白汤**　陈皮三两　冬葵子一两　葱白三茎　水五升，煎三升，分三服。

[补血]**四物汤**　地　芍　归　芎

[通利]**五苓散**　见一卷温。

【点评】转胞，见于妊娠后小便不畅。出自《金匮要略·妇人杂病脉证并治》："妇人病。饮食如故，烦热不得卧，而反倚息者，何也？师曰：此名转胞，不得溺也，以胞系了戾，故致此病，但利小便则愈。"治疗主要是升阳益气，多用补中益气汤获效。交肠，是大小便异位而出，多见于膀胱、阴道损伤与直肠形成的瘘道，宜行手术修补。

# 脱肛论治 肛头痒痛附

脱肛，元气陷下症也，惟气虚不能禁固。故凡产后，及久痢，用力多，老人病衰，幼儿气血不足，多有之。<small>大剂补中益气汤，升麻用醋炒。</small>《入门》曰：肺主魄门，肺热则肛门闭，肺寒则肛门脱，必温补肺气，<small>前汤加诃子、樗根皮。</small>以肺与大肠相表里也。如脾胃虚寒，泻痢而滑脱者，<small>胃关煎加乌梅、五味。</small>脾虚下陷而脱者，<small>补中益气汤。</small>肝肾阴虚而下陷者，<small>补阴益气煎。</small>虚中夹火，或热赤肿痛，<small>补中益气汤加芩、连、槐花之属。</small>产后脱肛，<small>六物煎加升麻，或殿胞煎加人参。</small>仍用温汤洗而收之。有湿热下坠，疼痛脱肛者，<small>抽薪饮，或大分清饮。</small>肠风下血脱肛者，<small>人参胃风汤。</small>便秘努挣致脱者，<small>人参固本丸加槐角。</small>兼痔而痛者，<small>四物汤加槐花、黄连、升麻。</small>外煎洗法。寒者，<small>以荆芥、胡葱煎洗，以伏龙肝、鳖头骨灰、百药煎研末，油调敷。</small>热者。<small>以朴硝、白矾汤洗，以黄柏面、牡蛎粉掺搽。</small>焮赤肿痛，<small>以田螺去厣，入冰片，化水搽之。</small>小儿脱肛，<small>鳖头炙灰涂之。</small>肛头痒，<small>朴硝煎汤熏洗。</small>

《内经》曰：下者举之。徐之才曰：涩可去脱。治脱肛之法也。古人多用参、芪、归、术、川芎、甘草、升麻之类以升之补之，或兼用乌梅、五味之属以固之涩之。外仍用熏洗收涩之药，则无不愈矣。

[**肛头痒痛**]风湿火兼病也，大肠受湿，流注肛头，则作痒，<small>秦艽羌活汤。</small>得风与湿热，则生虫而痒，<small>神应黑玉丹、蒿蓄汤，外以苦楝根煎汤洗。</small>若虫蚀其肛，则上唇有疮，<small>化䗪丸。</small>大肠有火，则肛门作痛，<small>七圣丸、秦艽白术丸。</small>甚或便燥，肠头努出，下血，<small>当归郁李仁汤。</small>

丹溪曰：凡醉饱入房，忍泄前阴之气，归于大肠，木乘火势，而侮燥金，故火就燥也，大便必秘。其疾甚者，必以苦寒泻火，以辛温和血，润燥疏风止痛，是其治也。<small>宜秦艽白术丸、宽肠丸、当归郁李仁汤。</small>

## 附方

[通治]补中益气汤 见一卷中风。

[升提]举元煎 见三卷饮食。

[通治]参术芎归汤 参 术 芎 归 芪 草 芍 苓 山药 升麻

[虚寒]胃关煎 熟地三钱 山药 扁豆 白术各二钱 黑姜 炙草各一钱 吴萸五分

[阴虚]补阴益气煎 参 草 陈 柴各一钱 熟地三钱 山药 当归各二钱 升麻五分

[产脱]六物煎 熟地钱半 白芍 当归 人参各一钱 川芎 升麻各五分 炙草八分

[产脱]殿胞煎 当归五钱 芎 桂 苓 草各一钱

[湿热]抽薪饮 见四卷痢。

[湿热]大分清饮 见四卷泄泻。

[肠风]胃风汤 见四卷泄泻。

[努脱]人参固本丸 见一卷中风。

[痔脱]四物汤 地 芍 归 芎

[血热]凉血清肠散 地 归 芍各钱半 芩 连 荆 防 芎 草 升麻 香附各五分

[血虚]秦艽四物汤 四物汤加 秦艽 丹 防 柴 柏

[湿痒]秦艽羌活汤 羌活钱半 秦艽 黄芪各一钱 防风七分 升麻 麻黄 柴胡 甘草各五分 红花 细辛各三分

[虫痒]神应黑玉丹 猬皮四两 猪悬蹄廿五个 牛角 三两 血余 败棕各二两,炙 槐角一两半 苦楝根皮一两二钱 雷丸 脂麻各一两 乳香 麝香各一钱 酒糊丸。

[下虫]萹蓄汤 萹蓄一握水煎。

[虫蚀]**化䘌丸** 桃仁 槐子 陈艾<sub>各三钱</sub> 红枣肉杵丸。

[火痛]**七圣散** 郁李仁<sub>一两半</sub> 羌活<sub>一两</sub> 大黄<sub>制，八钱</sub> 桂心 槟榔 木香 川芎<sub>各五钱</sub> 蜜丸，白汤下。

[肛痛]**秦艽白术丸** 见本卷便血。

[下血]**当归郁李仁汤** 郁李仁 皂角仁<sub>各一钱</sub> 槐花米<sub>七分</sub> 秦艽 麻仁 当归尾 生地 苍术<sub>各五分</sub> 大黄<sub>制三分</sub>

[热秘]**宽肠丸** 黄连 枳壳 等分，糊丸。米饮下五十丸。

【点评】脱肛，是中气下陷之证。治以益气升陷，收涩固脱。常用补中益气汤，或举元煎、升陷汤等，配合外用熏洗收涩之药，均有佳效。肛头痒痛，多湿热阻滞，常见于肛周瘙痒症，及肛周湿疹，用清热燥湿或养阴润燥法，内服外洗，多可见效。

## 痔漏论治 <sub>耳痔 鼻痔 脑漏 偷粪鼠疮 跨马痈附</sub>

凡泽旁突起高阜为峙，窍中突出瘜肉为痔。故有眼痔、鼻痔、牙痔等名。至肛边肿痛发疮，经谓：醉饱入房，筋脉横解，肠澼为痔。又督脉生病，癃痔，言精气脱泄，阴火流注篡间，<sub>两阴之交。</sub>多患痔疾。然阴虚生热，或服饵辛毒，<sub>如椒酒及固精等药。盖川椒烧酒，最能发痔。或用热药，固精不泄，毒气流注，势必至穿漏矣。</sub>大肠燥秘，及忧恐气结，奔走劳动，致疮孔生管流脓，斯成漏矣。痔有七：肛外发露肉珠，状如鼠奶，曰牡痔。<sub>即外痔。</sub>肛内肿突，脓溃即散，曰牝痔。肛边痛痒，颗颗发瘰，更衣辄出清血，曰脉痔。肠内结核，痛而登厕肛脱，曰肠痔。因便血注不止，曰血痔。忧思恐怒，立见肿痛，大便艰难，曰气痔。<sub>皆内痔。</sub>饮酒发动，疮痛流血，曰酒痔。其形有鸡冠、莲花、樱桃、胡桃、鸡心、鼠奶之状。久而生虫，便前血射一缕为痔。<sub>瘘即漏也，经云：陷脉为瘘。</sub>近旁穿穴，中生脆管，流脓不止，即为漏。有串臀者，有串肠者，有串阴者，有秽从疮口出者，漏卮不塞，精血日枯，渐成损怯难治。宜戒酒色，节劳茹淡，滋填精血。如鱼鳔、熟地、龟胶、鹿胶、猪脊髓之类。立斋论治痔焮痛便秘，宜清热凉血，润燥疏风。治漏宜养元气，补阴精。大便秘，宜润燥养血。红坠作痛，宜泻火除湿。作痒宜祛风胜湿。肿痛溺涩，宜泻肝导湿。若疝与痔兼患，六味地黄丸、补中益气汤，并服。按痔初起，肠头肿成块者，大肠湿热也，渗而清之。如生地、槐米、黄芩、甲片、归尾、茯苓、枳壳、泽泻等。作痛者，肺大肠风热也，宣而散之。如荆芥、元参、当归、杏仁、乳香、木香、枳壳、银花等。大便秘结者，脾肾燥火也。清以润之。滋燥养营汤去防风，加麻仁、白蜜等。溃脓者，热胜血也，凉以和之。秦艽白术汤去术，加生地、槐角等。痛兼血者，阴虚有火也，滋而养之。四物汤加阿胶、黄芩、乌梅、地榆等。痔血漏脓，久不止者，元气不固也，升而摄之。补中益气汤芪术用生，去柴胡，或暂用樗皮散。血痔诸药不应，黑以止之。石煤、槐花、空心乌梅汤下，神效。气痔内因七情者调其郁，归脾汤芪术用生，加枳壳、广皮。酒痔多因湿热酿火者，解其毒。芩连四物汤，槐角丸加金银花、甘草。不拘痔漏肠红，通用梅连丸。以止其血。不论痔瘘虫痔，通用水银枣子膏。以绝其虫。肿痛用洗痔法，以鱼腥草、苦楝根、马齿苋、朴硝煎汤熏洗，洗翻花痔，以荆芥、防风、朴硝、煎洗，次以木鳖子、郁金等分，加冰片研细，水调敷。点痔法：以蜗牛胶、熊胆胶、或用田螺水等。缩痔法：用大鳖头火煅研细，搽效。枯痔法：以鳔胶一味，炒研为末，日用一钱，砂糖调服。久自枯落。敷痔法：用蚕茧纳男子指甲填满，外用童发缠裹。烧存性，蜜水调敷。经云：陷脉为瘘音漏，留连肉腠。言寒气陷入血中而生疡漏。因疮穿脓溃不已，初则淡红微肿，或小核，久则上面槁白，内已黑腐，淫虫恶臭生焉。故治漏先须透脓，用追毒丸，再用闭管丸。如漏之四边有硬肉突起，闭管丸中加蚕茧二十个，炒末，和入药内。此方治遍身诸漏皆效。治穿肠漏，用水安息香搽之，十日全消。水安息香，出波斯国，以椰子盛香，形似膏药稀黏，黄黑色。着手其香透爪甲者为真。治漏退管，用猬皮丸。去管兼能生肌，用圣祖御赐方，及明太祖验方。倘管退漏眼未平，宜生肌膏。大抵漏疮孔中，必有恶秽之物，先用洗药，以露蜂房、白芷、苦参煎汤熏洗，日三次。嗣用透管，管退，嗣用生肌。近日专门治漏，用韭叶弯刀，披开其孔，量漏之浅深，捻入线药烂管。续用生

<sub>肌散</sub>敷平疮口。待愈。愈后仍须滋填精血，兼戒房劳奔走，及辛热动风诸发物。每见不守禁忌，创愈复溃，或转成怯症者有之，亟当慎也。

[**耳痔**]耳中生如羊奶。<sub>内服栀子清肝汤。外点硇砂一钱，轻粉、雄黄各三钱，冰片五厘，水调和，点之效。</sub>

[**鼻痔**]鼻中生出瘜肉。<sub>用甜瓜蒂、甘遂炒各四钱，枯矾五分，共研细，净松香五分为衣，香油调为丸。每用一丸，入鼻内点痔。日一次，即化臭水而愈。</sub>

[**脑漏**]脑中时流臭涕，<sub>用辛夷二钱，羌活、独活、防风、藁本、细辛各五分，蕲艾一两，将药末掺艾内，卷作条，点火熏鼻，即愈。或用黄荆树叶，搓塞鼻中，效。</sub>

[**偷粪鼠疮**]生近肛门，溃脓后极易穿漏。<sub>肿痛时，用屋上干猫屎、金鱼同捣烂，敷患处立消。或用猫头骨炙灰研，同酒服，亦效。</sub>

[**跨马痈**]一名悬痈。生肛门前阴根后交界处，初起如松子大，渐如莲子，后如桃李。<sub>用甘草梢四两，水煎服，即愈。</sub>**外用**<sub>生大黄三钱，熟石膏一两，紫金锭一块，同捣碎，水调敷，立止痛。</sub>**若肝经湿热，**<sub>用龙胆泻肝汤。已成脓者，用生黄芪、人参、川芎、当归各一钱，白芷、官桂、甘草、防风各五分，一服痛止，再服内溃，十服肉便生。</sub>

## 痔漏脉候

脉弦绝涩者，难治；滑大柔和者，易治。

## 附方

[**晚服**]**六味丸**　见一卷中风。

[**朝服**]**补中益气汤**　见一卷中风。

[**清火**]**滋燥养营汤**　见一卷燥。

[**通治**]**秦艽白术汤**　见本卷便血。

[**凉血**]**四物汤**　见一卷中风。再加黄芩、黄连，名芩连四物汤。

[**涩血**]**樗皮散**　臭椿皮<sub>微炒</sub>　石榴皮　黄连　地榆　阿胶<sub>各一两</sub>

艾叶三钱，炒　为末，粥饮下二钱。

　　[调郁]归脾汤　见二卷劳瘵。

　　[止红]梅连丸　川连一两，酒浸研末　百草霜一两　乌梅即用浸川连酒杵蒸一两　共捣为丸，桐子大。每空心服四五十丸，三日服效，十日即愈。

　　[杀虫]水银枣子膏　水银一两　红枣肉二两　共研，不见星为度，捻如枣核，薄绵裹纳肛中，明日虫出。

　　[点痔]蜗牛膏　蜗牛一个　冰片　麝香各少许　同研烂，以瓷器盛，次早以汁敷患处。

　　[定痛]熊胆膏　熊胆五分　梅片一分　二味研细，以井花水调，鸡翅扫痔上。

　　[定痛]田螺水　以大田螺将针挑开靥盖，入冰片、白蜜少许在内，少顷螺即化水，鸡翔蘸水拂之，定痛而愈。

　　[透脓]追毒丸　胡黄连姜汁炒，一两　刺猬皮炙切，炒黄为末，二两　麝香二分　为细末，以软饭为丸如麻子大。每空心服一钱，酒下。

　　[闭口]闭管丸　胡黄连浮末，一两　甲片麻油内煮黄　石决明煅　槐花炒，各五钱　为末，炼蜜丸麻子大。每服一钱，空心米饮下。早晚日服二次，漏深者服四十日愈。

　　[退管]猬皮丸　刺猬皮大者一张，新瓦上炙脆为末　象牙一两，研末　青黛三钱　槐米一两五钱　陈细茶五钱　绿豆粉一两　饭丸，每服三钱，金银花汤下。

　　[解毒]御赐方　夏枯草八两　甘草节　连翘各四两　为末，金银花一斤煎浓汁泛丸，如龙眼大。每早晨盐汤下三钱，初起者半料愈，年久者一料愈。此圣祖御赐浙江提督陈山凯方也。

　　[凉血生肌]太祖亲验方　犀角屑　象牙屑　乳香　没药各一两　明矾　黄蜡各五钱　铜器熔化黄蜡，入药末为丸。以连翘、金银花浸酒煮半日服丸，每服二十一丸。此明太祖验方也。

　　[长肉]生肌膏　鸡旦黄去白，熬出油三钱　轻粉研细，一钱　乳香　血

竭　龙骨研细，各五分　入油内和匀，日以鸡翎涂患孔内，外盖膏药，半月可以完口。

[退管]**透管方**　麻油四两安锅内，以鸡子四个，女发一握，盖上面，慢火煎至油干，其发亦化。空心陈酒下鸡蛋，以醉为度，管自出。

[通治]**槐角丸**　槐角炒　黄芩　地榆　当归　防风　枳壳炒　各等分为末，酒糊丸桐子大。每服六十丸，空心米饮下，极效。或加乌梅亦妙。


## 痔漏脉案

某　痔血延久不瘥，便后血色鲜紫，虽似肠胃远血，然恐肠尽肛头旧损所渗，沿便之一线而来，尾闾不禁，沧海易枯，无怪面色萎悴也。治用凉以润之，黑以止之，固以摄之。槐米炒、柿饼煅、乌梅蒸烂、侧柏叶捣汁、地榆炒、百草霜、熟地杵膏，加炼蜜丸，服效。

王　气虚下陷，痔坠肿痛，兼脱肛脓血，用补中益气汤加槐米、茯苓，外用牡蛎粉、黄柏面安纸上，承以布托肛入，数次效。

某　便燥出血，痔核肿痛。参东垣润燥通幽二汤，用熟地、生地、桃仁、麻仁、红花、当归酒润、杏仁、甘草、枳壳，蜜丸。此入血分润燥结，服效。

【点评】痔漏，为常见的肛肠疾病，现代多以肛肠专科治法治疗，内服外治，且尤以手术治疗最多。书中对痔疾分类，辨因论治阐述详细，亦记载了传统的外治及当时的手术治疗方法。书中脑漏、悬痈当不属痔漏范畴，应当别论，但痔漏治法仍然可取。

# 诸虫论治

气化之生虫也，木朽为蠹，草腐为萤，日气蒸雨变生螟螣。脏腑之生虫也，肥甘不节，生冷失宜，中脘气虚，湿热不运，诸蟨乃生，如发症、龟瘕、疳虫、尸疰、狐惑、应声之类。其候心嘈腹痛，面色萎黄，沉默嗜眠，食减羸瘦，唇有红白点，呕多青绿涎，或专嗜生米、茶叶、泥螺、瓦灰之类。此在小儿为多，其痛时作时止，其脉忽大忽小，其腹有气梗起往来，痛定便能食者是。古分五脏虫形，如心之虫曰蛔，脾之虫曰寸白，肾之虫如刀截丝缕，肝之虫如烂杏，肺之虫如蚕。诸虫皆能杀人，惟肺虫蚀肺，令人痒咳，至咯血声嘶，最为难治。又有三虫，长虫、赤虫、蛲虫。惟蛲虫最能病患，治之必于月初，虫头向上，空腹先饮肉汁，令其闻香，聚而求食，以迂仙丹下之。虫下净，乃啜粥止之。虫性喜甜，得甘则动，得苦则止，得酸则软，得辛则伏。如乌梅丸，连、柏之苦，梅、醋之酸，椒、姜之辣。古法治伤寒蛔厥，理中汤加川椒五粒、槟榔五分。脏寒吐蛔，及胃腑咳呕长虫出，乌梅丸。胃虚蛔上入膈，理中安蛔丸。诸虫攻胸急痛，扫虫煎。虫啮心痛，贯心则死，芜荑散。虫痛口流清涎，以乌梅、川椒、姜煎服。腹有虫积，万应丸去干漆。虫痛腹热，化虫丸。虫痛肢冷，集效丸。虫积坚久，胀痛黄瘦，猎虫丸。一切虫积，追虫丸。元气实者，木香槟榔丸。虚寒虫动，呕泻成疳，温脏丸。脾疳虫积，肚大肌消，龈腐生疮，六味肥儿丸。虫积嗜生米泥炭等物，为虫疳，以使君子、榧子、槟榔、南星研细，砂糖水调服。虫血积久，成膈呕涎，秦川翦红丸。肺嗽有虫，骨蒸成瘵，百部膏。尸疰传染，獭肝丸、鳗鱼汤。消渴虫耗阴液，苦楝根白皮一握切焙，加麝香少许，水煎服，则虫下渴止。杀寸白虫，榧子四十九枚，砂糖水煮。每上旬平日，空心服七枚，七日尽，虫化水。腹生鳖瘕，白马溺饮之，鳖化水。呕吐虾虫，铜绿煎汤饮之，遂绝。口发言，腹应声，捣蓝汁饮，或服雷丸汤。狐惑症，状类伤寒，起卧不安，四肢沉重，虫食其脏，上唇生疮，为惑。必声哑，宜桃仁汤，或甘草泻心汤。虫蚀其肛，下唇生疮，为狐。必咽干，宜苦参汤洗，以雄黄锐散纳谷道中。**谷道微痒，粪后蛆虫，宜调补脾胃**。四君归脾温脏等汤。或化蟨丸，外用楝根白皮煎汤洗之。**大肠虫出，行坐不得**，用鹤虱灰五钱，水调服，自愈。**小肠湿热，溺窍虫出**，导赤散加使君子、草薢、黄柏。**妇人阴蚀虫痒**，用蛇床子煎汤洗，拭干，内掺桃仁、雄黄等细末。**浑身虱出，血肉俱坏**，饮盐醋汤，半月即安。**阴毛生虱**，虱有八脚，生肉中，出毛孔。**肝肾阴亏**，内服六味地黄丸，外以白果肉擦之。**筋肉化虫，如蟹走皮肤内作声**，急用雄黄雷丸各一两，为末，掺猪肉上，炙熟，食尽自愈。**凡治虫势骤急者，行攻逐**，如大黄、黑丑、干漆、槟榔、三棱、莪术等。**虫去则调其脾胃，势缓者用制伏**，如川连、胡连、乌梅、苦参、苦楝、川椒、芜荑、鹤虱等。**脾弱者兼运脾，胃滞者兼消滞。脾胃气强，虫乃不生，尤宜审脏气之虚实而治之，毋专恃攻下为也。**

## 诸虫脉候

乍大乍小者虫脉。巢氏曰：腹痛脉当沉弱，若反洪大者，蛔虫也。凡虫痛时作时止，或大痛不可忍，面色或青或黄或白，而唇则红。

## 附方

[攻下]**遇仙丹** 牵牛 槟榔 大黄 三棱 蓬莪术 木香 共研末，用皂角子研碎煎浓汤，去渣煮，面糊为丸。以茶清下四十丸。

[脏寒]**乌梅丸** 见三卷呕吐。

[蛔厥]**理中汤** 见一卷中风。

[胃虚]**安蛔散** 见三卷呕吐。

[攻胸]**扫虫煎** 青皮 小茴 槟榔 榧子肉 乌药 吴茱萸 乌梅 雄黄 朱砂 前七味，煎好去渣，入后二味再煎，搅匀，徐徐服之。

[贯心]**芜荑散** 见三卷积聚。

[虫积]**万应丸** 三棱 莪术 陈皮 麦芽 使君子 神曲 雷丸 干漆 槟榔 木香 芜荑 鹤虱 胡黄连 砂仁 为末，米醋糊丸，绿豆大。姜汤下。

[腹热]**化虫丸** 鹤虱<sub>胡粉炒</sub> 苦楝根<sub>不出土者炒</sub> 槟榔<sub>各一两</sub> 芜荑 使君子<sub>各五钱</sub> 枯矾<sub>一钱</sub> 为末水丸。米饮下。

[虫厥]**集效丸** 大黄<sub>炒一两五钱</sub> 鹤虱 槟榔 诃子皮 木香 芜荑 干姜 制附子<sub>各七钱五分</sub> 蜜丸。乌梅汤下，妇人醋汤下。

[虫积]**猎虫丸** 芜荑 雷丸 桃仁 干漆<sub>炒</sub> 雄黄 锡灰 皂角<sub>烧</sub> 槟榔 轻粉 使君子 榧子肉 为末，汤浸蒸饼杵丸绿豆大。每服六七分。

[虫积]**追虫丸** 黑丑<sub>取头末</sub> 槟榔<sub>各八钱</sub> 雷丸<sub>醋炒</sub> 南木香<sub>各二钱</sub> 为末。用茵陈<sub>二两</sub> 大皂角 苦楝根白皮<sub>各一两</sub> 共煎浓汁为丸，如绿豆大。壮人服四钱，弱人小儿服钱半。于五更时以沙糖水吞下，去恶毒虫积二三次，以粥补之。

[攻下]**木香槟榔丸** 槟榔 木香 鹤虱<sub>炒</sub> 贯仲 锡灰 干漆<sub>炒</sub> 使君子 轻粉 雷丸 巴仁 为末，面糊丸麻子大。每服二十丸。

[虚寒]**温脏丸** 参 术 归 芍 苓 川椒<sub>炒</sub> 榧子肉 使君子 槟榔 炮姜 吴萸<sub>泡</sub> 为末，神曲糊丸。白汤下，或加附子。

[脾疳]**六味肥儿丸** 黄连 陈皮 川楝子<sub>炒</sub> 神曲 麦芽<sub>炒</sub> 芜荑 为末，糊丸麻子大。每服二十丸，米饮下。

[虫膈]**秦川翦红丸** 雄黄<sub>另研</sub> 木香<sub>各五分</sub> 槟榔 三棱<sub>煨</sub> 莪术<sub>煨</sub> 贯仲<sub>去毛</sub> 干漆<sub>炒烟尽</sub> 陈皮<sub>各一两</sub> 大黄<sub>一两五钱</sub> 为末，面糊丸。每服五十丸。

[肺虫]**百部膏** 取百部肥实者酒浸竹刀刮去心皮同款冬 百合 沙参 麦冬 五味 紫菀 贝母 杏仁 白蜜等熬膏，杀虫治嗽。

[尸虫]**獭肝丸** 獭肝一具，阴干为末。水服二钱，日三次，治鬼疰传尸。

[传尸]**鳗鱼汤**　鳗鱼淡食，治虚损骨蒸，劳瘵尸虫。

[应声]**雷丸汤**　雷丸一味煎。

[狐惑]**桃仁汤**　桃仁<sub>去皮尖，炒</sub>　槐花米<sub>三钱</sub>　生艾<sub>五钱</sub>　大枣<sub>十枚</sub>
水煎。

[狐惑]**甘草泻心汤**　见三卷痞满。

[外治]**雄黄锐散**　见四卷痢。

[调郁]**归脾丸**　见二卷劳瘵。

[虫蚀]**化䘌丸**　见本卷脱肛。

[湿热]**导赤散**　见一卷温。

[补肾]**六味丸**　见一卷中风。

## 虫脉案

周　自幼粪后下小白虫如蛆，肛内微痒。中年时发时止，此得之肠虚受风，宿病再为湿热迫注，遂至化䘌，延久未愈。忆友人亦于童年患此，服攻逐杀虫之剂罔效。后有人令服人乳数月，虫绝，知徒商逐虫无济也。因疏温脏丸，用四君子汤加归、芍、薏、莲、川椒、榧实、使君子<sub>俱煨</sub>、炮姜、槟榔为末，神曲糊丸。空心白汤下，辄效。

【**点评**】虫证，为以往临床中的常见病。近几十年来因卫生条件改善，有效杀虫药物的应用，以及人们体质的改善，寄生虫的发病率很低，传统杀虫方法已很少使用，但是临床中也有偶发寄生虫类疾病。对虫证的治疗，诚如林氏所言，"脾胃气强，虫乃不生，尤宜审脏气之虚实而治之，毋专恃攻下为也。"

## 卷之八

### 调经论治

　　妇科首重孕育，孕育先在调经。《素问》曰：女子二七天癸至，任脉通，太冲脉盛，月事以时下。言天一之真精至，月信亦通，乃能孕子。谓之月事者，女子属阴，其血如潮，应月之盈亏，有常期者也，故谓之经。倘一愆期，则失其常度，而诸病生焉。夫任主胞胎，冲为血海，二脉流通，脏腑之血，皆汇注于此。冲任皆奇经，而血之生化由脾胃。若七情内损，六淫外侵，兼之饮食劳倦，致脾胃日亏，化源日薄，冲任日衰，神色日夺，所重尤在调肝。盖妇女善郁，木失条畅，枝时萎悴，肝不藏血，经之所由不调也。然不调之中，有先期，有后期，有错乱，有痛经，有倒经，有居经，有淋沥不断，有枯闭不通。经不准，必不受孕，然参前数日受孕者首之。当经行，食禁生冷，药忌寒凉，以血得寒则凝涩不行，不慎禁忌，则腹痛瘕泄，亦致不调。且血随气行，经不调多由于气，丹溪谓：经来成块者，气之凝也；将行作痛者，气之滞也；行后作痛者，气血虚也。先期而来者血热，后期乃至者血虚，亦无不由气也。错经妄行者，气之乱也；色淡者，虚而夹水也；紫者气之热，黑者热甚也；乍少乍多，淋沥不断者，气不摄血也。故调经必兼气药，更若脏损经闭，则由悲伤肺，忧伤心，思伤脾，怒伤肝，房劳伤肾。肺伤则气陷血脱，心伤则惊悸盗汗，脾伤则食减肌瘦，肝伤则发焦筋痿，肾伤则淋带骨蒸，甚至嗽热泄泻。冲任亏败，源涸流竭，如《素问》云：二阳之病发心脾，有不得隐曲，其在女子为不月。夫心主血，脾统血，思虑过度，所愿不遂，郁而成损，则先经闭而后干嗽，累月经年，遂成干血劳瘵，治难措手矣。古谓经前勿补，经后勿泻，此为经期腹痛者言之。其实调经之要，务令血气和平，自然经准受孕。如阳太过则先期，原因有火，然虚而生火，仍当养营摄血。亦有无火而先期，或补中气，或固肾关，不宜过用寒凉也。阴不及则后期，本属血虚，然有血热而燥瘀者，宜清补。亦有血逆而留滞者，宜疏利，毋庸预执温补也。其阴阳乖乱，错经妄行；或由火邪搏营，迟早互见；或由经气舛逆，口鼻上冲；务审其虚实寒热而调之。至于经期前后腹痛，虚实悬殊，经未行而先痛者，血为气滞，经通则痛自除。经已行而犹痛者，冲脉本虚，血去则痛益甚。滞者理其气，温而行之；虚者培其营，峻以填之。设淋沥不止，必固以摄之。亦有腹愈痛经愈多，至痛欲死者，系火搏于血，治宜行血，<sub>如芎、归等。</sub>敛血，<sub>如芩、芍等。</sub>理脾，<sub>如苓、术等。</sub>以<sub>益母</sub>破气中之血，以<sub>延胡</sub>破血中之气，以<sub>香附</sub>开其郁，虚者加<sub>人参</sub>。理脾则血有统，破结则火痛悉除。故调经莫如<sub>八珍汤加益母、延胡</sub>。其经闭不行，肥人多痰塞，<sub>导痰汤加川芎、川连</sub>。瘦人多郁火，<sub>四物汤加丹皮、山栀、泽兰</sub>。因脾胃亏而食少者，旺其运纳之权。<sub>归芍异功散</sub>。因肝肾亏而骨蒸者，壮其营阴之本。<sub>地黄汤去黄、泽，加龟板、五味子</sub>。因思虑郁损心脾者，<sub>归脾丸、小营煎</sub>。因劳嗽咳伤肺气者，<sub>劫劳散、紫菀汤</sub>。或温养下焦，<sub>熟地、沙苑子、杜仲、龙眼、芡实、鹿角胶</sub>。或宣通奇脉，<sub>杞子、牛膝、当归、泽兰、茯神、香附</sub>。若枯闭日久，轻用破血通经，则愈枯其枯矣。又有经后发热倦怠，两目如帛蔽不明，此脾肾精华不能上注于目也。朝用<sub>补中益气汤</sub>，夕用<sub>地黄丸加杞子</sub>。至于七七数尽，当断不断，或因气血有余，若已断复来者，即为崩漏。宜固摄冲脉，<sub>大补元煎加续断、阿胶、海螵蛸、菟丝</sub>。年高经或大行，腹痛不止者危。

【点评】本篇为调经总论，首论月经的生理、病理，以及辨月经的期量色质，而分其不调之寒热虚实。月经能按期而至者，其表现于冲任，来源于脾胃，调节于肝肾。月经不调者，"有先期，有后期，有错乱，有痛经，有倒经，有居经，有淋沥不断，有枯闭不通。"其发病因于感受外邪、饮食劳倦、情志失调。调经关乎肺、脾、心、肝、肾，其要在于"气血平和"，贵在辨证论治，至于用药，如治痛经，"以益母破气中之血，以延胡破血中之气，以香附开其郁，虚者加人参。"皆为书中之亮点。

# 经闭论治

洁古曰：经言月事不来者，胞脉闭也。胞脉属于心，络于胞中，今气上迫肺，心气不得下通，故月事不来。先服降心火之剂，<sub>如芩连四物汤、三和汤去硝黄。</sub>后服局方<sub>五补丸。</sub>后以<sub>卫生汤</sub>治脾养血也。李氏论经闭有二：曰血滞血枯。如经行时余血一点未净，或外感风寒，内伤生冷，七情郁结，为痰为瘀，凝窒经络，为血滞。或经尽后，劳伤冲任，咳嗽骨蒸，火逼水涸，为血枯。血滞经闭，<sub>如当归散、元归散</sub>以破瘀，<sub>加味导痰汤</sub>以涤痰，滞去则经通。若血枯经闭，多主伤肝。《素问》云：有病胸胁支满，妨于食，病至则先闻腥臊臭，出清液，先唾血，四肢清，目眩，时时前后血，病名血枯。此得之年少时有所大脱血，若醉入房中，气竭肝伤，故月事衰少不来也。治以<sub>四乌鲗骨</sub>、<sub>一芦茹</sub>，二物并合之，丸以雀卵，大如小豆，日干。以五丸为后饭，饮以<sub>鲍鱼汁。</sub>利肠中及伤肝也。<sub>盖胸胁支满，肝病也。妨食、肝病传脾也，故闻腥臊臭，出清液，肝病肺乘也。故唾血，四肢清，目眩、肝血伤矣。芦茹即茜根，能散血。后饭，先药也。鲍鱼汁利肠垢，和肝伤，取臭秽以佐乌鲗骨辟宿瘀也。</sub>有因饮食劳倦，损伤脾胃者。节斋云：只宜补养脾胃。<sub>白术为君，茯苓、芍药为臣，佐以黄芪、甘草、陈皮、麦芽、川芎、当归、柴胡。</sub>脾能生血，经自行矣。有因思郁致损心血者，寇宗奭云：童男室女，积想在心，思虑过度，男则神色消散，女则月水先闭。盖忧愁思虑，多伤心脾，故神衰食减。火炎烁金，肺金燥，肾水绝，木气失荣，四肢干痿，五脏传遍，死矣。能改易心志，用药扶持，<sub>宜柏子仁丸、泽兰汤。</sub>益阴制火，忌<sub>青蒿</sub>、<sub>虻虫</sub>等凉血行血。凡经闭因血滞者，多凝瘀积痰，<sub>牛膝散、导痰汤。</sub>若胃热消渴，津液燥竭，<sub>玉烛散。</sub>若思郁成损，归脾汤。潮热骨蒸，加味逍遥散加熟地、龟板。室女经行复闭，赢热成劳，肝脉弦出寸口上鱼际者，急与婚配。宜加味小柴胡汤。若干嗽，地黄汤去丹、泽。加甜杏仁、五味、白芍、贝母。妇人经少渐闭，五心烦热，肌削脉数，乃阴虚阳乘，当养血益阴。人参固本丸。下利而经断者，利止经自来，若脉微涩，虽经止二三月不行，亦非胎，养血经自行也。

[**经早**]先期至者主血热。加味四物汤添鲜藕、红枣。立斋分肝经血燥者，加味逍遥散。脾经郁滞者，归脾汤。肝经怒火者，加味小柴胡汤。血分有热者，加味四物汤。劳役动火者，补中益气汤。景岳分血赤脓紫，脉洪多火而经早者，清化饮。微火阴虚，内热动血者，保阴煎。脉证无火，心脾不摄，经亦早者，小营煎、七福饮，加杜仲、五味子。若一月二三至者，乃气血败乱。当调其寒热虚实，不得以经早血热概之。大约血热者，腹多不痛，其来必多。固经丸加生地黄、芍药。

[**经迟**]后期至者主血虚。加味五珍汤。立斋分脾经血虚者，人参养营汤。肝经血少者，地黄汤。气血俱弱者，八珍汤。景岳分血淡不鲜，脉微迟无火而后期者，大营煎。亦有阴火内烁，血本热而仍后期者，乃水亏血少，加味四物汤、地黄丸。过期作痛者，气血两虚，八珍汤加木香。肥人过期色淡为痰。二陈汤加芎、归、贝母。大约血虚者，腹多空痛，脉大无力或濡细。八物汤加香附。

[**经乱**]迟早无定，乍前乍后，多因心肺虚损，滋血汤。或因受惊，气乱经亦乱者，茯神、枣仁、柏子仁、麦冬、下归附丸。或气盛于血，不受孕者，抑气散。景岳分三阴亏，兼阳虚者，大营煎去牛膝。忧思损心脾者，归脾汤、七福饮。食少脾不健运，宜温燥者，理中汤、六君子汤。脾虚不摄，为淋漏者，保元汤加杜仲、芡实、牡蛎。肝虚不藏，多惊惕者，补肝散去独活、木瓜，加茯神。情志不遂，肝脾气结，经期乱者，逍遥饮。

[**经痛**]有经前身痛拘急者，散其风，越痛散加秦艽。有经前腹痛畏冷者，温其寒。调经饮加姜、桂、茴香。气滞者，行其滞，加味乌药汤。血瘀者逐其瘀，通瘀煎。气血结者，理其络，失笑散。癥瘕痞胀者，调其气血，交加地黄丸。虚寒急痛者，温其里，五物煎。痛在经后者，补其虚，八

珍汤加香、砂。一切心腹攻筑，胁肋刺痛，月水失调者，和其肝，<sub></sub>元胡索散加枳壳。经滞脐腹，痛不可忍者，导其壅，<sub></sub>琥珀散，从《本事方》改订，并治产后恶露不快，血上抢心，迷闷不醒，气绝欲死。《金匮》云：妇人腹中痛，当归芍药汤主之。此补中泻木。又云：妇人腹痛，小建中汤主之。此亦补脾伐肝之意。

[经色] 凡经以色红为正，其紫者风也，四物汤加荆、防、白芷。黑者热甚也，四物汤加芩、连。紫黑兼腹痛者，气血并也，四乌汤加蓬术、川连。不痛者，但加川连。淡白者，虚而兼带也，芎归汤加参、芪、术、芍。赤白兼脐腹冷痛者，虚寒也，伏龙肝汤。如米泔水，如屋漏水，或带黄，混浊模糊者，湿痰也，六君子汤加苍术、香附。如豆汁者，热也，四物汤加丹参、丹皮。成块成片者，血随气凝，或风冷乘之也，通瘀煎去泽泻。风入胞门，忽崩鲜血，一味防风丸、旋覆花汤下。

[倒经] 经期气逆，直犯清道而为吐衄，折其逆势而调之。用山栀、丹皮、生地、丹参、白芍、苏子、郁金、童便。或用四物汤和韭汁，童便服。因怒火伤肝致逆者，龙胆、丹皮、青皮、黄芩、白芍、山栀。因心气不足，衄血面黄者，茯苓补心汤。

[居经] 三月一行为居经，俗名按季。或由脉微，气血俱虚。或由寸口脉微而涩，少阴脉微而迟。或由阳脉浮大，阴脉反弱。又一岁一行者为避年，此因禀受不齐，勿与经闭同治。

[淋沥不止] 症多气不摄血，止经汤加参、芪。子宫虚寒淋沥，胶艾四物汤。血分有热不断，蒲黄散。

[乍多乍少] 经水过多，当归饮。过多淋沥，胶艾四物汤，或保元汤。经水涩少，四物加葵花汤。


## 调经脉候

尺脉滑，血气实，妇人经脉不利。少阴脉弱而微，微则少血。寸口脉浮而弱，浮则为虚，弱则无血。脉来状如琴弦，苦少腹痛，主月水不利，孔窍生疮。肝脉沉，主月水不利，腰腹痛。尺脉来而断续者，月水不利，当患小腹引痛，气滞上攻胸臆。肾脉微涩，为不月。

## 附方

[气血]**八珍汤**　见一卷中风。

[痰阻]**导痰汤**　见一卷中风。

[补血]**四物汤**　见一卷中风。

[补脾]**归芍异功散**　异功散见中风，此加归、芍各二钱。

[补肾]**六味地黄汤**　见一卷中风。

[心脾]**归脾汤**　见二卷劳瘵。

[心脾]**小营煎**　归　地各二钱半　白芍　杞子　山药各二钱　炙草一钱　茯神　枣仁各二钱

[劳嗽]**劫劳散**　见二卷咳嗽。

[咳伤]**紫菀汤**　见二卷肺痈。

[升补]**补中益气汤**　见一卷中风。

[固摄]**大补元煎**　见一卷中风。

[降火]**芩连四物汤**　四物汤加芩、连。

[心火]**三和汤**　地　芍　归　芎　芩　栀　翘　草　大黄　朴硝　薄荷　等分，水煎。

[气血]**五补丸**　参　地　苓　牛膝　地骨皮　等分，蜜丸，酒下。

[气血]**卫生汤**　归　芍各二两　黄芪三两　炙草一两　每服半两，水煎。

[破瘀]**当归散**　归　芍　刘寄奴　枳壳　延胡　没药　等分为末。酒下二钱。

[破瘀]**元归散**　元胡索　当归　每服三钱，加姜煎。

[通补]**柏子仁丸**　柏子仁　牛膝　卷柏各五钱　泽兰叶　续断各一两　熟地三两, 酒煮杵成膏　蜜丸。

[通补]**泽兰汤**　泽兰叶三两　归　芍各一两　甘草五钱　每服五钱，水煎。

[通瘀]**牛膝散**　牛膝一两　归　芍　桂　丹　桃仁　延胡　木香各七钱五分　为末。每服三钱，酒调。

[泻热]**玉烛散**　见六卷腹痛。

[肝燥]**加味逍遥散**　见一卷火。

[肝怒]**加味小柴胡汤**　小柴胡汤见一卷温，此加麦冬、生地各二钱。

[益阴]**固本丸**　见一卷中风。

[血热]**加味四物汤**　四物汤加　丹　栀　柴

[火热]**清化饮**　地　芍　丹　芩　苓　麦各二钱　石斛一钱　如小水赤热，怒火动血，加黑山栀。夜热，加地骨皮。

[内热]**保阴煎**　见五卷痉。

[心脾]**七福饮**　见三卷郁。

[经多]**固经丸**　黄药　白芍各三两　黄芩二两　炙龟板四两　樗根皮　便制香附各一两半酒糊丸桐子大。每服五七十丸，白汤下。

[气血]**加味八珍汤**　八珍汤加　柴胡　黄芪各五分　香附　丹皮各八分

[血虚]**养营汤**　见二卷劳瘵。

[经迟]**大营煎**　见三卷关格。

[痰阻]**二陈汤**　见一卷中风。

[虚痛]**八物汤**　地　芍　归　芎　延胡　苦楝各一钱　木香　槟榔各五分

[经乱]**滋血汤**　参　苓　山药各一钱　芎　芍　地各八分

[气乱]**归附丸**　当归四两　香附八两童便浸透晒干，再加酒醋盐姜汁制为末，醋糊丸。空心，砂仁汤下三钱。血虚加熟地，寒加桂、附。

[气盛]**抑气散**　香附四两　陈皮一两　茯神　甘草各五钱　为末。开水下二钱。

[脾虚]**理中汤**　见一卷中风。

[补脾]六君子汤　见一卷中风。

[脾虚]保元汤　见一卷火。

[肝虚]补肝散　地　术各一两　枣仁　独活各四两　归　芎　芪味　山药　山萸　木瓜各五钱　为末。每服五钱，加枣煎。

[情志]逍遥饮　熟地三钱　当归　枣仁各二钱　茯神　白芍各钱半陈皮八分　远志五分　炙草一钱　气虚加人参。

[风痛]越痛散　虎骨　归　芍　术　苓　草　防　芷　续断本三钱　附子八分　每服五钱，水煎。

[寒痛]调经饮　当归　牛膝三钱　制香附二钱　茯苓　青皮各钱半山楂炒二钱　水煎。胀闷加厚朴、砂仁。气滞加乌药。

[行滞]加味乌药汤　乌药　砂仁　木香　元胡索各一两　香附二两炙草一两半　为末。每服七钱，姜三片，水煎。

[逐瘀]通瘀煎　见五卷厥症。

[理络]失笑散　见六卷胃脘疼。

[气血]交加地黄丸　生地一斤，捣汁浸生姜渣　生姜一斤，捣汁浸生地渣香附八两　人参一两五钱　桃仁二两　延胡索　当归　川芎　白芍　没药木香各一两五钱　糊丸。

[温里]五物煎　熟地　当归各二钱　白芍钱半　川芎　肉桂各一钱

[和肝]延胡索散　延胡索　归　芍　乳　没　蒲黄　桂心各一钱为末。每服三钱，温酒下。

[导壅]琥珀散　三棱　莪术　赤芍　刘寄奴　丹皮　熟地　当归　官桂　延胡索　乌药　前五味，用乌豆一升，姜半斤切，醋焙干，入后药研。每服二钱，温酒下。一方有琥珀。

[腹痛]当归芍药汤　当归　白芍　川芎　茯苓　泽泻各一钱

[腹痛]小建中汤　见一卷伤风。

[紫黑]四乌汤　四物汤加　乌药　香附　甘草

[经淡]芎归汤　川芎　当归

[腹痛]伏龙肝汤　见四卷痢症。

[风袭]**一味防风汤** 防风 研，醋丸。每服二钱半，葱白汤下。

[通络]**旋覆花汤** 见二卷痰饮。

[衄血]**茯苓补心汤** 茯苓六钱 桂枝三钱 甘草二钱 紫石英一两 麦冬 人参各五钱 大枣四枚 赤小豆一合 水煎，日三服。

[淋沥]**止经汤** 四物汤各一钱 白术 黄芩 阿胶 蒲黄 柏叶盐水炒，各七分 香附一钱 砂仁 甘草各五分 姜三片 水煎。

[淋沥]**胶艾四物汤** 熟地 白芍各一钱 当归 艾叶各七分半 阿胶 川芎 甘草各五分 水煎。

[血热]**蒲黄散** 黄芩五分 当归 柏叶 蒲黄各四分 生姜 艾叶各一分 生地二钱四分 伏龙肝一钱二分 研末，水煎服。

[经多]**当归饮** 地 芍 归 芎 黄芩 白术 如久不止成血崩者，加 阿胶 山栀 地榆 荆芥 甘草 水煎服。

[经少]**四物加葵花汤** 地 芍 归 芎 红葵花各二钱 一方加红花、血见愁。

## 调经脉案

**李氏** 月事兼旬再至，小腹痛胀，面黄食减，手足心热，口微渴，脉虚促。此脾肝肾阴亏损症也，延成劳热则难治。暂用阿胶四物汤：潞参、熟地砂仁末炒，各三钱、当归、白芍酒炒，各二钱，川芎八分，阿胶水煨二钱，麦冬、山栀、续断俱炒，各钱半、香附童便炒，二钱。四服诸症俱减。改用八珍汤去白术，仍加阿胶、麦冬，脉较和，食较进。后专用潞参五钱、龙眼肉二钱煎服，味甘生液。又用归脾丸加白芍、香附常服，经始调。

**殷氏** 年少脉匀，主无病，尺中虚，必月信后期，溺后白淫，非不孕之体。据述经前不痛，但迟，后色淡，平时白带耳。治宜补气以培营之源，摄下以固肾之滑。用秘元煎：人参、茯苓、白术、炙草、枣仁、山药、芡实，加当归、白芍、杜仲、何首乌，服之可孕。

**沈氏** 按月倒经，血出鼻口。此由肝火上迫，不循常道。宜抑肝火，导归冲任，可使下行，此即搏跃过颡之理。拟四物汤去川芎，其当归用醋制，加生熟山栀<sub>各二钱</sub>、丹皮二钱、黄芩、枳壳<sub>各钱二分</sub>、降香、甘草<sub>各一钱</sub>、郁金<sub>五分</sub>。每月经前服四剂，后得转逆为顺。

**肖氏** 经前腹痛，经后淋沥，胀满食减，脉虚小。系冲任血滞，而主治宜在脾。用香附<sub>姜制</sub>、砂仁、茯苓、白术、炙草、当归、白芍<sub>桂木炒</sub>、木香、延胡<sub>酒炒</sub>、杜仲<sub>姜汁炒</sub>、续断，神曲糊丸。姜汤下，一料宿愈而获孕。

**徐氏** 积年痛经，属血中气滞。用调经饮：当归、牛膝、制香附、茯苓、山楂肉、加乌药、小茴香。痛止后，因夹虚迟早不调，用芎归六君子汤加益母膏、白芍、香附、红枣而经调。

**李氏妾** 年二十以来天癸未通，其夫惧不能孕育。予谓此禀受阴气不足也，但多服六味地黄丸，阴气充经脉自行，后生数子。

**陈氏** 性偏不育，脉沉涩，气急痰闷，经闭三载。当先调畅肝郁，三因七气汤：半、朴、苓、苏，加当归、香附、郁金、合欢、玫瑰二花煎。随用平调肝肾。甘杞子、沙苑子、补骨脂、牛膝、当归、制首乌、益母霜，意取温行，不十服经行矣。

**吴氏** 结缡数载，经闭年余。入夏气泄，脉微弦少力，肌削神疲。平昔胃纳不多，而冲脉隶于阳明，谓之血海。因阳明生化不足，故月事不以时下也，症成下损，并无瘀阻，切忌通经，治先调补胃阴以生液。潞参<sub>三钱</sub>、山药<sub>炒</sub>、茯神、枣仁、白芍、当归、杞子<sub>俱炒，各二钱</sub>、五味<sub>焙五分</sub>、麦冬<sub>一钱</sub>、湘莲、南枣<sub>各十枚</sub>。十服，食味颇甘，精神较爽，前剂去麦、味，参入泽兰。汤用潞参、山药、茯神<sub>各三钱</sub>、熟地<sub>炒，一钱</sub>、白芍、当归<sub>各二钱</sub>、泽兰、甘草<sub>各一钱</sub>、牛膝<sub>酒蒸，六分</sub>，益母膏<sub>三钱，冲</sub>，服甚适，所虑节交夏至，症必变重耳。

【**点评**】本篇虽以经闭为名，实为辨经闭证治为主，兼论月经不调诸证辨治之法。经闭，又称闭经，是指月经3个月以上不至，有血瘀、血枯、肝郁、脾虚、肾亏之证；经早，即月经提前，主血热，有实火、虚火、无火之证；经迟，即月经推迟，主血虚，有脾失运化、肝血不足、阴虚血亏、气血两虚之证；经乱，即月经先后不定，有心肺虚损、心脾两虚、肝郁脾虚、肝不藏血、脾不统血之证；经痛，即经期腹痛，有寒凝、气滞、血瘀、血虚、虚寒以及癥瘕积聚之证；经色，即月经色质异常，有色紫为风、黑为热、混浊为湿痰、淡白为虚、成块为血瘀之证；倒经，即经期吐衄，多因气逆，治当引血下行；居经，为生理性月经3个月1行，尚有避年，即1年1行，皆非闭经；淋漓不止，当从崩漏治；经量过多，有瘀热、气虚之证；经量过少，有血虚、血瘀之证，皆当随证治之。

## 崩漏论治

崩者血暴下成块，如山冢卒崩。漏者经绵延不止，如漏卮难塞。《素问》曰：阴虚阳搏谓之崩。又曰：阴络伤则血内溢，盖血行络中，汇于冲脉。冲为血海。非阳盛搏阴，致损内络则不至横决而下。且心主血，脾统血，肝藏血，凡忧思怒劳，激动五志之火，皆能损络，使冲任任主胞胎失守，致经血暴注，久而不止，谓之崩中。《良方》亦谓妇人崩中，由脏腑虚，冲任亦虚，不能约制其经血，或阳搏阴，热伤冲任，血得热则流溢，甚至昏仆。其脉疾小为顺，洪大为逆。大法当调补脾胃。《济阴纲目》曰：崩漏属气虚，不能约制，则宜补气，其为热乘者，则凉血。不当混言调补脾胃，尝析而言之，有脏腑及冲任阳虚者，有脏腑及冲任阴虚者，有阴虚兼阳亢者，有初损脏腑，久崩久漏，屡伤冲任，以致络虚不能摄血者。概言调脾胃，尚未切中窾要。昔东垣治崩，亦言大补脾胃，升降气血，以气血为脾胃所生，且冲脉隶在阳明耳。经既明言络伤血溢，得不堤防约束，为之弥缝其隙乎。

如阿胶、鸡血藤膏、赤石脂、紫石英等。惟血中有滞气，脐腹隐痛者，不宜骤用固涩，变成肿胀，须参经旨，通因通用。用益母、香附、泽兰、白芍、延胡索、海螵蛸、归尾等。和其气而血自调。按《产宝》分阴崩阳崩，受热而赤，谓之阳崩；受冷而白，谓之阴崩。赤属血热，白属气虚。然崩中日久，则为白带，如此直须补摄。用杜仲、续断、芡实、牡蛎、沙苑子、菟丝子等。勿令延至髓枯精竭。宜人参、熟地黄、杞子、茯神、鹿胶、五味、苁蓉、当归等。药用大剂，填塞下元。

东垣论气陷血脱，法当升举。

立斋论崩之患，或因脾虚不能摄血，或因肝火迫血妄行；或暴怒伤肝，血热沸腾；或脾经郁火，血不归经；或悲伤心包，血乃下脱。治法，脾经亏损者，六君子汤加芎、归、柴胡。脾气虚陷者，补中益气汤加酒炒白芍。肝经有火者，四物汤加柴胡、山栀、丹皮。怒火伤肝者，小柴胡汤加山栀、丹、芍。肝经风热者，加味逍遥散。思郁伤脾者，归脾汤加山栀。悲伤心包者，四君子汤加柴、栀、升麻。故先哲论下血，须用四君子汤收功，所谓血脱益气也。凡大脱血后，急用独参汤。其发热咳嗽脉数，乃元气虚弱假热之象，尤当加用人参之类调补脾元。以无形之气，生有形之血，所谓阴从阳长也。若脉虚大，察其有胃气，受补则可救，不可误投寒凉，复伤生气。其治因怒血崩，面青黄或赤，为肝木制脾土。以小柴胡汤合四物汤。治肝脾郁火，血崩乳肿胁痛，逍遥散加酒炒龙胆、山栀。再用归脾汤加山栀、贝母。治崩症，身热头晕，食少吐痰，用八味丸而愈。后因劳役复发，脉洪大，按之微弱，此无根之火，内虚寒，外假热，用十全大补汤一剂渐减。又服八味丸愈。其崩久脾胃虚寒，肢冷腹痛，先用附子理中汤，再用归脾汤、补中益气汤愈。过服寒凉，腹闷烦躁，脉洪而虚，急用八珍汤加炮姜。以温补之，缓则不救。

元礼论崩中，或清或浊，或纯下瘀血，甚则头目昏晕，四肢厥冷，并宜胶艾汤、咽震灵丹。佐以三灰散，或以童便煎理中汤。血崩腹痛，人疑恶血未净，及见血色瘀晦，愈信恶血，不敢止截。岂知经血出络，一停即成黯色，未必尽为瘀热，又焉知瘀之不为虚冷乎！且瘀而腹痛，血行则痛止。崩而腹痛，血住则痛止。宜芎归汤加熟附、干姜各五分。止其血而痛自止。武叔卿以此非崩久气脱者不可用。

《千金》治崩淋带下，用小牛角䚡散。若积冷崩中，去血不止，腰背痛，四肢重，虚极者，大牛角䚡散。《本经》云：牛角䚡下瘀血闭血。女人带下血崩，燔之酒服。寇宗奭疏云：烧灰，主妇人血崩便血血利。虚人以独参汤，保元汤送下。崩中去血不断，用角䚡鹿茸散。崩中赤白，或如豆汁，伏龙肝汤。

《医通》治崩漏过多，补泻不应者，用牛角䚡煅存性，酒服二三钱。虚寒血色稀淡者，牛角䚡同鹿茸服，尤妙。崩漏经年不止者，用莲房五枚烧存性，香附二两炒黑，为细末。空心陈酒下二钱。风入胞门，忽下鲜血者，一味防风丸、旋覆花汤下。崩漏初起，不问虚实，荆芥四物汤。肝经虚热，奇效四物汤。因怒动血，养血平肝散。劳心过度，柏子仁汤。漏下伤胎，胶艾四物汤。脾虚恶食，当归芍药汤。血脱气陷，益胃升阳汤。赤白崩带，艾附汤。虚寒崩漏不止，丁香胶艾汤。崩漏渐成虚羸，鹿茸散。崩中诸药不愈，牡蛎丸。年高而崩者，法在不治。凡崩症，多用醋炒荆芥、升麻，醋能收敛故也。五灰、十灰诸散，药用煅炒者，红见黑则止也。红为火象，黑为水色。血症多兼黑药，水能遏火之义。或用鹿茸丸。

景岳治血热妄行，保阴煎，或加减一阴煎。火盛迫血，徙薪饮加续断、丹参。脾肾虚寒，兼呕兼溏泻而畏寒，理阴煎，或理中汤。脾肾阴气不固，固阴煎，或秘元煎。阳虚脱陷，四维散。血脱气竭，独参汤，或当归补血汤。血滑不禁，龙骨散加人参。血臭脉滑者多火，宜从清凉。血腥清寒，脉细者多虚，必须温补。

景岳又云：血崩来如潮涌，明是热势妄行，然又不可用寒治。盖寒则血凝，而热郁于内，治宜清补，兼为升提，血自循经，经自摄血，而又不可骤止也。宜地黄、阿胶、白芍、麦冬、桑耳灰、木耳灰之属。久则多虚寒，又宜温补脾胃。

《女科纂要》云，崩宜理气、降火、升提。漏宜养气补火，或兼制火。凡崩漏不可多用寒凉，致伤脾胃，不能摄血归源，是速其危也。

### 崩漏脉候

漏下赤白不止，脉小虚滑者生，数盛者死。漏下赤白，日下血数升许，脉急疾者死，迟者生。尺脉急而弦大，风邪入少阴经。女子漏下赤白，脉浮者死。凡五脏俱虚，五色杂下，谓之五崩：肺虚色白如涕，心虚色赤如绛，脾虚色黄如烂瓜，肝虚色青如蓝，肾虚色黑如肝血。

### 附方

[脾虚]六君子汤　见一卷中风。

[气虚]补中益气汤　见一卷中风。

[血虚]四物汤　见一卷中风。

[怒火]小柴胡汤　见一卷温。

[血热]加味逍遥散　见一卷火。

[思郁]归脾汤　见二卷劳瘵。

[益气]四君子汤　见一卷中风。

[补火]八味丸　见一卷中风。

[虚寒]十全大补汤　见一卷中风。

[虚寒]附子理中汤　见一卷中风。

[烦躁]八珍汤　见一卷中风。

[崩中]胶艾四物汤　见本卷调经。

[肢厥]震灵丹　禹余粮　赤石脂　紫石英　代赭石各四两　入净锅中，盐泥封固，煅研。入乳香　没药　辰砂各一两　五灵脂二两　米糊丸。

[止涩]三灰散　棕灰　绢灰　血余炭

[厥冷]理中汤　见一卷中风。

[补血]芎归散　川芎　当归

[寒崩]**小牛角䚡散**　牛角䚡一枚烧赤　鹿茸　禹余粮　当归　干姜　续断各二两　阿胶三两　乌鲗骨　龙骨各一两　赤小豆六合　为末，温酒调服方寸匕。

[积冷]**大牛角䚡散**　牛角䚡　干姜　当归　续断　龙骨　禹余粮　生地　桑耳　白术　赤石脂　矾石　人参　附子　蒲黄　防风

[不止]**角䚡鹿茸散**　牛角䚡　鹿茸　当归　续断　阿胶　甘草　地榆　丹参　地黄　川芎　赤石脂　龟甲　柏子仁

[呕痛]**伏龙肝汤**　见四卷痢。

[鲜血]**旋覆花汤**　见二卷痰饮。

[初崩]**荆芥四物汤**　即四物汤加荆芥、条芩、香附各一钱，水煎。一方加地榆，一方并加阿胶、艾叶。

[虚热]**奇效四物汤**　四物汤加阿胶，名妇宝丹。此再加艾叶、黄芩炒各一钱。

[因怒]**养血平肝汤**　归　芍　香附各二钱　青　柴　芎　地各八分　甘草五分

[劳心]**柏子仁汤**　柏子仁　香附　川芎　鹿茸酒蒸焙　茯神　当归各钱半　续断二钱　阿胶　远志各一钱　炙草五分　加姜煎。

[脾虚]**当归芍药汤**　黄芪钱半　白术　苍术　当归　白芍各一钱　陈皮　熟地各五分　生地　炙草各三分　柴胡二分　水煎。

[脱血]**升阳益胃汤**　见七卷便血。

[崩带]**艾附汤**　艾叶　制香附

[漏水]**丁香胶艾汤**　当归钱二分　芍　地各三分　川芎　丁香各四分　艾叶一钱　阿胶六分　水煎。

[虚脱]**鹿茸散**　鹿茸酥炙，一两　龙骨　鳖甲酥炙　熟地　白芍　白石脂　乌鲗骨炙黄　续断各二两　苁蓉一两

[虚脱]**鹿茸丸**　鹿茸燎去毛，酥炙　赤石脂　禹余粮各一两　当归　地黄　续断各二两　附子　艾叶　柏叶各五钱　为末酒糊丸。

[固涩]**牡蛎丸**　牡蛎火煅，研细，醋调丸。再煅红研细，用醋

调艾末熬成膏，和丸桐子大。每服五十丸。

[固涩]**五灰散** 莲蓬壳 黄绢 血余 百草霜 棕皮<sub>俱烧灰</sub> 山栀 蒲黄<sub>俱炒</sub> 黑墨 血竭为细末调服，或炼蜜为丸。米饮下五十丸。

[固涩]**十灰散** 黄绢 马尾 藕节 艾叶 赤松皮 蒲黄 莲蓬壳 油发 棕榈 棉花<sub>俱烧灰</sub> 研细，醋煮，米汁为丸。

[血热]**保阴煎** 见五卷痉。

[血热]**加减一阴煎** 见四卷怔忡。

[火盛]**徙薪饮** 见七卷淋浊。

[脾肾]**理阴煎** 见二卷咳嗽。

[滑泄]**固阴煎** 见二卷脱。

[不固]**秘元煎** 见四卷三消。

[阳虚]**四维散** 见三卷饮食。

[气虚]**独参汤** 人参一味煎。

[气血]**当归补血汤** 黄芪<sub>炙一两</sub> 当归<sub>酒洗二钱</sub> 水煎服。

[血滑]**龙骨散** 龙骨<sub>煅</sub> 当归 制香附<sub>各一两</sub> 棕毛灰<sub>五钱</sub> 为细末。每服四钱，空心米汤下。


## 崩漏脉案

**杭氏** 崩漏日久，近添腹痛。医疑孀居气悒失调，用失笑散破血中气滞，加阿胶、归、芍熄风和营。究竟腹痛未止，淋沥益加，血如豆汁。晡时神倦火升，阴络既伤，奇脉不固，虚阳易炎，左部虚不受按，右部浮大少力。治宜固摄冲任，兼镇虚阳。赤石脂<sub>二钱</sub>、五味<sub>五分</sub>、龙骨<sub>煅</sub>、丹皮<sub>各钱二分</sub>、杜仲<sub>盐水炒</sub>、熟地<sub>砂仁蒸</sub>、白芍、山药<sub>俱炒，各二钱</sub>、钗石斛、茯神<sub>三钱</sub>、莲子<sub>十五粒</sub>、鸡血藤膏<sub>二钱</sub>、四服淋痛已止。去石脂、龙骨，加杞子<sub>焙，一钱五分</sub>、龟甲心<sub>炙，三钱</sub>，虚火亦除。冲任为奇经，崩久不止，必固奇经之药，鸡血藤膏用以引入阴络也。

**邹氏** 五旬外暴崩成块，晕绝而苏，脉虚芤。此虚风扰动阴络也。用阿胶三钱水煨服，血止。仍用熟地、茯神、白芍、荆芥醋炒黑、续断、杞子、甘草炙黑、乌梅，取甘酸化阴熄风之旨，寻愈。

贡氏　小水闭涩，服导赤散加归尾、赤芍、赤苓、牛膝，得利。尺脉犹坚搏，知必经闭血瘀为患，逾旬寒热腹痛，暴崩紫黑成块，继而鲜红如注，后则淡红如水，或红白相间，淋沥匝月不止，头晕脘痞，粥饮不入，神惫肢冷，脉细欲绝。此阳衰不能摄阴，滑而将脱也。急用四维散加半夏、砂仁、茯神，脉症乃定，后用大补汤而安。

吴氏　胎漏半产已匝月，崩带未止。用补气摄血之剂，犹淋沥不断，延至怔忡不安，腰腿酸痛，《脉诀》所谓崩中日久为白带漏下多时骨髓枯也。急须摄固奇经，仿徐之才涩以止脱意，用金锁匙丹。龙骨煅研、牡蛎醋煅研、茯神、远志炒、赤石脂研、杞子酒焙加杜仲、枣仁俱炒、乌梅，一服漏止，怔忡亦减。又加减前方而安。

王氏　七七之期，经断半载，忽又崩淋不已，虽血海亏虚，但宜续、杜摄血，兼艾、附调气足矣。医辄以棕灰、黑蒲黄止涩，乃至小腹胀满硬痛拒按，头疼脘痞，热渴心烦，小水短涩，脉左弦右数，此络瘀阻痹攻痛。宜主理瘀，佐通络，乃奇经治法，非失笑散决津煎之比。五灵脂、郁金汁各八分、牛膝、栝蒌、橘络各钱半、延胡、桃仁、赤芍、木通各一钱、当归须、降香末各二钱，三服瘀行腹软。但口干微渴，头仍不清，必由液虚风动。改用阿胶、甘菊炒、麦冬、石斛、荆芥醋炒、枣仁、茯神、白芍、莲子、龙眼肉，血止，诸症亦退。又下白带，为气虚陷。用党参、玉竹、茯苓、续断、杜仲盐水炒、生地炭、芡实、杞子俱焙，三服痊愈。

许氏　中年血脱，延为带浊，必冲任脉虚。夫冲为血海，任主担受，而冲脉隶于阳明，阳明先衰，胃纳不旺，致血海不固，担任失司，此淋漏根由也。近则食后脘腹不爽，或暖腐宵胀，必由脾肾阳虚。治法摄阴先在益阳，以崇生气，以纳谷味。且脉来左右缓弱，温通为宜。制附子三分、益智仁煨八分、沙苑子、白芍、归身、制半夏各二钱、破故纸、杞子俱焙、乌鲗骨醋炙、续断酒炒，各一钱半、胡桃肉二枚、煨姜三钱，三服漏止食进，去附子、故纸、半夏，加芡实、杜仲、菟丝子俱炒，又数服乃固。

**包氏** 经闭疑胎，血下每谓胎漏，忽然崩注，杂下脂膜甚多，身热头晕，面赤心烦，咳呕绿沫。上咳则下漏，呕作晕频，汤饮不纳，急用煨姜汁止呕，咳逆定，神渐苏。脉虚小而数，沉候如无，两尺空空，显非胎象。良由起居不时，生冷失节，气血阻滞，一时暴下阴虚，阳失依附，变化内风，眩冒呕逆，如风翔浪翻，当知阴虚阳搏，崩漏乃成。血海空乏，虚阳升逆，乃气不摄血之咎，况阴从阳长，宜宗立斋、景岳两先生治法，敛阳以摄阴。用洋参焙、茯神、白芍炒，各三钱、炮姜一钱、五味五分、制半夏、焦白术、甘草炙黑、续断、杜仲盐水炒各二钱，二服漏止热退。稍恶寒，阳气尚虚，前剂加制川附五分，遂愈。

**谢氏** 天癸当断之年屡患崩漏，近兼利血白带，头震耳鸣，项麻面赤。症由任带两亏，火升风煽，致心神浮越，怔悸不安。治以镇阳摄阴，务使阳下交阴，阴上恋阳，震麻暂已。再血海保存，阴络不伤，下元重振，专在静摄。勿以操持扰动厥阳，则宵寤汗泄渐安矣。熟地、山药、五味焙、杞子焙、龟板、龙骨、阿胶、牡蛎煅研、杜仲盐水炒、龙眼肉，数服甚适。去龙骨、牡蛎、杜仲，加羚羊角、丹皮、白芍、茯神、莲子、芡实、续断等熬膏，即用阿胶收，小麦煎汤和服。渐愈。

**王氏** 崩漏成带，至小溲如泔如涕，髀骨痛，腰膝酸。从未饵药，势必沥枯髓液，延成不治。近又春温气泄，身热食少，口渴颊红，液涸阳升，脉右弦左弱，急摄阴固下。熟地炒、阿胶烊、石斛各二钱、洋参三钱、麦冬、茯神、赤石脂各钱半、白芍、杜仲青盐炒、甘杞子、续断三钱，加莲、枣煎。数服症渐减，去石脂再服。又去阿胶，加芡实、山药俱炒，各三钱，又数十服得效。

**魏氏** 经阻暴崩，疑为胎漏，按脉无孕象，乃聚瘀日久致患，曾经调治得安。今暑湿令行，头晕呕恶，晡后骨蒸，瘕不成瘤，忽又暴崩，脉虚疾。症属内因，必由阳明脉亏，木火乘侮，是以贯膈犯巅，震及血海，血海一空，则骨骱生热。治宜和阳安胃，佐以镇络。嫩桑叶、甘菊<sub>炒</sub>、天麻、白芍、钗斛、枣仁、茯神、牡蛎<sub>煅研</sub>、海螵蛸<sub>醋炙</sub>、橘红、半夏曲<sub>炒</sub>、续断，数服诸症悉平。惟左关尺尫弱，乃肝肾阴伤。用熟地、萸肉、山药、白芍<sub>俱炒</sub>、茯苓、杜仲<sub>盐水炒</sub>、海螵蛸、鳖甲<sub>俱炙</sub>、阿胶<sub>烊</sub>，数十服得痊。又接服鸡血藤膏而经固。

【点评】本篇汇聚了诸多医家辨治崩漏的临床经验，书中所及医家有唐代医家孙思邈，宋代医家陈自明，金元医家李东垣，明代医家薛己、戴元礼、张景岳、武之望，清代医家张璐等。可见林氏治学勤奋，可谓博览群书，从临床医案中可以看出林氏治崩漏经验丰富。当然，书中也疑有误，关于阴崩、阳崩一说，其内容出自宋代医家齐仲甫著《女科百问》中"第四十二问：阴崩阳崩何以别之？"而非《产宝》，查以《产宝》为名的古代著作有唐代昝殷著《经效产宝》、宋代无名氏著《产宝诸方》、清代倪枝维著《产宝》皆未论及阴崩阳崩。

## 胎前论治

妇人受孕，则月事不行，诊其脉，足少阴肾脉动甚者，妊子也。经云：阴搏阳别，谓之有子。<sub>王注：阴谓尺中，搏谓独搏于指，与寸脉俱别，则为孕。</sub>故胎脉微滑，若经候三月不行，欲验之，<sub>用探胎饮</sub>，腹中微动者，胎也，否则是经滞。《金匮》云：妊娠下血，腹中痛，为胞阻，<sub>胶艾汤主之</sub>。腹中疠痛，<sub>此木邪克土，当归芍药汤主之</sub>。呕吐不止，<sub>此为恶阻，参姜半夏汤主之</sub>。常服易产，<sub>当归散主之</sub>，徐之才曰：受孕一月，名胎胚，足厥阴<sub>肝脉</sub>养之。二月名胎膏，足少阳<sub>胆脉</sub>养之。三月名始胞，手少阴<sub>心脉</sub>养之。四月形体成，手少阳<sub>三焦脉</sub>养之。五月男女分，足太阴<sub>脾脉</sub>养之。六月筋骨具，足阳明<sub>胃脉</sub>养之。七月毛发生，手太阴<sub>肺脉</sub>养之。八月脏腑具，手阳明大肠脉养之。九月谷气入胃，足少阴肾脉养之。十月足太阳膀胱脉养之。脏腑齐通，纳天地气于丹田，俟时而生。亦有未及期而产，或过期而产者。凡怀孕则血留气聚，脉多滑数。其殒胎多在三月，是血热。故胎前症治，率以清热凉血为主，盖胎得凉则安。其有外邪，则邪去胎自安。若妊妇禀弱脉微，症属虚寒，法当温补者，又当别论也。

《女科纂要》云：产前当补脾清热养血，如《金匮》当归散之类。盖补脾则中气固，而无半产胎动之虞。清热则火不妄动，而无胎漏烦淋之患。养血则胎有所资，而无坐草艰难之苦。至八九月，仍加顺气之剂，俾气顺而骨自开，血足而胎自滑。

[恶阻] 受孕二三月间，冲任上壅，气不下行，呕吐痰水，头重目眩，懒动嗜卧，恶食喜酸，或偏嗜一物，间作寒热，为阻病。《千金》用半夏茯苓汤，及茯苓丸。今人以半夏动胎鲜用，通用白术汤、二香散、竹茹汤、人参丁香散、缩砂散，然半夏实未动胎也。脾虚食少者，六君子汤。胃虚多痰者，橘皮汤。饮食停滞者，香砂汤加神曲，谷芽。胀满不安者，小和中饮，或香壳散。肝气致逆者，解肝煎。气滞兼痰者，七气汤。中寒吐逆者，温胃饮。

[胎漏] 妊娠血下，冲任经虚，不能约制也。通治安胎当归汤。络虚者，胶艾四物汤。气虚者，四君子汤去茯苓，加人参、阿胶、枣。漏血腹痛者，钩藤汤。漏血发热者，加味逍遥散。入房致损者，八珍汤加胶、艾。亦有妊后按月经至，而胎不损者，系阴血有余，不必强止，但与凉血。胎漏黄浆，或如豆汁，炙芪六两，糯米五合，煎汤分四服。或苎根二两，芪五两，水酒煎服。若肝脾湿热，升阳除湿汤。肝脾郁结，加味归脾汤。肝经风热，防风黄芩丸。妊娠溺血，胎漏血自人门出，尿血血自溺门出，热乘血分，渗入胞中，续断汤。兼痛，导赤散。怒动肝火，小柴胡汤加山栀。膀胱血热，四物汤加山栀、发灰。因暑渴烦，益元散。稍虚者，胶艾四物汤。症久，用龙骨一钱，蒲黄末五钱，酒调服。

[胎动] 此胎气热，动而不安也。通治安胎散加减。风热伤络失安者，钩藤汤。胎气逆上喘急者，紫苏饮加桑皮、杏仁。饮酒房室损动者，四君子汤、十圣散。触损胞宫者，血下腰痛，胶艾汤立安。有微热去艾叶、甘草，加

续断、葱白。若负重跌坠，凝瘀作痛，用黑糖熬膏，入红酒，童便调服，嚼连皮胡桃肉，痛即止。如未止，必血下胎伤。益母地黄汤，安胎饮加减。若因母病致胎不安，但治母病，胎自安。暴下水，胎必堕，急用补气安胎药救之。凡胎漏胎动皆下血，而胎动有腹痛，胎漏无腹痛。故胎动宜行气，胎漏宜清热。

[胎不长]胎之长养，全赖母气。其精血虽由肝肾，输运专恃乎脾。脾衰食减者，异功散加砂仁。心脾不足者，归脾汤加减。元气不足者，大剂保元汤。增助母气，则儿受荫，自无干萎之患。若气虚兼衰者，八珍汤。

[胎大]孕至七八月胎大，宜布束之则腰健，内服达生散。如膏粱安逸，身肥胎大，须防难产。宜瘦胎饮，或枳壳散。

[胎堕]胎动不安，势必下堕。多由妊母衰病，或触损颠仆所致。然堕在三五七单月居多，且前次三月堕，后次至期必堕，乘其虚也，须早服养气血，护胎元之剂。加减八珍汤，添续断、陈皮、杜仲、砂仁。盖气虚则提摄不固，血虚则灌溉不周。胎元饮加减，或泰山磐石散。孕后最忌腰痛，胞系于肾，而腰为肾府，腰痛则防堕。千金保孕丸。必察所伤之由，予培其损，若待临期，则无及矣。

[半产]俗名小产。由冲任气虚，不能摄养。或因闪动，及热病温疟之类，其险甚于大产。凡孕未足月，痛而欲产。八珍汤去茯苓、熟地，加阿胶、艾叶、炙甘草、黄芪。若胎下血不止，用参、芪、术、草、胶、艾、归、杜等。虚热，加炮姜、五味子。寒热腹痛，手按益痛者，宜散瘀，芎、归、延胡、桃仁、香附、丹皮、泽兰、童便选用。按之痛缓为血虚，宜温补，八珍汤去芍，加炮姜。痛而呕泻为胃虚，六君子汤加炮姜。去血多发热，圣愈汤。汗不止，保元汤。发热烦躁，筋惕肉瞤，十全大补汤。大渴面赤，脉洪而虚，当归补血汤。身热面赤，脉沉而微，四君子汤加姜、附。东垣曰：正产及半产，漏下昏冒不省，瞑目无知。由心血暴亡，心神失养，包络火升，故令昏冒。火胜其肺，故令目瞑。不可用寒凉泻火之药，盖瞑目之病，悉属阴。即如伤寒郁冒，得汗乃解，必补而升举之，如补中益气汤加麦冬、五味，或大剂独参汤尤妥。助其阳，则目张而神苏矣。

[子烦]烦出于肺，躁出于肾。妊娠心惊胆怯，终日烦闷，系心肺虚热。竹叶汤。夏令心火乘肺，胎动心烦，宜生脉散，或麦冬汤。心肺壅热，犀角散。肝火致烦，加味逍遥散，肺胃燥热，竹茹汤。肾亏火躁，加味地黄汤。烦躁口干，知母丸。

[子悬]胎气凑上，胸膈满闷，必素多郁闷，痰气壅塞，致胎气乘郁火升自心下。急以童便灌之，次以紫苏饮四五服。若胎上逼，心烦闷，脉浮滑者，葱白二七茎，煮汁饮，胎立安。胎上冲心，烦痛欲死者，当归汤，痛立止。

[子肿]因土不制水，小便闭涩，致面目肢体浮肿。然有水气，有胎气。其胎中夹水，水血相搏，浸渍肌肉令肿者，为水气。立斋云：胸腹急胀，胁肋不分，溺闭者，千金鲤鱼汤。脾虚者，佐以四君子汤。水溢肢体，面目虚浮者，全生白术散、六君子汤。脾虚湿热，下部肿者，补中益气汤加半夏、茯苓。饮食失节呕泻者，六君子汤加神曲、砂仁、炮姜。若胎至七八月，胫膝渐肿，足趾出黄水者，为胎气，非水也，至分娩方消。宜天仙藤散。郑虚庵云：身半以上肿者发汗，身以下肿者利小便，上下俱肿者，汗利分消其湿。

[子嗽]妊娠咳嗽，胸膈不利者，百合散。风邪伤肺者，香苏散。寒邪伤肺者，小建中汤。火邪伤肺者，紫菀汤。肺胃气虚者，异功散。脾肺气虚者，六君子汤加当归。

[子喑]岐伯曰：人有重身，九月而喑，此胞络脉绝也。胞络脉系于肾，少阴脉贯肾，系舌本，当十月复。石顽曰：不语者，多痰蔽心窍，浓煎生脉散，服地黄丸。助肺肾之气以养胎，若与通声开发之药，则误矣。

[子痫]妊娠受风，痰涌发搐，口噤身强，冒昧不醒，须臾自苏，此阴火鼓动其痰。宜清热化痰理气，仍以安胎为主，勿过用风药。血虚胆火，加味逍遥散加羌活、羚羊角、枣仁、钩藤，豆淋酒煎服。肝胆风热，钩藤汤。气逆痰滞，紫苏饮。脾郁痰滞，二陈汤加竹沥、姜汁。中风口噤，目吊，角弓反张，羚羊角散。

[子晕]此症属气与痰，虚阳上升，则痰动，古谓无痰不作眩晕

也。目昏发厥，用紫苏饮去葱、姜，加炒甘菊、羚羊角。若口噤不能言，用白术三钱，荆芥穗二钱，黑豆三合炒，淋酒煎服。得汗即愈。

[**子淋**]此小肠膀胱虚热，虚则不能制水，热则不能通利，故溺频涩而成淋。本事安荣散。然胞系于肾，若肾经虚，移热于膀胱，溺数而痛，宜生料六味丸加麦冬、五味子、桂心、车前。膀胱阳虚，阴无以化，肾气丸。肺气虚而频数短少，生脉散加山药、泽泻。小肠热而赤涩，导赤散。肺虚膀胱热而气化不行，生脉合导赤散。肺经蕴热，黄芩清肺饮。肝经湿热，加味逍遥散。头眩溺不利，葵子茯苓汤。

[**溃溺**]妊妇溃溺不知，胎满故也，千金白薇散。立斋以胞中有热，加味逍遥散。脾肺气虚，补中益气汤加益智仁。肝肾虚热，六味丸。

[**转胞**]胎逼及脬，压在一边，脬系转捩，脐下急痛，溺数或闭也。若举起其胎，如补中益气汤。服后探吐以提其气，溺自出矣。丹溪用参术饮，服后探吐，八次而效。

[**伤风**]头重鼻塞，发热恶风，香苏散去香附，加葱、豉。热服，取微汗。若咳嗽多痰，加桔梗，或紫苏饮加葱、豉。《本草》：葱能通阳安胎，豆豉能解肌取汗。

[**伤寒**]身背拘急，发热恶寒，《千金》用葱白十茎，生姜二两，水煎。热服取汗，或葱豉汤。汗出即安。或量加薄荷、山栀。若妊妇热病，亦用葱豉，加薄荷、山栀等。忌用发表诸药。若温热时行，邪气内犯，热毒迫胎，并宜千金石膏大青汤。

[**孕疟**]寒热有时，感六淫食滞之邪而发热，邪甚则损胎，故以安胎为主。初起头痛喜呕，胸满胁痛而寒热者，小柴胡汤主之。寒多热少者，人参养胃汤。寒少热多者，清脾饮去半夏。寒呕多痰者，二陈汤，或柴陈煎去黄芩。脾虚食减者，六君子汤，不应，补中益气汤。久疟正气衰，或间二日发者，必扶正。如异功散加当归、砂仁、鳖甲、首乌、山药、大枣、姜煎服。尝见胎前阴疟不愈，产后延成蓐损者，多矣。

[**孕痢**]《张氏医通》曰：孕痢有三禁五审：一禁荡涤肠胃，使胎气下坠；二禁渗利膀胱，使阴液脱亡；三禁兜涩滞气，使后重转加。故治先调气，以陈皮、煨木香、厚朴之属。开通壅滞，则后重除矣。一审饮

食之进不进，清理积滞，加栀、连、砂、枳、曲、半等。则饮食进矣；二审溲之通不通，升清降浊，补中加茯苓之类。则水道通矣；三审腹之痛不痛，红痢急痛者为火，宜芩、连、栀、芍等，白痢虚痛者为寒，宜丁香、肉果、煨姜等；四审后之重不重，初痢后重，宜开通其滞，即香、朴、陈、枳等。久痢后重，宜升举其阳，举元煎。五审身之热不热，加人迎浮数，先用和营透表，宜当归、紫苏、薄荷、白芍、生姜等。疏解后，再行清理。若初起未发热，痢久卫虚，因感冒而发热者，左三部必浮缓，须理中汤加桂枝表里合治。若痢久身热，脉来渐小，或虚大少力。此真阴内亡，虚阳外露。平人或可辛温峻补以敛之，妊娠又难轻用桂、附。惟藉参、术、姜、萸、胶、艾之属。大剂煎服，庶可挽回。五审既明，三禁勿犯，再察其积之稠不稠，色之鲜不鲜。倘黏稠如糊，暂与清理。若汁沫如水，色晦如尘，急须温理其气。故凡沫之清稀不稠，色之瘀晦不鲜者，皆系虚寒，急投参、苓、姜、艾或可保全。尝治妊娠腹胀后重，白痢黏稠，用厚朴汤去干姜。妊娠腹痛食少，白沫清稀，用甘草干姜汤，或理中汤。腹胀后重，痢兼赤白，朴姜参甘半夏汤。能食后重，血痢稠黏，用芩芍汤送香连丸。少腹重痛痢血，或鲜或瘀，用连理汤合千金三物胶艾汤。发热后重，阴虚血痢，用驻车丸。热毒内攻，噤口不食，腹胀后重，脓血稠黏，用白头翁汤加甘草、阿胶。脓血清稀，久痢胎动，用千金胶艾榴皮汤。疟痢气虚，胎坠溺数，用补中益气汤。以上皆孕痢。方内并加砂仁以调气，乌梅以调血，未尝不随手辄效也。

[**伤暑**]妊娠感暑，烦渴闷乱，黄连香薷饮、十味香薷饮。热甚而渴，香薷饮加麦冬、五味子、石膏、黄芩、知母、花粉之属。

[**诸痛**]胎前头痛，川芎茶调散。宿有偏正头风，前散加甘菊花。心气痛，火龙散。心痛闷绝，产宝丸。胃脘痛，养胃汤。胁痛，解肝煎去半夏。背痛气滞，紫苏饮。腹痛因寒因食，并正气散。腰痛，通气散。肾虚腰痛，大补元煎。小腹痛，络虚为风寒所袭，紫苏饮加姜。寒气滞痛，香附、小茴等，温而散之。腰腹痛，胎不安，当归阿胶甘草葱白汤。胎动血下，腰腹急痛，苎根汤。

[**孕痈**]小腹近下肿痛，皮薄光亮者，痈也。千金托里散。若急痛烦

闷，胎气上冲，面青汗冷，血下不止者，不治。

[乳泣]未产，乳汁先下，名乳泣。生子多不育。

[腹啼]儿在腹中啼哭者，因妊娠登高举臂，儿口脱出脐带，以此致啼。若令妊妇曲腰就地，如拾物状，或令扫地，脐带血管，仍入儿口，即止。亦有胎热不安致啼者，浓煎黄连汁，常呷之，即止。又妊妇腹内钟鸣，用空房下鼠穴中土一块，令妊妇口嚼之，即止。

[鬼胎]鬼胎，脉多沉细弦涩，大小不调。或由经行饮冷，血蓄冲任而成者，或由停痰蓄水与络中瘀积互结而成。皆内因之病，实非外感之邪。其腹虽渐大，亦且微动，究与其胎各别。治以理气行血为主。加莪术、苏木、牛膝、南星、桃仁、桂心、麝等味。虚人用十全大补汤，缓图收效，不可峻用川乌、巴豆厉剂，急追取咎。尝见孕过期，产出水胎异形，其后必费调理。

[胎死]产母舌青，腹中冷而重坠，是胎死矣。宜速用脱花煎。后察虚实调补，若舌与爪甲俱青，腹胀气喘，口中臭秽者危。速令稳婆以手法下之。古法，用童便调朴硝五钱。或平胃散，水酒煎，调朴硝。虚寒，用理中汤，倍人参，调朴硝。冬月胎死，腹觉冷，用香桂散加乌头，或黑神散、黑龙丹。恶血上逆，呕搐昏晕，用童便乘热灌之。唇青吐沫不治。凡面赤舌青，母活子死。面青舌赤，母死子存。面舌俱青，母子两亡。

[过期不产]因气虚者补气，因血漏者培血，气血不足者，益其气血。若过期脉沉细者，非胎也。亦有胎已萎，而在腹不腐。服补剂以和其气血，而自下者。

## 胎前脉候

妇人经停二三月，脉微滑而数，尺中按之不绝者妊脉。凡妊脉宜滑利数实，不涩、不弦、不伏。大忌迟涩浮缓。辨男女脉法，左大为男，右大为女。然多素禀偏大者，惟寸口滑实为男，尺中滑实为女。又如两寸俱滑实为双男，两尺俱滑实为二女。左寸右尺俱实，为一男一女，此最验者。《医通》 妊脉初时寸微小，呼吸五至，三月而尺数也。脉滑疾，重以手按之散者，胎三月。脉重手按之不散，但疾不滑者，五月也。《脉经》 若脉沉细，按之冰冷，或两尺乍大乍小，乍有乍无，鬼胎也。脉急如风雨，少停复来如初者，夜叉胎也。寸微关滑尺带数，流利往来并雀啄，小儿之脉已见形，数月怀妊犹未觉。《脉诀》 欲产之脉必离经，其来大小不匀停，或如雀啄屋漏应，腰痛腹痛眼生花，产在须臾却非病。

## 附方

[验胎]**探胎饮** 川芎为末，空心，煎艾汤调下。腹动者胎也，脐下动者瘕也，不动者血凝也。

[胞阻]**胶艾四物汤** 见本卷调经。

[腹痛]**当归芍药汤** 见本卷调经。

[恶阻]**参姜半夏汤** 参 姜 半夏

[通治]**当归饮** 见本卷调经。

[恶阻]**半夏茯苓汤** 半夏 陈皮 砂仁各一钱 茯苓二钱 炙草五分 乌梅二个 姜 枣水煎。经谓：无阴则呕，用乌梅以敛阴也。

[恶阻]**茯苓丸** 赤苓五钱 人参 桂心 干姜各一钱 半夏 陈皮各一两 白术 炙草 枳壳 葛根各五钱 炼蜜为丸。

[恶阻]**白术汤** 炒白术一两 人参五钱 丁香二钱半 甘草一钱 每服二钱，加生姜水煎。治胃虚吐水十余日水浆不得下者。

[恶阻]**二香散** 香附一两 藿香叶 甘草各二钱 为末，每服二钱，开水调下。

[呕胀]**竹茹汤** 参 橘 麦 术各一两 厚朴 赤苓各五钱 甘草二钱半 为末，每服五钱，加姜五片、竹茹五钱，水煎。

[胃寒]**人参丁香散** 人参五钱 丁香 藿香各二钱半 每服五钱。

[气逆]**缩砂散** 砂仁研二钱 姜汁调米饮下。

[脾虚]六君子汤　见一卷中风。

[胃虚]橘皮汤　橘皮　竹茹　人参　白术各二钱　厚朴钱半　姜一钱

[停滞]香砂汤　木香　砂仁

[食滞]小和中饮　山楂　扁豆各二钱　陈皮　茯苓　厚朴各钱半　炙草五分　姜三片

[胀满]香壳散　香附　枳壳俱炒　每服二钱，白汤调下

[肝气]解肝煎　见三卷诸气。

[痰气]七气汤　见二卷咳嗽。

[中寒]温胃饮　见一卷中风。

[胎漏]安胎当归汤　归　芎　人参　阿胶各一两　艾叶一把　大枣十二枚

[气虚]四君子汤　参　苓　术　草

[胎动]钩藤汤　钩藤　当归　茯神　人参　桔梗　桑寄生各一钱。

[发热]加味逍遥散　见一卷火。

[伤损]八珍汤　见一卷中风。

[除湿]升阳除湿汤　见一卷湿。

[肝脾]加味归脾汤　归脾汤见二卷劳瘵，此再加山栀、柴胡。

[风热]防风黄芩汤　防风　条芩　酒糊丸，酒下三五十丸。或防风一味，白汤调下。

[尿血]续断汤　当归　生地各一两　续断　白芍各五钱　每服二钱，葱白汤调下。

[渗热]导赤散　见一卷温。

[肝火]小柴胡汤　见一卷温。

[血热]四物汤　地　芍　归　芎

[暑渴]益元散　见一卷温。

[胎动]安胎散　地　芍　归　芎各一钱　阿胶　艾叶　芪　草　地榆各一钱　加姜、枣，水煎。

[气喘]紫苏饮　苏叶二钱　大腹皮　归　芍　芎　陈各一钱　参

草各五分　加姜、葱白，水煎。

[安胎]十圣散　地　芍　归　芎各一钱　参　芪　术　砂仁各五分
续断　甘草各八分

[胎损]益母地黄汤　生地　益母各二钱　归　芪各一钱

[补脾]异功散　见一卷中风。

[气虚]保元汤　见一卷火。

[胎损]安胎饮　芩　苏　术　归各一钱　芎　芍各八分　陈皮　香
附　砂仁　大腹皮　炙草各六分

[胎大]达生散　大腹皮三钱　参　术　归　芍　陈　苏各一钱　砂
仁　枳壳各五分　炙草二钱　水煎。

[胎肥]瘦胎饮　血余钱半　归　芍　芎　枳　草　木香各一钱　乳
香另研，五分　为细末，白汤调下。

[胎大]枳壳散　枳壳麸炒，四两　炙草二两　为末，白汤调下。

[固胎]胎元饮　参　归　芍　杜仲各二钱　熟地三钱　白术钱五分
陈　草各一钱　水煎。气虚加黄芪，虚寒加炮姜。

[固胎]泰山盘石散　参　芪　归　芩　续断各一钱　芎　地　芍
各八分　白术二钱　炙草　砂仁各五分　糯米二撮

[保孕]千金保孕丸　杜仲四两，糯米炒断丝　续断二两，酒洗　以山药
粉糊丸桐子大。每服八九十丸，空心米饮下。忌酒醋。

[发热]圣愈汤　见二卷劳瘵。

[发热]十全大补汤　见一卷中风。

[补血]当归补血汤　见本卷崩漏。

[补中]补中益气汤　见一卷中风。

[子烦]竹叶汤　茯苓　麦冬　防风　黄芩各二钱　竹叶十片　水
煎。一方有人参、山栀，无黄芩。张石顽加人参一钱，粳米一合。

[烦躁]生脉散　见一卷暑。

[火乘]麦冬汤　见一卷暑。

[心烦]犀角散　犀角尖磨汁　地骨　条芩　麦冬　甘草各五分　赤

苓二钱　入竹沥一合，温服。

[躁热]**竹茹汤**　淡竹茹一两　水煎。

[肾躁]**加减地黄汤**　生地　山药　丹皮　萸肉　茯苓　杜仲　续断　五味　阿胶　水煎。

[烦躁]**知母丸**　知母炒二两　为末，枣肉丸弹子大。每一丸，人参汤下。

[子悬]**当归汤**　人参　当归各二钱　阿胶　炙草各一钱　加连须葱白，水煎。

[水肿]**千金鲤鱼汤**　苓　术各五钱　归　芍各三钱　陈皮二钱　分两服，以鲤鱼一个去鳞、肠，水煮熟，取鲤鱼汁盏许，加姜同煎，温服四五次。

[子肿]**全生白术散**　白术一钱　姜皮　陈皮　茯苓皮　大腹皮各五分　为末，米饮下。

[子气]**天仙藤散**　天仙藤即青木香藤微炒　香附　乌药　陈皮　炙草　苏叶　木瓜　生姜等分，水煎。

[子嗽]**百合散**　百合　紫菀　麦冬　桔梗　桑皮各一两　甘草五钱　竹茹一团　为末，每服八钱，入蜜煎服。

[风嗽]**香苏散**　香附　紫苏各三钱　陈皮一钱　甘草七分　姜　葱煎服。咳加杏仁、桑皮。伤风自汗加桂枝。

[寒嗽]**小建中汤**　见一卷伤风。

[火嗽]**紫菀汤**　紫菀　天冬各一钱　桔梗　炙草　桑皮　杏仁各三分　竹茹一分　和蜜，温服。

[化痰]**二陈汤**　见一卷中风。

[子痫]**羚羊角散**　见五卷厥。

[子淋]**本事安营散**　人参　细辛　当归　甘草　灯草　木通　滑石　麦冬　为末。每服二钱，麦冬汤下。

[阴虚]**六味丸**　见一卷中风。

[阳虚]**肾气丸**　见二卷虚损。

[溺涩]导赤散　见一卷温。

[肺热]黄芩清肺饮　见一卷火。

[利溺]葵子茯苓汤　冬葵子五两五钱　白茯苓二两　为末。每服三钱，米汤下。

[遗溺]千金白薇散　白薇　白芍　等分为末，酒服方寸匕。

[转胞]参术饮　见七卷转胞。

[热病]葱豉汤　见一卷温。

[温热]千金石膏大青汤　石膏八钱　大青　黄芩三钱　前胡　知母　栀子仁各四钱　葱白四条　水煎温服。

[孕疟]养胃汤　见三卷脾胃。

[孕疟]清脾饮　见四卷阴疟。

[痰疟]柴陈煎　小柴胡汤合二陈汤。

[升阳]举元煎　见三卷饮食。

[久痢]理中汤　见一卷中风。

[痢胀]厚朴汤　见七卷二便不通。

[白痢]甘草干姜汤　甘草四两　干姜二两

[赤白]朴姜参甘半夏汤　朴　姜　参　草　夏　姜　枣

[热痢]芩芍汤　芩　芍　草

[后重]香连丸　见四卷痢。

[血痢]连理汤　见一卷暑。

[血痢]三物胶艾汤　阿胶　艾叶　石榴皮　等分，水煎。

[阴虚]驻车丸　见四卷痢。

[热痢]白头翁汤　见四卷痢。

[久痢]千金胶艾榴皮汤　即三物胶艾汤。

[中暑]黄连香薷饮　见一卷中风。

[伤暑]十味香薷饮　五物香薷饮加　木瓜　参　芪　陈术

[伤暑]五物香薷饮　见一卷中风。

[头痛]川芎茶调散　见一卷伤风。

[心气]**火龙散**　川楝子　茴香<sub>各炒三钱</sub>　艾叶<sub>盐炒钱半</sub>　水煎。

[心痛]**产宝丸**　芎　归　苓　朴<sub>各一两</sub>　分二服。

[寒食]**正气散**　见一卷中风。

[腰痛]**通气散**　故纸瓦上炒香研末。先嚼核桃肉一个，温酒调故纸末三钱。

[肾虚]**大补元煎**　见一卷中风。

[血下]**苎根汤**　生地　苎根<sub>各二两</sub>　归　芎　草　阿胶<sub>各一两</sub>　分三服，水煎。

[孕痛]**千金托里散**　参　芪　草　芎　归　桂　防　芷　桔　芍　天冬　连翘　忍冬　生姜

[胎死]**脱花煎**　当归<sub>七钱</sub>　川芎　牛膝<sub>各二钱</sub>　车前子<sub>钱半</sub>　桂心　红花<sub>各一钱</sub>　水煎。如胎死不下，加朴硝三钱。

[胎死]**平胃散**　见一卷中风。

[腹冷]**香桂散**　麝香<sub>五分</sub>　桂心<sub>二钱</sub>　酒下。

[腹冷]**黑神散**　见二卷血。

[产难]**黑龙丹**　五灵脂　当归　生地　川芎　良姜<sub>各二两</sub>　以上入砂罐内，盐泥封固，煅红研细。入百草霜<sub>三钱</sub>　乳香　硫黄　琥珀　花蕊石<sub>煅，各研三钱</sub>　共和糊丸弹子大。临服，煅红，入姜汁浸服，酒下。


## 胎前脉案

**石氏**　洒淅恶寒，呕吐，绝谷汤饮不下者，四旬余，奄奄沉困，身冷而阳垂绝。诊之脉伏，沉候似无，予断为胎，其家疑未信。予谓此恶阻之重者，胎无疑也。夫胞宫血聚，气不下行，必至浊阴上犯，阻塞阳和，呕逆厥冷，非姜附无以通阳泄浊。其翁惧热药胎堕，予曰：经云有故无殒，保无忧也。先与热姜汁，继和以米汁，呕吐止。进附子理中汤加制半夏，二剂身温，嗣用异功散加砂仁，煨姜，五服而安，至期产一女。

郑氏　寒热咳痰，食减经阻，医谓损怯，进补剂。中满呕哕，恶闻食气，烦晕善惊。更医以为肝风，用和营镇惊。延及神色困惫，时或晕绝，举家惶惑，请临诊一决。予曰：此胎脉，右尺已动滑，勿药可也。<small>经云，阴搏阳别，谓之有子。言阴搏于下，阳别于上，气血调和，即胎脉也。《脉诀》云：尺内不止真胎妇，尺脉绵绵不绝为胎结也。</small>无已，姑用益阴和阳，白芍、柏子仁、茯神、甘菊<small>炒</small>、枣仁、炙草、小麦、桑叶、南枣。四服渐安，后生一子。

某氏　经闭成块，疑为瘀，腹痛猝崩。医云：瘀滞未浮，用攻消药，淋胀日甚。予谓：瘀血既行，理无作胀。诊脉阳虚而阴搏，知妊娠血漏。用七味阿胶散，加白芍、木香、杜仲、续断，血止胀消，后果孕产。此安胎止漏，兼畅脾摄血，胀痛自除。盖妊娠下血，名曰胎漏，多由闪挫损伤胞络致之。若转用攻伐再动新血，益加虚痛作胀，直至堕胎方悔耳。

魏氏　经止两月，腹痛胀，食减夜热。医谓经闭，用通利药，血下不止。更医见同，用牛膝、红花、炮姜、枳壳，漏益甚，腹加痛胀，头晕腰疼，烦热不寐。予诊之，觉尺脉搏指，两寸独别，胎脉也。但热久攻伐药多，恐损动胎元，且致胞系不固耳。用香附<small>童便制</small>、白芍<small>炒</small>行气和血以除痛胀，蒲黄<small>炒黑</small>、荆芥<small>醋制</small>止血而除晕，杜仲<small>酒炒</small>、阿胶<small>水化</small>、熟地<small>炒</small>固肾以摄下，茯神、麦冬、枣仁<small>炒</small>安神以止烦。一服症减而思食，胎如指堕，前方去白芍、阿胶、蒲黄、麦冬，加楂肉、当归<small>醋炒</small>、炙草、莲子，数服乃安。

谢氏　孕逾三月，男女分形，病者漫谓血癥，治者误行攻伐，致血下注胎堕，身热汗烦，眩晕不寐。索方乃桃仁、牛膝、莪术、红花等剂，明晨更加生楂肉。予见骇甚，询之，则曰胎堕，未便告知。婉云：瘀血已行耳，医尚未知所下男胎也，因叹庸手杀人，殊堪发指。急以参、芪、茯神，固摄元气，佐以炙草、荆芥<small>醋炒</small>、阿胶<small>烊</small>、麦冬、五味、牡蛎<small>醋煅</small>、龙眼肉、红枣，数服汗收血止。

汤氏　孕四月，胎漏鲜红，系伤胞络。辄用芩芍苎根汤，转致腹

中医古籍名家点评丛书

痛泄泻。据脉候虚缓，本非火迫络伤致漏，宜温补弥隙自安。仿胶艾汤，海螵蛸、阿胶、杜仲、茯苓、杞子、艾绒、续断、炙草、砂仁。数服而安。

**眭氏** 孕五月屡堕，翁商之，予谓孕逢五月，足太阴脉养胎，想脾血素亏耳。若获孕，先二三月预服固摄之剂。用胎元饮，参、苓、术、草、地、芍、归、陈、杜仲、续断、砂仁、菟丝、芡实、姜、枣，水煎，每月服五七剂。胎遂固，生一子，仅绵一线，后竟不孕。

**薛氏** 孕六月，因劳便红，头微眩，此肠风宿恙，因热伤阴分而成。用白芍、地榆俱酒炒、当归、荆芥俱醋炒、山栀炒、茯神、炙草、阿胶酒化、侧柏叶捣，水煎，三服而瘳。

**侄女** 孕七月，久泄泻，肛坠足肿，吐咳，腹微痛，晡寒热如疟，脉弦，右尺滑大。此中气下陷，土衰木乘。以补中益气汤减归、芪，加砂仁、制半夏、茯苓、煨姜，数服痛坠寒热俱减。因其肠胃久滑，不戒荤茹，泄泻仍作。加谷芽炒、茴香、炮姜等味而安。

**酆氏** 孕七月余，与夫口角，为面杖所伤。左胁大痛，下部如裂，胎气上逼，撑拒欲死。服妇科药，入咽格格不下，喘吼待毙而已。诊之脉洪数无伦，体如烙，面如赭，察其唇舌未变青紫，知胎未损，慰之曰：幸母子俱无恙也。用牛膝、苏梗、栝蒌、红花各二钱、归尾、枳壳各钱半、降香锉三钱、丹皮一钱。煎服喘止痛定热退，进粥碗许，随用顺气安胎之剂而平。

**族女** 孕八月，因劳吐红，鲜紫成盆。火升则呛咳，颧赤少寐，口不知味。服童便、阿胶不止，诊脉左寸关大，两尺俱伏，此君相之火逼伤阳络，必得火降呛咳平，红自止。用生地、山栀、连翘、白芍、杏仁、贝母、百合、茯神、甘草、莲子、灯芯、阿胶烊，三服咳稀血止安寐矣。后用熟地、当归、白芍、杜仲盐水炒、杞子焙以实下元，尺脉亦起。

**吕氏** 将产腹痛血下，脉短滑，左虚芤。予谓：脉未离经，决非正产。右关短滑，系食滞，腹痛见红由触损，但须行气补血。用红米曲、陈皮、楂肉，利气消滞，以当归、白芍，和血定痛，逾两旬乃产。

**某氏** 过期不产，按月经行，事所或有。今述孕已两载，兼见乳汁腹大不产，计欲攻堕，然细诊却非产脉，须知漏卮不塞，孕何由成。且万无攻坠之理，虽属怪症，应以常法主治，惟明理者知之。方用熟地、潞参、当归、白芍、白术、炙草、杜仲、杞子、续断、砂仁、广皮、莲、枣，此以气摄血之剂，多服则漏止胎长，接服二十剂，又逾八九月而产。

【**点评**】胎前，是妊娠后至分娩前出现的各种不适与异常。书中按照妊娠时间先后出现的恶阻、胎漏、胎动、胎不长、胎大、胎堕、半产、子烦、子肿、子嗽、子喑、子痫、子晕、子淋、遗溺、转胞、伤风、伤寒、孕疟、孕痢、伤暑、诸痛、孕痈、乳泣、腹啼，鬼胎、胎死、过期不产共 28 种病证。早期最主要为胎儿生长的问题，其次是因胎儿引起的母体异常，然后是妊娠期间出现的身体疾病，最后是产前的异常。恶阻是妊娠后的胃肠反应，有脾虚、胃虚、食滞、肝气横逆、气滞、虚寒等证候，书中提到了半夏动胎之说，认为半夏并不动胎，而现代研究发现半夏有致畸可能，应当慎用；胎漏、胎动、胎堕、半产都是胎气不固，当辨寒、热、虚、实，随证安胎，若有胎儿发育异常者，则不宜勉强保胎。子烦、子悬、子肿、子嗽、子喑、子痫、子晕、子淋、遗溺、转胞皆是因胎儿发育后引起的母体异常，当以安胎与治病并施。子烦，有心肺热、肺胃热、肝肾热之不同；子悬，是胎气上冲，胸膈烦闷疼痛；子肿，因土不制水，有水盛、土虚；子嗽，为胎气犯肺；子喑，为痰蔽心窍；子痫，为风痰闭阻；子晕，为痰气交阻；子淋、遗溺、转胞皆为膀胱气化失常；以上病证宜保胎配合治病。伤风、伤寒、孕疟、孕痢、伤暑、诸痛、孕痈、乳泣、腹啼皆为妊娠期间出现的疾病，当治病而不伤胎。鬼胎、胎死、过期不产为产前出现的胎儿异常，当据胎儿发育情况调治或坠胎。

# 临产治要

临产将护，《良方》条列备已。<small>陈自明编《妇人良方》，薛立斋附订《医按》。</small>兹并考《纲目》《医通》诸家，<small>张石顽老人着《医通》，武之望编《济阴纲目》，周颋作《产宝》，张介宾《景岳全书》。</small>撮举其要。凡孕至八九月，<small>服达生散数剂则易产，</small>至临月胞浆未破，而血先下者，或者伤胎，尚非正产。<small>宜大剂保元汤加当归、阿胶。</small>如胎气上逆，<small>急服热童便，或用紫苏饮。</small>若正产时，气血动荡，脉必滑疾异常。如脉尚安和，腹虽痛而未紧，犹试痛也，必腹连腰阵痛益紧，儿欲转身顺产，自然胞破水下，如瓜熟蒂落。不用催生太早，只须产前补血降气，<small>用滑胎煎。</small>继则活血行气，<small>用保生无忧散。</small>亦有胎衣不固，或用力太早，随触而破，至胞浆下而仍不产，恐其水涸路涩，儿难转身。但服<small>八珍汤，</small>或大剂五物汤加葵子、枳壳。助其气血，则胎滑易产。若持久力乏，<small>用独参汤补接元气，</small>虽逾数日旬日而产者有之。<small>男胎向内，女胎向外，皆首居上，足居下，临产时必倒转顺出，须再三缓缓扶掖走动，使得旋转，否则，有横逆之患。</small>丹溪云：催生只用佛手散，最稳而效。<small>或合济生汤亦佳。</small>更有儿头正抵产户，而交骨不开，此阴气虚。<small>用加味芎归汤，不应，加人参、童便。</small>若坐产艰难，<small>用兔脑丸、如圣散、如意散。</small>其儿手先出为横生，足先出为倒产，由产母用力太早，当令仰卧，以盐少许，擦儿手足心，以中指摸其肩，攀正之。候其身正，方可用力。更有儿头偏注左右腿者，为偏产，由母力逼致之，亦令仰卧，轻轻以手推上扶正。用力送下。若儿头已正，不能即产，因脐带绊其肩者，为碍产。亦令仰卧，推儿向上，以指按儿肩，去其绊。若儿未出，产母肠先出者，为盘肠生，待儿并胎衣下后，<small>用香油抹手，徐徐送入。或用醋和水，噀产母面，每噀一缩，三噀尽收。其蓖麻子研涂顶心，肠可吸入法，殊不效验。</small>然后半坐，以软布抵之。<small>内服举元煎。</small>若胎死腹中，须验产母舌青黑，爪青紫，口沫，腹阴寒而气秽，<small>急用平胃散加朴硝。</small>若胎死久干着背者，<small>葵子阿胶滑之。</small>胎衣不下，先用软帛系住脐带，乃断儿脐带，勿令血入衣中。胀而难下，<sub></sub>内服回生丹，或牛膝汤。可下。如久不下，血入衣中，上冲心胸，喘急痛胀，急宜逐瘀，用牛膝散，或失笑散，温酒调服，胎衣立下。景岳云：胞在腹中，形如荷叶，上仰则聚血，而胀凝难出，当令稳婆以指攀其上口，令恶露倾泻，则腹空胞自落矣。如气虚腹不胀痛，只宜无忧散，或黑豆二合炒透，烧红铁秤锤淬酒，将豆淋酒，化益母丹二丸。既产，阴气虚，产门不闭，或阴火下流，阴挺突出，其气血虚而不闭者，十全大补汤加五味子。补而敛之。其忧思伤脾热痛者，加味归脾汤。肿而焮痛者，逍遥散加丹皮、山栀、荆芥。暴怒伤肝动火者，龙胆泻肝汤。元气虚，子宫不收，补中益气汤加桂心，醋炒白芍。补而举之。产时气随血去，忽头眩眼黑，神昏口噤，其症有二，一为气脱，一为血晕。气脱者，面白眼闭，口开手冷，脉细欲绝，速用人参一二两，浓煎徐灌。但得下咽即苏，稍迟则无救矣。血晕者，临产元气已损，恶露乘虚上攻，头晕眼花，心胸闷绝，速用热童便，灌服清魂散。如下血多而晕，神昏烦乱者，芎归汤加人参三五钱，泽兰叶一握煎，童便半盏和服。补而兼散之。下血少而上抢心者，童便煎失笑散，加郁金汁。痰壅气粗者，二陈汤加姜汁，并用烧红秤锤，以醋沃之，使产母嗅其气，则晕可止。若狂乱失志，为败血冲心，多死。花蕊石散，或夺命散。呕恶腹满，为恶露冲胃，平胃散加姜、桂。面赤呕逆，为气血冲肺，人参苏木煎。其恶露不行，腹痛拒按，用桃仁、归尾、延胡、赤芍等逐瘀。恶露不止，淋沥太多，血热者，保阴煎。络伤者，固阴煎。肝脾气虚者，补中汤。气血虚，色淡者，十全大补汤。怒火伤肝者，加味四物汤。儿枕作痛，用生熟山楂肉，砂糖煎服。或用延胡散。腹痛连腰，按之痛缓为虚，宜当归、香附、炙草、杜仲、小茴香等。或用当归建中汤。此皆临产成法，撮举之，为因心化裁者鉴焉。

## 论血晕

产后血晕，因阴血暴虚，孤阳上冒，忽然头旋眼黑，昏闷不醒，急用清魂散，或以童便热服。然有血下过多而晕者，有血下少而晕者，晕虽同，治法则异。如血下多而晕，神昏烦乱而已，治宜补血清心。如生地、白芍、当归、茯苓、麦冬、阿胶、人参、龙齿、枣仁等。**渴烦汗热**，加乌梅、山栀、丹参、浮小麦等。**烦热**，去当归，加童便。**血下少而晕**，乃恶露不下，上抢心，心下满急，神昏口噤，**治宜行血破瘀**，加生楂肉，桃仁、牛膝、桂心、归尾、苏木，合失笑散。**或用**四味散、黑神散、鹿角散、郁金散。**若痰火上壅**，用导痰汤加朱砂安神丸。清降治之。有一产妇暴死，但胸微热，陆诊之曰：血闷也。以红花煮沸入木桶，寝妇于上熏之，汤冷加之，遂指动而苏。

## 论产后诸禁

一、禁卧。恐气未定，遽卧则恶血上升也。二、禁酒。恐助火升动其阳，致眩晕也。三、禁浴。恐水湿沁窍，致喘满肿重也。四、禁寒。恐血气凝滞，腹痛吐泻诸变丛生也。五、禁汗。恐风药性升，开泄伤阳也。六、禁下。恐肠腑津液伤也。七、禁利小便。恐伤肾气蛰藏也。八、禁寒凉药。恐伤胃，或滋瘀痛也。白芍、地黄、黄芩等皆慎用。九、禁交合早。恐百脉开张，头眩少腹急满也。十、禁起早作劳，不避风寒，不谨食忌，致滋疾也。

## 临产脉候

胎前脉宜实，胎后脉宜虚。产后寸口脉洪疾不调者死，沉微附骨不绝者生。沉微而滑者生，实大弦急者死。胎前脉当洪数，产后仍洪数者死。胎前脉细小，产后脉洪大者，多死。

## 附方

[顺胎]达生散　大腹皮三钱　人参　陈皮　紫苏各五分　归身　白术各一钱　白芍钱半　炙草二钱　葱五条　黄杨叶梢七个　水煎。

[伤胎]保元汤　见一卷火。

[上逆]紫苏饮　见本卷胎前。

[降气]滑胎煎　归　地各三钱　山药　杜仲各二钱　川芎　枳壳各七分

[催生]保产无忧散　归　芎　芍　枳　草　木香各一钱半　水煎，再入乳香研。血余烧存性，研，各五分，和匀服。

[助气血]八珍汤　见一卷中风。

[催生]五物汤　四物汤加肉桂。

[催生]三合济生汤　当归三钱　川芎　枳壳各二钱　制香附　大腹皮各钱半　苏叶八分　甘草七分　水煎，待腰痛腹痛时服之，立产。

[开骨]加味芎归汤　当归一两　川芎五钱　败龟板一个，酥炙　妇人头发一握，烧灰　每服一两，水煎。

[产难]兔脑丸　兔脑研如膏，一个　乳香二钱半　母丁香一钱　麝香一字　共研细，以兔脑髓和丸芡实大，阴干，每一丸，温水下。

[产难]如圣散　紫苏　当归　等分，每服三五钱。

[产难]如意散　人参　乳香各一钱　辰砂五分　为末，临产时用鸡蛋清一个调药末，再用姜汁调服。

[催生]佛手散　当归三两　川芎四钱　研末，分四服，加酒半杯和服。

[固血]如神散　百草霜　白芷　各等分，每服二钱，以童便米醋和，加沸汤调服。治横生逆产，血得黑则止，能固血，免血涸也。

[产难]立应散　当归　车前子　冬葵子　白芷各三钱　牛膝　大腹皮　枳壳　川芎各二钱　白芍一钱　水煎。治横生逆产。

[盘肠]举元煎　见三卷饮食。

[胎死]平胃散　见一卷中风。

[滑胎]葵子阿胶汤　葵子一升　阿胶二两　水煎。

[胎衣不下]回生丹　苏木三两，水煮去渣　红花三两，酒煮去渣　黑豆三升，水煮去豆　大黄一斤　为末煮，熬成膏，次下上三汁，再熬。人参　白术　青皮　木瓜三钱　当归　川芎　延胡　香附　苍术　蒲

黄　赤茯　桃仁　熟地<sub>各一两</sub>　牛膝　三棱　山萸　五灵脂　地榆　甘草　楂肉　陈皮　白芍<sub>各五钱</sub>　良姜<sub>四钱</sub>　乌药<sub>二两半</sub>　木香　没药　乳香<sub>各一钱</sub>　共为细末，用前膏杵丸弹子大，金箔为衣，随症酌用，每一丸，白汤下。

[同上]**牛膝汤**　牛膝　瞿麦<sub>各四两</sub>　归尾　通草<sub>各六两</sub>　滑石<sub>八两</sub>　葵子<sub>五两</sub>　分五六服，水煎。一方有桂心。

[逐瘀]**牛膝散**　牛膝　川芎　朴硝　蒲黄<sub>各七钱五分</sub>　当归<sub>一两半</sub>　桂心<sub>五钱</sub>　为末，每服五钱，加姜三片，生地五钱，水煎服。

[消瘀]**失笑散**　见六卷胃脘痛。

[峻补]**十全大补汤**　见一卷中风。

[脾伤]**加味归脾汤**　见本卷胎前。

[肿痛]**逍遥散**　见一卷火。

[火伤]**龙胆泻肝汤**　见三卷诸气。

[升提]**补中益气汤**　见一卷中风。

[昏晕]**清魂散**　泽兰　人参<sub>各二钱半</sub>　川芎<sub>八分</sub>　荆芥穗<sub>醋炒，二钱</sub>　甘草<sub>一钱</sub>　童便一杯和服。

[痰晕]**二陈汤**　见一卷中风。

[冲心]**花蕊石散**　见二卷血。

[冲心]**夺命散**　血竭　没药　等分，研细，每服二钱，白汤下。

[冲肺]**参苏煎**　人参　苏木<sub>各一两</sub>

[血热]**保阴煎**　见五卷痉。

[络伤]**固阴煎**　见二卷脱。

[怒火]**加味四物汤**　四物汤　香附<sub>炒</sub>　五灵脂<sub>炒，另研，各一钱</sub>　水煎。痛甚加桃仁四分。

[腹痛]**延胡索散**　见本卷调经。

[腹痛]**当归建中汤**　见一卷伤风。

[血晕]**四味散**　当归　延胡　血竭　没药　童便煎。

[血晕]**黑神散**　见二卷血。

[行血]**鹿角散**　鹿角<sub>炙灰</sub>　童便　酒调下。

[行血]**郁金散**　郁金<sub>烧研，二钱</sub>　醋调下。

[痰火]**导痰汤**　见一卷中风。

[痰火]**朱砂安神丸**　见二卷汗。

【点评】本篇名为"临产"，其实是产前、产后兼论。开篇论及古代妇科著作，关于周颋著《产宝》一说有误。经考证，以《产宝》命名著作有三部，唐代昝殷著《经效产宝》、宋代无名氏著《产宝诸方》、清代倪枝维著《产宝》。周颋只是增补了昝殷所著《产宝》，而后人将书名改为《经效产宝》，林氏所说有误。但本书中对助产、产后血晕辨治及产后十禁等论述皆有较高的临床价值。另外，书中所用保产无忧散，最早记载于《普济方》，后在《沈氏尊生书》亦有记载，与《傅青主女科》之保产无忧散（当归钱半，酒洗、炒黑芥穗八分、川芎钱半、艾叶七分，炒、面炒枳壳六分、炙黄芪八分、菟丝子钱四分，酒炒、厚朴七分，姜炒、羌活五分、川贝母一钱，去心、白芍钱二分，酒炒、甘草五分、姜三片，温服。）为同名方，而傅氏方则更为实用，经本人临床使用，证实其量小力宏，以原方剂量，并不用加减，对习惯性流产、胎位不正、难产确有良效。

# 产后论治

新产营血大损，阴候亏于下，阳易冒于上。其甚者，气脱血晕，迟则不救，稍轻则头汗目眩为郁冒。风入筋急为发痉，阴虚阳浮为发热，火炎灼金为喘嗽气促，为虚烦不眠，为惊悸盗汗，而蓐劳成焉，皆阴虚阳亢之咎征也。《金匮》论新产三症，一血虚多汗出，善中风，故病痉；二亡血复汗，寒多，故病郁冒；三亡津液，胃燥，故大便难。《心典》云：血虚汗出，筋脉失养，风入而益其痉，此筋病也。

亡阴血虚，阳气遂厥，而寒复郁之，则头眩而目瞀，此神病也。胃藏津液，以渗灌诸阳，亡津液胃燥，则大肠失润而大便难，此液病也。三症不同，其亡血伤津则一，故用药忌辛热再劫其阴。即有外因，亦忌风药升举其阳，致汗脱血晕而毙。

产后阴伤，下焦必损，而奇经多丽于下，冲任督带，皆失所司，最多厥逆上攻，腰脊腹痛，红白自下等症。香岩先生案中，于冲脉为病，每用<sub>紫石英</sub>镇逆。任脉为病，用<sub>龟板</sub>静摄。督脉为病，用<sub>鹿角胶、鹿茸</sub>温煦。带脉为病，用<sub>当归</sub>宣补。阳维为病，苦寒热，用<sub>当归桂枝汤</sub>和营。阴维为病，苦心痛，用<sub>生化汤加肉桂</sub>温寒。此产后症所当审而用之者。

诊新产先问腹之痛否，以验恶露有无。如小腹胀痛者，恶露未净也，<sub>郁金、桃仁、牛膝、延胡之属</sub>行之。手摸脐腹成块者，儿枕未消也，<sub>失笑散，或楂肉、砂糖之属</sub>消导之。腹痛喜热手按者，虚寒气滞也，<sub>砂仁、木香、香附、小茴、当归、姜、枣</sub>温而通之。再询头身痛否，及曾否寒热，有汗无汗，以辨外因内因。如外感头痛，脉必浮，<sub>芎、芷、防、芥、甘菊、蔓荆</sub>辛散之。血虚头痛，脉近数，<sub>四物汤、白芍用酒炒</sub>主之。产后感冒，不可轻汗，如头痛发热脉浮，伤风也，<sub>香苏饮加芎、归、姜、葱</sub>轻解之。身痛拘急，恶寒脉紧，寒邪也，<sub>芎苏饮加生姜</sub>温散之。初起头晕发热，即烦渴，脉右大，温热症也，<sub>葱豉汤</sub>微汗之。若脉迟身痛，营分虚也，<sub>当归建中汤</sub>和之。汗出身痛者，营卫俱虚也，<sub>归芪建中汤</sub>两和之。自汗属阳虚，汗多亡阳，轻则<sub>参、芪、地、芍、五味、小麦之属</sub>补而敛之。重则<sub>芪附汤</sub>固其阳。盗汗属阴虚，汗本阴液，<sub>六味汤加麦冬、五味、牡蛎</sub>固其阴。产后头汗晕厥，阳上冒也，<sub>生地、阿胶、龙骨、牡蛎、茯神、枣仁、乌梅、白芍、小麦</sub>养阴以镇阳。产后恶寒，阳不足也，寸脉微，<sub>补中益气汤加姜、枣</sub>发越之。产后发热，阴不足也，尺部弦，<sub>六味汤加肉桂</sub>收摄之。阴阳相乘，憎寒发热，<sub>八珍十全诸汤</sub>调补之。其恶露未净者，<sub>大调经散</sub>消补之。若血去多，不时发热，孤阳无所依附也，<sub>四物汤</sub>益其阴。必以炮姜苦温，收其浮越。其肌灼面赤，渴饮脉虚大者，<sub>当归补血汤</sub>。以无形之气，生有形之血也。

寒热咳嗽，肌羸色悴者，蓐劳也，母鸡汤、猪腰汤，或用参、芪、苓、草、五味、山药、枣仁、当归、白芍、莲子以扶脾。其脏寒腹痛者，下焦虚也，归姜羊肉汤温养之。白带多，腰脊痛者，督脉空也，鹿角胶、杞子、杜仲、沙苑子、菟丝饼、艾实等填补之。蓐劳寒热，食减泄泻者，损及脾阳也，异功散加砂仁、莲子、山药、益智、肉果、诃子温摄之。吐逆泄泻，肢寒者，胃阳虚也，附子理中汤、温胃饮急温之。呕痞痰多者，脾气滞也，香砂六君子汤健运之。外感咳嗽，声重鼻塞者，腠理疏也，杏、桔、苏、前、生姜先散之，再用异功散去白术，加生黄芪以实之。内伤嗽，脾肺气虚有痰者，六君子汤加蜜炙桑皮主之。火炎灼金呛嗽者，六味去萸、泽，加麦冬、五味主之。干咳无痰，火郁于肺也，甘桔汤加玉竹、贝母、杏仁、百合开润之。产后血脱气喘，为孤阳绝阴，危候也，贞元饮主之。吸气促，自汗肢冷，虚阳欲脱也，参附汤急救之。若风寒外邪入肺，而喘急者，必气粗嗽痰，与吸促气短不侔，以金水六君煎主之。或去熟地，加杏、桔、苏，疏痰利气。若败血冲肺致喘者，人参苏木煎、夺命散主之。产后腹满闷，呕吐，脘间有败血者，抵圣汤宜之。伤饮食者，和中饮消导之。脾气虚寒者，六君子汤加炮姜、木香温补之。胃虚气逆者，橘红半夏汤加蒌、杏苦降之。肝木侮土者，六君子汤加升、柴疏畅之。胃虚呃逆，危症也，理中汤加丁香。古法用丁香散，如不应，急加参、附。迟则难救。其因寒者，丁香柿蒂散。因痰者，橘皮竹茹汤。产后身面浮肿者，气虚水湿不行也，须辨表里。如因浴早，水渍入窍，身重肌浮者，湿肿也，羌、防、芎、苏、当归、防己汗之。因水谷聚湿，小便不爽者，水肿也，苓、夏、泽兰、车前、木通利之。如四肢浮胁腿刺痛者，败血流入经络也，小调经散，或牛膝、山甲、归尾、琥珀、红花、苏木等消其瘀。如气不化水，肿胀溺涩者，肾阳虚也，肾气汤去丹、黄，以化气而利水。产后因惊发狂者，血虚神不守舍也，加味八珍汤主之。败血干心，狂言见鬼者，心包受邪也，茯苓散、琥珀散加菖蒲汁镇理之。惊悸恍惚者心神不安也，归脾汤补之。产后不语者，或因败血，上闭心胞，以清魂散加牛黄、丹参、苏木理之。因痰涎上干心窍，用温胆汤加菖蒲汁豁之。因心肾气虚，不能上通于舌，用七珍散补而开之。产后汗多必发痓，牙关紧急，口噤肢搐者，血虚风劲也，十全大补汤加制附子峻补之。若攻风则死，然古法用小续命汤，及大豆紫汤、独活汤最效。朱奉议云：无汗恶寒为刚痉，小续命汤主之。有汗不恶寒为柔痉，上汤去麻黄，加葛根。产后汗出头晕，欲成痉厥者，肝阴虚，风阳动也，阿胶、生地黄、茯神、小麦、牡蛎粉，枣仁以生液。产后类中风，口眼㖞斜，腰背反折者，血虚兼风火痰也，芎归汤加荆芥穗，炒黑豆淋酒煎服，以行血祛风，或川芎散清理痰火。凡筋脉夹寒则急，夹湿则纵。血虚风火入络，则状类中风，产后若作真中风用小续命等汤治，则误矣。类中痿废不起，气血亏，筋缓弛也，宜滋阴大补丸以壮养肝肾。瘛疭者，筋脉拘急为瘛，弛纵为疭。产后脱血，风火炽而筋失荣养也，八珍汤加丹皮、钩藤以生阴而退阳。如不应，用四君、芎、归，加丹皮，钩藤以补脾土。如左脉弦，血虚火灼也，加味逍遥散，六味丸以清肝火，滋阴血。古法用愈风汤、交加散效。产后麻瞀，气血虚而夹痰也，右半身麻而晕，经脉空而痰饮袭入也，六君子汤加归、芪、肉桂。左半身麻而晕，营血亏而风火袭入也，十全大补汤。产后颤振，气血虚而生风也，急用十全大补汤。手足拘挛制动者，风客经络也，舒筋汤主之。夹风热，加味逍遥散。如虚寒，十全大补汤。产后鼻衄及口鼻黑气，胃绝肺败也。如血虚滞，用参苏煎加制附子。如虚火上炎舌黑，犀角地黄汤。瘀血逆升鼻衄，益母丸、童便化服。经验方用绯线一条，并产妇顶心发二条，紧系中指节，即止。产后泄泻，脾土虚寒也，六君子汤加炮姜温摄之。脾肾虚寒，补中汤合四神丸升摄之。命门火弱，以八味丸补其母。若伤食泻，六君子汤加楂肉、神曲、谷芽消运之。完谷不化，阳火虚也，理中合四神丸。泻白沫如肠垢，元气陷也，补中汤加桂、苓、炮姜升举之。滑泄不止，参香散收涩之。产后痢疾，青白属寒，紫赤属热，寒热相搏，赤白杂下。寒热生冷，伤肠胃也，虚寒腹痛，理中汤加木香、白芍主之。胃虚呕痢，六君子汤调补之。热痢后重，白头翁汤加甘草、阿胶清理之。赤白杂下，腹绞痛，救急散去熟地调之。久痢后重，补中益气汤升举之。泻痢脉濡缓，胃湿也，汤药愈滋其湿。宜参苓白术散加肉豆蔻、煎姜枣汤、调服。久泻久痢，肉蔻理中丸温摄之。疟邪由感犯风暑，一日发间日发者，小柴胡汤减黄芩，补中益气汤去黄芪选用。风加紫苏、薄荷，暑加香薷、厚朴。若产前阴疟，延及产后，<small>归芪建中汤加参、术、首乌和其阴阳。</small>寒多加<small>黄芪</small>。热重<small>加鳖甲</small>。产后暑热伤阴，状如疟发，治法忌表散劫液，<small>以鳖甲、乌梅、枣仁、麦冬、地黄、石斛等，</small>甘酸生津以退热。且产后吸受时邪，尤宜审治。如暑伤肺气，必呕闷，<small>以川贝母、杏仁、通草、栝蒌、郁金</small>肃降之。燥伤肺津，必咳渴，<small>以花粉、天冬、杏仁、玉竹、百合、贝母、蜜</small>润之。热陷心营，必昏谵少寐，<small>以竹叶、麦冬、犀角、生地、连翘、菖蒲汁凉</small>沁之。湿阻三焦，必头胀舌白不渴，胸满身痛，溺少便溏，<small>以茯苓皮、半夏、桂枝、厚朴、栝蒌、滑石</small>上下分清之。风温犯上焦，必灼热头蒙，脘痞昏睡，以山栀、豆豉、栝蒌、桑叶、贝母、羚羊角辛凉以宣通，微苦以清降。湿温化热阻气，必头重身热痛，咽痛胫冷，<small>以元参、银花、杏仁、栝蒌、石斛、薏苡、滑石</small>甘淡微苦轻解之。寒暄失正，痰饮上干，必胁痛背冷，咳逆不得卧，或肠中漉漉有声，兼溺短足肿，<small>以桂枝、半夏、干姜、薏苡、五味子、茯苓、白芍、甘草</small>辛酸淡渗泄之。产后霍乱吐泻停食者，<small>藿香正气散</small>主之。虚寒者，<small>理中汤</small>温之。吐泻逆冷者，<small>附子散，来复丹</small>温通之。产后虚烦气短者，<small>竹叶汤</small>清补之。产后积聚风冷，与气血相搏而成也。积为阴在脏，聚为阳在腑，痛有常处，<small>四神散；</small>痛无定处，<small>芍药汤</small>选用。血瘕气血壅结，因气病而成血病也，痛无定处，<small>失笑散</small>加行气药，后必扶正。<small>归脾汤。</small>大便闭结，津液涸也，<small>四物加桃杏仁润之，或五仁丸、苏麻粥皆效。</small>小便淋涩，膀胱虚热也，<small>六味汤，或四物加茯苓、甘草梢</small>补而分利之。溃溺频数者，气虚不能约制也，<small>补中汤加益智仁、覆盆子、黄肉，佐以桑螵蛸散</small>升而摄之。小水不禁，脬损也，<small>桑螵蛸龙骨散</small>摄之。手伤脬破者，<small>归芪汤加黄丝绢、猪羊脬</small>固补之。气虚，<small>补中汤加益智仁。</small>肾虚，<small>六味丸去丹、泻。</small>小便血，热乘血虚，渗入脬中也，<small>发灰、滑石、甘草</small>止之。大便血，郁结伤脾也。<small>加味归脾汤。</small>若因思虑伤心者，<small>妙香散。</small>膏粱积热者，<small>加味清胃散。</small>醇酒湿毒者，<small>葛花解酲汤。</small>怒动肝火者，<small>加味小柴胡汤。</small>大肠风热者，<small>四物汤加侧柏、槐花。</small>大肠血热者，<small>四物汤加芩、连、槐花。</small>肠胃虚弱者，<small>六君子汤加升麻、柴胡。</small>元气下陷者，<small>补中汤加茯苓、半夏。</small>气血虚者，<small>八珍汤加升、柴。</small>产后诸淋，虚则频数，肺虚，<small>补中益气汤。</small>肾虚，<small>六味丸。</small>热则涩痛，<small>滑石散。</small>血淋，<small>加味四</small>

物汤。产后带下，下元虚滑也，金锁匙丹，或苓术菟丝丸。产后经行太早者，乳必少。年壮不自乳者，不在此例。脾虚不能摄血，补中益气汤。心脾不能统血，加味归脾汤。肝火迫血妄行，加味逍遥散。气血兼虚，八珍汤。小便出粪，大小肠交也。先用六君子汤，再用五苓散。产后阴脱，努力所伤也，以当归人参汤升之，外用五倍子末固之。生肠不收，虚而滑也，内服芎、归、参、芪、升麻等。外用香油润肠，绢托之。或以灯草搐鼻取嚏，立上。产门不闭，阴气失敛也，十全大补汤峻补之。肿热㿠痛，肝经虚热注也，加味逍遥散。若因忧怒，肝脾郁伤也，加味归脾汤。因暴怒，肝火血伤也，龙胆泻肝汤。有产后产户下一物如手帕，丹溪云：是肝痿，以参、芪、归、术、升麻升举之。有产后水道中出肉线一条，长三四尺，动之则痛绝。先服失笑散，次以带皮姜二斤研烂，入清油二斤，煎油干为度。用绢兜起肉线，屈曲于水道边，以姜渣熏，冷则熨之，乃缩上。再服失笑散，芎归汤，如肉线断者，不治。诸凡产后症不一端，而危莫危于血晕、气喘、呃逆、风痉。难莫难于蓐劳、虚嗽、泄泻、积聚。所尤要者，产后下焦阴虚，为伤其肝肾也。而冲任督带，多隶肝肾，用药宜温养固摄，切勿重虚其虚，致成下损，不能复元。前所条列，大约根据《良方》薛按，粗举梗概，其治法不尽于此云。

## 产后脉候

新产之脉，缓滑吉，实大弦急者死。沉小吉，坚牢凶。寸口涩疾不调死，沉细附骨不绝生。

## 附方

[寒热]当归桂枝汤　见一卷伤风。

[通治]生化汤　当归三钱　川芎　炮姜　炙草各一钱　桃仁十三粒水煎。

[块痛]失笑散　见六卷胃脘痛。

[和血]四物汤　见一卷中风。

[伤风]香苏饮　见本卷胎前。

[伤寒]芎苏饮　见二卷咳嗽。

[温热]葱豉汤　见一卷温。

[营卫]当归建中汤　见一卷伤风。

[营卫]归芪建中汤　见二卷咳嗽，再加四物、参、附、桂、苁蓉，为十四味建中汤。

[固阳]芪附汤　芪一两　附五钱　名芪附汤。参一两　附五钱　名参附汤。

[补阴]六味汤　见一卷中风。

[补中]补中益气汤　见一卷中风。

[调补]八珍汤　见一卷中风。

[调补]十全大补汤　见一卷中风。

[恶露]大调经散　见三卷肿胀。

[补血]当归补血汤　见本卷崩漏。

[蓐劳]母鸡汤　黄雌鸡一只　归　地　芪　术　桂心各三钱　先以水七钟煮鸡，煮鸡汁至三钟，每用汁一钟煮药。每服四钱，日服三次。

[蓐劳]猪腰汤　猪腰一对　归　芍各酒炒，一两　先将归芍煮，去渣，将腰子切如骰子大，同晚米一合，香豉一钱，加葱、椒、盐煮食。

[虚羸]补虚汤　参　术各一钱　芪　陈　芎　草各五分　姜三片　热轻加茯苓，热甚加炮姜。

[虚痛]归姜羊肉汤　羊肉一斤　当归五两　生姜六两　黄芪四两　先以水煮羊肉取汁，下后三味，分四服，煮食。有恶露，加桂心三两。

[补脾]异功散　见一卷中风。

[补阳]附子理中汤　见一卷中风。

[吐泻]温胃饮　见一卷中风。

[呕痞]香砂六君子汤　见三卷呕吐。

［火郁］**甘桔汤**　甘草_二两_　桔梗_一两_　失音加诃子，声不出加半夏，嗽加杏仁、贝母，呕加半夏、生姜，吐血加紫菀。肺痿加阿胶，少气加人参。

［喘急］**贞元饮**　熟地_八钱_　当归　炙草_三钱_　水煎。呕加姜，寒加桂。

［风喘］**金水六君煎**　见二卷咳嗽。

［冲肺］**人参苏木煎**　见本卷临产。

［血晕］**夺命散**　见本卷临产。

［满呕］**抵圣汤**　参　草　陈　夏　芍　泽兰　每服四钱，加姜五片，水煎。

［伤食］**和中饮**　陈　枳_各一钱_　楂肉　麦芽_各二钱_　厚朴　砂仁_各八分_　痰加半夏，呕加煨姜。

［虚逆］**橘红半夏汤**　橘红_一两_　半夏　炙草_各五钱_　藿香_三两_　加姜五片，水煎。

［呃逆］**丁香散**　见三卷呃。

［寒呃］**丁香柿蒂散**　见三卷呃。

［痰呃］**橘皮竹茹汤**　见三卷呕吐。

［经络］**小调经散**　见三卷肿胀。

［阳虚］**肾气汤**　见二卷虚损。

［发狂］**加味八珍汤**　八珍汤加茯神、远志各二钱，水煎。

［狂悖］**茯苓散**　苓　参_各一钱_　芍　牛膝　琥珀　龙齿_各七钱半_　生地_一两_　桂心_二钱_每服三钱。

［惊狂］**琥珀散**　辰砂_另研_　没药　琥珀　当归_并研末_　等分，每服二钱，白汤下，日二次。

［心脾］**归脾汤**　见二卷劳瘵。

［不语］**清魂散**　见本卷临产。

［惊涎］**温胆汤**　见一卷温。

［不语］**七珍散**　参　地　芎　菖蒲_各一两_　细辛_一钱_　防风　辰砂

各五钱 薄荷煎汤下，每服一钱。

[中风]**小续命汤** 见一卷中风。

[风虚]**大豆紫汤** 独活一两半，酒浸煎三沸，另炒大豆半升，令焦，以酒沃之，去渣。每服炒豆二合许，得少汗则愈。

[祛风]**独活汤** 独活一斤 桂心二两 秦艽五两 以酒渍三日饮之。

[活血]**芎归汤** 芎 归

[拘急]**川芎散** 芎 艽 枣仁 白芍 羚羊角各四两 桑白皮一两半 防风一两二钱 每服一两二钱。水煎服，日三次。

[痿废]**滋阴大补丸** 见五卷痿。

[脾胃]**四君子汤** 参 苓 术 草

[肝热]**加味逍遥散** 见一卷火。

[祛风]**愈风丹** 荆芥穗焙研，三钱 黑豆淬酒服。治风晕。

[瘈疭]**交加散** 见本卷调经。

[风痉]**当归散** 归 荆 等分为末。每用二钱，水酒各半煎。治产后风痉，牙关紧急，口吐涎沫，手足瘈疭，下咽即效。

[拘挛]**舒筋汤** 羌活 姜黄 炙草各二钱 海桐皮 归 芍术各一钱 木瓜二钱 水煎去渣，磨沉香汁冲服。

[舌黑]**犀角地黄汤** 见一卷温。

[鼻衄]**益母丸** 参 术 苓 草 芎 芍 桂 丹 益母

[泄泻]**四神丸** 见三卷饮食。

[滑泻]**参香散** 人参 木香各二钱 肉蔻煨 茯苓 扁豆四钱 陈皮 罂粟壳醋炒，各一两 为末 每服一钱七分，米饮下。

[热利]**白头翁加甘草阿胶汤** 白头翁 炙草 阿胶各一钱 黄连 黄柏 秦皮三钱 分二服。

[下利]**救急散** 地 芍 归 草 阿胶 艾叶 炮姜

[调理]**参苓白术散** 见三卷脾胃。

[虚滑]**肉蔻理中丸** 理中丸加肉蔻七钱，蜜丸。

[虚滑]**加味四君子汤**　四君子汤加　黄芪　粟壳

[痢渴]**必效方**　麦冬　乌梅

[痢渴]**七味白术散**　四君子汤加　藿香　木香　干葛<sub>各一钱</sub>

[疟疾]**小柴胡汤**　见一卷温。

[吐泻]**藿香正气散**　见一卷中风。

[逆冷]**附子散**　参　术　归　桂　附　陈　草　吴萸　丁香<sub>各五钱</sub>　为末。每服二钱，米汤下。

[痞膈]**来复丹**　见三卷呕吐。

[虚烦]**竹叶汤**　竹叶　麦冬　小麦<sub>各二两</sub>　甘草<sub>一两</sub>　生姜<sub>二两</sub>大枣<sub>十二枚</sub>　虚悸加参，少气加糯米五合。

[积聚]**四神散**　归　芎　芍　姜　每服二钱，酒下。

[积热]**芍药汤**　芍　苓　芩　水煎。

[血瘕]**血竭散**　归　芍　桂心　血竭　蒲黄<sub>各两半</sub>　延胡<sub>一两</sub>　为末。每服二钱，酒下。

[便燥]**五仁丸**　见七卷二便不通。

[通燥]**苏麻粥**　见七卷二便不通。

[便闭]**通气散**　陈　苏　枳　木通　等分为末，服四钱立通。

[溺频]**螵蛸丸**　见七卷闭癃。

[遗溺]**益智仁散**　益智　覆盆子　茯神　远志　龙骨　五味等分为末。每服四钱，米饮下。

[缩溺]**桑螵蛸龙骨散**　螵蛸<sub>五钱</sub>　龙骨<sub>一两</sub>　研末，每服二钱，米饮下。

[脬损]**归芪汤**　归　芪　芍　参　术　陈　草

[脬伤]**固脬散**　黄丝绢<sub>三尺</sub>　黄蜡<sub>五钱</sub>　蜜<sub>二两</sub>　白茅根　马屁勃水煎。不可作声。

[脬伤]**补脬饮**　见七卷胞痹。

[便血]**加味归脾汤**　见本卷胎前。

[心伤]**妙香散**　见二卷衄。

[积热]**加味清胃散**  清胃散见二卷衄，此加犀角  甘草  连翘

[酒伤]**葛花解醒汤**  见一卷湿。

[肝火]**加味小柴胡汤**  小柴胡汤见一卷温，此加归  芍  山栀  胆草

[热淋]**滑石散**  滑石一两三钱半  通草  车前子  葵子各一两  为末，浆水调服方寸匕。

[血淋]**加味四物汤**  生地  川芎  白芍  当归  杜牛膝  木通各一钱  桃仁五个  滑石一钱半  木香五分  水煎。

[带多]**金锁匙丹**  茯苓  茯神各二两  远志  龙骨各三两  牡蛎粉四两  酒糊丸，盐酒下四十丸。

[精滑]**苓术菟丝丸**  茯苓  白术  莲子各四两  五味二两  山药  杜仲各三两  菟丝子十两  炙草一两  蜜丸。

[利湿]**五苓散**  见一卷温。

[阴脱]**当归人参汤**  参  芪  归  芍各二钱  升麻五分  水煎。外用五倍子泡汤洗，又敷之。

[肝火]**龙胆泻肝汤**  见三卷诸气。

[去瘀]**金黄散**  延胡  蒲黄各一钱  桂心二分  酒调服，治恶血上冲。

[块痛]**延胡散**  延胡  桂心  当归  酒调服，治恶血上冲。


## 产后脉案

**包氏**  严寒坐蓐，肠出不收，身热面赤。思被冷无温，肠必干涩难上，如蓖麻子捣涂发顶，法必不验。即冷水噀面，亦虑滋病。令煎芎归汤入净桶，着人扶坐桶上，以旧绢托肠，乘热熏之。肠得热气，自润而升，且托且送，待其将尽，趁手托入。如法而收，再服补剂热退。

**陈氏**  产数日，浮肿身重，不能转侧，不食不语，脉虚缓。当由

产后浴早，水湿乘虚袭入子宫，下部先肿，渐至通体重着，殆伤湿之见症也。开发腠理，逐去湿邪。宜羌活渗湿汤加陈皮、半夏、防己、茯苓皮。一啜湿从汗解，身可转侧，浮肿渐退。再为健脾利湿，饮食亦进。以妇体素肥，气郁生涎，时或昏冒，用温胆汤调理而痊。

**某氏** 露产冒暑，烦热汗出，直视不语，脉软数。医谓恶露未行，治宜逐瘀。予曰：直视者足太阳经血虚，筋急牵引直上也。不语者暑先入心，手少阴脉系舌本，络舌旁，邪入营分，舌系缩也。烦热则易郁冒，汗多亦虑液亡，失治必变昏痉危。用生脉散加生地、当归、石斛、连翘、丹皮、木瓜、甘草、藕汁冲服。诸症退能言，又加减前方，数十服得安。

**张氏** 中年产育，旬日外鲜红下注，自汗身热，此阴虚阳无所附也。用十全大补汤去桂，加炮姜、小麦煎汤，二服汗收血止。是症血去则亡阴，汗多则亡阳，产后危症也。

**徐氏** 产后夜热烦渴，脉促数。因决其胎必下，当夜遂产，恶露甚少，逾日鲜血暴注，晕绝。用潞参、茯神、熟地、炮姜、荆芥醋炒、山栀、甘草俱炒黑、石斛、阿胶，神苏血止。

**杨氏** 产后鲜血，足膝热，乳少，脉芤，宜摄固下元，兼升举中气。桑螵蛸炙研、熟地、杞子、杜仲盐水炒、黄芪蜜炙、升麻。二服血止。去桑螵蛸，加生黄芪、甘草、当归、红枣，而乳倍常。

**李氏** 产后郁冒，昏睡不语，虑其痉厥。用鲜石菖蒲根汁热服，渐次苏醒能言。询所苦，但云目暗咽塞，心系下引，遂闷绝不知人，此为风火，痰阻窍也。因用桔梗、荆芥、甘菊炒、连翘、贝母、茯神、山栀、菖蒲汁冲，二服而安。

**张氏** 官署坐蓐，辄动乡思，经旬宵热如烙，脉虚疾，插髻银簪，一夕色黑，以纸拭去，明晨如漆，骇极。予云：此产后血虚火炎，汗泽所蒸耳。宜滋阴退热。以熟地、白芍、丹皮、当归、丹参、石斛、茯神、杞子、甘草，四服热退，簪色不变矣。去丹皮、丹参，加枣仁、山药、莲子，蜜丸服，愈。此前取甘凉除热，后取酸涩安神。

**吴氏** 蓐损不复，寒热往来，自汗，咳呕吐沫，心悸耳鸣，脉虚数。经言：阳维为病苦寒热。阳失维护，奇脉已损，况中宫小镇，致咳呕悸眩，肝阳升逆，面色忽青忽赤，延为难治。惟大便未溏，肾关未撤，尚堪借箸。拟晨服黄芪建中汤，去姜，加参、苓、山药、橘白，卫外扶中。晚服熟地、杞子<sub>俱炒</sub>、牡蛎<sub>醋煅</sub>、枣仁、白芍、茯神、五味、莲子、小麦煎服，摄阴敛阳。症减，背时凛寒，晨服方中再加鹿角胶，外以白胡椒末掺布膏药贴背脊第三椎至第七节，仍照前分早晚各服五七剂乃安。

**巢氏** 初春小产，寒热头痛烦呕，汗后复热，血下如豆汁，篡间糜损，脉右洪大，左沉数。此温邪化热，乘虚袭入下焦也。以豆豉、山栀、萎仁、鲜生地、石斛、知母、麦冬、丹参、阿胶，血稀热减。去知母、阿胶，加丹皮、竹叶心、元参，汗透身凉而脉和。

**邹氏** 冬寒当产，艰难损动元气，嗣以月内便泄。交春寒热往来，痰嗽汗泄，晡时火升，颊红唇燥，食入呕满，小腹痛坠，泻利稀白无度，支离委顿。所服丸剂，一味混补，不顾滋腻，岂胃弱火衰，食已不化，小腹重坠，气更下陷，尚堪滑腻增泻，浸至蓐劳莫挽矣。急用温中运脾，痛利可减，呕满可除。炮姜、小茴、益智仁、茯苓、白术、半夏曲、谷芽<sub>俱炒</sub>、橘白，数剂利止，寒热减，食亦知味。去炮姜、小茴、谷芽、半夏曲、白术、橘白等，加砂仁、熟地<sub>炭</sub>、潞参、五味、丹皮、山药、莲子、钗斛，虚阳渐退，并去益智、茯苓，加甜杏仁、茯神、白芍、百合，嗽止调理而康。

【点评】产后病，因产后体虚，或感外邪而致多种疾病的总称。先论《金匮要略》产后三症：痉、郁冒、大便难，皆因亡血伤津所致；次论产后阴伤多奇经为病，治当辨经用药，尊叶天士治奇经用药经验；再论产后杂病腹痛、头身痛、汗证、寒热、咳嗽、气喘、泄泻、伤食、浮肿、惊悸、不语、类中、瘛疭、颤振、衄血、痢疾、疟疾、温病、霍乱、积聚、淋秘、便血、带下、产门不闭、阴脱等等，在治疗上注重产后体虚的特点，提出"所尤要者，产后下焦阴虚，为伤其肝肾也。……用药宜温养固摄，切勿重虚其虚，致成下损，不能复元。"对于产后脬伤、阴脱等既有药物治疗，又有辅助的物理疗法，确是从临床中所得之经验。

## 乳症论治

乳症多主肝胃心脾，以乳头属肝经，乳房属胃经，而心脾郁结，多见乳核、乳岩诸症。乳痈焮肿色红，属阳，类由热毒，妇女有之，脓溃易愈。乳岩结核色白，属阴，类由凝痰，男妇皆有，惟孀孤为多，一溃难治。且患乳有儿吮乳易愈，无儿吮乳难痊。其沥核等，日久转囊穿破，洞见肺腑，损极不复，难以挽回。而乳岩尤为根坚难削，有历数年而后痛，历十数年而后溃者，痛已救迟，溃即不治。须多服归脾、养荣诸汤。切忌攻坚解毒，致伤元气，以速其亡。

乳汁为气血所化，而源出于胃，实水谷精华也。惟冲脉隶于胃，故升而为乳，降而为经。新产三日后，发寒热，名蒸乳。宜逍遥散去术。少妇初产，乳胀不得通畅，宜清利。连翘金贝煎。若产多乳少，由气血不足，宜滋补。异功散加归、芍、杞子、熟地、蒌仁。仍以羹臛引之。产后乳自出，属胃气虚，宜固补，七福饮加黄芪、五味子以摄之。乳多胀痛而溢者，以温帛熨而散之。小儿吮乳，鼻风吹入，令乳房壅结肿痛名外吹，不急治，多成乳痈。内服栝蒌散，外以南星末敷之。甚则连翘金贝煎。孕妇胎热，寒热乳肿，名内吹，用橘叶散治之。新产儿未能吮乳，余乳停蓄滋胀，发热内渴，肿硬结痛，名妒乳。宜挤去宿乳，或吮通之。以贝母、栝蒌、甘草节、木通煎服。倘儿或不育，产母蒸乳寒热胀痛，宜断乳法，以炒麦芽一两煎服消之。有气血颇壮，乳汁不即下者，通草猪蹄汤、通草散，或秘传涌泉散行之。痰气阻闭经络，乳汁不下，肥人为多，神效栝蒌散疏降之。或以丝瓜络连子烧存性，酒下三钱，盖被取汗，即通。其气血虚亏，乳汁不下，玉露散，或八珍汤加黄芪、麦冬调补之。因肺胃虚寒，乳汁不下，千金钟乳汤温养之。

妇女胆胃二经热毒，壅遏气血，乳肿焮痛，名乳痈。初起寒热肿痛，肉色焮赤，宜凉血疏邪。四物汤加柴胡、山栀、丹皮、贝母、栝蒌、甘草。乳房结核，肿痛色赤，宜疏肝清胃。内服牛蒡子汤，外用活鲤鱼，连头骨捣烂，以香腊槽一团研匀。敷上即消。气血凝滞，结核不散，连翘饮子。肝失条畅，乳痈结核，寒热肿溃，清肝解郁汤。心脾郁伤，乳痈发热，结核腐溃，归脾汤，芪、术、草生用。乳痨肿痛，用大贝母、白芷、乳香、没药、当归身，每服四钱，白酒下。乳痨溃烂，用两头尖雄鼠粪，土楝子经霜者佳，露蜂房各三钱，俱煅存性，研末，分三服酒下。间两日一服。痛止脓敛，如脓成不溃，或脓水清稀，用托里消毒散。溃久不敛，用桑根木芝，或菌，烧灰，和梅片末掺之，即愈。

乳内结小核一粒如豆，不红不痛，内热体倦，月事不调，名乳岩。急早调治，若年久渐大，肿坚如石，时作抽痛，数年溃腐，如巉岩深洞，血水淋漓者，不治。溃后大如覆碗，不痛而痒极者，内生蛆虫也。症因忧思郁结，亏损肝脾气血而成。初起小核，用生蟹壳爪数十枚，砂锅内焙，研末酒下，再用归、陈、枳、贝、翘、姜、白芷、甘草节，煎服数十剂，勿间，可消。蟹爪灰与煎剂间服，曾经验过。若未消，内服益气养荣汤，外以木香饼熨之。阴虚晡热，加味逍遥散去焦术，加熟地。寒热抽痛，归脾汤。元气削弱，大剂人参煎服可消。若用攻坚解毒，必致溃败不救。凡溃后，最忌乳没等药。

产后两乳伸长，细如鸡肠，垂过小腹，痛难刻忍，名乳悬，此怪症也，偶亦有之。急芎、归用各一斤，切片，只取四两，水煎服。令产妇伏桌上，下置火炉，将余片芎、归入炉漫烧，以口鼻及乳吸烟令上，如药尽未收，如前法煎服熏吸，便可缩上。否则用蓖麻子三粒，研涂发顶心。少顷便去之，即收。


## 附方

**[思郁]归脾汤** 见二卷劳瘵。

[虚损]**益气养荣汤** 参 苓 陈 贝 芪 地 芍 归 芎 香附各一钱 甘草 桔梗各五分 生白术二钱 姜 水煎。

[蒸乳]**逍遥散** 见一卷火。

[清利]**连翘金贝煎** 金银花 土贝母 蒲公英 夏枯草各三钱 红藤七钱 连翘五钱 花粉三钱 酒煎。

[补脾]**异功散** 见一卷中风。

[补中]**七福饮** 见三卷郁。

[外吹]**栝蒌散** 栝蒌 乳香 酒煎。

[内吹]**橘叶散** 柴 苓 青 陈 芎 栀 翘 石膏各一钱 橘叶二十张

[通乳]**通草猪蹄汤** 通草一两 同猪蹄煮汁服。

[通利]**通草散** 柴 桔 瞿麦 花粉各一钱 通草七分 青皮 芍 翘 芷 草 木通各五分 水煎。

[通乳]**涌泉散** 王不留行 白丁香 漏芦 花粉 僵蚕 甲片 为末。每服四钱，用猪悬蹄煮汁调下。此方与薛按涌泉散不同。

[疏降]**神效栝蒌散** 栝蒌一个，研 生甘草 当归各五钱 乳香 没药各一钱 酒煎服，良久再服。治一切痈疽，消肿溃脓。

[通补]**玉露散** 参 苓 芎 芷 归 芍 桔各一钱 甘草五分 水煎。

[补虚]**八珍汤** 见一卷中风。

[温养]**千金钟乳汤** 石钟乳四钱 甘草二钱 漏芦二钱 通草 栝蒌根各半两 水煎。一方有桂心。

[凉血]**四物汤** 见一卷中风。

[肝胃]**牛蒡子汤** 陈皮 牛蒡 山栀 金银花 甘草 栝蒌 黄芩 花粉 连翘 角刺 柴胡 青皮 水煎，和酒服。

[结核]**连翘饮子** 连翘 川芎 栝蒌 角刺 橘叶 青皮 甘草节 桃仁各一钱 水煎。

[和肝]**清肝解郁汤** 四物合二陈，再加 青 贝 苏 桔 栀

远志　木通　香附　姜　煎。

[脓清]**托里消毒散**　参　芪　苓　术　芎　归　芍<sub>各一钱</sub>　银花
白芷<sub>各七分</sub>　甘草<sub>五分</sub>　煎。

[肿痛]**木香饼子**　木香<sub>五钱</sub>　生地<sub>一两</sub>　杵膏和匀作饼，另患处
大小贴之，以熨斗熨之。

[补托]**托里散**　参　芪<sub>各一钱</sub>　生术　熟地　归　芍　苓　陈<sub>各八</sub>
<sub>分</sub>　水煎。

## 乳症脉案

**某氏**　孀居，右乳溃脓，已穿六孔，左乳核坚抽痛，寒热食少，
脉弦数。审为肝脾郁结，气血亏损，为疏《济生》归脾汤。其戚属云：
前服归脾反痛奈何？因检前方，芪、术皆炒用。予谓：此致痛之由
也。但生用自效，彼疡医不谙药性生熟耳。三服寒热止，食进。前汤
加栝蒌、贝母、白芍、陈皮，五服右疮平，左核俱软，以前药为丸服
而消。

**许氏**　产后乳头红肿痛，用鲜天门冬捣汁，和酒蒸，热服，以渣
敷患处，两三次愈。

**何氏**　乳房结核，症属阴寒。用鹿角尖磨水，酒冲服效。

**吴氏**　暑月左乳肿成脓，寒热往来，脉右小数，左弦长。症由肝
郁生火。仿清肝解郁汤，内用当归、白芍、大贝、栝蒌、天冬、乳
香、丹皮、山栀、甘草、银花。外用内消散加减，甲片、乳香、没
药、归尾、角刺、生大黄、黄芩，蜜调敷。左乳头溃，根盘漫肿，右
乳又硬，急用内托带消法。生黄芪、天冬、栝蒌、香附、归身、白
芍、贝母、桔梗、陈皮、甘草，一服痛定。左疮孔脓稠，右肿稍软。
又数服数敷，根盘消散，疮口用生肌散得平。

**张氏**　产后妒乳，去冬溃未即敛，今春近旁肿痛。夫乳头属厥
阴，乳房属阳明。今患在乳头，不致转囊，但溃后药忌乳、没消肿，

宜托消兼用。旋覆花、香附生、大贝、黄芪生、栝蒌、广皮、郁金、甘草节、当归，二服痛止肿软。四服溃敛。

**何氏** 左乳结核，经六七载，溃后深洞如碗，是名乳岩。由脾肝郁结，气血失畅。结核渐大，溃则岩深陷可畏。一僧犹用乳、没破耗气血。不知年衰茹素，日夕抽痛，脓水清稀，营卫日亏，毒奚由化，恐三伏难延矣。峻补气血，托里滋液。患口虽难遽敛，尚冀痛势略定，迁延岁月耳。八珍汤去炒术，加生芪、五味、麦冬、大贝，数服脓稠痛缓。入夏延秋，患内作痒者肉腐蛆生。以乌梅肉腊雪水浸，雄黄末，鸡羽蘸抹。其弟妇张氏，并系早媚，亦患乳核，二十余年未溃，坚大如胡桃，劳则抽痛，脉来沉缓。症属郁损心脾，用归脾汤加香附汁、炒熟地、牡蛎粉、大贝、忍冬藤，数十服而核渐软。

【点评】乳证，为妇科常见的一类病证。本篇重点介绍了乳房的经络所属：乳头属肝，乳房属胃，乳病亦与心脾相关。乳汁为气血所化，源出于胃，实水谷精华也。常见乳病有乳核、乳岩、乳痈，焮红热肿的为阳证，结核漫肿色白的为阴证。孕后寒热乳肿，为内吹乳痈。产后乳病有蒸乳、乳胀、乳少、乳漏、外吹乳痈、妒乳以及乳汁不下，另外还介绍了回乳法。乳岩为最难治病证，治疗需注重扶正，提出用生蟹壳爪焙后研末酒下，配合行气散结之药间服，未消者以益气养血法调治，认为应忌用攻坚解毒，溃后忌活血，这些经验在乳癌治疗中，具有较高的临床参考价值。

## 热入血室论治

凡诊妇人，先问经候。妇人病热，值经水来，邪随血去，其病自愈。若邪踞半表半里，经水适来适断，血舍空虚，热邪陷入，昼静夜剧，寒热如疟，烦渴耳聋，谵语见鬼，此为热入血室，小柴胡汤加生地黄主之。凡经行后似疟谵语，便是热入血室。盖血为邪迫，上入肝经，肝受邪，则谵语见鬼。邪入胆经，则血结于胸，手触之辄痛，非药所及，故当刺期门穴。<sub></sub>屈乳头向下尽处骨间是。仲景云：妇人中风，恶寒发热，经水适来，得之七八日，热除脉迟身凉，胸满如结胸状者，刺期门。若昼则明了，暮则谵语，治无犯胃气及上二焦。《活人》以小柴胡汤主之。邪入血分，故发狂，且谵语属阳明胃经者居多，故戒犯胃气。阳明病，下血谵语，此为热入血室，随其实泻之，犀角地黄汤加丹参、木通，或加味四物汤。汗出愈。如寒热有时，经来适断，昼明了，暮谵语。医用刚剂，遂胸膈不利，涎潮上涌，喘急昏冒。当先化其痰，后除其热。用一呷散，再用小柴胡汤加生地黄。如寒热谵语，胸胁满，如结胸状，此邪与血结。用陶氏小柴胡汤，去参、枣，加生地、栝蒌、桃仁、丹皮、山楂肉。若少阳本经，血结自甚，必少腹急痛，小柴胡汤去参、甘、枣，加延胡、当归尾、桃仁。若热入血室，谵语如狂，血逆心包，胸中满痛，为血结胸，用桂枝红花汤加海蛤、桃仁。若寒热如疟，经水适来，狂言见鬼，或胁下硬，脾阳虚者，干姜柴胡汤。若热入血室，谵语发狂，不省人事者，牛黄膏。按此症必寒热谵语，总宜小柴胡汤加减。其结胸少腹满痛，或小陷胸汤加丹参、赤芍、陈皮、枳壳，或桃仁承气汤，玉烛散。选而用之。

### 附方

[和解]小柴胡汤　见一卷温。

[泻热]犀角地黄汤　见一卷温。

[凉血]加味四物汤　四物汤加　丹　栀　柴　龙胆草

[化痰]一呷散　蒌　贝　芩　连　丹　栀　柴　草

[散瘀]陶氏小柴胡汤　柴　芩　夏　草　地　丹　桃仁　楂肉
或加犀角、栝蒌。

[血结]桂枝红花汤　桂　芍　草　丹　红花　或加海蛤、桃仁。
方出王海藏。

[燥脾]干姜柴胡汤　柴胡<sub>四两</sub>　花粉　桂枝<sub>各一两半</sub>　牡蛎粉　干

姜　炙草<sub>各一两</sub>　每服五钱，温服取汗。

　　[谵狂]牛黄膏　牛黄<sub>二钱半</sub>　朱砂　郁金　丹皮<sub>各三钱</sub>　脑子　甘草<sub>各一钱</sub>　为末。蜜丸桐子大，每服一丸。

　　[胸痞]小陷胸汤　见三卷痞满。

　　[攻瘀]桃仁承气汤　见一卷疫。

　　[去瘀]玉烛散　见六卷腹痛。

　　[血结]海蛤散　海蛤　滑石　甘草<sub>各五钱</sub>　芒硝<sub>一两</sub>　为末。每服二钱，用鸡蛋清调下。


## 热入血室脉案

　　丁氏　秋间寒热似疟，入暮谵语潮热，少腹满，此为热入血室。用小柴胡汤去参、姜、枣，加丹皮、赤芍、生地、楂肉<sub>生</sub>、归尾，三五剂瘳。

　　危氏　夏初时疫，恰值经断，血海亏虚，壮热陷里，口燥汗多，夜烦不寐。用清化饮加山栀、泽兰、藕汁，清理血分而愈。

　　胡氏　冬温化热，月信适来，邪热搏血，医用清解。外不甚热，而脐腹胀痛，小水赤涩。用导赤散加红花、桃仁、延胡、车前子，再剂愈。

　　眭妇　伤寒发热咳呕，右胁刺痛，邪在少阳未解，忽经行，少腹烦渍。医不知热陷血海，且有无犯胃气及中上焦之戒。犹用杏、蒌、谷芽等味，烦渍益剧。仿陶氏加减小柴胡汤，去参、枣，加生地、丹皮、赤芍、郁金、山栀、枳壳，数服而病霍然。

　　韦氏　温热症烦渴昏谵，脉虚促不受按，此必病中经行也。询之，则初病旬日内再至矣。以泽兰、赤芍、生地、麦冬、山栀、赤茯、连翘、石菖蒲汁、藕汁冲服，先清血分热邪，昏谵已减。后去泽兰、赤芍，加白芍、当归、炙草、红枣，酸甘和血得安。


　　【点评】热入血室，出自仲景《伤寒论》第143、144、145及

216条，《金匮要略·妇人杂病脉证并治》第1～4条，为妇女经期，血室(子宫)空虚，感受外邪所致之病，表现为"昼静夜剧，寒热如疟，烦渴耳聋，谵语见鬼"。凡热入血室证治疗皆以小柴胡汤加减为主，血热互结者亦可用犀角地黄汤加减治疗。

# 痃癖癥瘕诸积论治

《大全良方》分痃癖、癥瘕、八瘕、癥痞、食癥、血癥、血瘀凡七门，多妇科下部症。而名目纷沓，症状相近，反遗肠覃、石瘕，今统叙而条分之，以类相从，不淆亦不眩矣。痃者近脐左右，各有一条筋起急痛，因气而成，如弦状，名曰痃。癖者僻在两肋间，有时而痛，名曰癖。疝瘕者，小腹气聚成块，或上逆，或下坠也。八瘕者黄瘕、青瘕、燥瘕、血瘕、脂瘕、狐瘕、蛇瘕、龟瘕，皆胎产经行，气血不调之所生也。癥者积坚不可推移，痞者气壅不得宣畅。既有食癥、血癥，不应复出癥条，宜改痰痞为优。伤食成积，坚而难移，名食癥。瘀血成块，坚而难移，名血癥。若腹中血瘀，则留滞不行，未至成块者也。别有石瘕生胞中，肠覃生肠外，详载《内经》，亦癥癖之类，并为条列症治于后。

[痃癖]二症皆阴阳不和，冷气搏结经络，血气作楚，痃近脐左右，两条筋起急痛，大如臂，小如指，癖隐两肋，冷则痛发，宜葱白散，再服乌鸡丸。若胁腹胀痛，肝脾失和，木香顺气散去苍术，加郁金、延胡。

[疝瘕]小腹有块，或时动移，因损伤胞门，宜八珍汤，加疏气药。血虚受寒，宜宽胀汤加归、芍。气虚下坠，补中益气汤。血瘀气逆，当归散。

[石瘕]生胞中，由寒客子门，子门闭塞，恶血当泻不泻，衃以留止，日益大，状如孕，坚如石，月事不下。见睍丸加减，或以坐导药下之。

[八瘕]皆生于左胞宫，右子户，多由经行交合，小腹满急，经血瘀阻，因成瘕聚。如怀孕，甚则溺涩，痛苦如淋，今人无子。一、

黄瘕。经行不利，左胁气结，阴中刺痛，淋露黄汁。<small>用坐导皂荚散。</small>二、青瘕。新产浴早风袭，瘕聚左右胁，崩中不禁，下青汁。<small>用坐导戎盐散。</small>三、燥瘕。经行胃热，心烦汗多，大便艰涩，瘕聚如杯。<small>加味四物汤。</small>四、血瘕。经行劳动感寒，留络不去，腰腹急痛。<small>宣血瘕方，或调经散。</small>五、脂瘕。新产交合早胞伤，子户失禁，精血杂下如膏。<small>宜坐导脂瘕方。</small>六、狐瘕。经行受惊，心志恍惚，邪入于阴，月闭溺难。<small>宜狐瘕方。</small>七、蛇瘕。经后阴未复，食饮误中虺毒，成形长而疛痛。<small>宜蛇瘕方。</small>八、龟瘕。经行浴水，水精与邪气袭入子户，形如小拌，少腹切痛。<small>宜龟瘕方。此照《巢氏病源》，删节爽净，简要有体。</small>

[痰痞]涎沫凝结为痰，气道壅滞为痞。中脘痰气不利，<small>砂枳二陈汤。</small>痰结胸满，<small>顺气导痰汤。</small>心下痞，发热而呕，<small>半夏泻心汤。</small>心下积冷如覆杯，按之有水声，热手熨之如冰，脉沉迟，<small>三圣散吐之，次服白术调中汤。</small>

[食癥]脾胃先弱，饮食失调，生冷不化，日渐成块，治先主疏导，而佐以和中。<small>大和中饮，或消食丸。</small>若气壅血滞形寒者，<small>乌药散。</small>脾气虚，血不行者，<small>芎归四君子汤。</small>脾气郁，血不行者，<small>归脾汤。</small>肝脾血燥不行者，<small>加味逍遥散。</small>

[血癥]经水不调，结而成块，脐下冷痛，<small>五物煎。</small>情志郁损，气血乖违，<small>加味归脾汤。</small>恚怒伤肝，<small>加味逍遥散。</small>产后恶露，<small>失笑散。</small>血积胀满，<small>当归活血汤。</small>肝脾虚损，<small>芎归六君子汤。</small>凡块有形，皆正虚邪实，宜扶正除邪，毋轻议攻伐也。薛云：此症多因七情亏损五脏，如脾统血，肝藏血，故郁伤脾，怒伤肝者，多患胁腹作痛，正肝脾经症也，宜养正则积自除。

[血瘀]经水不行，或产后恶露未净，得寒则涩为瘀，久而不消则为癥。腹痛畏手按者，内有血瘀。<small>通瘀煎加桃仁、延胡、牛膝。</small>怒伤肝者，胁腹胀痛，<small>化肝煎。</small>郁伤脾者，食减刺痛，<small>归脾汤。</small>

[肠覃]寒气客肠外，与卫气搏，癖而内着，瘜肉乃生。大如鸡卵，渐如怀子，按之则坚，推之则移，月事以时下，是气病血未病也。<small>二陈汤加香附。若坚久作痛，宜晞露丸。</small>

统按前症，宜辨新久，有形无形，或痛不痛，动不动，在气在血，在胸胁，在少腹，在冲任，在肠外，在胞宫。新者易治，久者难治。痛犹通连气血，不痛则另结窠囊。瘕者假也，无形而聚亦能散。癥者征也，成形而坚不可移。成形者，或由食积为食癥，由血结为血癥。无形者，但在气分，气滞则聚而见形，气行则散而无迹。痃癖与痛俱现，不痛则隐，痰气居多。疝瘕气结，石瘕血结，八瘕阻于胞宫，肠覃生于肠外，月事不异。又气血痰沫所成，痰痞各分寒热，且痰有物而痞无形。其狐瘕、蛇瘕、鳖瘕，异气所感，或饮食误中，留聚脏腹，假血而成。与宿血之自内而凝为癥为瘕者不同。古法败梳治虱瘕，铜屑治龙瘕，曲蘗治米瘕，石灰治酒瘕，理可类推矣。血瘕、血癥、血瘀，血同而新久分。且血必随气，气行则血行，故治血先理气。又必察其正气衰旺，若正气已虚，必先补正，乃可除邪，或兼外治法助之。阿魏膏、琥珀膏、三圣膏。古方治死血食积痰饮，成块在胁，用化积丸。治气血郁结，食积胀痛，用开郁正元散。气血兼治，寒热互施，治血积月水不调，用当归丸。血瘀痛不可忍，用琥珀散。余如血竭散、牡丹散。俱主热，桃仁煎、三棱煎并主攻。乃寒则温之，结则散之，坚则削之也。其峻厉猛剂，如硝石丸、硇砂丸、巴豆丸、干漆散。或不得已用之，恐伤元气，后成不救，宜仿立斋、景岳治法为稳。

《准绳》以癥瘕并属血病。《纲目》谓：癥瘕积聚，并起于气，以瘕属血病者，气聚而后血凝也。

立斋治一妇，内热作渴，腹瘕如鸡卵，渐大四寸许，经水三月一至。凡瘕聚癥块，在子宫则不孕，在冲任则不月。肢体消瘦，脉洪而虚，左关尤甚，此肝脾郁结症也。外贴阿魏膏，午前用补中益气汤，午后用加味归脾汤。肝火稍退，脾土稍健，用六味丸、归脾丸间服。又日用芦荟丸二服，空心以逍遥散下。日晡以归脾汤下。调理年余而愈。又治一妇，腹块上攻作痛，吞酸痞闷，面色青黄，此肝脾气滞症也、六君子汤加芎、归、柴、连、木香、吴萸各少许，二服。又以归脾汤，送下芦荟丸。三月余，肝脾和，诸症退。以调中益气汤加茯苓、牡丹皮而经调。

景岳论瘀血成形，初成形则根盘未固。痛在脐腹者，五物煎、决津煎。如病气形气俱实，腹胀痛甚者，<sub>通瘀煎、元胡当归散。</sub>稍久而坚者消磨之，<sub>三棱煎、万病丸。</sub>形气强壮，瘀滞不行，腹胀痛甚者，下之，<sub>桃仁承气汤，或穿山甲散。</sub>然须详慎，其气壅瘕聚，为胀为痛者，<sub>排气饮、木香顺气散。</sub>如血中之气滞，为瘀为痛者，<sub>通瘀煎、调经饮。</sub>疝瘕气聚者，<sub>荔香散。</sub>肝气逆而为聚者，<sub>解肝煎。</sub>三焦壅滞，气道不利，中满肿胀者，<sub>廓清饮。</sub>

李氏曰：治痃瘕者，调其气，破其血，消其食，豁其痰，衰其大半而止，不可峻攻，以伤元气，且扶脾胃，待其自化。愈后，用大小乌鸡丸、八珍汤、交加散、交加地黄丸调之。若用攻击，胃气先伤，或待块消尽，而后补养，迟不及矣。

## 癥瘕脉候

妇人积聚疝瘕，脉弦急者生，虚弱者死。少阴脉浮而紧，紧则疝瘕，腹中痛，半产而堕伤，浮则亡血，恶寒绝产。

## 附方

[除冷积]**葱白散** 地 芍 归 芎 参 苓 姜 桂 朴 枳 木香 茴香 青皮 麦芽 神曲 苦楝子 三棱 莪术 等分为末。每服三钱，加连须葱白、食盐煎。

[补虚]**乌鸡煎丸** 参 丹 术 乌药 蛇床子<sub>各一两</sub> 桂心 附子 川乌 红花<sub>三钱</sub> 苍术<sub>一两半</sub> 白芍 莪术 陈皮 延胡 木香 肉蔻 熟地 琥珀 草果<sub>各五钱</sub> 研细，以乌雄鸡一只，去肚肠毛翅，将上药末纳鸡腹中，用瓷瓶入好酒一斗，同煮，去骨，焙干为末，炼蜜和丸桐子大。每服三十丸，当归汤下。

[胁胀]**木香顺气散** 木香 香附 槟榔 青 陈 砂 枳 朴 苍术<sub>各一钱</sub> 炙草<sub>五分</sub>

[气血]**八珍汤** 见一卷中风。

[阴疝]**宽胀汤** 槟榔 官桂 木香 沉香 大腹皮 青皮各一钱 香附 小茴各钱半 水煎，加食盐七分。

[补中]**补中益气汤** 见一卷中风。

[血瘀]**当归散** 见本卷调经。

[石瘕]**见睍丸** 见三卷积聚。

[黄瘕]**皂荚散** 皂角一两，炙去皮子 川椒一两，炒去汗 细辛一两半 捣末囊盛，大如指，长二寸，纳阴中，恶水毕出，以温汤洗之。

[青瘕]**戎盐散** 戎盐一升 皂角五钱，炙去皮子 细辛一两 同上坐导。

[燥瘕]**加味四物汤** 四物汤加：延胡 桃仁 砂仁 红花 香附 莪术 水煎。

[血瘕]**血瘕方** 干姜 乌贼骨炙，各一两 桃仁去皮尖，一两 研末。酒服方寸匕，日二服。

[血瘕]**调经散** 或作饮，见本卷调经。

[脂瘕]**脂瘕方** 皂荚七钱半 川椒 细辛 矾石 五味 干姜各五钱 坐导法同前。

[狐瘕]**狐瘕方** 取新死鼠一枚，以新絮裹之，包以黄泥，研为末。以桂心末二钱半调匀，酒服方寸匕。

[蛇瘕]**蛇瘕方** 大黄 黄芩 芒硝各五钱 炙草三钱 乌贼骨二枚 皂角炙，一两半 水煎，芒硝后下服，十日后再服，瘕即下。

[龟瘕]**龟瘕方** 大黄 干姜 附子 桂心 细辛 白术 虻虫 黄鳝 侧子 研末。酒服方寸匕，日三服。

[痰气]**砂枳二陈汤** 砂仁 枳壳 加二陈汤。

[痰结]**顺气导痰汤** 导痰汤见一卷中风，此加木香、厚朴。

[痞呕]**半夏泻心汤** 见一卷温。

[吐积]**三圣散** 见一卷中风。

[痰痞]**白术调中汤** 白术 茯苓 泽泻 橘红各五钱 甘草一两 干姜 官桂 砂仁 藿香各二钱半 为末。白汤化蜜服。

[食癥]大和中饮　见三卷饮食。

　　[食癥]消食丸　楂肉　神曲　麦芽　莱菔子　青皮　陈皮　香附<sub>各二两</sub>　阿魏<sub>醋浸，研，一两</sub>　为末。以汤泡蒸饼为丸，姜汤下。

　　[寒滞]乌药散　乌药　莪术　桂心　当归　木香　桃仁　青皮等分为末。每服二钱，热酒下。

　　[脾虚]芎归四君子汤　芎　归　加四君子汤。

　　[脾虚]归脾汤　见二卷劳瘵。

　　[血燥]加味逍遥散　见一卷火。

　　[血癥]五物煎　四物汤加桂心。

　　[气血]加味归脾汤　见本卷胎前。

　　[产后]失笑散　见六卷胃脘痛。

　　[血癥]当归活血汤　赤芍　归尾　生地<sub>各一钱半</sub>　桃仁　红花香附<sub>各一钱</sub>　川芎　丹皮　延胡　莪术<sub>各八分</sub>　三棱　青皮<sub>各七分</sub>

　　[虚损]芎归六君子汤　六君子汤加芎、归。

　　[血瘀]通瘀煎　见五卷厥。

　　[怒伤]化肝煎　见二卷血。

　　[痰气]二陈汤　见一卷中风。

　　[肠覃]晞露丸　莪术　三棱<sub>各酒浸一两，巴豆三十个切，炒上二味，去巴豆</sub>干漆<sub>炒烟尽</sub>　川乌<sub>各五钱</sub>　硇砂<sub>四钱</sub>　青皮　雄黄<sub>另研</sub>　茴香<sub>盐炒</sub>　甲片<sub>炮，各三钱</sub>　轻粉<sub>一钱，另研</sub>　麝香<sub>五分</sub>　研细，姜汁糊丸。每服二十丸。

　　[外治]阿魏膏　见三卷积聚。

　　[外治]琥珀膏　见三卷积聚。

　　[外治]三圣膏　见三卷积聚。

　　[通治]化积丸　黄连<sub>一两半，以吴萸、益智各炒一半，去萸、智</sub>　莱菔子香附　山楂<sub>各一两</sub>　川芎　山栀　三棱<sub>煨</sub>　神曲　桃仁<sub>各五钱</sub>　研末，蒸饼为丸。

　　[通治]开郁正元散　白术　陈皮　香附　山楂　青皮　海粉桔梗　茯苓　砂仁　延胡　神曲　麦芽　甘草　等分为末。每服一

两，生姜水煎。

[血积]**当归丸** 当归 赤芍 川芎 熟地 三棱 莪术各五钱 神曲 百草霜各二钱半 为末，酒糊丸桐子大。每服六七十丸，开水下。

[血瘀]**琥珀散** 琥珀 乳香 没药各五钱 每服二钱，水酒各半煎，入地黄自然汁二合再熬，去渣，入温酒和服。

[血瘕]**血竭散** 见本卷产后。

[血块]**牡丹散** 牡丹 当归 延胡 桂心各一两 赤芍 牛膝 莪术各三两 三棱一两半为末。每服三钱，水酒各半煎。

[癥痞]**桃仁煎** 桃仁一两 诃子皮 白术 赤芍 当归各七钱半 三棱 莪术各炒五钱 陈皮去白，三两 鳖甲醋炙，一两半 为末。每服二钱，水煎，加姜，热服。

[癥积]**三棱丸** 莪术醋浸炒 三棱各三两 青皮 麦芽 半夏各一两 为末，醋糊丸桐子大。每服四十丸，醋汤下。

[峻攻]**硝石丸** 硝石三两 大黄四两 人参 甘草各二钱 为末，醋和丸。米饮下，三日一服。

[峻攻]**硇砂丸** 木香 沉香 巴豆各一两 青皮二两 铜青五钱 硇一钱 先将青皮同巴豆炒紫色，去巴豆。为末，再和药蒸饼为丸。

[峻攻]**巴豆丸** 巴豆 砂 大黄 灵脂 桃仁 木香 蜜丸，醋下。

[峻攻]**干漆散** 干漆 木香 芫花 赤芍 桂心 当归 琥珀 川芎各五钱 大黄二两 牛膝七钱 桃仁一两 麝香二钱半 每末一钱，酒下。

[补阴]**六味丸** 见一卷中风。

[腹瘕]**芦荟丸** 见三卷积聚。

[调补]**调中益气汤** 见三卷脾胃。

[脐腹]**决津煎** 归 地 泽 桂 牛膝 乌药

[消磨]**三棱煎** 即三棱丸。

[坚久]**万病丸** 干漆 牛膝 等分为末，用生地汁升许，熬膏

和药，杵丸桐子大。每服二十丸，酒下。

[瘀滞]**桃仁承气汤** 见一卷疫。

[瘀滞]**穿山甲散** 甲片 鳖甲 赤芍 大黄 干漆 桂心<sub>各一两</sub>
川芎 芫花 归尾<sub>各五钱</sub> 麝香<sub>一钱</sub> 温酒下<sub>一钱</sub>。

[胀痛]**排气饮** 见三卷积聚。

[疝瘕]**荔香散** 或作荔枝散，见七卷疝。

[肿胀]**廓清饮** 见三卷肿胀。

[调补]**乌鸡丸** 乌骨鸡<sub>一只，男雄女雌，去毛去秽，留内金，洗肠留肠</sub> 乌
鲗骨<sub>童便浸炒，四两</sub> 茹芦<sub>一两</sub> 以三味入鸡腹内，用陈酒、童便各三
碗，水数碗，砂锅中煮，捣烂焙干，骨用酥炙，共为细末，山药末调
糊为丸桐子大。每服五七十丸，百劳水下。此方治妇人倒经，男子咳
嗽吐血，《医通》名巽顺丸。

[调补]**乌鸡丸** 乌骨鸡<sub>一只，男雌女雄，制法同上</sub> 北五味<sub>一两</sub> 熟地
<sub>四两</sub> 二味入鸡腹，用陈酒、童便于砂锅中煮，又以黄芪 於术<sub>各三两</sub>
茯苓 归身 白芍<sub>各二两</sub> 预为末，同鸡肉捣烂焙干，骨用酥炙，共
研入下项药：人参<sub>三两</sub> 丹皮<sub>二两</sub> 川芎<sub>一两</sub> 和前药，以山药末六两
糊丸桐子大。人参汤下三钱。骨蒸加鳖甲、柴胡、地骨。经闭加肉
桂。崩漏加阿胶。倒经加麦冬。痞闷加香附、沉香。带下加萆薢、香
附、蕲艾。此方最善调经，或蓐劳带下崩淋等症。

[气血]**交加散** 生地<sub>一斤，捣汁炒姜渣</sub> 生姜<sub>十二两，捣汁炒地黄渣</sub> 白
芍 延胡 当归 蒲黄 桂心<sub>各二两</sub> 没药 红花<sub>各五钱</sub> 研末为丸。
每服四钱，酒下。

[气血]**交加地黄丸** 见本卷调经。

【点评】根据宋代医家陈自明著《妇人大全良方》中所论妇科
各种积证展开讨论，将妇科积证分痃癖、癥痞、八瘕、癥痞、食
癥、血癥、血瘕凡七门，另增石瘕、肠覃二证，虽然病名不同，
然皆生于妇科下部，且病机相近，只是发病部位、致病因素不
同，因而合并探讨。因《妇人大全良方》所论八瘕引自《诸病源候

论》，林氏根据《诸病源候论》相关内容，对八瘕部分选择精要，加以阐述。妇科积证，辨分新久，治分气血，"且血必随气，气行则血行，故治血先理气"。又有虚实不同，当权衡扶正与祛邪的多少，并引用薛立斋、张景岳、李梴的论治方法，进行了补充讨论。

# 带下论治

带下系湿热浊气流注于带脉，连绵而下，故名带下，妇女多有之。赤带属热，因血虚而多火。白带属湿，因气虚而多痰。亦有五色兼下者，多六淫七情所伤，滑泄不止，则腰膝酸。宜调脾肾，或用升提，或用摄固。又当分白带、白浊、白淫三项。白带者，流出稠黏清冷，此出于胞宫，精之余也。白浊者，胃中浊气，渗自膀胱，水之浊也。白淫者，溺后滑精，流出无多，此房后男精不能摄也。按景岳云：带症之因有六。一心旌摇，心火不静而带下者，当先清火。朱砂安神丸、清心莲子饮。如无邪火，但心虚带下者，秘元煎、人参丸。一欲事过度，滑泄不固者，秘元煎、固精丸、锁精丸。一人事不畅，精道逆而为带浊者，初宜威喜丸，久宜固阴煎。一湿热下流而为带浊，脉必滑数，烦渴多热。保阴煎、加味逍遥散。若热甚兼淋而赤者，龙胆泻肝汤。一元气虚而带下者，寿脾煎、七福饮、十全大补汤。若阳气虚寒，脉见微涩，腹痛清冷带白者，家韭子丸。如脾肾气虚下陷者，补中汤，或归脾汤。其淫浊初起而见热涩者，大分清饮。初起无火，但见淋涩者，小分清饮或五苓散。如肝经怒火下流者，加味逍遥散，甚者龙胆泻肝汤。如服寒凉太过，致下焦不固者，草薢分清饮。如元气虚寒下陷者，补中汤。如脾湿下流者，六君子汤、归脾汤。如久而不愈，虚滑下陷者，秘元煎、苓术菟丝煎。凡带下肥人多湿痰，越鞠丸加滑石、海石、蛤粉、茯苓、半夏、椿皮为丸。瘦人多热痰，大补丸加滑石、败龟板、椿皮。又产后去血多，白带淋沥者，卫生汤。其久而不止，脉弱无力者，固真丸、玉关丸、参芪汤、克应丸，或秘真丹。皆可选用。

## 带下脉候

凡带下崩中，脉多浮动。脉虚而迟者轻，数而实者重。

## 附方

［安神］**朱砂安神丸**　见二卷汗。

［清火］**清心莲子饮**　见一卷火。

［固精］**秘元煎**　见四卷三消。

［安心］**人参丸**　人参　茯苓　茯神　远志　枣仁　益智　牡蛎粉<sub>各五钱</sub>　朱砂<sub>二钱半</sub>　研末，以黑枣肉丸。

［收摄］**固精丸**　见七卷溃泄。

［固肾］**锁精丸**　故纸　青盐　茯苓　五味　研末，酒糊丸，盐汤下。

［淡渗］**威喜丸**　见七卷淋浊。

［摄肾］**固阴煎**　见二卷脱。

［滋阴］**保阴煎**　见五卷痉。

［和肝］**加味逍遥散**　见一卷火。

［泻火］**龙胆泻肝汤**　见三卷诸气。

［温脾］**寿脾煎**　参　术　归　草　山药　枣仁　炮姜　远志　莲子

［扶元］**七福饮**　见三卷郁。

［大补］**十全大补汤**　见一卷中风。

［补阳］**家韭子丸**　见七卷闭癃。

［补中］**补中益气汤**　见一卷中风。

［益脾］**归脾汤**　见二卷劳瘵。

[利湿]**大分清饮**　见四卷泄泻。

[渗湿]**小分清饮**　见一卷湿。

[通腑]**五苓散**　见一卷温。

[温理]**萆薢分清饮**　见七卷淋浊。

[理脾]**六君子汤**　见一卷中风。

[脾肾]**苓术菟丝煎**　苓　术　莲子各四两　五味　山药　杜仲各三两　菟丝饼十两　炙草五钱　山药粉糊丸。

[舒郁]**越鞠丸**　见三卷诸气。

[泻热]**大补丸**　见一卷火。

[产淋]**卫生汤**　芪　归　芍各三钱　甘草一钱

[温涩]**固真丸**　白石脂　柴胡　黄柏　白芍　当归　龙骨　炮姜　研末糊丸。

[止脱]**玉关丸**　白面四两,炒　枯矾　文蛤醋炒　诃子半生半炒各二两　五味一两　研末为丸。

[调补]**参芪汤**　熟地钱半　参　芪　归　芍　鹿角胶各一钱　地骨　车前子　术　草　芎各五分　加枣煎。

[补涩]**克应丸**　地　芍各二两　归　芎　丹　苓　赤石脂　龙骨　牡蛎　艾叶各一两　醋糊丸。

[温涩]**秘真丹**　菟丝子　韭子　破故纸　杜仲俱炒　炮姜各一两　龙骨　牡蛎俱煅　山萸　赤石脂各五钱　远志　覆盆子　巴戟　杞子　山药各七钱　柏子仁一两　鹿角胶一两半　黄柏盐酒炒,七钱半　金樱子焙,二两　研末。蜜丸桐子大,淡盐汤下。


## 带下脉案

**徐氏**　血崩后继以溺血,溺血后继以白带,淋沥不已。冲任虚滑,治在固摄下元,培养奇脉。阿胶、牡蛎、茯神、杞子、菟丝子、白芍、杜仲、续断、熟地俱炒,蜜丸数服而固。赤带属热兼火,白带属湿兼痰，带久不止，须补脾肾兼升提。此症由崩漏而成淋带。《脉诀》所谓崩中日久为白带，漏下干时骨髓枯也。夫肝肾内损，自必渐及奇经，至带脉不司束固，任脉不司担承，非用摄纳。冲为血海，虚滑曷止。李先知所谓下焦有病患难会，须用余粮、赤石脂，亦镇固之旨。

**侄女** 中年崩漏久愈，近忽身麻心悸，自汗肤冷，带多肢颤。阅所服方，数用阿胶、熟地。遂致食入呕满，大便频滑。不知症属阳虚气陷，胶地滋滑，大与病情凿枘不入。拟方用半夏曲炒、於术生、牡蛎煅、鹿角霜、潞参、茯苓、枣仁、砂仁、小麦。四服诸症悉减，去半夏曲，加杜仲、芡实、莲子、白芍、山药俱炒用，又数服得安。

**徐氏** 脉沉小数，体羸久嗽，损象已成，惊蛰后重加喘嗽，带下如注。医用补涩太过，致小溲短少，小腹满闷，是病上加病，法在通摄兼用。潞参、茯苓、灯心、湖莲、薏米、杞子、杜仲、沙苑子俱生用、山药炒、橘红、五味，数服诸症平，带止食加。但饥则嗽频，劳则体热，知由中气馁怯。去灯心、薏米、杜仲、沙苑子，加黄芪炙、甘草、饴糖、贝母、百合，数服而起。

**何氏** 五旬外寒从背起，督脉阳虚，带下经旬，肾真失固，多奇经主病。脉象两尺虚涩，右关滑，左寸强，系操劳扰动心阳，中脘停痰，时闷时热，烦嘈干呕，恍惚失寐。先用温胆汤去枳实，加茯神、栀子炒，一服能寐。子后便泻，怯冷有年，阳分素亏，急须温摄，鹿角霜、杞子炭、茯神、杜仲炒、砂仁、潞参、龙眼肉、莲子炒，一啜寒止。三剂诸症全瘳。

【**点评**】带下，为妇科常见病证之一。带下病辨分热与湿，赤带为热，血虚有火；白带主湿，气虚有痰。白带又当与白浊、白淫相鉴别，书中所述精当。关于带下辨治，引用张景岳《景岳全书·妇人规》中的六因辨治法，但省略了原书中所引薛立斋关于五色带下的论述。清代医家傅青主在《傅青主女科》中对五色带下的辨治方法，则更为适用，可作参考。

# 前阴诸疾论治

肝脉抵少腹，环阴器。督脉起少腹以下骨中央，女子入系廷孔，循阴器。凡妇科前阴诸症，不外肝督二经主病。然有阴肿、阴痒、阴冷、阴挺、阴蚀等类，为条列而分治之。

[阴肿]玉门焮肿，并两构俱痛，憎寒发热，小水涩少，肝经湿热也，<sub></sub>龙胆泻肝汤渗而清之。阴肿急痛，寒热往来，肝火血虚也，加味逍遥散凉而调之。风热客于阴经，焮发肿痛，小水淋沥，积热闭结也，元参、荆芥、藁本、甘草梢，加入大分清饮宜以泄之。阴肿下坠，气血虚陷也，补中益气汤举而补之。但肿痛者，加味四物汤凉而和之。肿痛而玉门不闭者，夹虚也，逍遥散、或十全大补汤和而补之。湿痒出水，兼痛者，忧思过也，归脾汤加丹、芍、柴、栀调畅之。腐溃者，内服逍遥散，外以黄柏面、海螵蛸末掺之。如因产伤阴户而肿者，不必治肿，但调气血，肿自退。产后受风而肿者，芎归汤加羌、防、荆芥等，煎汤洗之。阴肿如石，痛不可忍，二便不利，用枳实、陈皮各四两，炒香研末，乘热以绢包，从上身熨至下部，并阴肿处频频熨之，冷则互换。气行自愈。又阴肿以海螵蛸散外敷。

[阴痒]阴中痒，多由肝经湿热，化生蜃虫，微则痒，甚则痛，或脓水淋漓，治宜清肝火。加味逍遥散、龙胆泻肝汤。如小腹胀痛，晡发寒热者，加味小柴胡汤。怒伤肝脾，胸闷阴痒者，加味归脾汤。瘦人阴虚燥痒者，六味丸三钱，合滋肾丸一钱，外用蛇床子、川椒煎汤熏洗。日三次。痒甚必有虫，以甘蔗渣烧灰，入冰片擦之，或以猪肝煮熟，纳阴中，引虫出。一妇患此，诸药不效，因食黍穄米饭粥而愈。

[阴冷]妇人阴冷，由风冷客于子脏。宜五加皮酒。其肥盛而阴冷者，多湿痰下流。二术二陈汤加羌活、防风。立斋谓：阴冷属肝经湿热，外乘风冷。若小便涩滞，小腹痞痛，宜龙胆泻肝汤。内伤寒热，经候不调，宜加味逍遥散。寒热体倦，饮食少思，加味四君子汤。郁怒发热，少寐懒食，加味归脾汤。下元虚冷，腹痛便溏，八味丸。阴冷，用温中坐药。蛇床

子研末，白粉少许，和匀，如枣大，绵裹纳阴中。**自热**，或以蛇床子五钱，吴茱萸三钱，加麝少许，为末蜜丸，以绵裹纳之。

[**阴挺**]妇人阴中挺出数寸，如菌如芝。因损伤胞络，或临产用力所致，以升补元气为主。<sub>补中益气汤。</sub>若肝经湿热，小水涩滞，<sub>龙胆泻肝汤。</sub>阴虚滑脱，<sub>固阴煎、秘元煎。</sub>肝脾气郁，<sub>归脾汤。</sub>服药不效，<sub>用一捻金丸。</sub>妇人瘕聚，阴中突出如茄子，与男疝同，亦名癫疝，卧则上升，立则下坠，多因气虚，劳力举重。<sub>宜大补元煎。</sub>

[**阴蚀**]阴中生疮如小蛆，名曰䘌，痛痒如虫行，脓水淋漓。乃七情郁火，伤损肝脾，致湿热下注。其外症突出蛇头，或如鸡冠，肿痛湿痒，溃烂出水。其内症，口干内热，经候不调，饮食无味，体倦发热，胸膈不利，小腹痞胀，赤白带下。其治法，肿痛者，<sub>加味四物汤。</sub>湿痒者，<sub>加味归脾汤。</sub>淋涩者，<sub>龙胆泻肝汤。</sub>溃腐者，<sub>加味逍遥散。</sub>肿闷脱坠者，<sub>补中益气汤加山栀、丹皮。</sub>佐以外治法。《肘后方》：<sub>杏仁、雄黄、白矾各五钱、麝香二分，为末敷入。</sub>

[**交接出血**]女人交接辄出血作痛，多由阴气薄弱，肾元不固，或阴分有火而然。如肝肾阴虚不摄者，<sub>固阴煎。</sub>阴分有火者，<sub>保阴煎。</sub>心脾不摄者，<sub>归脾汤。</sub>《千金方》用桂心、伏龙肝各五钱，为末酒下。**交接违理出血**，用乱发、青布，烧灰敷之，立止。或以赤石脂末渗之，或以五倍子末掺之。一妇交接出血，辄面黄如蜡，终身不育。

[**伤丈夫头痛**]强弱相陵，四肢沉重，头痛昏晕，<sub>局方来复丹。</sub>立斋用<sub>补中益气汤、六味丸</sub>以滋化源。《集验方》：<sub>用生地八两，白芍五两，甘草三两，香豉一升，葱白四两，生姜二两，水七升，煮取二升，分三服。忌房事。</sub>

[**小户嫁痛**]内用<sub>甘草、生姜、白芍各五分，桂心二分，煎服。</sub>外用<sub>甘草、小麦煎汤洗，效。或以海螵蛸，烧为末，酒调服。</sub>

## 前阴症脉候

少阴脉滑而数者，阴中生疮。少阴脉弦者，白肠必挺核。《脉经》

# 附方

[泄热]**龙胆泻肝汤**　见三卷诸气。

[除蒸]**加味逍遥散**　见一卷火。

[泄湿]**大分清饮**　见四卷泄泻。

[升补]**补中益气汤**　见一卷中风。

[凉血]**加味四物汤**　见本卷调经。

[补虚]**十全大补汤**　见一卷中风。

[调补]**归脾汤**　见二卷劳瘵。

[和血]**芎归汤**　芎　归　芷　草　龙胆草　煎汤熏洗。

[敷药]**海螵蛸散**　海螵蛸　人中白　等分为末，先以百草汤煎洗，再以此药掺之，如干以麻油调，或加冰片敷之，治阴肿痒及下疳皆效。

[和解]**加味小柴胡汤**　见本卷产后。

[滋阴]**加味归脾汤**　见本卷胎前。

[滋阴]**六味丸**　见一卷中风。

[降火]**滋肾丸**　见一卷火。

[散寒]**五加皮酒**　五加皮　干姜　丹参　蛇床子　熟地　杜仲各三两　杞子一两　钟乳粉四两　以酒十五斤浸，温服。

[燥痰]**二术二陈汤**　见二卷痰饮。

[补脾]**加味四君子汤**　参　苓　术　草　扁豆各一钱　加姜、枣、煎。

[温补]**八味丸**　见一卷中风。

[止脱]**固阴煎**　见二卷脱。

[摄阴]**秘元煎**　见四卷三消。

[暖肝]**一捻金**　见七卷疝气。

[补元]**大补元煎**　见一卷中风。

［清火］**保阴煎**　见五卷痉。

［通利］**来复丹**　一名养正丹，见三卷呕吐。

## 前阴脉案

**夏氏**　暑月孕后，小水赤涩，子户痒甚，日晡寒热。此由胞宫虚，感受湿热也。内用龙胆泻肝汤，加赤苓、灯心煎服。外用蛇床子、川椒、白矾、煎汤熏洗。再用杏仁、雄黄、朝脑研末，掺入户内愈。

**姜氏**　孕六月，湿袭子户，小水淋沥作痒，用茅术生、五加皮、苦参、当归、蛇床子、川椒，煎汤熏洗，内服导赤散加滑石，愈。

**王氏**　产后气虚阴脱，两尺空。用补中汤去柴胡，加菟丝子、杜仲、芡实，外用龙骨、牡蛎俱研细　托之。

**孔氏**　阴挺时流脓水，脉虚涩。内服补阴益气煎加白芍，外用川芎、当归、白芷、熟矾、银花、甘草，煎汤熏洗，拭干，用五倍子研末掺之。

**唐氏**　数年经闭，阴疮内溃，晡热食减，头眩口干，肢痛便燥，身面俱发丹毒红晕。据述为伊夫痄毒所染，内服加味四物汤，添金银花、甘草、嫩桑枝。外用忍冬藤、鱼腥草、甘草、苦参，煎汤熏洗，拭干，用海螵蛸、人中白、冰片，名螵蛸散掺之。数次热痛减，红晕消，改加味逍遥散去术，加生熟地黄、麦冬等服，又用青黛、黄柏研面、山栀、薄荷俱研、麻油调搽。

【**点评**】前阴诸疾，是指女性多种前阴病变。主要有阴肿、阴痒、阴冷、阴挺、阴蚀、交接出血、小户嫁痛证，皆当随证施治。阴挺多为子宫下垂，阴蚀见于外阴溃疡或外阴白斑之类，至于"伤丈夫头痛"证，则有重男轻女之嫌，实非女性病也。

# 诸疮论治

经云：诸痛痒疮，皆属于心。疮者痈疽之总名，凡红肿热称痈，痈发六腑，为阳；白陷硬痛称疽，疽生五脏，为阴。痈发速而疽起迟，疽根深而痈毒浅。总因气血凝结，经络阻滞而成。疖则痈毒之小焉者也。古云：阴滞于阳则发痈，阳滞于阴则发疽。脉浮洪滑数为阳，沉小涩迟为阴。亦有似阳不甚焮赤，似阴不甚木硬，漫肿微痛，此为半阴半阳症。凡寒热肿痛，如风邪内作，无头无根；时毒漫肿，无头有根；气血交搏，有头有根。血与气壅则成肿，血为毒胜则成脓；毒为寒凝则平陷，络为痰滞则结核。肿高而软者，发于血脉；陷下而坚者，发于筋骨；平漫色黯者，发于骨髓。宜分气血虚实，毒势浅深轻重为治。疮根大而牢者深，盘小而浮者浅；初起恶寒壮热，拘急烦躁者重。起居如常，饮食知味者轻；头如粟米，发如莲蓬者重；一头焮赤，肿高知痛者轻。

凡肿疡主治，初起热甚焮痛，宜清凉消散。真人活命饮，或金银花酒。若见表症，寒热往来，宜疏邪，荆防败毒散。无表里症，焮肿有头，宜和解兼消，清热消风散去芪、术。里实便秘，宜疏通，内疏黄连汤。若表里不实，内热口渴，宜生津，竹叶石膏汤。患成未消，宜化毒从小便出，内消散。若毒气内攻，呕恶烦躁口干，宜护膜解毒，护心散、琥珀蜡矾丸。以指按患顶，陷而不高起，而不热者，脓未成也，作脓而痛，托里消毒散。按之半软半硬者，脓未熟也，透脓散。按之随指而起，顶已软而热甚者，脓已熟也，针以泄之。无脓仍宜消散，醒消丸。有脓勿令久留，代刀散。敷肿疡热毒，用如意金黄散，贴用五龙膏。其散漫未作脓者，敷用真君妙贴散，或妙贴散，留顶以泄毒。溃疡主治，脓将成而根盘散漫者，气虚不能束血紧附也。内服托里养营汤，外敷铁桶膏。红活而润者，气血化毒外出也，外红里黑者，毒滞于内也，托里消毒散。紫黯不明者，气血未充不能化毒成脓也，托里散，或托里黄芪汤。疮口久不敛者，气血两虚也，参芪托里散、八珍汤。口不敛，肌不生者，脾气虚也，四君子汤加白芍、木香。溃后反痛者，亦虚也，内补黄芪汤，外敷乳香定痛散。如气虚作痛，四君子汤加归芪。血虚作痛，四物汤加参芪。肾水虚作痛，六味地黄汤。已溃脉虚数焮痛，营分热也，宜滋阴。四物汤，生熟地黄并用，加地骨皮、银花。已溃作渴便秘者，胃火炽也，宜滋液。竹叶石膏汤。溃后腐肉不化者，阳虚气陷也，宜温托。四君子汤加黄芪、肉桂。凡毒发阴分，平漫木硬，不甚肿痛者，乃由痰气阴寒，非阳和通腠，不能解其冰凝；营血枯衰，非温畅滋阴，何由厚其脓汁。如阳和汤，以麻黄开腠，以白芥子理痰，以熟地、鹿胶和阴阳。以姜、桂解寒凝。盖毒以寒凝，温散则毒自化；脓由气血，温托而脓乃成。如人参养营汤、十全大补汤。若清凉之剂，止可施于红肿痛疖而已。其有呕逆者，不可泥于毒气内攻，概用败毒等散。有寒凉药，伤胃致呕者，宜托里温中汤。倘误用攻毒，则内陷者不能外溃矣。其半阴半阳，似肿非肿，欲溃不溃，因元气失于补托，宜冲和汤，补而兼散可也。其脓熟不溃，以替针丸涂疮头，脓自出。若脓未流利，用针于纹中引之，以线药纫之。脓出仍肿痛，或为筋膜间隔，亦用针引，纫以线药。倘刀针割伤，疮口不合，用猪蹄汤洗敷，贴神异膏，服内托黄芪丸，则疮口敛。溃后血自出，四物汤加山栀、丹皮。溃后真阴亏，虚火炎，发热作渴，急用加减八味丸，或五味子汤。溃后发热，烦躁不寐，血虚也，圣愈汤。自汗不止，气虚也，四君子汤加黄芪、五味。发热烦扰，筋惕肉瞤，气血虚也，八珍汤。大渴面赤，脉浮洪，阴虚发热也，当归补血汤。烦扰面赤，脉沉微，阴盛发躁也，四君姜附汤。其溃后便泻，有因胃伤寒凉不化者，六君子汤加神曲、干姜。有因脾气虚弱失运者，六君子汤送二神丸。有因脾胃两虚，食少无味，呕泻者，八仙糕。有因气虚下陷者，补中益气汤送二神丸。有因脾肾虚寒者，参附汤送二神丸。凡一切溃烂诸疮，宜贴贝叶膏，掺腐尽生肌散。溃烂红肿热痛，掺生肌定痛散，或轻乳生肌散。盖腐去则新生，然必毒气已尽，方用生肌药。若太早，则患更腐溃。如果毒尽而脾气壮，则肌肉自生，以脾主肌肉也。如欲腐脱肌生，宜贴绛珠膏。生肌通用，宜搽玉红膏，外以太乙膏盖之。梅疮、

杖疮、臁疮、下疳等症，去腐生新，<sub>宜贴莹珠膏</sub>。新肉已满，不能生皮，
<sub>宜月白珍珠散掺之</sub>。

## 附方

［消散］**真人活命饮**　见五卷鹤膝风。

［清消］**金银花酒**　金银花<sub>五两</sub>　甘草<sub>一两</sub>　煎好入酒，分三服。

［疏散］**荆防败毒散**　见一卷疫。

［和解］**清热消风散**　柴　翘　陈　角刺　苍术　红花<sub>各一钱</sub>　芎
草　防　归　芍　芩　花粉　银花<sub>各五分</sub>

［表里］**内疏黄连汤**　栀　荷　翘　芩　桔　归　芍　连　木香
槟榔<sub>各一钱</sub>　大黄<sub>二钱</sub>　甘草<sub>五分</sub>　加蜜一匕，水煎。

［生津］**竹叶石膏汤**　见一卷伤风。

［化毒］**内消散**　二母　乳　没　银　夏　花粉　白及　甲片
角刺<sub>各一钱</sub>　水酒煎。

［解毒］**护心散**　绿豆粉<sub>一两</sub>　乳香<sub>三钱</sub>　辰砂　甘草<sub>各一钱</sub>　研细。
每服二钱，开水调，日二次。

［护膜］**蜡矾丸**　黄蜡<sub>一两</sub>　白矾<sub>一两二钱</sub>　熔化，入雄黄<sub>钱二分</sub>　琥
珀<sub>研一两</sub>　白矾<sub>一钱</sub>　搅匀，作丸如桐子大，朱砂<sub>一钱</sub>　为衣，每服二
三十丸。

［消托］**托里消毒散**　见本卷乳。

［溃毒］**透脓散**　生芪<sub>四钱</sub>　甲片<sub>一钱</sub>　芎<sub>三钱</sub>　归<sub>二钱</sub>　角刺<sub>钱半</sub>
水煎。

［消散］**醒消丸**　乳　没<sub>各一两</sub>　麝香<sub>一钱半</sub>　雄精<sub>五钱</sub>　共研和，
黄米饭一两捣丸。酒下三钱，醉盖取汗。

［溃脓］**代刀散**　角刺　黄芪<sub>各一两</sub>　草　乳<sub>各五钱</sub>　每酒下
三钱。

［敷毒］**如意金黄散**　大黄　朴　芷　星　陈　柏　草　姜　黄
花粉　苍术　或蜜、葱汁及酒调敷。

[贴毒]**五龙膏** 五龙草<sub>即乌蔹</sub> 银花 豨莶草 车前草 陈小粉等分，上四味用鲜者，捣烂，加飞盐三分，贴。

[敷毒]**真君妙贴散** 荞面<sub>五斤</sub> 硫黄<sub>十斤研</sub> 白面<sub>五斤</sub> 用清水拌，捏成薄片，晒干，用时再研，水调贴。

[气血]**托里养营汤** 参 芪 术 归 芍 芎<sub>各一钱</sub> 熟地<sub>二钱</sub> 五味 麦冬 甘草<sub>各五分</sub> 姜<sub>三片</sub> 枣<sub>一枚</sub> 煎。

[根散]**铁桶膏** 铜绿<sub>五钱</sub> 明矾<sub>四钱</sub> 胆矾<sub>三钱</sub> 五倍子<sub>炒一两</sub> 白及<sub>五钱</sub> 轻粉 郁金<sub>各二钱</sub> 麝香<sub>三厘</sub> 研细，以米醋于杓内漫火熬，调药末一钱，涂疮根上。

[毒滞]**托里消毒散** 参 芪 术 归 芍 苓 芎<sub>各一钱</sub> 银花 白芷<sub>各七分</sub> 翘 草<sub>各五分</sub>

[毒滞]**托里散** 栝蒌<sub>一个</sub> 归 芍 芪 草<sub>各一两五分</sub> 熟地 皂角刺 花粉 银花<sub>各一两</sub> 每用五两，以酒五杯，入瓷器内，厚纸封，隔水煨香，服。

[补气]**托里黄芪汤** 参 芪 归 冬 味 远志

[气血]**参芪托里散** 见本卷乳症。

[气血]**八珍汤** 见一卷中风。

[补气]**四君子汤** 参 苓 术 草

[溃痛]**内补黄芪汤** 芪 麦冬<sub>各一两</sub> 参 地 苓 草<sub>各七分</sub> 归 芍 芎 桂 远志<sub>各五分</sub> 姜 枣

[搽敷]**乳香定痛散** 乳 没<sub>各二钱</sub> 寒水石<sub>煅</sub> 滑石<sub>各四两</sub> 片脑<sub>一分</sub> 为末，搽患上。

[和血]**四物汤** 地 芍 归 芎

[补阴]**六味丸** 见一卷中风。

[阴疽]**阳和汤** 熟地<sub>一两</sub> 白芥子<sub>二钱</sub> 鹿角胶<sub>三钱</sub> 桂心 炮姜 麻黄<sub>各五分</sub> 甘草<sub>一钱</sub> 又一方：麻 桂 姜 三味为丸。

[温托]**人参养营汤** 见二卷劳瘵。

[温补]**十全大补汤** 见一卷中风。

[毒陷]托里温中汤　附子　炮姜一钱　益智　丁香　沉香　木香　茴香　羌　陈　草各一钱　加姜、枣。

[半阴半阳]冲和汤　参　陈各二钱　芪　术　归　芷各钱半　苓　芎　乳　没　角刺　银花　甘草节各一钱　水酒各半煎。

[下溃]替针丸　乳香　白丁香　巴豆　青碱各五分　水调，点疮上，以碱水润之，勿令其干。

[洗药]猪蹄汤　苓　芷　归　芍　独　草　蜂房各五钱　猪蹄一只，煮汁去蹄去油　取清汤，入药一两煎，去渣温洗。

[不敛]神异膏　芪　杏　元参各一两　麻油二斤煎至黑。入蛇蜕五钱　蜂房一两　男发一团　再煎至黑，去渣，下黄丹十二两，慢火煎收，临用摊贴。

[内托]内托黄芪丸　即托里黄芪汤。

[口渴]加减八味丸　见六卷喉症。

[生津]五味子汤　参　麦　味　陈　草

[血虚]圣愈汤　见二卷劳瘵。

[阴虚]当归补血汤　见本卷崩漏。

[气虚]六君子汤　见一卷中风。

[肾泻]二神丸　见三卷饮食。

[脾虚]八仙糕　山药　人参各六两　粳米　糯米各七升　白蜜一斤　白糖二两半　莲肉　芡实　茯苓各六两　研细和匀。蒸糕火烘，白汤服。

[补中]补中益气汤　见一卷中风。

[虚寒]参附汤　参　芪　术三钱　姜　附　陈　草　归各二钱　升柴各五分

[腐烂]贝叶膏　麻油一斤　血余一团　文火熬化，去渣，入白蜡一两，熔化候温，以棉纸翦块三张，于油蜡内蘸之。贴瓷器帮上，用时揭贴患处。

[敛口]生肌散　木香　轻粉各二钱　黄丹　枯矾各五钱　为末，以猪胆汁拌匀，晒干再研细，掺患处。

[生新]**腐尽生肌散** 儿茶 乳 没各三钱 冰片一钱 麝香二分 血竭 三七三钱 为末掺之，或以猪脂油半斤 黄蜡一两 熔化，加前七味调膏贴。

[掺药]**生肌定痛散** 生石膏一两，研以甘草汤飞五七次 辰砂三钱 冰片二分 硼砂五钱 共研，掺患处。

[定痛]**轻乳生肌散** 石膏煅，一两 血竭五钱 乳香 轻粉四钱 冰片一钱 有水加龙骨、白芷各一钱。不收口加炙鸡内金一钱，研末掺之。

[生肌]**绛珠膏** 乳 没 白蜡 血竭 儿茶 珍珠三钱 冰片一钱 麝香五分 轻粉 朱砂各二钱 血余五钱 黄丹二两 鸡子黄十个 大麻子肉八十一粒 麻油十两 熬膏摊贴。

[生肌]**玉红膏** 白芷五钱 甘草一两二钱 归身二两 血竭 轻粉四钱 白占二两 紫草二钱 麻油一斤 先将上三味及紫草熬枯，细绢滤清，再入血竭，次白占，次轻粉熬。

[膏贴]**太乙膏** 见六卷胃脘痛。

[诸毒]**加味太乙膏** 地 芍 归 芷 元参 肉桂 大黄 木鳖子各二两 槐枝 柳枝各十尺 以麻油五斤将药浸油内，春五日，夏三日，秋七日，冬十日，入大锅内慢火熬至药枯浮起为度。住火片时，用布袋滤净药渣，将油秤准，用细绢袋将油又滤入锅，熬血余一两，至血余浮起，以柳枝挑看似膏。熔化净油一斤，入飞过黄丹六两五钱，再熬再搅，俟锅内先发青烟，后起白烟，膏成住火，滴水中软硬得中，下阿胶切片三钱，化尽。次下乳、没各四钱，轻粉四钱，搅匀，倾入水中，铜勺内化摊贴。

此膏治发背痈疽，一切恶疮，湿痰流注，筋骨痛，汤火刀伤，及遗精白带，俱贴脐下。脏毒肠痈，亦可丸服。诸疮疖血风癞痒，诸药不止，并皆效验。

[膏贴]**万应膏** 川乌 草乌 生地 白蔹 白及 象皮 官桂 归 芍 羌 独 芷 草 苦参 土木鳖 穿山甲 乌药 元参 大黄各五钱 上十九味，用香油五斤浸。春五日、夏三日、秋七日、冬

十日，候日数足，入大锅内慢火熬至药枯浮起为度。住火片时，布袋滤去渣，将油秤准，每油一斤兑淀粉半斤，以桃柳枝搅，以黑如漆，明如镜，滴水成珠为好，薄纸摊贴。此膏治一切痈疽、发背、对口诸疮、痰核、流注等毒，贴之其效如神。

[发汗散毒一切皆治] 万灵丹　茅术八两　荆　防　麻　羌　辛　芎　归　草　川乌　草乌汤泡去皮　石斛　全蝎　天麻　首乌各一两　雄黄六钱　上十六味研细，炼蜜为丸，重三钱，朱砂为衣，瓷瓶收贮。

此丹治痈疽、疔毒、对口、发颐，风寒湿痹，及一切流注、附骨疽、鹤膝风、破伤风及瘫痪等症。用葱白九个煎汤，调服一丸。盖被出汗为效。

【点评】诸疮，是指多种生于体表的疮、疖、痈、疽之类的中医外科疾病。辨分阴阳寒热虚实，脓未成、已成与溃后，治法又有消、托、补三法。由于诸疮证病因、病位、病性不同，种类繁多，非单篇所能尽述，本篇已言其大概，若欲详细了解，宜参照《医宗金鉴·外科心法要诀》及各种外科专著。

## 瘰疬结核瘿瘤马刀论治

瘰疬生于耳前后项腋间，与结核相似，初起小块，渐大如桃核，皮色不变，连缀不一，有单窠疬，难治。宜小犀角丸。遍绕颈项，为蛇蟠疬，消毒化坚汤。外起一疱，中裹十数核块，为莲子疬，宜内消丸，琥珀散。初止单窠，后乃叠出，为重台疬；形似燕窝，为燕窝疬。皆不治。初生项后，流注四肢，为流注疬。夏枯草散。症由肝胆三焦风热血燥，及肝肾阴虚生热，忧思恚怒气结而成。《外台秘要》云：肝肾虚热则生疬。《病机》云：瘰疬不系膏粱丹热之变，因虚劳气郁所致。宜补形气，调经脉，自愈。不得妄汗妄下，致虚虚之祸。初起寒热拘急肿痛，邪在表也，宜荆防败毒散。用蒜饼安疬核上，艾灸六七壮，可消软。外用敷疬方，内服立效散。若患顶软脓成，针之，外贴琥珀膏，内服托里散。若结核焮肿，肝经风热也，栀子清肝汤加龙胆草。发热抽痛，肝经血燥也，加味逍遥散。脉弦尺数，肝肾阴亏也，地黄丸加白芍、五味。病核坚而不移者，连翘散坚汤、海藻溃坚汤。怒伤肝火筋挛者，柴胡清肝汤。郁伤心脾掣痛者，归脾汤，芪、术、草生用。气血俱虚，脓汁清稀者，八珍汤加生芪。经久不愈，体羸自汗出，保元汤加熟地、白芍、五味。妇女项病，流注遍体，孔窍相穿，脓水淋漓者，化气调经汤。溃久疮口不敛者，先服益气养营汤，次服十全大补汤加香附、贝母、远志肉。气血已复，病核不去者，用必效散。丹溪云：治病用必效散与栝蒌散间服，神效。疮口敛后，再服益气养营汤。男子患此，忌潮热咳嗽，加味地黄丸。妇人患此，忌潮热经闭，但以加味逍遥散加泽兰、牛膝解郁调经。立斋谓：坚而不溃，溃而不敛，皆由于气血不足，不加调补，变为瘵症。朝用补中益气汤，夕用六味地黄丸。若发寒热，眼内有赤脉贯瞳人者，死不治。结核经年，不红不痛，坚而难移，久而渐肿疼者，为痰核，多生耳项肘腋等处，宜消核丸。专由肝胆经气郁痰结，毒根深固，不易消溃，未溃前忌贴凉膏。外宜山药膏。忌服凉剂。内宜养营汤。《全生》内消法，用阳和犀黄丸。王维德著《外科症治全生集》。若坚久难消，咸以软之，海带丸。寒凝气滞，温以散之，夏枯草、白芥子、厚朴、半夏、橘红、生香附。风痰郁结成核，搜而逐之，消风化痰丸。气火烁筋为痛，清以泄之，钩藤、山栀、生地、丹皮、贝母、连翘。血结入络为肿，咸辛通理之，旋覆花汤加当归尾、延胡。肿痛溃脓不痊，和之。内托白蔹散。生耳项，加钩藤、川芎、连翘、夏枯草。生肘臂，加姜黄、桑条、桂枝。生两腋，加柴胡、青皮、白芥子。生遍体，多是痰注，竹沥达痰丸。溃久不愈，照瘰疬治法。

更有瘿瘤初生，如梅李状，皮嫩而光，渐如杯卵。瘿生肩项，瘤随处皆有，其症属五脏，其原由肝火。瘿有五：筋瘿者，筋脉呈露，宜玉壶散、破结散。血瘿者，赤脉交络，宜化瘿丹合四物汤。肉瘿者，皮色不变，宜人参化瘿丹。气瘿者，随忧思消长，宜白头翁丸、消瘿散、归脾丸。石瘿者，坚硬不移，宜破结散。瘤有五：筋瘤者，自筋肿起，按之如筋，或有赤缕。此怒动肝火，血涸而筋挛也，六味丸，或四物汤，加山栀、木瓜。血瘤者，自肌肉肿起，久而现赤缕，或皮色赤，此劳役动火，血沸而邪搏也，四物汤加茯苓、远志。肉瘤者，自肌肉肿起，按之实软。此郁结伤脾，肌肉伤而邪搏也，归脾汤、补中益气汤。气瘤者，自皮肤肿起，按之浮软，此劳伤肺气，腠疏而邪搏也，补中益气汤。骨瘤者，自骨肿起，按之坚硬，此房劳肾伤，阴虚不荣骨也，六味丸。外有脓瘤，宜海藻丸。石瘤，神效开结散，一井散。脂瘤，用针挑去脂粉自愈。凡瘿瘤皆忌决破，令脓血崩溃，多致夭枉。宜敷桃花散，止血药。惟脂粉瘤红色，全是痰结，可决去脂粉。又有形似垂茄，根甚小者，用五灰膏点其蒂。俟茄落，以生猪脂贴自愈。又有手背生瘤，如鸡距，如羊角，向明照之如桃胶，名胶瘤，以排针刺破，按出脓立平。生于面名粉瘤，海藻浸酒饮。有翻花瘤，用马齿苋烧灰，研猪脂调服。立斋云：瘤者留也，随气留滞，皆因脏腑受伤，气血乖违。当求其属而治其本，勿用蛛丝缠芫花腺等治。又有毒坚如石，形长似蛤，疮名马刀，亦属肝胆三焦经部分，浸及太阳阳明，流注胸胁腋下，不论未溃已溃，用鲜夏枯草熬膏服，并敷患处。初起气血未损，用立应散一钱，浓煎木通汤下。毒从小便出如粉片血块是也，倘小便涩，用益元散，煎灯芯汤调下。宣毒后，接服薄荷丹。疏散风热。若肿犹不消，海藻溃坚汤、消肿汤。气血已亏，补中胜毒饼。溃久不愈，依前瘰疬法治。


## 附方

[单疬]**小犀角丸** 犀角 黑牵牛半生半炒 青皮 陈皮各一两 连翘五钱 皂角二条，锤泡绞汁一碗 鲜薄荷二斤，取汁 熬膏，和上药为丸。

[蛇蟠疬]**清毒化坚汤** 炙草 龙胆草 薄荷 黄芩 花粉 白芍 元参 牛蒡子 昆布 羌 升 归 芪 柴 桔 陈 翘 生姜

[莲子疬]**内消丸** 牵牛子二两 青皮 陈皮二两 皂角去皮弦子，捣四两 薄荷五两 后二味取汁熬，和上药末为丸。每服三十丸，荆芥汤送下。

[莲子疬]**琥珀散** 白丑 滑石 僵蚕 黄芩各一两 木通 连翘各七钱 斑蝥去足翅，炒三钱 甘草三钱 琥珀二钱 研细。分作六股，水

煎服之。

[流注]**夏枯草散** 夏枯草六钱 甘草一钱 研末。每服二钱，茶清下。又方：取夏枯草一两煎服，虚人多服，妙。

[表邪]**荆防败毒散** 见一卷疫。

[外治]**敷瘰丹** 乳 没 血竭 麝香 辰砂 儿茶 龙骨 白芷 甲片 百草霜 雄黄 鲤鱼胆 各等分，研敷，外用膏贴。

[解毒]**立效散** 皂角刺八两，挫细炒 甘草二两 乳 没各一两 栝蒌五个，研细 每用一两，好酒煎服。

[外贴]**琥珀膏** 琥珀 肉桂 辰砂 丁香 木香 当归 白芷 木通 防风 松脂 木鳖子 麻油煎至黑色，去渣，下黄丹，收膏贴。

[内托]**托里散** 见本卷乳症。

[风热]**栀子清肝汤** 见五卷疠风。

[血燥]**加味逍遥散** 见一卷火。

[阴虚]**六味地黄丸** 见一卷中风。

[核坚]**连翘散坚汤** 柴胡 龙胆草 土瓜根 芩 连 归 陈 芍 草 苍术 水煎。

[核坚]**海藻溃坚汤** 神曲四钱 半夏二钱 海藻 昆布 龙胆草 蛤粉 通草 贝母 松萝茶 枯矾各三钱 蜜丸，白汤下。

[怒伤]**柴胡清肝散** 见二卷衄。

[郁伤]**归脾汤** 见二卷劳瘵。

[脓清]**八珍汤** 见一卷中风。

[自汗]**保元汤** 见一卷火。

[妇疬]**化气调经汤** 广皮二两 香附 羌活 白芷各一两 牡蛎 花粉 角刺 甘草各五钱 为末。每服二钱，酒和，日二服。

[不敛]**益气养营汤** 见本卷乳。

[温补]**十全大补汤** 见一卷中风。

[去核]**必效散** 硼砂二钱半 轻粉一钱 麝香五分 巴豆去心膜，五粒

斑蝥<sub>去头足米炒黄四十个</sub>　槟榔<sub>一个</sub>　研细，以鸡子清调药，仍入壳内，蒸熟晒干，研用五分，酒下。

[热咳]**加味地黄丸**　六味丸加柴胡、五味。

[补中]**补中益气汤**　见一卷中风。

[结核]**消核丸**　橘红<sub>盐水炒</sub>　赤茯　熟大黄　连翘<sub>各一两</sub>　黄芩　山栀<sub>各八钱</sub>　半夏　元参　牡蛎　花粉　桔梗　栝蒌<sub>各七钱</sub>　僵蚕<sub>五钱</sub>　蒸饼为丸。

[外贴]**山药膏**　生山药<sub>一块</sub>　蓖麻子<sub>三个</sub>　各去皮，研匀摊贴。

[结核]**养营汤**　见二卷劳瘵。

[内消]**阳和犀角丸**　桂心　麻黄　炭姜　犀角　乳　没　麝香　取黄米饭捣烂，入药末捣为丸，每服三钱。

[软坚]**海带丸**　海带　青皮　陈皮　贝母　等分，蜜丸，食后服，或加昆布。

[搜风]**消风化痰丸**　白附子　木通<sub>各一钱</sub>　南星　半夏　赤芍　翘　桔　天麻　僵蚕　天冬　银花<sub>各七分</sub>　羌　防　芷　皂角<sub>各五分</sub>　全蝎　陈皮<sub>各四分</sub>　蜜丸。

[通络]**旋覆花汤**　见二卷痰饮。

[托里]**内托白蔹散**　归　芍　翘<sub>各一钱</sub>　芩　芷　白蔹　栝蒌仁<sub>各八分</sub>　川芎　花粉　乳香<sub>各七分</sub>　防风　桔梗　柴胡<sub>各五分</sub>　白蒺藜　甘草<sub>各四分</sub>

[注痰]**竹沥达痰丸**　大黄　黄芩<sub>各八两</sub>　沉香<sub>五钱</sub>　参　术　陈　苓　草　夏<sub>各三两</sub>　礞石<sub>焰硝，一两</sub>　以竹沥、姜汁和如稀糊，晒干研，仍以竹沥姜汁和丸服。

[筋瘿]**玉壶散**　海藻　海带　昆布<sub>俱洗</sub>　雷丸<sub>各一两</sub>　青盐　广皮<sub>各五钱</sub>　陈火酒为丸，含化。

[筋瘿]**破结散**　即海藻溃坚汤去松萝茶，加桑寄生三钱，蜜丸，葱白汤下三十丸，或酒下。

[血瘿]**化瘿丹**　海藻　海带　昆布　海蛤<sub>俱洗焙</sub>　泽泻　连翘<sub>各五</sub>

钱　猪靨　羊靨各十枚，即猪羊囊中之卵

[血瘿]**四物汤**　地　芍　归　芎

[肉瘿]**人参化瘿丹**　即化瘿丹加人参，蜜丸。

[气瘿]**白头翁丸**　白头翁五钱　昆布一钱　通草　海藻各七分　连翘　元参各六分　白蔹五分　桂心三分　蜜丸。酒下。

[气瘿]**消瘿散**　海马酒炙　海带　海藻　海红蛤煅　海螵蛸　昆布　石燕各一两　为末，茶清下。

[脓瘤]**海藻丸**　海藻　川芎　当归　官桂　白芷　细辛　藿香　白蔹　昆布　枯矾各一两　海蛤　松萝茶各七钱五分　蜜丸。

[石瘤]**神效开结散**　沉香二钱　木香三钱　陈皮四钱　真珠煅四十九粒　猪靨子四十九粒　共研末，每用二钱，酒调下。一说猪靨不是外肾，生于猪项下如枣大微扁色红。

[石瘤]**一井散**　雄黄　粉霜　砂三钱　轻粉　乳　没各一钱　土黄三钱　麝香少许　研末，津调，涂瘤顶上，以湿纸盖。

[止血]**桃花散**　石灰十两炒红，入麻油半盏，以大黄一两煎汁半盏，和匀，慢火熬如桃花色，瓷器收贮。

[定痛]**止血药**　陈京墨煅　百草霜　等分，挦血处。

[点瘤]**五灰膏**　枣柴　桑柴　荆芥　荞麦桔　桐子壳俱烧炭，各五两　沸汤将灰淋汁，入斑蝥四十个，甲片五片煎，入碗盛，用时加石灰一两，乳香、冰片各少许，调成膏敷。

[马刀]**立应散**　归　芍　芎　翘　草　滑石各五钱　黄芩三钱　斑蝥糯米炒　川乌尖各七个　土蜂房　白丑各二钱半　每末一钱，木通煎汤下。

[利水]**益元散**　见一卷温症。

[疏风]**薄荷丹**　首乌　薄荷　皂角　连翘　三棱　荆芥　蔓荆各一两　研末，淡豆豉二两五钱热醋浸，和捣为丸。每开水下三十丸。

[散毒]**消肿丹**　连翘二钱　黄芩　柴胡各钱二分　花粉　黄芪各一钱　归尾　甘草各七分牛蒡　黄连各五分　红花二分

[散补]**补中胜毒饼**　生地　熟地各二钱三分　归　芍各二钱　芪

翘各一钱 升 柴 防 草各五分 陈皮三分 研细，汤泡蒸饼，晒干研末。每服三钱，白汤下。

[内消]**托里散** 栝蒌子一个 忍冬藤 乳香各一两 苏木五钱 没药三钱 甘草二钱 用酒三碗，煎二碗服。

[内托]**神效托里散** 忍冬藤叶 黄芪盐水炒 当归各五钱 甘草二钱 酒煎服，渣敷患处。

【点评】瘰疬结核瘿瘤马刀，是生于体表的各种结节肿块，因发病部位不同，而有各种名称。瘰疬、结核、马刀，多为淋巴系统疾病；瘿，多为甲状腺疾病；瘤，包括脂肪瘤及各种包裹性的肿块。瘰疬结核马刀证，治宜理气、化痰、清肝、散结为法，宜内服、外治相结合；瘿证，有气、血、肉、石之不同，各宜随证调治。这里要说明：古人用"猪靥""羊靥"是指猪、羊的甲状腺，不是睾丸。临床中治疗甲状腺疾病，当以中西医结合效果更好。

# 梅疮结毒论治

杨梅疮，由明正德间起于岭表，故名广疮时疮，一名棉花疮。先起红晕，后发斑点，名杨梅斑。色红作痒成圈，大小不一，二三相套，名杨梅圈。顶开天窗，下疳腐烂，窠粒破损，肉反外突，名翻花杨梅。形如赤豆嵌肉，坚硬如铁，名杨梅痘。其症多属厥阴阳明，而兼及他经，以相火寄于肝，肌肉属于胃也。毒有气化，有精化。气化传染者轻；精化欲染者重。气化者，近生梅疮之人，闻其气，食其余，登厕感其毒，由脾肺受之，故先从上部见，皮肤痒，筋骨疼，其形小而干。精化者，由交媾不洁，火毒里袭，故先从下部见，筋骨疼，溺淋涩，疮形大而坚。气化者，毒在表，未经入里，一有萌动，急服透骨搜风散。元气实者，杨梅一剂散汗之。精化者，毒入里，深伏骨髓，宜服九龙丹，通利小便。以泻髓中之毒，重者二服，利下毒物，以土深压之。泻后体实者，升麻解毒汤。体虚者，归灵内托散。服至筋骨不痛，疮色淡白，内毒已解，再用金蟾脱壳酒一料，扫余毒以绝其源。若溃烂脓秽，浸淫成片，而痛者，以鹅黄散掺之。翻花者，鹅黄散加雄黄末，香油调敷。侍从人恐传染，服护从丸可免。切忌误服轻粉、水银、白粉霜等燥悍劫剂，劫去痰涎，从口齿出，疮即干愈。妄希速效。如熏擦哈吸等法。以致引毒深藏骨髓关窍，积久外攻，遂成倒发结毒。其始筋骨疼痛，随处结肿，皮色如常。将烂则色紫红而肉腐，脑顶塌陷，腮唇鼻柱损坏，穿喉蚀目，手足拘挛，终成痼疾。初起筋骨隐痛，宜服搜风解毒汤。若遍身破烂臭秽，仍兼筋骨痛，气实毒盛者，宜化毒散。气衰者，猪胰子汤。若结毒肿块，经年不愈，诸法罔效者，西圣复煎丸。若结毒攻口鼻者，五宝散。年久臭烂，鼻柱损塌者，宜服结毒紫金丹。若入巅顶，头痛如裂者，内服天麻饼子，鼻吸碧云散。若鼻塞不通，宜吹通鼻散。毒攻咽喉，腐烂臭蚀者，宜服硫黄不二散，吹结毒灵药，入人中白研砍。结毒臭烂不敛，外贴解毒紫金膏，兼掺结毒灵药。壮实者主解毒，虚弱者宜兼补，各随次第，如法调治，重者一年，轻者半载，可望全瘳，慎勿求速效，以自贻误也。

## 治服轻粉毒

五宝汤：用紫草、金银花、山慈菇各一两，乳香、没药各五钱，用新汲水六碗、陈酒五碗煎六七碗，空心服，取汗忌风，一二服。毒从大小便出，后用搽药方。轻粉一钱、乳香七分、没药三分、血竭一分、儿茶一分、珍珠三分、红羯子二分烧灰、文蛤二分，烧存性、官粉六分、麝一分、冰片一分、鳝骨五分、胎发二分，烧灰、白螺蛳壳三分，烧存性，上十四味，共研细收贮，先将甘草煎浓汤洗患处，然后搽之。

## 附方

[散毒]透骨搜风散　透骨草白花者，阴干　生芝麻　羌活　独活

小黑豆　紫葡萄　槐子　白糖　六安茶　核桃肉各一钱六分　姜三片
枣二枚　水煎，露一宿服。

　　[表里]杨梅一剂散　麻黄蜜炙，一两　威灵仙八钱　大黄七钱　羌活
白芷　皂角刺　银花　甲片　蝉蜕各五钱　防风三钱　山羊肉一斤，河
水煮熟，取清汁十二碗，黄酒一碗，煎药，先淡食羊肉，后服药，盖
被令汗出。

　　[泻毒]九龙丹　木香　乳香　没药　儿茶　血竭　巴豆不去油
等分为末，生蜜调为丸，豌豆大，每服九丸，热酒下四五次，方食稀
粥，肿自消。

　　[解毒]升麻解毒汤　升麻　角刺四钱　土茯苓一斤　水八碗，煎
四碗，分四次，一日服尽，每次炖热，加香油三茶匙和匀服。患在项
加白芷，在咽加桔梗，在下加牛膝。

　　[体虚]归灵内托散　人参　白术　木瓜　银花　防己　花粉
白鲜皮　薏米各一钱　地　芍　归　芎各钱半　土茯苓二两　威灵仙六分
甘草五分　水煎。

　　[消毒]金蟾脱壳酒　醇酒五斤　大虾蟆一个　土茯苓五两　浸瓶
内，封固，重汤煮二炷香，取出，待次日饮之，以醉为度，盖被出
汗。次日再饮，酒尽为度。

　　[溃腐]鹅黄散　轻粉　石膏　黄柏炒　各等分，研末掺患处，即
可生痂。再烂再掺，毒尽即愈。

　　[免染]护从丸　雄黄　川椒各五钱　杏仁百粒，炒去皮尖　火酒打面
糊为丸，桐子大。每服十五丸，凉水下。

　　[结毒]搜风解毒汤　土茯苓一两　白鲜皮　金银花　薏仁　防风
木通　木瓜各五分　皂角子四分　水煎。气虚加人参。忌茶酒房事发
物等。

　　[毒盛]化毒散　生大黄一两　甲片炙　归尾各五钱　白僵蚕炒，三钱
蜈蚣一条，炙　共研细，每服二钱，温酒调下，日二服。

　　[气衰]猪胰子汤　猪胰子一两　黄芪　银花三钱　归　芍各钱半

花粉　贝母　甲片　白鲜皮　青风藤　白芷　木瓜　角刺　甘草节
栝蒌仁　防己　胡麻<sub>各二钱</sub>　土茯苓<sub>四两</sub>　分二服，日二服。

[梅毒]西圣复煎丸　乳　没　儿茶　丁香<sub>各一两</sub>　血竭　阿魏
白花蛇<sub>各四钱</sub>　面白<sub>一斤，炒焦黄色</sub>　炼蜜<sub>六两</sub>　煎香油<sub>四两</sub>　大枣肉<sub>二十枚</sub>
共研末，捣丸弹子大。以一丸煎土茯苓二两，再煎服。

[掺药]五宝散　石钟乳<sub>四钱</sub>　珍珠<sub>二钱</sub>　冰片<sub>一钱</sub>　琥珀<sub>二钱</sub>　研
细，以药末二钱，加面白八钱研匀，用土茯苓一斤，水八碗，煎五
碗，作五次服。加五宝散一分和匀服之，忌一切发物。

[结毒]紫金丹　龟板<sub>炙，研末，二两</sub>　辰砂<sub>六钱</sub>　石决明<sub>煅童便淬，六</sub>
<sub>钱</sub>　研细，饭丸麻子大。每服一钱，土茯苓煎汤下。

[头痛]天麻饼子　天麻　薄荷　甘松　白附子　白芷　苍术
川芎　川乌　草乌　防风　细辛　甘草<sub>各一钱</sub>　雄黄　全蝎<sub>各三钱</sub>　研
末，面糊丸作饼。每服二三十饼，葱白煎汤下。

[鼻吸]碧云散　见六卷目。

[鼻塞]通鼻散　葫芦壳<sub>烧灰</sub>　石钟乳　胆矾　冰片　各等分，研
末吹鼻，出黄水，日二三次。

[喉蚀]硫黄不二散　硫黄<sub>一钱</sub>　靛花<sub>一分</sub>　研细，用凉水一杯
调服。

[吹喉]结毒灵药　水银<sub>一两</sub>　辰砂　雄黄　硫黄<sub>各三钱</sub>　研细，入
汤罐内，泥封固，铁盏梁兜，固封口，按红升丹之炼法，火毕。次日
取出，盏底灵药约一两五六钱。治寻常腐烂症，灵药五钱、轻粉五
钱，同研细，小罐收，以纱封之。用时以甘草汤洗净患处，将药掺
之，油纸盖之。若喉烂，灵药一钱，加人中白二分，研吹。

[外贴]解毒紫金膏　明净松香　皂矾<sub>各一斤</sub>　煅赤，共研细末，
香油调稠。先用葱、艾、甘草煎汤，洗净患处，再搽此药，油纸盖
住，以软布扎紧，三日一换。

【点评】梅疮结毒，即梅毒，为性传播疾病，在《中华人民共
和国传染病防治法》中列为乙类防治管理病种。临床将梅毒分为

一、二、三期及潜伏期。一期梅毒，标志性特征是硬下疳；二期梅毒，以梅毒疹为特征，有全身症状；三期梅毒，有皮肤黏膜损害，近关节结节，心血管、神经梅毒等。梅毒诊断：以不洁性接触史，输注血液史，孕产妇梅毒感染史；结合临床症状，以及梅毒血清学等为标准。治疗以青霉素类为首选，传统治疗汞类制剂对身体有较大的危害，对于该病各种并发症可以配合中药辨证治疗。

# 疔毒论治

经云：膏粱之变，足生大疔。疔疮火毒也，由恣食厚味，及感四时疫疠之气而生，其疮生头面四肢为多。初起麻木，形如粟米，或黄头小，或寒热痒痛，四肢沉重。其毒重，其头坚，其根深，且发夕死，初宜服夺命汤。外须拔去疔根，而后可生。用细瓷锋砭破疔头，挤去恶血，用拔疔至宝丹涂贴疮上，或针挑小孔。用立马回疔丹插入孔内，外以膏盖，追出疔根。然明疔易治，暗疔难疗。如生耳鼻内，及腋际隐处。迟延失治，毒必走黄，切忌风燥辛热等剂。如辛、芷、椒、姜之类。盖诸疮毒宜散，疔疮毒宜聚，聚则毒在原处，拔其根自愈。若见患者怯寒，误用风燥，岂知疔由火毒，热极生冷，风燥助火，逼毒内攻矣。初觉即宜早治，若前丹一时难觅，急用蜗牛捣烂敷之，或用家菊根捣敷之。内用菊花叶五钱，紫花地丁三钱，生甘草一钱，煎服。或用梅花点舌丹，或用蟾酥丸，一二服，俱用菊根汁和热酒送下。汗出为度。《种福堂方》云：治疗用家园菊花捣烂，取汁一碗，服下即愈。如无花叶、根捣汁服亦可。有此方，诸方皆废。古云：疔疮先刺血，内毒宜汗泄，禁灸不禁针，怕绵不怕铁。初发项以上者，用铍针刺入疔头四五分。挑断疔根，捻尽毒血，用回疔丹，或蟾酥条插入孔内，巴膏盖之。项以下者，亦可艾灸。灸之不痛，仍须针刺出血，插蟾酥条。挑法用针干将毒顶焦皮刮开，以针刺入疔根，坚硬如铁者，为顺；若针刺入绵软者，为逆。如此百无一生。挑出紫黑血，再挑至鲜血，以知痛为止，随填拔疔散，以万应膏盖。

过三时辰，即换。三四日后，疮顶干燥，以琥珀散盖，令疔根托出。换九一丹掺之，以黄连膏抹之，外以白膏盖之，生肌敛口。若失治走黄，毒气内攻，呕恶神昏，疮必塌陷。急于走黄处，按经寻有芒刺直竖，即是疔苗，急用铍针刺出恶血。若漫肿闷乱，急服回疔散，顷刻大痛，痛则许救，毒化黄水，痛止命活。

[**人中疔**]鼻下唇上，硬肿麻痛，急用蟾酥丸研敷，内服菊花地丁汤。外用菊叶捣敷亦可。此症属肺火。

[**颧疔**]生颧骨间，发小疱，如粟米，如赤豆，顶凹坚硬，按似钉头，麻痒木痛，宜蟾酥丸，或麦灵丹汗之。次服黄连消毒饮清之。外治悉按前法。此症属胃火。

[**鼻疔**]生鼻孔内，鼻窍肿塞，痛引脑门，甚则唇腮浮肿，宜蟾酥丸汗之。再用蟾酥丸研细末，吹入鼻孔中。此症属肺火。

[**舌疔**]舌上生核，强硬作痛，用针点破，搽冰硼散，内服加味二陈汤，效。此症属心脾火。

[**耳疔**]生耳窍暗藏处，色黑根深，形如椒目，疼如锥刺，破流血水，以葱白汤送蟾酥丸汗之。再以蟾酥丸，水调浓滴耳内。此症属肾火。

[**唇疔**]生上下唇，锁口疔生口角间。初起如粟米，色紫，坚如铁，肿甚，麻痒木痛。唇疔则唇皮外翻，锁口疔则口不能开，治法照前，忌灸。上唇脾火，下唇胃火，口角心脾火。

[**牙疔**]牙缝肿起一粒，形如粟米，痛连腮项。用银簪挑破出血，搽拔疔散，再以蟾酥丸徐徐噙化，咽之。若烦躁口渴，宜服黄连解毒汤，即愈。此症属胃火。或者大肠湿热。

[**红丝疔**]生手臂足胫，疱起紫黑，上发红丝一缕。急从红丝起止两头，用针挑断，血出而愈。或从疔起处，用蟾酥条插入，万应膏盖之，随服黄连解毒汤。不刺断，毒入肠胃不救。《种福堂方》云：针刺红丝歧出之处，挤出恶血，再以浮萍根，嚼细敷之，立愈。

[**手掌疔**]生手掌，坚硬黄疱，如钉。用磁石、煤炭、荔枝肉不拘分两，同捣匀，敷上痛止，一宿愈。治疔通用。

[**蛇头疔**]生手指，起疱色紫疼痛。初宜蟾酥丸汗之，外敷雄黄散。简

便方名罗疔，以橄榄核醋磨涂，渐消。生指甲两旁，名蛇眼疔。如豆，色紫硬痛，生指甲根后，名蛇背疔。如枣，色赤胖肿，生指中节，绕指俱肿，名蛇节疔。色或黄或紫，生指中节前面，如鱼肚，名蛇肚疔。色赤疼痛，初服蟾酥丸，外敷雄黄散。

[暗疔]腋下坚肿无头，寒热拘急焮痛，先服麦灵丹汗之。

[内疔]寒热腹痛，数日间忽肿一块，初起牙关紧急，用蟾酥丸三五粒，葱汤研化灌之。俟苏，再以前丸三粒，嚼葱白，黄酒送下。盖被出汗，无汗，饮热酒催之。暗疔治同此。不用挑法。

[冷疔]生足跟，起紫白疱，疼痛彻骨，腐烂深孔，久不敛者，神灯照法照之，铁粉散敷之，内服十宣散。

[刀镰疔]形阔如韭叶，肉紫黑如烙，长寸余，忌行针刺，以生矾三钱，葱白七茎，共捣烂作七块，葱白煎汤，逐块送下。盖被出汗。忌房事，酒肉、生冷、辛辣等味。

[羊毛疔]寒热类伤寒，前后心有红疹，或成紫黑斑点。用针从前后心斑点处挑出如羊毛状，用黑豆荞麦研粉涂之。即立时汗出而愈。一法，用明雄末二钱，青布包扎，蘸热烧酒，于前心擦之，毛奔至后心，再于后心擦之，羊毛俱出，即愈。忌茶水一日。

[烂头疔]未溃头已腐者，白菊根一把，白梅二个，蜒蚰大者二条，共捣烂，加明雄同敷，干则另换，敷数次即愈。

[紫马疔]疔头色紫而发速。生白酒、豨莶草、紫花地丁、车前草，煎服愈。

《金鉴》云：火焰疔多生唇口，及手掌指节间，发红黄疱，痛痒麻木，寒热交作，属心经火毒。紫燕疔多生手足腰肋筋骨间，初发紫疱，次流血水，三日后串筋烂骨，属肝经火毒。黄鼓疔多生口角腮颧眼胞，黄疱光亮，四畔红晕，呕哕麻痛，属脾经火毒。白刃疔多生鼻孔两手，白疱顶硬根突，易腐易陷，属肺经火毒。黑靥疔多生耳窍牙缝，胸腹腰肾隐处，黑斑紫疱，顽硬如钉，属肾经火毒，五疔应五脏而生，初服蟾酥丸，葱汤下，汗之。寒热仍作，宜五味消毒饮汗之。轻者，宜化疔内消散。毒将走黄，急服疔毒复生汤。已走黄，心烦闷愦，急用七星剑汤救之。若肢冷脉绝，毒气闭遏，先服蟾酥丸，随服木香流气饮，其脉自见。凡疔溃后，不宜补早，虽真虚只可平补，忌用温补。即生肌膏药，亦不宜早贴也。


## 附方

[全生]**夺命汤** 银花 黄河车 赤芍 细辛 蝉蜕 黄连 僵蚕 防风 泽兰 青皮 甘草 各等分，水煎。

[通用]**清凉解毒饮** 连翘 大力子 芩 地 丹 栀 银 草 紫花地丁 元参 花粉 赤芍热重加黄连、犀角汁。溺涩加木通。

[拔疗]**拔疗至宝丹** 硇砂二钱 白矾四钱 朱砂 雄黄各五分 硼砂一钱 绿矾四钱 火硝四钱 七味各另研极细，合研后，入水银四钱，放嚼碎茶叶少许，研不见星，将药入瓦罐，文火熬半个时辰，以药饼坚硬为度。取罐放大面盆中，罐上用皮纸封固。盆中实以净灰，留罐顶半寸，灰上以瓦片铺满，上以白炭围满罐顶，慢火煽一炷香，去炭，候罐冷。用鹅翎扫下净白者为上，瓷罐收贮，放地下出火气。一半作末子用，一半用浓糊打细条，雄黄为衣，收贮瓶内听用。

凡疗疮用碗锋砭破，将血捻净，用丹一丸，研细搽之。若挑破有小孔，以药挑插于孔内，俱用皮纸打湿数层封好，过一二日揭去，疗头自然缓缓脱出，贴膏即愈。

[拔疗]**立马回疗丹** 轻粉 蟾酥酒化 白丁香 硇砂各一钱 乳香六分 雄黄 朱砂 麝香各三分 蜈蚣炙一条 金顶砒五分 共研细，面糊丸如麦子大。每用一粒，插入孔内。

[通治]**梅花点舌丹** 牛黄 冰片 蟾酥 熊胆各一钱 珍珠 麝香各六分 朱砂 硼砂 葶苈 血竭 沉香 乳香 没药 雄黄各二钱 将人乳浸蟾酥、熊胆为丸，每重三四厘，金箔为衣。晒干，入瓷瓶收贮听用。

此丹专治疗疮对口、乳疖、痈疽，及一切无名肿毒。初起以一丸入葱白内嚼碎，酒下，出汗即愈。惟孕妇忌服。

[消疗]**蟾酥丸** 蟾酥二钱，酒化 轻粉 铜绿 枯矾 寒水石煅

胆矾　乳香　没药　麝香<sub>各一钱</sub>　朱砂<sub>三钱</sub>　雄黄<sub>一钱</sub>　蜗牛<sub>二十一个</sub>以上各研末，先将蜗牛研烂，同蟾酥和研，入各药共捣匀，丸如绿豆大。每服三丸，令患者用葱白嚼烂，以热酒送下，盖被出汗，初起即消。此丸一名飞龙夺命丹，专治诸疔恶疮，化腐消坚。

[贴毒]**巴膏**　一名白膏。用巴豆肉十二两，蓖麻子十二两去壳，香油三斤，浸三日，再将虾蟆五个浸一宿，临熬时，入活鲫鱼十尾，共熬焦。去渣再熬，加官粉二斤，乳香五钱，搅匀摊贴。

[消疔]**拔疔散**　硇砂　白矾　朱砂　食盐　以铁绣刀烧红，将白矾、食盐放刀上煅之，各等分，择丁日午时，研细收之，搽患处，化硬搜根。

[贴毒]**万应膏**　见前诸疮。

[活瘀]**琥珀膏**　血余<sub>八钱</sub>　花椒<sub>十四粒</sub>　麻油<sub>十二两</sub>　熬焦去渣，入黄蜡四两熔化，以夏布滤净，入瓷瓶内，先将定粉　银朱<sub>各四钱</sub>轻粉<sub>三钱</sub>　琥珀<sub>五分</sub>　各研极细合一处，徐徐入油内，用柳枝搅匀，以冷为度，用纸摊贴。此膏专贴疮疡，能活瘀解毒，化腐生新。

[疔溃]**九一丹**　石膏<sub>九钱</sub>　黄灵药<sub>一钱</sub>　共研细，掺患处。疔溃后拔脓除根。

[润燥]**黄连膏**　黄连<sub>三钱</sub>　归尾<sub>五钱</sub>　生地<sub>一两</sub>　黄柏　姜黄<sub>各三钱</sub>香油<sub>十二两</sub>　将药熬枯去渣，入黄蜡四两熔化，以夏布滤净，倾入碗中，柳枝搅匀贴。

[走黄]**四疔散**　土蜂窠<sub>有子者一两</sub>　蛇蜕<sub>一条，泥裹火煅存性</sub>　为末，研和。如疔毒发肿神昏，谓之走黄。用此散二钱，白汤下，少刻大痛，可救。

[诸疡]**麦灵丹**　鲜蟾酥<sub>二钱</sub>　活蜘蛛<sub>二十一个，取黑色者</sub>　两头尖<sub>一钱，即鼠屎</sub>　飞罗面<sub>六两</sub>　共研，用菊花熬成膏，捻成麦子形。每服七粒，治一切恶毒。

[清热]**黄连消毒饮**　黄连<sub>一钱</sub>　黄芪<sub>二钱</sub>　生地　连翘　知母防风　归尾<sub>各四分</sub>　桔梗　防己　黄芩　人参<sub>各五分</sub>　甘草<sub>三分</sub>　陈皮

苏木　泽泻<sub>各二分</sub>　水煎，空心服。

[舌疗]**冰硼散**　冰片<sub>五分</sub>　硼砂　元明粉<sub>各五钱</sub>　辰砂<sub>六分</sub>　共研细，用少许搽之，即效。如咽喉肿痛，吹之立止痛。

[消痰]**加味二陈汤**　陈　夏　苓　草　芩　连　薄荷　姜<sub>三片</sub>

[通治]**简便方**　瓦雀粪不拘多少，以韭汁浸化，入白碱少许，研拌，敷上，即可拔去疗根。

[反唇]**简便方**　壁虱七个，用米饭捣烂，敷患处，疗即出。一法：于人腿拗中紫筋上，针刺出血即愈。即委中穴也。

[烦躁]**黄连解毒汤**　见一卷温症。

[蛇头]**雄黄散**　明雄黄<sub>二钱</sub>　轻粉<sub>五分</sub>　蟾酥<sub>二分</sub>　冰片<sub>一分</sub>　共研细，水调敷，以薄纸盖之，日换三四次。一法：用陈酱茄子套指上，痛即止。

[蛇节]**敷药方**　红痛彻骨，即以溺壶堑带湿敷之，立止。

[冷疗]**神灯照法**　朱砂　雄黄　血竭　没药<sub>各一钱</sub>　麝香<sub>四分</sub>　共研细，每用三分，红绵纸裹药捻长七寸，以麻油浸透。凡痛疽一切恶毒，初起七日前后，皆可用此照法，以火点着，离疮半寸，自外而内，周遭照之，火头同上，药气入内，毒随火解，初用三根，渐加至四五根，照后用敷药。

[黑腐]**铁粉散**　针砂末<sub>三钱</sub>　黄丹　轻粉　松香<sub>各一钱</sub>　麝香<sub>一分</sub>共研匀，以葱汤洗去血水，以香油调敷，油纸盖之，能蚀腐生新。

[内补]**十宣散**　参　芪　归<sub>各二两</sub>　防　桔　芎　朴　桂　芷　草<sub>各一两</sub>　共研末，每服<sub>三钱</sub>，热黄酒调下。

[通治]**五味消毒饮**　银花　菊花　蒲公英　紫花地丁　紫背天葵<sub>各一钱二分</sub>　水煎，加酒和服，汗出为度。

[轻症]**化疗内消散**　知母　贝母　甲片　白及　乳香　花粉　角刺　银花　归　芍　草<sub>各一钱</sub>水酒煎。

[走黄]**疗毒复生汤**　银花　山栀　地骨皮　牛蒡子　连翘　木通　牡蛎<sub>煅</sub>　大黄　角刺　花粉　乳香　没药<sub>各八分</sub>　水酒各半煎。

[汗散]七星剑 苍耳头 野菊花 豨莶草 紫花地丁 半枝莲<sub>各</sub>三钱 蚤休 麻黄<sub>各三分</sub> 水酒各半煎。

[宣散]木香流气饮 归 芍 芎 苏 枳 桔 陈 苓 夏 槟 大腹皮 青皮 乌药 防风 泽泻 甘草节 木香<sub>各五分</sub> 姜<sub>三片</sub> 枣<sub>二枚</sub> 水煎。

【点评】疔疮，是以头小根深如钉，生于头面四肢为主的外科病证。然而，疔疮看似小疾，在古代常有危及生命之忧。一是疔毒内陷，一是疔疮走黄。在现代看来，疔毒内陷、走黄，就是感染引起的脓毒血症。生于不同部位的疔毒，古人都有比较形象的命名，如生于指端的称蛇头疔，淋巴管炎如红丝状则称红丝疔。其实疔疮的形成原因主要为火毒，清热解毒是其治疗大法，古人有很多外治之法，即用于疔疮局部膏丹之药，亦有较好的疗效。现代因卫生条件的改善以及抗生素的应用，疔疮疾病已较少发病，但是仍应加以重视。

## 发背搭手论治 <small>莲子发 蜂窝发 竟体疽附</small>

背文正脊，分上中下三发，俱属督脉经。上发背生天柱骨下，是火毒伤肺，其形横广如肚。中发背生背心，正对前心，是火毒伤肝，其形中阔，两头有尖如瓜。下发背生腰中，正对前脐，是火毒伤肾，其形平漫如龟。初起皆如粟米，痛麻痒，寒热拘急，<sub>宜隔蒜灸</sub>。以知痛为度，则毒气随火而散。有表症者，寒热无汗，<sub>荆防败毒散汗之</sub>。有里症者，溺涩便闭，<sub>内疏黄连汤下之</sub>。兼表里症者，神授卫生汤双解之，以减疮势。其红肿痛甚，脉洪数有力，热毒症也，易治。漫肿赤痛，色黯作渴，脉洪数无力，阴虚症也，难治。若不肿不痛，或漫肿色黯，脉微细者，气虚症也，尤难治。疮顶发一头，或二头，红肿高突者为痈，属阳，宜清凉消毒。如焮痛发热，脉数者，<sub>内消散、托里散</sub>。如肿硬疼痛，脉实者，<sub>活命饮、五香连翘汤</sub>。若初起一头如粟，不肿不赤，闷痛烦躁，渴饮便秘。四五日间，疮头不计其数，疮口各含如粟状，如莲蕊，积日不溃。数日后疮头迸出，通结一衣，揭去又结，色紫黯者为疽，属阴，宜温补托里。如气血两虚，往来寒热者，<sub>托里当归汤</sub>。不能起发，不能腐溃者，<sub>托里养营汤</sub>。将溃时脚根走散不收束者。<sub>四围以铁桶膏涂之</sub>。已溃后，腐肉不去者，外贴巴膏化之。溃后仍痛，宜兼消托者，<sub>内服托里消毒散</sub>。如脓稀不稠，或脓成不溃，腐肉化迟者，<sub>内服托里散加参、芪、肉桂</sub>。恶寒形寒，或不收敛，系阳气虚者，<sub>十全大补汤</sub>。晡热内热，或不收敛，系阴血虚者，<sub>四物汤加参、术</sub>。如作呕哕，或不收敛，系胃气虚者，<sub>六君子汤加炮姜</sub>。食少体倦，或不收敛，系脾气虚者，<sub>补中汤加茯苓、半夏</sub>。小便频数，烦躁作渴，系肾阴亏者，<sub>加减八味丸</sub>。余按诸疮总论治法。

上搭手生肩下肺俞穴，<sub>脊骨第三节，傍开一寸半</sub>。属膀胱经，偏左属肝，偏右属肺，由气郁痰热，凝结而成。初宜<sub>神授卫生汤</sub>双解之，次以逍遥散消之，兼以<sub>六郁汤</sub>调之。中搭手生脊旁膏肓穴，<sub>脊骨第四节，傍开三寸</sub>。属膀胱经，由怒火而生。初宜<sub>三香连翘饮</sub>散之，次以<sub>清气饮</sub>消之。气血虚，不即溃腐者，<sub>参芪托里散</sub>补之。下搭手生腰傍肓门穴，<sub>脊骨第十四节，傍开三寸</sub>。亦属膀胱经，由肾经亏，热炽而成。初宜<sub>活命饮</sub>解毒，次以<sub>内托黄芪散</sub>托毒，次服<sub>地黄汤</sub>滋阴。溃后治法同前。又有生脊背及两肋，形似莲蓬，名莲子发，属胆膀胱经火毒。生肩后及脊傍，形似蜂房，名蜂窝发，由脾经蕴热。高肿半背，若头尖向上，属心火热极，防毒火内攻，若形长尺许，根横满背，名竟体疽，<sub>急服黄连消毒饮，以清心解毒</sub>。余按前法治之。


## 附方

[表症]**荆防败毒散**　见一卷疫。

[里症]**内疏黄连汤**　见本卷诸疮。

[表里]**神授卫生汤**　皂角刺　防风　羌活　白芷　山甲<sub>炙</sub>　连翘

归尾　乳香　沉香　银花　石决明　花粉　甘草节　红花　大黄酒炒
水煎，加酒服。

[消散]**内消散**　知母　贝母　花粉　乳香　制半夏　白及　山
甲炒　角刺　银花各一钱　水酒各半煎服。留渣捣，加秋芙蓉叶研末，
加蜜调敷。

[托消]**托里散**　见本卷诸疮。

[消肿]**仙方活命饮**　见五卷鹤膝风。

[散结]**五香连翘饮**　乳香　木香　沉香　丁香　香附　黄芪
射干　连翘　升麻　木通　独活　桑寄生　甘草各一钱

[气血]**托里当归汤**　当归　川芎　白芍　熟地　人参　黄芪各一
钱　柴胡　甘草各五分　煎。

[溃脓]**托里养营汤**　见本卷诸疮。

[紧束]**铁桶膏**　铜绿五钱　矾四钱　明矾四钱　五倍子炒，一两　白
及五钱　轻粉　郁金各二钱　麝香三厘　研细，以陈米醋熬，起金色黄
泡，待温，调药末一钱如膏，顿温涂之。

[化腐]**巴膏**　桑　槐　桃　柳　杏枝各五十寸　香油四斤，熬上
五枝，熬枯捞出。入象皮　穿山甲各六钱　头发一两二钱　熬化。再入山
栀子八十个　熬枯，用绢将药渣滤尽，入黄丹六两搅匀，慢火熬至滴
水成珠，住火。入血竭研细，一钱　儿茶研细，二钱　硇砂另研细，二钱　等
末搅融，将膏倾入凉水，用手扯膏千余遍，换水数次，去火气，瓷罐
收贮。用时重汤炖化，纸摊贴之，神效。

[托消]**托里消毒散**　见本卷诸疮。

[阳虚]**十全大补汤**　见一卷中风。

[血虚]**四物汤**　地　芍　归　芎

[胃虚]**六君子汤**　参　苓　术　草　加陈皮　半夏　姜　枣

[脾虚]**补中益气汤**　见一卷中风。

[阴亏]**加减八味丸**　见六卷咽喉。

[和解]**逍遥散**　见一卷火。

[调气] 六郁汤 见三卷郁。

[止痛] 三香连翘饮 乳香 木香 香附 当归 羌活 牛蒡子 连翘 车前子 金银花 赤芍 水煎。

[定痛] 清气饮 人参 地黄 木香 桔梗 川芎 羌活 金银花 黄芪 连翘 当归 乳香 白芷 麦冬 茯苓 皂角刺 水煎。

[补托] 参芪托里散 见本卷乳症。

[托毒] 内托黄芪散 当归 白芍炒 川芎 白术 陈皮 穿山甲炒研 皂角刺 黄芪各一钱 槟榔三分 肉桂五分 水煎。

[滋阴] 六味地黄汤 见一卷中风。

[竟体疽] 黄连消毒饮 生地 连翘 知母 防风 独活 归尾各四分 桔梗 黄芩 防己各五分 苏木 陈皮 泽泻各二分 黄连一钱 黄芪二钱 人参 甘草各三分 羌活一分

[将溃] 透脓散 见本卷诸疮。

【点评】发背搭手，是生于背部的痈疽。西医称为蜂窝组织炎，或深部脓肿。因为古代治疗条件原因，发背、搭手都可危及生命，如明代医家薛己即死于背疮。中医治疗发背、搭手和其他疮疡一样，也是应用消、托、补三法，以及局部用药。现代治疗多以抗菌消炎、清创祛腐为主，关键在于及时治疗。

## 舌色辨 芝本著

《难经》立望闻问切四者以治病，而望而知之谓之神。《内经》辨望色之理多端，而不及舌。近世医者，看舌色，矮人看场，而不明其理，惟《张氏医通》有《伤寒舌鉴》，列图、论方，而其法亦简略不备，且伤寒之外，杂症未暇论及也。叶香岩先生《温热论》中兼及舌色，最为独出手眼，冠绝千古，而细筋入骨，切中病机，比之张石顽所列图论，相去天渊。张石顽《舌鉴》，凡白者—小柴胡，黄者—大柴胡，灰者—凉膈，黑者—承气，灰黑虚寒入阴者，理中四逆，此层殊不细。理非不是，而舌色之理，不明不备。且舌黑而言入足三阴，用温药，殊足误人。香岩先生看舌色，别有神悟，历练而知，所谓不传其妙也。其论温邪，初起舌白而燥者，肺阴亡也。宜麦冬、花粉、元参等。白虎汤。舌中心绛干者，心胃火燔也。玉女煎及梨、蔗、藕汁。舌白如粉者，热据上焦也。栀豉汤，及枳、杏、蒌、桔、蒡等。舌黄厚者，热据中焦也。承气汤。舌尖红绛者，心营暗炽也。宜犀角、羚羊角、鲜石斛、鲜生地等。舌中心焦黑者，肾阴涸，心胃火炽也。犀角地黄汤、牛黄丸、至宝丹、紫雪丹，选用。舌厚芒刺，断纹燥裂者，积滞热极也。凉膈散、碧雪丹。舌焦而齿煤，唇血燥裂者，火炽血涸，欲成风痉也。炙甘草汤加犀角汁。舌干枯而短者，肾气竭也。宜阿胶、鸡蛋黄、地黄等。舌生大红点者，热极生疳也。宜黄连、金汁方诸水等。无苔而红绛者，热伤血分也。宜丹皮、地黄、麦冬、元参等。有苔而黄白者，热滞胃脘也。宜枳实、厚朴、明粉、凉膈散。温邪变态最速，舌色一黄，顷刻即变成灰黑，以其火中挟风，天下至速莫如风火，火就燥，口渴舌干，皆热邪横肆，迷漫三焦也。又有舌灰齿煤干枯之至，其脉细涩若无，身已不热者，此如火过成炭，只须大剂补阴，宜熟地、洋参、麦冬、阿胶、龟板、鸡蛋黄。不必寒凉，以其病已无热也，大抵舌有白苔，丹溪谓丹田有热，胸中有寒，此论大谬。白苔在杂症，是胃中积滞，白苔在温症，亦属积滞，定属热邪，更无寒邪，一二日间，变成黄黑矣。且舌白而尖渐红，口渐燥，其为热亦何疑，若无苔而舌白兼淡红者，方是虚寒，亦非温症。所有温症中，舌尖红，唇亦绛，目必赤，面色亦红。烦躁有谵语，即可用犀角至宝丹。舌灰，断宜犀角至宝丹。舌厚而燥，或黄或灰或黑，急下存阴，舌苔不厚而干，大剂救阴。初起舌白厚，宣通气分；病久舌黄厚，宣通血分。病久有苔而燥，泻积救阴；病久无苔而干，滋阴养液。有舌白而语谵者，其舌必干，玉女煎。有舌红绛而语谵者，热入心营。牛黄丸、至宝丹。舌灰舌黑，断无不语谵者，大剂犀角至宝丹、紫雪等。其不语谵，乃阴证，非温症也。舌色紫，亦热传营分，宜琥珀、丹参、丹皮等。舌干枯，欲救阴泻火已难，必须大剂，<small>鲜生地、鲜石斛、赤芍、元参、麦冬</small>，俱一两用。若唇焦齿煤，肾水已枯，<small>宜熟地、阿胶、麦冬、鸡蛋黄</small>。更难得效矣。至若伤寒温症外，舌色，并无古书言及。香岩先生温症舌论，引而不发，便可触类旁通。如疫症，舌白厚，必须大黄利下，不爽，亦须承气，黄苔不必再言，此吴又可所以专主急下。至疟痢，舌白厚，必须枳、朴，或白而兼黄，必须枳、朴加芩连。若寒饮停泊，呕吐，唇淡，舌灰有津，必须桂、附，肥人舌灰，有津亦然。霍乱手足冷，烦躁，舌灰亦然。又有痢疾，舌灰而不甚干，亦属热邪，不得用桂、附者，或其人素吃鸦片，最易灰黑，乃用芩、连。有久痢已虚，反生厚苔，而舌边糜烂，阴火上冲，水来克火，或白或黄，终成不治。有舌唇淡白无华，必须温理。有舌色深绛无苔，定属营虚伤血，宜养血，不宜寒凉，以症非外感也。有杂症，舌中心绛干，须清营热。有杂症，舌中心灰色，有津，须引火归原。有杂症舌黄，味苦味酸，皆脾经有热，<small>宜芩、连、知母</small>。亦有脾虚，口甜舌淡，<small>宜四君、六君</small>。大抵无苔而淡白者寒，无苔而红绛者热。淡白而口干者，以桂、附补命火，则津液熏蒸，上朝于肺，不得以口干燥；而用寒凉，以其干与温症之舌干有别，不过病患自觉干，而视舌者，不知其干也。凡有苔而退者，由舌尖退至中，由中退至根，若舌本干燥，服药后有津，则苔必退。亦有舌尖中根渐薄，而一齐退者。舌灰薄者易消。阴症舌灰必薄，热邪舌灰薄者邪轻，舌黑厚者邪重；舌苔渐退者，邪亦退；舌苔渐进者，邪亦进。妇人胎死腹中，则舌灰舌青，而舌青皆厥阴之病，凡病舌青者不治。又有重舌、木舌、舌衄，此非舌症，非舌之色也。舌尖主心，主上焦，舌中主胃，主中焦，舌根主下焦。而舌为心之苗，心为君主，皆宜细细辨明，用药方合病症。非深心领会，乌足入神圣之门哉。

【点评】林芝本为林珮琴之子，因学习《类证治裁》而从事中医工作。在本书再版之时，林芝本根据其临床体验，结合叶天士《温热论》、张石顽著《舌鉴》中的相关内容，补充了辨舌诊病部分，对全书亦有增色。

# 生死辨 芝本著

季路问死，圣人示以知生，知从无处而生，则必从有处而死，忽然而生，忽然而死，渐渐而生，渐渐而死，生有则皆有，无所不有，死无则悉无，一无所有，初生有似乎死而已生，初死尚近乎生而实死，既生则与死反，既死则与生反，此圣人所以言未知生，焉知死也。而医者掌人生死，必先识得生死，必先识得人之所以死，而后知人之所以生，于是用药，乃足以起死而回生。识死之法多端，朱文公言气聚则生，气散则死，是为一言提要。如病者气急不续，气已散；鱼口气粗，气已散；自汗如雨，气随汗散；大吐大利，气随吐利而散；自利遗尿，呕血脱精，气亦散。气者阳也，气散则由阳而阴。死者阴也，死为鬼，鬼者归也，阴之灵也。凡病患终日昏寐不语，语而无声，喜暗恶明，面暗向里，手足厥冷，目瞑见鬼，目无精光，绝谷不食，诸象皆近乎阴者也，皆死之兆也。至若色脉之言死，《内经》《难经》论之详，而义深词奥，医者每未洞悉。今约略言之，大抵性情反常者死，男女不知羞耻者死，无脉者死，脉鱼翔虾游者死，脉躁急者死，脉数八九至者死，脉迟一二至者死，脉结代者死，真脏脉现者死，阳症得阴脉者死，趺阳冲阳无脉者死，病后脉无胃气者死，形肉已脱，九候虽调者死。天柱骨倒者死，目窠低陷者死，面青者死，口角青者死，面晦黑者死，久病色赤者死，舌齿枯黑者死，疹黑斑黑者死，目瞪呆，神去者死，内闭外脱者死，鼻息奔喘者死，药大误者死，阴症下之死，阳症汗之死。中风鼻鼾者死，汗如油者死，手撒者死，遗尿者死，眼合者死。温症霍乱，救阴不润者死，救阳不温者死，手足厥冷躁扰者死，舌卷囊缩者死，寻衣摸床者死，痉厥不返者死。病久自利者死，腹馁绝谷者死，劳损声哑者死，劳损喉痛者死，大肉脱者死，上损过中者死，下损过中者死，非肿胀而腹胀大有形者死，小便不通，高突有形者死，痢下发热不退者死，痢下除中者死，真头痛、真心痛、肝痛，皆死。妇人产后，内闭者死，风痉者死，汗大泄者死。小儿慢惊者死，童劳者死，室女经闭者死。高年噎膈者死，衰年卑胀者死。痈疽内陷者死，痈疽不知痛者死。大抵出者为虚汗，多亡阳，有一分阳气不死，亡阳必死。上脱下脱，阳脱阴脱，皆死。先天离者死，后天绝者死。凡人将死，喉间痰响有声，以为痰涎闭塞，而致气卒者大谬，乃其真气已离，痰随气浮，而有声也。亦有实症，气闭塞而死者，如中暑、中暍、中寒、中经、中毒、其死后，身体必发青紫，此其大略也。

【点评】临床治病过程中，医生对危重病证的预后判定非常重要。林芝本根据其临床经验，总结了预后不良病证的各种表现，值得临床医生学习参考。

# 重锓本跋

　　医病易，著书难；著书易，著书而有益于天下后世难。先君著《类证治裁》，以数十年之精力，搜罗历代，综览百家，采择精英，折中至当，中而不偏，简而能备，层层推勘，缕析丝分，广大精微，靡不包囿，实足扩前圣不传之绪，启后人入道之门，而大有益于天下后世者也。彼医籍中或失之凉泻，或失之温补，或失之疏漏，或失之浩繁者，相去天渊，乌可同日语耶。咸丰元年，付之剞劂，八月告成，六年兵祸，版毁于火，迄今二十余年矣。先君之著作文章，其可流传于后世，垂法于将来者甚多，竟以风霜兵燹，散轶无存。而是书早付手民，遂若神灵呵护，贻留至今，卒得善本，可以重锓。愚怂是举者，谓前日之开雕，其力可以至今，今此之重锓，其力之贻留，不卜而知更远，此非独是书之幸，抑亦天下后世之幸也。重锓之举，又乌可缓哉。

光绪十年中秋前芝本谨跋

　　【点评】跋，为书后语。是林芝本对《类证治裁》再版意义的阐述，其"医病易，著书难；著书易，著书而有益于天下后世难"的感叹，依然适用于今天。

# 方名索引